D1677021

Die homöopathische Behandlung der Grippe

In Erinnerung an meine Großtante Sally Felmet Watts, die 1918 als junge Mutter an der Spanischen Grippe verstarb

Sandra Perko

Die homöopathische Behandlung der Grippe

Mit einem Sonderteil über Vogelgrippe

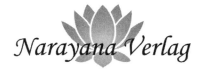

Narayana Verlag

Die homöopathische Behandlung der Grippe
Mit einem Sonderteil über Vogelgrippe
Sandra Perko

1. deutsche Ausgabe 2007
IBSN 978-3-939931-04-1

Titel der englischen Original-Ausgabe:
The Homeopathic Treatment of Influenza
Surviving Influenza Epidemics and Pandemics Past, Present,
and Future with Homeopathy - Special Bird Flu Edition
1999 © Benchmark Homeopathic Publications, San Antonio,
Texas, USA

Übersetzt von Heide Walker
Bearbeitet von Karin Franziska Diener
Satz: Werbeagentur Convince, www.convince-online.de

Herausgeber: Narayana Verlag GmbH,
Blumenplatz 2, 79400 Kandern, Tel.: +49 7626 9749700
E-Mail: info@narayana-verlag.de; www.narayana-verlag.de

© 2007, Narayana Verlag GmbH

Hinweis für den Leser

*Der Inhalt dieses Buchs ist geschichtlicher und erzieherischer Art. Es wurde
als Informations- und Nachschlagewerk für Therapeuten und für kompe-
tente Laien geschrieben. Es ist jedoch nicht die Absicht dieses Buches, den
Besuch beim Arzt zu ersetzen. Jede Behandlung, die über eine Erste-Hilfe-
Betreuung hinausgeht, sollte von einem Spezialisten überwacht werden.
Sowohl der Autor wie auch der Herausgeber lehnen jegliche Verantwor-
tung oder Verpflichtung für den Gebrauch von Informationen aus diesem
Buch ab.*

Inhaltsverzeichnis

Teil I - Das Vermächtnis der Grippe

Teil II - Homöopathie und Grippe

Teil III - Die Vogelgrippe

Vorwort zur deutschen Ausgabe

Am 19. November 2005 fand in Paris, Frankreich ein eintägiger internationaler medizinischer Kongress statt. Diese bedeutsame historische Konferenz wurde von der französischen homöopathisch-pharmazeutischen Firma Boiron finanziert und organisiert. Vertreter und Geschäftsführer der bedeutendsten homöopathischen Vereinigungen auf der ganzen Welt nahmen an dieser Veranstaltung teil, unter anderem waren vertreten: *The International Foundation for Homeopathy, The Royal London Homoeopathic Hospital, The European Council for Homeopathy, The American Institute of Homeopathy* sowie *The Indian Institute of Homoeopathic Physicians.* Alles in allem besuchten über 150 Homöopathen aus 26 Ländern diese außergewöhnliche, multinationale Zusammenkunft. Die Konferenz sollte Möglichkeiten für Diskussionen in kleineren und größeren Gruppen ermöglichen, so dass jeder Vertreter seinen Beitrag leisten konnte. Über kabellose Kopfhörer wurden Übersetzungen in Französisch, Englisch, Italienisch und Spanisch bereitgestellt. Warum wurde dieser außerordentliche Kongress abgehalten und was war Ziel und Zweck dieser Veranstaltung?

Der vorrangige Zweck dieser historischen Tagung war der Versuch, das kollektive homöopathische Wissen, die Forschungen und Erfahrungen der angesehendsten Instanzen auf der ganzen Welt zu vereinen, um bestmöglich darauf vorbereitet zu sein, falls die Welt jemals mit einer tödlichen Grippepandemie konfrontiert sein sollte, die möglicherweise sogar an die berüchtigte Spanische Grippe von 1918-1919 herankommen könnte. Bei dem Grippevirenstamm, der anscheinend mit hoher Wahrscheinlich zu einer solchen Grippepandemie führen könnte, handelt es sich um die jetzt bekannt gewordene H5N1-Vogelgrippe.

Seit seinem erstmaligen Auftreten in Hongkong im Jahre 1997, als fast 50 Prozent der infizierten Personen an der Krankheit gestorben sind, hat sich dieser Stamm mit jeder nachfolgenden Grippesaison immer bedrohlicher in ganz Asien, Europa, Afrika und dem Nahen Osten ausgebreitet.

Ein führender Grippefachmann, der die verschiedenen Stämme der Vogelgrippe über mehrere Jahrzehnte untersucht hat, verkündete, dass das H5N1-„Vogelgrippe"-Virus das gefährlichste sei, das ihm jemals begegnet ist. Robert Webster, einer der führenden Virologen, klassifiziert dieses Virus als einen bösartigen Killer, der aufgrund seiner Beschaffenheit im Falle einer Pandemie äußerst schwierig zu bekämpfen ist. „Ich habe mein ganzes Leben lang mit Grippe zu tun gehabt, und dies hier ist das schlimmste Grippevirus, das ich jemals gesehen habe," erklärte Webster. Positiv ist zu bemerken, dass bisher die meisten Fälle von Vogelgrippe beim Menschen auf den Kontakt mit infizierten Vögeln beschränkt waren, Experten befürchten jedoch, dass das Virus womöglich in eine Form mutieren wird, die sich leicht von Mensch zu Mensch verbreiten kann, und ein solches Ereignis könnte möglicherweise eine weltweite tödliche Pandemie auslösen. Webster rechnet damit, dass mindestens 10 weitere Mutationen notwendig sind, bevor sich das H5N1-Virus zu einer neuen Form entwickeln könnte, die sich leicht von Mensch zu Mensch ausbreiten könnte. „Alle diese Mutationen sind vorhanden, aber bisher konnte das Virus sie nicht zusammenbringen," meinte Webster. Seiner Meinung nach „haben wir vielleicht nochmal fünf Jahre Zeit, um uns vorzubereiten, bevor das H5N1 entweder zu einer Pandemie wird – oder sich im Sand verläuft."

Diese gefährlichen Mutationen, die als virale „Drifts" bekannt sind, können jedoch in schneller Aufeinanderfolge auftreten. Tatsächlich wurde in der Ausgabe vom November 2006 der *Proceedings of the National Academy of Sciences* über die Entdeckung eines neuen Vogelgrippestammes berichtet, der anscheinend allen gegenwärtigen Impfstoffen trotzen konnte. Diese Variante hat sich nun in etlichen Provinzen in China, Hongkong, Laos und Malaysia zur primären neuen Version des ursprünglichen H5N1-Vogelgrippevirus entwickelt. Diese neue Mutation wird als das Fujian-artige H5N1 Virus bezeichnet, im Unterschied zu früheren Varianten, und laut Webster, der zusammen mit anderen Autoren über diese Entdeckung schrieb, hat dieses Virus, obwohl einige Menschen damit infiziert wurden, bisher keinerlei Hinweise darauf gegeben, dass es leicht von einem Menschen auf einen anderen überspringen könnte.

Die Fähigkeit des Grippevirus zur Mutation war für die Grippevirusforscher seit jeher eines der gefürchtetsten und frustrierendsten Probleme. Wie die Gesundheitsbeamten der Vereinten Nationen anlässlich der Weltgesundheitsorganisation (WHO), 2007 in Sydney, Australien feststellten, mutiert „der tödliche H5N1 Vogelgrippestamm unvorhersehbar und äußerst schnell." Shigeru Omi, der örtliche Leiter der WHO warnte die 21 Gesundheitsminister aus dem asiatisch-pazifischen Raum, „dass das Virus in diesem Teil der Welt bereits fest verwurzelt und verankert ist und … sich als äußerst unbeständig und veränderbar herausgestellt hat."

Als Beispiel berichtete Omi der Versammlung in Sydney, dass allein schon der indonesische Stamm, von dem es ehemals zwei unterschiedliche Einstufungen gegeben hatte, sich jetzt in vier Untergruppen aufgeteilt hat. Nachdem seit November 2005 von der WHO über keine neuen Fälle beim Menschen berichtet worden war, trat die Vogelgrippe plötzlich im Spätsommer 2007 mit aller Kraft in Vietnam wieder in Erscheinung und man berichtete über fünf Krankheitsfälle sowie einen ersten Todesfall, einen 20-jährigen Vietnamesen. Es waren die ersten Fälle von Vogelgrippe seit eineinhalb Jahren. Peter Cordingley, der Sprecher der WHO im westpazifischen Raum warnte die Konferenz, dass das Virus „immer zugegen war und herumlungerte, jetzt aber wieder zugeschlagen hat und wir wissen nicht warum."

Die Wahrscheinlichkeit für eine menschliche Vogelpandemie ist tatsächlich sehr hoch. Ob tatsächlich das H5N1 Vogelgrippevirus schlussendlich eine solche Pandemie auslösen wird, bleibt zu diesem Zeitpunkt fraglich. Diese spezielle Vogelgrippe wird vielleicht beim Menschen gar nicht zu einer Pandemie führen, sicher ist jedoch, dass irgendein Stamm des Grippevirus schließlich pandemisch werden wird. Man muss ganz nüchtern erkennen, dass seit den 80iger Jahren – vielleicht aufgrund des Zusammenbruchs des menschlichen Immunsystems infolge eines unverantwortlich hohen Einsatzes von Antibiotika – eine ständig steigende Anzahl Viren in die Lage versetzt wurden, die Speziesbarriere zu überspringen. Dazu gehören solche Viren wie das Hantavirus, SARS, Pocken und jetzt das Vogelgrippevirus, das alleine schon das Potenzial besitzt, unglaubliche Verwüstungen anzurichten.

Das Wunderbare an der Homöopathie ist, dass es überhaupt keine Rolle spielt, wie das Virus heißt – *alle Viren*, sei es das West-Nil-Virus oder egal welches der oben erwähnten Viren – alle beginnen mit „grippeähnlichen Symptomen", nämlich Fieber, Husten, Muskelschmerzen und vielleicht auch einer Halsentzündung. Daher kann dieses Buch bei jeder Art von viraler Entzündung erfolgreich zum Einsatz kommen, egal ob es sich um eine gewöhnliche Erkältung oder die schlimmste Form einer viralen Grippe handelt oder auch um die gefährlichen Komplikationen der Grippe, wie zum Beispiel eine Lungenentzündung. Außerdem wurde bei der Vogelgrippekonferenz in Paris 2005 eine wichtige Entscheidung getroffen, die Einführung eines Kommunikationsnetzwerks, um klinische und homöopathische Informationen über die Vogelgrippe rasch über die ganze Welt zu verbreiten. Dazu gehört auch der *Genus Epidemicus* – das spezielle Heilmittel oder die Heilmittel für die gegenwärtige Grippesaison – sobald diese erkennbar sind.

Es ist mein aufrichtiger Wunsch, dass diese Übersetzung Ihnen über viele Jahre hinweg eine Hilfe sein wird, egal mit welchem Grippevirus oder welcher Infektion der oberen Atemwege Sie es auch zu tun haben.

Sandra J. Perko, Ph. D., C.C.N.

Teil I

Das Vermächtnis der Grippe

Prolog

Man nahm nicht an, dass er sterben würde. Er war gerade mal zwanzig Jahre alt, ein junger Soldat der 42. Infanteriedivision, stationiert im Camp Devens in Massachusetts. Er stand in der Blüte seines Lebens und strotzte vor Gesundheit und Kraft. Zuerst dachte er, er hätte sich wohl einfach eine Erkältung zugezogen, als er sich an jenem frühen Morgen im September 1918 krank meldete. Er hatte plötzlich Kopfschmerzen bekommen und einen leichten trockenen Husten. Dann spürte er langsam, dass er Fieber bekam und sein Körper schmerzte. Also dachte er, um sicherzugehen, sollte er wohl besser das Krankenhaus aufsuchen. Es wurde ihm ein Bett zugewiesen, er erhielt Aspirin und man sagte ihm, der Arzt würde gleich da sein und ihn untersuchen. Er sollte in drei oder vier Tagen wieder auf den Beinen und wieder arbeitsfähig sein. Stattdessen war dieses junge, typische Beispiel des vorbildlichen amerikanischen Soldaten innerhalb von zwei Stunden nach seinem Eintritt ins Krankenhaus auf unerklärliche Weise gestorben!

Aufgrund der Tatsache, dass die Krankheit dieses jungen Soldaten so plötzlich aufgetreten war und weil er, obwohl er vor ein paar Stunden noch Gesundheit und Vitalität ausgestrahlt hatte, schließlich so plötzlich gestorben war, glaubte der Arzt des Armeelagers, dass das, was ihn so plötzlich dahingerafft hatte, bestimmt eine Hirnhautentzündung war. Doch als schließlich Tag für Tag junge Männer im Lazarett erschienen und die gleichen Beschwerden äußerten, begannen die Ärzte zu befürchten, dass etwas anderes, etwas viel Unheimlicheres diese jungen Männer attackierte. Normalerweise wurden täglich nur wenige Patienten ins Lazarett aufgenommen, aber bis zum zweiten Tag des Septembers wurden 31 Aufnahmen registriert. Diese Zahl stieg am zehnten Tag sprunghaft auf 142 an und bis zum achtzehnten Tag auf höchst erstaunliche 1176! Zudem kamen Berichte herein, nach denen die gleiche mysteriöse Erkrankung viele Armeelager in zahlreichen anderen Städten des Landes sowie auch die Zivilbevölkerung in jenen Städten befallen hatte.

Die Welt war nicht vorbereitet auf das, was da gerade auf sie hereinbrach an jenem Septembertag im Jahre 1918. Das Leben um die Jahrhundertwende, vor dem ersten Weltkrieg war einfach und ruhig. Landärzte trugen Frack und erledigten ihre Hausbesuche in einer Pferdekutsche. Ihren Patienten, die sie schon von Geburt auf kannten und die meisten davon persönlich auf die Welt geholt hatten, legten sie die Rechnungen einmal im Jahr vor. Die meisten von ihnen waren Allgemeinmediziner, die ihre Praxis im eigenen Haus hatten und die es gewohnt waren, mitten in der Nacht geweckt zu werden, weil ein Patient dringend behandelt werden musste. Sie richteten gebrochene Knochen und führten sogar Mandelentfernungen daheim bei den Patienten durch, wobei sie auch noch selbst anästhesierten.

Und doch waren für viele Familien Ärzte ein Luxus, den sie sich kaum leisten konnten. Kinder wurden zu Hause geboren und auch wenn ein Notfall eintrat, war das nächste Telefon oft viele Meilen weit weg. Die Post wurde nur ein- oder zweimal pro Woche ausgeliefert. Sehr wenige Haushalte hatten Gas oder fließendes Wasser. Nur die Reichen besaßen ein Spülklosett. Ein Plumpsklo, weit entfernt vom Haus, diente als Toilette. Für die nächtlichen Bedürfnisse benutzte man einen „Nachttopf" oder eine „Bettpfanne", wenn man auf dem Land lebte. Die meisten Leute gingen bei Sonnenuntergang ins Bett und standen auf, wenn die Sonne wieder aufging. Wollte man nach Einbruch der Dunkelheit noch im Wohnzimmer sitzen, so benutzte man Petroleum- oder Öllampen. Zum Kochen und Heizen verwendete man Kohle- oder Holzöfen.

Man befand sich im fünften Jahr des Krieges, von dem man hoffte, dass er ein für alle Mal alle Kriege beenden würde. Die Welt hatte genug von Hunger, Mangel an Nahrungsmitteln und den Verlusten durch den ersten wirklichen Weltkrieg, den die Menschheit jemals kennen gelernt hatte. Vor diesem Hintergrund sollte die Welt Zeuge der verheerendsten Grippeseuche werden, die die Menschheit je befallen hat.

Die Grippe in den einzelnen Epochen

Ansteckende Krankheiten haben die Menschheit seit den Anfängen unserer Geschichtsschreibung immer wieder heimgesucht, darunter Cholera, Gelbfieber, Pocken und Fleckfieber. Diese Seuchen wurden im Großen und Ganzen soweit unter Kontrolle gebracht, dass sie die Weltbevölkerung nicht länger im großen Ausmaß dezimieren. Und doch bleibt eine Krankheit übrig, die jedem Angriff standgehalten hat, trotz weltweiter Bemühungen der Wissenschaft, sie in den Griff zu bekommen, eine Krankheit, die in periodischen Abständen in Windeseile über die Welt hinwegfegt. Diese Krankheit ist in der Lage, Leiden und Tod in nie da gewesenem Ausmaß zu verbreiten. Man nannte sie die „letzte große Seuche".

Die Grippe, mit der Komplikation einer Lungenentzündung, bleibt eine der zehn Haupttodesursachen in den Vereinigten Staaten und weist eine noch größere Sterberate in den Ländern der Dritten Welt auf. Die Symptome einer Grippe sind so allgemein – Fieber, Kopfschmerzen, schmerzende Muskeln, Husten, Niesen, laufende Nase und tränende Augen – , dass sie oft mit einer gewöhnlichen Erkältung verwechselt wird. Durchschnittlich dauert eine Grippe bis zu einer Woche oder länger und ist gewöhnlich begleitet von einem Schwächegefühl und Erschöpfung in unterschiedlicher Ausprägung. Wir sind so an das Zusammenleben mit diesem jährlichen Virus gewöhnt, dass wir mindestens einen Anfall pro Jahr erwarten, sobald das kalte Wetter beginnt. Inzwischen rechnen wir auch schon jedes Jahr mit einer Anzahl Todesopfer, sowohl unter kleinen Kindern und älteren Menschen als auch unter jenen bedauerlichen Personen, die an einem schwachem Immunsystem leiden.

Wenn eine ansteckende Krankheit in einem bestimmten Gebiet auftritt und einen großen Teil der Bevölkerung befällt, nennt man das eine Epidemie. Es gab Zeiten als extrem bösartige Infektionen fast gleichzeitig rund um den Globus ausbrachen, die auf der ganzen Welt Tod und Zerstörung in unermesslichem Ausmaß brachten. Solche ansteckenden Krankheiten werden Pandemien genannt. Früher wussten die Menschen nicht, was wirklich die Ursache dieser Epidemien und Pandemien war. Viele glaubten, dass diese Erkrankungen aus dem Inneren des Körpers kamen, dass es sich um böse Geister oder so genannte „schlechte Dämpfe " handeln würde. Wieder andere glaubten, dass diese Dämpfe hervorgerufen wurden durch die Freisetzung giftiger Gase aus dem Inneren der Erde in Folge eines Erdbebens oder Vulkanausbruchs. Wenn also jemand krank wurde, sagte man, er „hätte die Dämpfe".

Aufgrund der Tatsache, dass sich diese Krankheiten in Windeseile von einer Person zur nächsten zu verbreiten schienen, glaubten die Menschen früher tatsächlich, dass sie vom Wind weiter getragen wurden. Wie es sich herausstellte, lagen sie nicht so falsch. Heute wissen wir, dass viele Infektionen durch die Luft übertragen werden. Viren, die sich in der Nase und im Rachen infizierter Personen befinden, gelangen beim Niesen in die Luft und werden von winzigen Schleimtröpfchen weiter getragen und vom nächsten ahnungslosen Opfer eingeatmet. Sobald sie sich in den Atemräumen der Nase befinden, gelangen sie schnell in die Lungen, wo sie sich in alarmierendem Tempo vermehren können. Die neu infizierte Person kann dann wiederum ihre Tröpfchen innerhalb 24 Stunden nach dem Kontakt weiter verteilen und die Epidemie nimmt ihren Lauf.

Die Grippe ist eine der ansteckendsten Infektionen, sie verbreitet sich überall, wo viele Menschen zusammenkommen, wie z.B. in Schulen, im Geschäftsleben, im öffentlichen Verkehr, einschließlich Bussen, Flughäfen und Flugzeugen. Obwohl sich das Virus im Freien einigermaßen zerstreut und durch Sonnenlicht zerstört wird, können sich in unseren modernen geschlossenen Gebäuden, wo keine frische Luft hereingelassen wird, diese ansteckenden Virus-Tröpfchen mit den Luftströmungen in wenigen Minuten durch ein ganzes Gebäude verteilen, sei es in einer Schule, einem Theater oder einem Bürogebäude.

Die Grippe zählt zu den großen Seuchen unserer Geschichte – Cholera, Pocken, Typhus und Lepra. Diese Krankheiten haben größte Angst und Schrecken hervorgerufen sowie gnadenlos Leben ausgelöscht. Die drei tödlichsten Seuchen der Weltgeschichte waren die Pest von Justinian, die 542 v. Chr. auftrat und die 100 Millionen Menschen das Leben gekostet haben soll, der Schwarze Tod oder die Beulenpest im 14. Jahrhundert, die über 62 Millionen Leben gefordert hat und die Spanische Grippe von 1918-1919.

Es sind nur wenige Einzelheiten bekannt über die große Pest von Justinian, außer dass sie zwischen den Jahren 1347 und 1351 extrem viele Todesfälle gefordert hat. Die Beulenpest dagegen hat etwa ein Drittel der Bevölkerung Europas ausgelöscht. Diese infektiöse Krankheit, die durch einen Bazillus – heute bekannt unter dem Namen Yersinia pestis oder Pasteurella pestis – ausgelöst wurde, ist nach dem bekannten Bakteriologen Louis Pasteur benannt. Es handelt sich um ein Bakterium, das man in Flöhen gefunden hat, welche auf Nagetieren leben, und das auf Schiffen von Asien nach Europa gelangte. Aber im 14. Jahrhundert wusste man über Ursache und Vorbeugung dieser geheimnisvollen Seuche noch nichts. Deshalb hat sie ganz Europa in einen solchen Schrecken versetzt, dass bis heute, mehr als 650 Jahre später, die bloße Erwähnung „der Schwarzen Pest" die grausamsten Bilder schrecklicher Hilflosigkeit angesichts einer unbekannten Todesbedrohung hervorruft. Die Begriffe „Beulenpest" und „Schwarze" Pest stammen daher, dass die Krankheit starke Schwellungen der Lymphknoten oder Bubos (= Beulen) hervorgerufen hat und die Opfer dadurch schwarze Verfärbungen bekamen. Wenn diese gefürchtete Krankheit auf die Lungen übergreift, wird sie als Lungenpest bezeichnet, welche leicht durch infizierte Schleimtröpfchen von Mensch zu Mensch übertragen werden kann. Die letzte große Epidemie der Schwarzen Pest ereignete sich um 1900 in Indien.

Eine andere geschichtlich bedeutsame Epidemie, die eine große Bevölkerungszahl in Mitleidenschaft zog, waren die Pocken, die nicht nur in den europäischen Ländern auftraten, sondern tragischerweise durch die

Spanischen Eroberer auch zu den Azteken und Inkas in der Neuen Welt gelangten. Auch das Masernvirus gehört zu den tödlichen Epidemien, die eingeschleppt wurden, und so die Eskimos und die Eingeborenen der Pazifischen Inseln erreichten.

Die Ätiologie der Grippeepidemie war seit jeher genauso geheimnisvoll wie die der anderen Seuchen. Und doch war es aufgrund ihrer unverwechselbaren Symptome möglich, ihre Spuren durch die Geschichte zu verfolgen. Hippokrates hat die Symptome der Grippe schon 412 v. Chr. beschrieben und geschichtliche Aufzeichnungen deuten darauf hin, dass die gesamten Armeetruppen Karls des Großen damals Opfer der Grippe wurden. Die früheste erwähnte Grippeepidemie in Europa ereignete sich von 1170 bis 1173. Man nimmt an, dass diese sehr frühen Epidemien ihren Ursprung während der Wintermonate in Russland hatten und sich von dort über Europa ausgebreitet hatten. Grippeepidemien sind im Laufe der Geschichte in regelmäßigen Abständen immer wieder aufgetreten, während der Renaissance, der Reformation und der frühen Kolonisation von Amerika.

Welche Vorstellungen hatte man früher

Viele der heutigen medizinischen Bezeichnungen sind aus altertümlichen Begriffen hervorgegangen. Zum Beispiel bedeutet Malaria wörtlich ,schlechte Luft'. Die galenischen Mediziner früherer Zeiten glaubten, dass die Krankheit selbst, egal in welcher Form, das Ergebnis einer inneren Störung einer der vier „Körpersäfte" sei, von welchen man annahm, dass sie durch den Körper flossen. Man glaubte, dass eine Epidemie dann auftrat, wenn unsichtbare Ausströmungen aus den Gedärmen der Erde die Atmosphäre irgendwie verunreinigten.

Die Grippe, die gekennzeichnet war durch ihren plötzlichen Ausbruch, schmerzende Muskeln, Fieber, Husten und starke Erschöpfung, hat viele

Beiwörter bekommen. Im Englischen nannte man sie z.B. *jolly rout, jolly rant, new delight, new acquaintance, petite poste und gentle correction.* Alte Begriffe aus dem Englischen waren „sweating sickness" und „knock-me-down fever", während sie die Franzosen „grippe" nannten, ein Begriff, der bis heute erhalten geblieben ist. Der frühe medizinische Begriff für die Krankheit war „Katarrhalisches Fieber". Erst um 1770 begann man in der ganzen Welt den Begriff „Influenza" zu verwenden. John Huxham führte den Begriff in seinem *Essay of Fevers* 1750 in den englischen Arztpraxen ein, aufgrund der Vorstellung, dass es sich um eine Krankheit handelte, die beeinflusst (influenced) war von der Kälte im Winter. Andere glaubten, dass diese Seuche direkt durch die Sterne, die Sonne oder irgendetwas im Himmel beeinflusst (influenced) war. Um 1782 wurde der Begriff Influenza offiziell von der Medizin für diese Erkrankung anerkannt. Dies hat sich als sehr sinnvoll in der medizinischen Fachschaft erwiesen, da es den Ärzten von diesem Zeitpunkt an möglich war, von einer gemeinsamen Krankheit zu sprechen, wenn sie bestimmte Symptome bei ihren Patienten feststellten.

Nach Schätzungen von Noah Webster sind seit 1174 bis zum Ende des Amerikanischen Unabhängigkeitskrieges mindestens 44 Epidemien jener grippeähnlichen Krankheit aufgetreten, die er als eine „epidemische und seuchenartige Krankheit" bezeichnete. Webster hat zusammen mit seinen Zeitgenossen im Bereich der Medizin den Schluss gezogen, dass die „Ursachen höchstwahrscheinlich in den Elementen Feuer, Luft und Wasser lagen, weil wir kein anderes Medium kennen, über welches Krankheiten auf ganze Bevölkerungsgruppen übertragen werden können", und daher muss die Ursache der Grippe „offensichtlich die Auswirkung irgendwelcher nicht wahrnehmbarer Eigenschaften der Umgebung" sein.

Ein geschichtlicher Bericht über eine Grippeepidemie in Schottland im Jahre 1562 zeigt, wie wenig sich die Symptome der Krankheit im Laufe der Jahre verändert haben. Im November 1562 sandte Lord Randolph vom Hof der Königin Maria von Schottland den folgenden Brief an Lord Cecil:

„Ich muss Ihnen mitteilen, dass die Königin sofort bei ihrer Ankunft von einer Krankheit befallen worden ist, die in dieser Stadt sehr verbreitet ist und die hier „die neue Bekanntschaft" genannt wird. Schon der ganze Hof ist von dieser Krankheit angesteckt worden, weder die adligen Herren, Damen noch Jungfern sind davon verschont geblieben, weder Franzosen noch Engländer. Das Leiden hat ihren Kopf befallen und ihren Bauch und ist verbunden mit einem starken Husten, der bei manchen länger anhält, bei anderen von kürzerer Dauer ist. Die Königin musste sechs Tage das Bett hüten. Es hatte nie den Anschein, dass die Krankheit lebensgefährlich ist, außer bei älteren Personen. Lord Murraye ist derzeit krank, Lord Lidlington hatte die Krankheit bereits, und ich schäme mich zu sagen, dass ich bisher nicht betroffen bin, obwohl ich doch mit allen in Berührung gekommen bin."

Wenn wir die Geschichte zurückverfolgen, dann scheint es, dass zu jeder Zeit Menschen irgendwo auf der Welt von der Grippe befallen waren. Auch wenn sie zeitweilig als Epidemie auftrat und von ernsthafterer Natur war, so scheinen doch meistens nur ein paar Leute für 3-4 Tage in geringerem Ausmaß betroffen zu sein. Die Welt hat ihr Kommen und Gehen schon so lange miterlebt, dass es schon als normal angesehen wird, dass man einmal im Jahr eine Grippe hat. Aus diesem Grund sehen wir die Grippe heute einfach als ein lästiges, unvermeidliches jährliches Ereignis, das uns dazu zwingt, von der Arbeit oder der Schule fern zu bleiben und uns ansonsten ein paar Tage elendiges Unwohlsein bereitet.

Man erwartet auch, dass die Grippe jedes Mal, wenn sie in Erscheinung tritt, Todesfälle fordern wird, meistens unter Kleinkindern und älteren Personen. Das war schon im Jahre 1750 so, wie ein englischer Arzt bemerkte:

„Gegen Ende April wütete überall in diesem Land eine Art Fieber, im Allgemeinen von leichter Art, aber manchmal tödlich für ältere Menschen und Kinder mit schwachen Lungen. Dieses Fieber, obwohl es in Nah und

Fern äußerst verbreitet ist, hat seither für nur wenige tödlich geendet, was wohl daran lag, dass die Betroffenen während ihrer Krankheit zu Hause geblieben sind und sie nach drei oder vier Tagen wieder hergestellt waren... Dieses Fieber schien das gleiche zu sein, wie das, welches im Frühling ganz Europa heimgesucht hatte und welches man als „Influenza" bezeichnete.

Es gab nur zwei erwähnenswerte Ausnahmen in der Geschichte der Grippeepidemien, was die am meisten gefährdete Altersgruppe angeht. In diesen beiden Fällen – die Epidemie 1781-1782 und die Pandemie der Spanischen Grippe 1918-1919 – lag die höchste Sterberate in der Altersgruppe der jungen Erwachsenen.

Das Wesen der Grippe

Laut Encyclopedia Americana „gibt es zwei verschiedene, aber ähnliche Virentypen, die eine Grippe auslösen können; beide gehören zu einer großen Gruppe Viren, die unter dem Namen Myxoviren bekannt sind. Zu dieser Gruppe gehören auch die Viren, die Mumps und Masern verursachen.

Ein etwas ungünstiger Gesichtspunkt, der zum allgemeinen, verbreiteten Bild dieser Infektion beiträgt, ist die Tatsache, dass man den Begriff „Grippe" für fast jedes Leiden verwendet, welches Symptome hervorruft, die auch bei einer gewöhnlichen Erkältung auftreten. Auch Magenbeschwerden werden häufig „Magen-Darmgrippe" genannt, obwohl diese Krankheit nichts mit dem Virus zu tun hat, das die Grippe auslöst. Die Grippe ist genau genommen eine Atemwegserkrankung. Wir wurden, was diese Krankheit angeht, in ein Gefühl falscher Sicherheit eingelullt, indem man uns einredet, wir müssen nur unsere jährliche Grippeschutzimpfung bekommen, sobald sich die Grippezeit ankündigt. Diese Vorsichtsmaßnahme sei besonders wichtig für ältere Menschen und Personen mit schwachem Immunsystem. Es wird oft unterstellt, dass diese beiden Gruppen sowie auch

Kleinkinder, die einzigen sind, die wirklich vor der Grippe Angst haben müssten. Kaum einer realisiert, dass die Grippe als ansteckende Krankheit zu den größten Seuchen gehört, die die Menschheit je gekannt hat.

Die Symptome der Grippe

Inkubationszeit: Normalerweise zwei Tage; kann jedoch auch nur einen Tag oder sogar bis zu sieben Tage dauern.

Ausbruch der Symptome: Im Allgemeinen plötzlich, atypisch ist ein allmählicher Ausbruch.

Erste Symptome: Kopfschmerzen; allgemeines Schwächegefühl und das Gefühl, dass „etwas im Anmarsch ist", Fieberhaftigkeit oder Frösteln.

Weitere Symptome: Gewöhnlich steigt die Temperatur in den nächsten Stunden an (38°C und höher); trockener Husten – Muskelschmerzen, Gelenkschmerzen; häufig brennende Augen und verstopfte Nase sowie Sekret aus der Nase; außerdem Halsentzündung. Seltener: Übelkeit, Erbrechen und Durchfall.

Dauer der Symptome: Das akute Stadium dauert normalerweise drei bis fünf Tage, wenn keine Komplikationen auftreten; das Fieber kann ein bis sechs Tage anhalten; es kann auch abklingen, um dann wieder leicht anzusteigen, was man als „zweiphasige Fieberkurve" bezeichnet.

Anmerkung: Wenn das Fieber länger als vier oder fünf Tage hoch bleibt, besteht die Gefahr pulmonaler Komplikationen. Schwäche, Abgeschlagenheit und Depression können noch eine bis mehrere Wochen nach einer Grippe anhalten. Die allgemeinen Symptome sind bei den Viren vom Typ A oder B gleich, obwohl bei der Grippe vom Typ B die Symptome in der Regel leichter sind.

Symptomvarianten bei Epidemien

Komplikationen – Bei einigen Epidemien besteht eine größere Neigung zu Komplikationen, wie z.B. einer viralen oder bakteriellen Lungenentzündung. Die Gefahr für das Auftreten einer Lungenentzündung nimmt mit dem Alter zu und ist im fortgeschrittenen Alter am größten. Die meisten Todesfälle durch Grippe sind auf diese Komplikation zurückzuführen. Personen mit chronischem Asthma, Emphysem und chronischer Bronchitis sind ebenfalls ziemlich anfällig, ebenso wie Personen mit chronischen Herz- und Nierenleiden. Auch eine Schwangerschaft stellt ein erhöhtes Risiko in Grippezeiten dar. Komplikationen an Herz, Lunge und Gehirn, in Folge einer Grippe wurden ebenfalls beobachtet sowie auch eine verstärkte Neigung zu Übelkeit und Erbrechen im akuten Stadium.

Häufig beobachtet man auch nach der Genesung eine längere Depression. Weniger häufig tritt ein neuro-psychologischer Zustand ein, den man als „Depression nach der Grippe" bezeichnet, der wochen- und sogar monatelang anhalten kann. Diese Leute gehören zu der Kategorie Personen, die in der Homöopathie beschrieben werden als „nie mehr wohl gefühlt seit" einem bestimmten Ereignis und in diesem Fall bedeutet das, die Depression besteht seit der Grippe. Ungeschickt wäre es nun, diesen Personen antidepressive Medikamente zu verordnen, denn diese würden die ursprünglichen Symptome, die nach einer Grippe auftreten, unterdrücken und das Ergebnis für diese Personen wäre wirklich übel.

Zu weiteren Komplikationen zählen: hämorrhagische Bronchitis (Entzündung der Atemwege mit blutigem Sekret) – Enzephalitis – Myokarditis, was wiederum Herzgeräusche oder Herzversagen oder Myositis verursachen kann. Das Reye-Syndrom tritt während Grippeepidemien vor allem bei Kindern und Jugendlichen auf, besonders wenn sie während der Grippe mit Aspirin oder aspirinhaltigen Medikamenten behandelt wurden.

Die medizinische Standardbehandlung

Die wichtigste Behandlung war seit alters her die Bettruhe. Die herkömmliche Behandlung erfolgt oft mit Aspirin, das man zur Linderung der Symptome wie Fieber und Muskelschmerzen einsetzt, es gibt jedoch kein gesicherter Beweis, dass dieses Mittel den Gesamtverlauf der Krankheit beeinflusst, es ist sogar möglich, dass die Genesung dadurch eher verzögert wird. Der Verabreichung von Aspirin stellt bei Säuglingen und Kleinkindern während einer Grippe sogar eine Kontraindikation dar, da Aspirin ein Reye-Syndrom auslösen und sogar zum Tod führen kann. Antibiotika und Schwefelpräparate werden routinemäßig verschrieben, um der Komplikation einer bakteriellen Lungenentzündung vorzubeugen, obwohl sie keinerlei Wirkung auf das Grippevirus selbst haben.

Amantadin und Rimantadin sind zwei antivirale Präparate, die während Epidemien vom Grippetyp A eingesetzt werden. Diese zeigen keinerlei Schutz gegen die Grippe vom Typ B. Beide Medikamente können Erregbarkeit, Zittern, Schlaflosigkeit und andere Nebenwirkungen auslösen, einschließlich Depressionen, besonders bei älteren Leuten und Personen, die an Funktionsstörungen und Krankheiten der Nieren und des Gehirns leiden.

Grippeepidemien und Grippepandemien im Laufe der Geschichte

Grippeepidemien

Grippeepidemien können ein ganzes Land oder eine komplette Stadt befallen. Die Epidemie kann sich aber auch einfach auf ein kleines, lokales Gebiet beschränken, wie z.B. einen Armeeposten, ein Gefängnis, eine Einrichtung oder einen großen Gebäudekomplex oder auch einfach auf eine einzige Schule. In Fällen eines örtlich begrenzten Ausbruchs ist das Virus normalerweise nicht besonders ansteckend und es handelt sich meistens um eine Variante vom Typ B, welche einfacher unter Kontrolle gehalten werden kann. Als allgemeine Regel lässt sich sagen, dass Grippeepidemien in Kaltwetterperioden oder im Winter auftreten.

Grippepandemien

Die Grippe ist immer wieder in regelmäßigen Abständen als Epidemie ausgebrochen. Doch anders als die anderen bekannten Seuchen Cholera, Pocken und Fleckfieber nimmt die Grippe gelegentlich eine schlimmere Ausprägung an und tritt als Pandemie auf. Grippepandemien haben besondere Merkmale, die sie von einer gewöhnlichen Epidemie unterscheiden, insofern, dass die Krankheit nicht auf ein Gebiet, wie z.B. eine Stadt, ein Dorf oder ein Land beschränkt bleibt, sondern ziemlich plötzlich von einem Zentrum aus beginnt und sich dann im Eiltempo über riesige Bevölkerungsgruppen ausbreitet und fast gleichzeitig eine weltweite Bevölkerung in erstaunlich kurzer Zeit befällt. Während die üblichen Grippeepidemien in den Wintermonaten vorkommen, beginnen Pandemien häufig in den späten Sommer- oder den ersten Herbstmonaten. Es kann jeden treffen, unabhängig von Lebensalter und Lebensstil. Die Sterberate kann niedrig, mittelmäßig oder sehr hoch sein, und sie liegt gewöhnlich am höchsten in den beiden am meisten gefährdeten Altersgruppen – Kleinkinder und alten Menschen sowie den chronisch Kranken. Da sich diese Pandemien über die ganze Welt ausbreiten, liegt die Gesamtsterberate selbstverständlich sehr hoch. Und dann verschwindet die Pandemie genauso so plötzlich wie sie gekommen ist auf geheimnisvolle Weise, als ob sie nie da gewesen wäre.

Obwohl es Berichte über wiederkehrende Grippeepidemien zu allen Zeiten in der Geschichte gibt, scheint es, dass die erste wirkliche Grippe-*Pandemie* im Jahre 1510 aufgetreten ist. Man nimmt an, dass sie ihren Ursprung in Afrika hatte, und obwohl sie Berichten zufolge „keine Familie und kaum einen Menschen verschont" hat, so scheint sie doch auf ihrem Streifzug durch Europa relativ wenige Menschenleben gefordert zu haben.

Siebzig Jahre später, im Jahre 1580 ereignete sich eine viel tödlichere weltweite Grippepandemie. Sie scheint ihren Ursprung in Asien genommen zu haben, ist dann im Eiltempo durch ganz Nordafrika gezogen und von da durch alle europäischen Staaten, bis sie schließlich nach Amerika gelangte. Ihre tödliche Gewalt verbreitete sich gleichzeitig über ganz Italien und das Mittelmeergebiet und im Frühherbst hatte sie auch die Britischen Inseln, Frankreich und den Norden von Polen im Griff. Im Spätherbst erreichte sie Schweden und die Ostküste des Baltikums. Diese Grippe war dermaßen ansteckend, dass sie in nur sechs Wochen so viele Menschen erreichte, dass nur wenige ihren Klauen entgehen konnten. In Europa sagte man, dass „nicht einmal jede zwanzigste Person von der Krankheit verschont blieb und jeder, der es war, wurde von anderen als ein Wunder betrachtet… Ihr plötzliches Ende nach einem Monat, als ob sie verboten worden wäre, war genauso unerklärlich wie ihr plötzlicher Ausbruch." Allein in Rom fielen der Krankheit 9000 Menschen zum Opfer. Man berichtete, dass ganze Städte in Spanien von der Krankheit „fast entvölkert" wurden. Da es zu jener Zeit in der Medizin üblich war, Patienten mit Fieber zu schröpfen, trug dies zweifellos signifikant zu der hohen Sterberate bei.

Ein anderer erwähnenswerter Aspekt dieser frühen Pandemie, der auch in späteren Pandemien ein bedeutender Faktor darstellt, ist die Tatsache, dass Großbritannien von zwei Grippewellen erfasst worden war, einer im Sommer 1580 und der zweiten im Herbst des gleichen Jahres.

Die Geschichte der Pandemien

In seinem Buch, *Influenza: The Last Great Plague*, beschreibt W.I.B. Beveridge die größten Grippepandemien der letzten 200 Jahre bis zum Beginn des 20. Jahrhunderts:

1732-1733 – „Die Grippe war auf der ganzen Welt verbreitet. Aus Plymouth in England wurde berichtet, dass einige plötzlich davon befallen wurden, ‚sie fielen massenweise um, kaum einer kam davon.' In London war die allgemeine Sterblichkeit zu den schlimmsten Zeiten verdreifacht. Dies war eine schwere und sehr weit verbreitete Epidemie. Einem Bericht zufolge ist sie eindeutig im Oktober in Connecticut, USA ausgebrochen, ein anderer Bericht behauptet jedoch, sie hätte im November in Moskau ihren Anfang genommen."

1781-1782 – „Aus allen europäischen Ländern wurde von der Grippe berichtet, ebenso aus China, Indien und Nordamerika. Finkler schrieb, dass diese Pandemie eine der am weitest verbreiteten war, die jemals aufgetreten ist. In St. Petersburg (Leningrad) erkrankten jeden Tag 30.000 Menschen, in Rom waren zwei Drittel der Bevölkerung befallen und in München drei Viertel. In London stieg die Todesrate im Juni, und in anderen Teilen von Großbritannien wütete sie im Juli und August. Das ungewöhnliche Vorkommen zu dieser Jahreszeit ist ein deutlicher Beweis, dass es sich wirklich um eine Pandemie handelte, ganz zu schweigen von der Tatsache, dass sie sich über die ganze Welt ausgebreitet hatte. Allen Berichten nach begann sie im Herbst in China."

Die orientalische Pandemie von 1781-1782 glich der großen Spanischen Grippe von 1918, insofern als sie vorrangig junge Erwachsene betraf und nicht so sehr Kinder und alte Menschen. Die Hauptwelle traf Westeuropa besonders hart im Frühling 1782 und hatte Moskau und St. Petersburg bereits im Januar des Jahres erreicht.

1800-1802 – „Ganz Europa, China und Brasilien waren betroffen, aber die Krankheit verlief im Allgemeinen leicht und es starben nur wenige daran. Es lässt sich nur schwer bestimmen, wann und wo die Krankheit genau ausbrach, denn es schien, dass die Grippe zwischen 1800 und 1803 immer irgendwo auf der Welt zugegen war. Zwei Historiker glaubten, sie sei im Oktober in Russland ausgebrochen, ein anderer dagegen meinte im September in China."

1830-1833 – „Im Laufe von drei Jahren hat sich die Krankheit über die ganze Welt verbreitet. In Großbritannien begann sie im Frühsommer 1831 und eine ‚wirklich schwere Grippe' wurde Anfang 1833 festgestellt. In London war die Todesrate während der zwei schlimmsten Wochen fast vervierfacht. Alle Autoren sind sich einig, dass diese Pandemie im Januar in China ihren Anfang genommen hatte."

Im Herbst hatte sie auf die Philippinen, Polynesien und Sibirien übergegriffen und in jenem Winter breitete sie sich über Europa aus und blieb auch den folgenden Winter in Europa. Schließlich erreichte sie Nordamerika im Winter 1831-1832.

1847-1848 – „Die Grippe war in Europa, Nordamerika, den Westindischen Inseln und Brasilien weit verbreitet. In Paris erkrankte zwischen einem Viertel und der Hälfte der Bevölkerung an der Grippe. In Großbritannien bezeichnete man sie als ‚die große Grippe von 1847', die Sterberate war hoch und in London sollen 250.000 Personen an der Grippe erkrankt sein. Die Verwüstungen durch diese Krankheit wurden mit denen der Cholera verglichen, denn es starben mehr Menschen an dieser Grippe als während der großen Choleraepidemie von 1832. Es ist nicht ganz klar, wo und wann diese Pandemie begonnen hatte, aber zwei Historiker meinen, dass sie im März in Russland angefangen hatte."

Die Pandemie von 1847-48 ist besonders bedeutsam, insofern als sie sich relativ langsam ausgebreitet hat, was bei Pandemien normalerweise nicht der Fall ist, und es scheint, dass sie von zwei verschiedenen Epizentren ausging – einem in Westeuropa und einem in Russland. Daraus zogen Virologen den Schluss, dass diese spezielle Pandemie weniger ansteckend war und dass ihr Verhalten der Grippeepidemien in den Vereinigten Staaten von 1947-48 und von 1980-81 glich, was bedeutet, dass diese Epidemien, obwohl sie hundert Jahre auseinander lagen, einen möglichen Zusammenhang aufwiesen.

1857-1858 – „Die Grippe war in Nord- und Südamerika sowie in Europa weit verbreitet. Seifert bezeichnete sie als „eine der größten Epidemien". Es gab viele Tode in Rom. In Großbritannien wurde jedoch nur von „einer leichten Epidemie in Schottland" berichtet, wodurch Zweifel aufkamen, ob es sich hier wirklich um eine Pandemie handelte. Alle Autoren sind der Ansicht, dass sie im August in Panama angefangen hatte."

1889-1892 – „Hierbei handelte es sich um die so genannte Asiatische Grippepandemie. Ein erster Bericht lag aus Buchara in Russland vom Mai vor. Am Anfang verbreitete sie sich sehr langsam und erst im Oktober erreichte sie Tomsk und den Kaukasus. Dann breitete sie sich schnell nach Westen und über die ganze Welt aus. Nordamerika wurde im Dezember ergriffen und die südamerikanischen Staaten zwischen Februar und April. Die östlichen Mittelmeerstaaten erkrankten im Januar, Indien im Februar und März und Australien im März und April. Überall brachen in kurzer Zeit neue Fälle der Krankheit aus und die Sterberate war erheblich. In mehreren deutschen Städten lag die Erkrankungsrate bei 40-50 Prozent und 0,5 bis 1,2 Prozent der Bevölkerung starben. Über mehrere Jahre brachen anschließend im Winter schwere Epidemien aus, die vermutlich auf das gleiche oder ein verwandtes Virus zurückzuführen waren."

Diese Pandemien hatten eine verblüffende Ähnlichkeit mit der Asiatischen Grippe von 1957-58. Sie war besonders zerstörerisch, insofern als sie mindestens zwei nachfolgende Wellen aufwies. Schwere Grippeepidemien treten häufig in zwei oder sogar drei Wellen auf, bevor sie dann abklingen. In diesem Fall erreichte die erste Welle im Winter 1889 sowohl Nord- als auch Südamerika. Die zweite und die dritte Welle traten dann jeweils im nachfolgenden Winter auf, wobei mehr und mehr Menschen daran starben. Dasselbe Muster wiederholte sich in Großbritannien im Winter 1891-92. Viele Grippeepidemiologen betrachten diese Pandemie als den Beginn der Grippe der „Neuzeit".

Die Grippe in der Neuzeit

Warum ist es der Medizin nicht gelungen, diese schwer fassbare Krankheit zu zähmen, obwohl sie doch zumindest bis zu einem gewissen Grad viele andere ansteckende Krankheiten in den Griff bekommen hat? Der Grund liegt in der Natur der Krankheit selbst. Zunächst einmal wird die Grippe durch ein Virus übertragen. Daher können nur die sekundären Komplikationen, wie eine bakterielle Lungenentzündung, erfolgreich mit Antibiotika behandelt werden.

Eine Immunität mit den vorhandenen Impfstoffen zu erzielen, hat sich als wenig erfolgversprechend erwiesen, so als würde man ein Kaninchen durch einen Irrgarten verfolgen. Kaum jemand kann sich vorstellen, was für eine schwierige Aufgabe es für die Virologen auf der ganzen Welt ist, die genaue Erregerstruktur der nächsten möglichen Grippe vorauszusagen, um so einen wirksamen Impfstoff genau zum richtigen Zeitpunkt und an den richtigen Orten auf der Welt verfügbar zu haben, und damit eine schwerwiegende Epidemie oder gar eine größere weltweite Pandemie abwehren zu können.

Diese Aufgabe wird noch dadurch erschwert, dass oft verschiedene Grippetypen in verschiedenen Gebieten der Erde zur gleichen Zeit im Umlauf sind und man weiß nicht, welcher Erregerstamm dominant werden und sich dann über die ganze Welt verbreiten könnte. Es handelt sich hier um ein ernstes Problem, weil einige Grippeerregerstämme viel tödlicher sind als andere, so dass die Beobachtung dieses weltweiten „russischen Virenroulettes" zu einem der wichtigsten und gleichzeitig frustrierendsten Rätselraten der Medizin wird.

Im Allgemeinen sind wir heute den Gefahren einer Grippe gegenüber so selbstgefällig geworden, da uns ja in unserer heutigen Zeit ein Arsenal an Medikamenten und Impfstoffen zur Verfügung steht, dass wir kaum einen Gedanken an die herannahende Winterzeit verschwenden, die alljährlich unabwendbar mit dem Erscheinen der Grippe verbunden ist. Hinter den Kulissen jedoch arbeiten Menschen, die am jährlichen Auftreten dieses

Virus äußerst interessiert sind und die den voraussichtlichen Verlauf der Grippe mit einer Genauigkeit untersuchen, ausarbeiten und aufzeichnen, die nicht einmal hoch engagierten Detektive wie Sherlock Holmes an den Tag gelegt hätten. Dazu gehören auch Ärzte und Wissenschaftler, die auf Staatsebene und im örtlichen Gesundheitswesen tätig sind.

Am aufmerksamsten unter diesen wissenschaftlichen „Wachhunden" sind jene Wissenschaftler, die im wichtigsten Laboratorium des Staates arbeiten, einer der modernsten, fortschrittlichsten Einrichtungen auf der ganzen Welt, dem Center of Disease Control (CDC) in Atlanta. Das CDC ist die Seuchenkontrollbehörde der Vereinigten Staaten und hat das Ziel, einen eventuellen Ausbruch einer Krankheit zu erkennen, welche die Sicherheit der Bevölkerung bedrohen könnte. Dieses Zentrum dient also als Clearingstelle für Informationen über Krankheiten, nicht nur für die eigene Nation, sondern für die ganze Welt. Eine seiner diversen Abteilungen ist speziell darauf ausgerichtet, Epidemien und Pandemien auf der ganzen Welt zu untersuchen. Die Kompetenz dieses speziellen Labors ist hoch anerkannt, wodurch es die Bezeichnung Referenzzentrum der Weltgesundheitsorganisation zum Thema Grippe bekommen hat.

Die dortigen Grippeexperten wissen, dass selbst leichte Grippeepidemien voraussichtlich ihr jährliches Tribut unter Kindern und alten Menschen fordern werden, und nur aus diesem Grund überwachen sie unablässig die Welt auf der Suche nach eventuellen zukünftigen Epidemien. Aber darüber hinaus, wie Seismologen, die Erdbeben erforschen, halten sie ständig Ausschau nach dem „Big One", der nächsten Grippepandemie, die, wie sie befürchten, alle bereits da gewesenen einholen oder sogar noch übertreffen wird. Die Pandemie von 1889-92 kennzeichnete den Beginn der „Neuzeit" in Bezug auf die Grippe. Aber, so schrecklich sie auch war, nur 28 Jahre später sollte die Welt die größte Grippepandemie in der Geschichte der Menschheit erfahren.

Die letzte große Seuche

Die Grippe ist bekannt als die letzte große Seuche, weil sie die letzte der weltweiten Seuchen der Menschheit ist, die es noch zu besiegen gilt. In der ganzen Menschheitsgeschichte gibt es eine große Grippeseuche, die alle anderen Grippeepidemien übertroffen hat. Es gibt in der Tat nur zwei andere Seuchen in der Geschichte, die an sie herangekommen sind, die Seuche von Justinian in Byzanz im Jahre 542 v. Chr. und die Beulenpest von 1347-1350. Die Spanische Grippepandemie von 1918-1919 wird bezeichnet als „eine der drei zerstörerischsten Ausbrüche einer Krankheit, die die Menschheit je kennengelernt hat."

Durch alle Jahrhunderte hindurch haben Epidemien infektiöser Krankheiten die Menschen auf der ganzen Welt heimgesucht, haben mit einer tödlichen Schnelligkeit zugeschlagen und sind dann schlagartig und geheimnisvoll wieder verschwunden, und es gab absolut nichts, was man dagegen tun konnte. Niemand verstand, wie sie entstanden sind, und auch niemand wusste, wie man sie verhindern konnte. Selbst als Anton van Leeuwenhoek mit seinem Mikroskop die kleinen „animalcules" im schmutzigen Wasser und in Lebensmitteln entdeckte, wer hätte ahnen sollen, dass diese winzigen, sich schlängelnden Flecken etwas mit einer dieser tödlichen Krankheiten zu tun haben würden.

Die Wissenschaft der Bakteriologie und Mikrobiologie hat sich rechtzeitig so weit entwickelt, dass die Wissenschaftler auf der ganzen Welt schließlich erkannten, dass sie nicht nur die Geheimnisse dieser schrecklichen Epidemien gefunden hatten, sondern auch entdeckt hatten, wie man ihnen vorbeugen und sie behandeln konnte. Es bleibt jedoch noch eine übrig, die sich ihnen weiterhin entzieht. Die Grippe bleibt selbst in diesem superwissenschaftlichen Zeitalter „die letzte der großen infektiösen Vertreter, die die Menschheit quält und für die die biomedizinische Forschung bisher noch nicht einmal theoretisch eine dauerhafte Lösung vorschlagen konnte."

Noch weniger war die Welt der Wissenschaft vorbereitet und noch schlechter war sie ausgerüstet, um mit der medizinischen Katastrophe fertig zu werden, die in jenen ahnungslosen Tagen am Ende des Ersten Weltkriegs, als es noch keine Antibiotika gab, auf sie hereinbrach. Diese spektakulärste aller Grippepandemien begann im Frühjahr 1918, dem fünften Jahr des Weltkriegs, der zu jener Zeit in Europa wütete. Sie äußerte sich in drei einzelnen Wellen in weniger als 12 Monaten. Wären diese drei unterschiedlichen Wellen durch nur ein oder zwei Jahre von einander getrennt gewesen, so hätte man jede einzelne als eine unmissverständliche Grippepandemie angesehen.

Die Menschen waren so mit den Auswirkungen des Krieges beschäftigt, dass sie jene Erscheinung kaum beachteten, die zunächst einfach als eine typische Grippeepidemie gesehen wurde. Zuerst war die Sterberate nicht höher als man normalerweise von dieser Krankheit erwartete und wie gewohnt waren in erster Linie älteren Menschen betroffen.

Der Ursprung der Pandemie und die erste Welle

Der erste Hinweis, dass etwas Fürchterliches auf die Menschheit zukam, kam aus Spanien. Die spanische Nachrichtenagentur Agencia Fabra sandte nicht nur eine, sondern gleich zwei Telegramme innerhalb eines Tages von Madrid nach London mit dem folgenden Wortlaut:

EINE MERKWÜRDIGE KRANKHEIT MIT EPIDEMISCHEM CHARAKTER IST IN MADRID AUFGETRETEN. DIE EPIDEMIE VERLÄUFT HARMLOS, KEINE TODESFÄLLE BISHER GEMELDET.

Diese voreilige Schlussfolgerung erwies sich als kindlich optimistisch. Das Virus traf Spanien weiterhin mit der Wucht eines riesigen Torpedos. In

Kürze erlagen ungefähr acht Millionen Spanier der Krankheit, die sie ahnungslos „Drei-Tage-Fieber" nannten.

Die Erkenntnis über das ungeheure Ausmaß der Krankheit schlug ein wie ein Hammerschlag, als der nationale Herrscher, König Alfons XIII erkrankte und die Madrider Zeitung El Sol in den Schlagzeilen darüber berichtete. Zu jener Zeit war ein ganzes Drittel der Einwohnerzahl dieser Stadt an der Grippe erkrankt, einige Regierungsbüros mussten schließen und die Straßenbahnen der Stadt stellten ihren Dienst ein.

Schon einige Monate bevor die Krankheit Spanien befallen hatte, war sie bereits in anderen Teilen der Welt ausgebrochen und daher war dieses Land gar nicht das eigentliche Epizentrum des Virus. Aber trotzdem wurde Spanien von der ganzen Welt die Schuld an der Pandemie gegeben, zum Teil glaubte man das, weil Spanien zumindest am Anfang versucht hatte, die Sache zu verheimlichen. Schon im Februar, als die Epidemie zum ersten Mal in der Stadt San Sebastian an der Nordküste von Spanien ausgebrochen war, wurde die Ernsthaftigkeit der Krankheit von der Stadtverwaltung verharmlost, weil man befürchtete, diese Nachricht könnte sich negativ auf den Sommertourismus auswirken. Der zuständige Generalinspekteur für das öffentliche Gesundheitswesen ging sogar so weit zu unterstellen, dass die Krankheit in Wirklichkeit von außen durch Touristen eingeschleppt worden war. Der Gouverneur von Almeria, an der Südküste von Spanien, Don Esteban Garcia, veröffentlichte eine offizielle schriftliche Stellungnahme, in der er die Existenz der Krankheit abstritt, um dadurch einen Ausbruch von Panik zu unterdrücken. Und doch betrachtete der Rest der Welt Spanien als verantwortlich für diese Pandemie, und wenn es nur aufgrund des Namens war – „die Spanish Lady" oder die „Spanische Grippe".

Auch wenn es schwierig ist, die genaue Entstehung des Virus mit absoluter Sicherheit zu bestimmen, wird doch allgemein angenommen, dass es erstmals am 5. März 1918 im Camp Funston in Kansas, USA aufgetreten war. Von da hat sich die erste Welle rasch durch den ganzen mittleren Westen und die südöstlichen Staaten der USA ausgebreitet und hat auch nicht mehr Alarm ausgelöst, als jede andere jährliche Erscheinung der Krankheit auch. Zu diesem Zeitpunkt hat sie nur wenige Komplikationen in Form von Lungenentzündungen hervorgerufen und auch kaum Todesfälle verursacht, sie wurde einfach als gewöhnliche Atemwegserkrankung abgetan, die zu dieser Jahreszeit normal ist.

Gewöhnliche Grippeepidemien treten häufiger während der kalten Wintermonate auf. Wenn auch die erste Welle der Krankheit in den Frühlingsmonaten März, April und Mai des Jahres 1918 begann und eine unerwartete, ungewöhnlich hohe Sterberate hervorrief und auch wenn die Ärzte im Hinterkopf sich darüber klar waren, dass Grippepandemien gewöhnlich außerhalb der Wintermonate auftreten, so dachte man doch nur wenig über dieses ominöse Zeichen nach.

Der Grund dafür war, dass sich der Erste Weltkrieg in Europa mühsam in die Länge zog und als wichtiger angesehen wurde und jeder mit seinen Gedanken bei diesem Krieg war, so dass sich nur wenige über die ganze Tragweite bewusst waren, die sich hier ankündigte. Wären die Mediziner nicht so sehr mit den Angelegenheiten des Krieges beschäftigt gewesen, so hätten sie vielleicht erkannt, dass es hier einige sehr ungewöhnliche Erscheinungen in Zusammenhang mit dieser Grippeepidemie gab, die in früheren Fällen nicht aufgetreten waren. Obduktionen an Personen, die während dieser Frühjahrsepidemie Opfer der Grippe oder einer Lungenentzündung geworden waren, wiesen sehr deutliche Anzeichen auf ödematöse und hämorrhagische Prozesse in den Lungen auf. Ein weiterer auffallend atypischer Aspekt der Grippe dieses Frühjahrs war die hauptsächlich von der Sterberate betroffene Altersgruppe. An der Grippe waren bisher immer Kinder und alte Menschen gestorben. Diese Krankheit ließ aber nun einfach diese beiden Gruppen als wichtigste Zielscheibe aus und konzentrierte sich stattdessen auf die Altergruppe der 20- bis 40-Jährigen, die gesunden jungen Erwachsenen.

Junge Erwachsene am stärksten betroffen

Aufgrund der starken Zunahme der Sterberate in der Altergruppe der jungen Erwachsenen haben Virologen den Verlauf der Pandemie rund um die Erde verfolgt. Allein von diesem Gesichtspunkt aus erwies sich die Spanische Grippe als die Mutter aller Pandemien. Sie schien junge erwachsene Männer und Frauen in ihren fruchtbarsten Lebensjahren herauszugreifen, die gesündesten, die stärksten, die körperlich fittesten, diejenigen mit dem stärksten Immunsystem, die eigentlich die meisten Abwehrkräfte gegenüber der Krankheit haben müssten. Es schien, als ob diese Krankheit sich entschlossen hatte, eine Kehrtwendung auszuführen und die alten Menschen auszulassen, deren Sterberate sowieso schon niedriger lag im Verhältnis zu der Gruppe der 25 bis 29-Jährigen, um stattdessen die jungen Erwachsenen wie mit einer riesigen Sense wegzuwischen.

Die erstaunlich hohe Sterberate in jener Altersgruppe, die eigentlich die widerstandsfähigste sein sollte, wurde auf der ganzen Welt beobachtet und ist immer noch eines der rätselhaftesten Aspekte der Spanischen Grippe. Die Tatsache, dass gut die Hälfte aller Grippeopfer junge Männer und Frauen in der Blüte ihres Lebens waren, verblüfft die Mediziner schon seit über 80 Jahren und ist bis heute nie wissenschaftlich erklärt worden.

Zum Beispiel lagen in Connecticut, dem Staat, der während der Spanischen Grippeepidemie den schlimmsten Ausbruch einer ansteckenden Krankheit in seiner Geschichte erlebt hatte, Berichten zufolge 56 % der durch die Grippe verursachten Todesfälle in der Altergruppe der 20 bis 40-Jährigen, während nur 9 % der Altergruppe der über 40-Jährigen betroffen waren. Erzählungen aus der ganzen Welt berichten, dass junge Erwachsene infolge des hohen Fiebers ihr ganzes Haar verloren hatten und infolgedessen gestrickte Mützen tragen mussten, um ihren kahlen Kopf zu bedecken.

Angesichts der Tatsache, dass die Pandemie ihre ganze Gewalt auf diese Altergruppe gerichtet hat, verwundert es nicht, dass die militärischen Ausbildungslager gewissermaßen eine Brutstätte für die Grippe waren. Sobald besorgte Eltern davon hörten, dass ihre Lieben ernsthaft erkrankt waren, eilten sie in überwältigender Zahl zu diesen Camps. Niemand konnte sie davon abhalten, bei ihren kranken und sterbenden Söhnen zu sein. Sie strömten auf das Gelände der Ausbildungslager und in die Stationen der Krankenhäuser und weigerten sich wieder zu gehen, obwohl es keine Möglichkeit gab, sie zu beherbergen oder ihnen etwas zu essen zu geben. Sie blieben einfach da. Sie schliefen im Flur, in ihren Autos und im Freien auf Decken, die auf dem Krankenhausgelände ausgebreitet wurden, sie taten alles, um in der Nähe ihrer Söhne zu sein.

Bald wurde klar, dass diese Lazarette, die bis zum Bersten mit schwerkranken jungen Männern gefüllt waren, elendig überarbeitet und unterbesetzt waren. Deshalb baten die Eltern die Belegschaft und die Ärzte, drohten ihnen und bettelten darum, dass sie ihre kranken Söhne mit nach Hause nehmen durften, um sie persönlich zu Hause zu pflegen, erhielten aber die Aussage, dass ihre Söhne mit hoher Wahrscheinlichkeit schon auf dem Weg nach Hause sterben würden. Erstaunlicherweise blieben die Eltern als Gruppe von der Krankheit relativ verschont, obwohl sie täglich mit der Alterklasse in Kontakt waren, die am meisten anfällig für die Grippe war.

Ein Autor schrieb wie folgt über die mysteriöse Eigenart dieser Krankheit: „Was uns Furcht einflößt, sind die 50 Prozent Sterberate bei der 20- bis 40-Jährigen militärischen Bevölkerung … ob ein Tagelöhner in Bombay oder ein Börsenmakler an der Wall Street, ein italienischer Farmpächter oder ein russischer Kommissar, es handelte sich immer um die gleiche Altersgruppe, zwischen 14 und 40, unter denen die meisten Todesfälle auftraten. So etwas war noch nie da gewesen, denn in der Vergangenheit tötete die Grippe nur die bejahrten und die schwachen und jene mit herabgesetzten Lungenfunktionen. Jetzt schlug sie in der kraftvollen und leistungsfähigen Bevölkerungsgruppe zu".

Ein Beobachter berichtete aus erster Hand über diesen noch nie da gewesenen Verlust jungen Lebens: „Die Menschen sterben dort draußen wie Fliegen. Diese seltsame neue Krankheit stellt alle anderen in den Schatten. Es scheint eine Seuche zu sein, etwas aus dem Mittelalter. Haben Sie jemals so viele Beerdigungen gesehen?"

Es schien in der Tat etwas aus dem Mittelalter zu sein. Wie die Schwarze Pest in früheren Zeiten, war dieser neue, lautlose Killer schnell, unbarmherzig und erstaunlich hoch ansteckend. Die erste Welle war noch mild im Vergleich zu dem, was noch kommen sollte. Die erste Welle umkreiste den Globus in nur fünf Monaten und forderte zehntausend Todesopfer. Die zweite und tödlichste Welle verbreitete sich dagegen wie ein Feuersturm und brachte Millionen Menschen den Tod.

Die zweite Welle

Die zweite und zugleich tödlichste Welle dieser Krankheit schlug im Spätsommer 1918 zu und hielt sich während dem folgenden Herbst und Winter. Sie erwies sich als die verheerendste Grippe in der Geschichte der Medizin. Die Krankheit schlug mit unerbittlicher Kraft und Wut zu, erfasste die ganze Welt in ihren Würgegriff, wie eine riesige unbarmherzige Pythonschlange. Die zerstörerischste Pandemie, die diesen Planeten jemals heimgesucht hat, „umzingelte den Globus in Windeseile von Boston nach Bombay, von Russland nach Rio de Janeiro, sie ergriff ein Land nach dem anderen, Kapstadt, Damaskus, Sydney, Liverpool, die Stadt Quebec, Singapur, Peking und Berlin mit erbarmungsloser Macht. Am Ende war fast jeder bewohnte Flecken auf der Erde von der Krankheit betroffen. Ganz wenige Orte auf dem Globus entkamen ihr; St. Helena und Neuguinea gehörten zu den glücklichen."

Der heftige, überall zur gleichen Zeit ausgebrochene zweite Welle war für die Medizin wie ein Puzzle, wie es Alfred W. Crosby in seinem Buch *History, Science and Politics: Influenza in America* bestätigt: „Gegen Ende August verwandelte das Grippevirus plötzlich seine Struktur und wurde zu dem gefährlichsten Erregerstamm (oder eher zu unterschiedlichen Stämmen), über das uns Erkenntnisse vorliegen. Dies geschah zum gleichen Zeitpunkt in drei der wichtigsten Hafenstädte am Nordatlantik; in Freetown in Sierra Leone, wo sich die dort ansässigen Westafrikaner mit Soldaten und Seeleuten aus Großbritannien, Südafrika, Ostafrika und Australien vermischten, welche auf dem Weg in den Krieg nach Europa oder auf dem Heimweg waren; in Brest in Frankreich, dem wichtigstes Ausschiffungshafen für die alliierten Truppen; und in Boston, Massachusetts, einem der wichtigsten Einschiffungshäfen und Kreuzung für Militär- und Zivilbevölkerung aller Nationen, die direkt oder indirekt an den Kriegsanstrengungen der Alliierten beteiligt waren. Innerhalb weniger Tage wurden Tausende krank, Tausende starben, als sich der neue Erregerstamm oder die neuen Stämme von diesen Zentren aus in die ganze Welt hinaus verteilten."

Boston wurde im August 1918 von der Krankheit befallen und gilt als das Epizentrum der zweiten Welle in den USA. Von da hat sie sich mit beachtlicher Geschwindigkeit über mehrere Neuenglandstaaten und auch New York City ausgebreitet und erreichte in ein paar Wochen die ganze Nation. In nur einem Monat war die ganze nördliche Hemisphäre betroffen.

Während der sechs Monate der zweiten Welle fielen der Krankheit überraschend viele Menschen zum Opfer, so viele wie noch nie in der Medizingeschichte des 20. Jahrhunderts zuvor, so dass es den Anschein hatte, die ganze Welt würde sterben. Kaum eine Hausgemeinschaft entging dem Tod von mindestens einem Familienmitglied und tausende Kinder wurden zu Waisen.

Die dritte Welle

Gerade als es im Frühjahr 1919 den Anschein hatte, die Epidemie würde etwas nachlassen und als die Menschen glaubten, dass das Schlimmste nun vorbei war, kehrte die Spanish Lady im Winter 1919 zurück und setzte ihren endgültigen Todesmarsch fort. Die dritte Welle stellte sich zwar als harmloser in Bezug auf die Todesrate heraus, aber wieder war das Ziel der Spanish Lady die Altersgruppe der jungen Erwachsenen und die Zahl der Todesopfer stieg weiter.

Zu einem Zeitalter, in dem man noch nicht mit dem Flugzeug die Welt bereiste, hatte es die schlimmste Grippeepidemie der Weltgeschichte bereits geschafft, in weniger als sechs Monaten die Erde zu umrunden und dabei Millionen Tote zu hinterlassen. Wie ein Sensenmann hat diese Pandemie die Menschen dahingerafft, sie hebt sich daher deutlich von allen anderen Grippepandemien ab. Keine andere Massenvernichtungswaffe, außer vielleicht einem Atomkrieg, hatte jemals mit einer größeren Geschwindigkeit so viele Menschen umgebracht wie diese tödlichste alle Grippen. Etwas Ähnliches hatte man bisher noch nicht gesehen, etwas Ähnliches hatte es noch nie gegeben. Nachdem sich die Spanish Lady mit einer nie da gewesenen Heftigkeit Ausdruck verliehen hatte und als die schlimmste aller Katastrophen in die Geschichte der Medizin eingegangen war, verschwand sie von der Erdoberfläche genauso geheimnisvoll, wie sie gekommen war.

Die Symptome der Grippe von 1918-1919

Die Ärzte haben bald erkannt, dass sie es mit einer neuen ungeheuerlichen Form der Grippe zu tun hatten – etwas Unheimlicheres, etwas ganz anderes als die Grippeformen, die ihnen bisher begegnet waren. Über eines waren sie sich einig, dass die Krankheit gekennzeichnet war durch das plötzliche Eintreten einer fast totalen Erschöpfung. Die Betreffenden erschienen gerade noch völlig normal und fielen im nächsten Moment tot um.

Die Inkubationszeit war anscheinend so kurz und der Ausbruch so plötzlich, dass scheinbar gesunde Menschen plötzlich von dem Virus überwältigt und innerhalb nur weniger Stunden aufgrund von Schüttelfrost, steil ansteigendem Fieber und starkem Delirium vollkommen arbeitsunfähig wurden. Der rasante Verlauf der Krankheit war beängstigend. Patienten wechselten von scheinbar harmlosen zu sehr ernsten Symptomen innerhalb ein oder zwei Tagen, und es war überhaupt nicht ungewöhnlich, dass jemand die ersten Grippesymptome am Morgen merkte und in derselben Nacht verstarb. Dr. D.G. Stine vom Krankenhaus der Universität Missouri schrieb: „Ich sah einen Patienten innerhalb 18 Stunden nach Ausbruch der Krankheit und 12 Stunden nach Einlieferung ins Krankenhaus sterben. Ich habe viele andere gesehen, die schon innerhalb der ersten 48 Stunden vom Tode bedroht waren."

Dr. Charles Mitchell, ein junger Pathologe aus Lethbridge, Alberta erinnert sich an den Tag, als ihm ein Portier eine Niere und ein Stück Lunge zur Untersuchung brachte. Dr. Mitchell erkundigte sich, wann der Patient gestorben war und es wurde ihm mitgeteilt, der Patient sei nicht mal einen Tag krank gewesen und am Morgen gestorben. Nachdem Dr. Mitchell den Namen des toten Mannes erfahren hatte, fuhr es aus ihm heraus: „Mein Gott, das ist mein Versicherungsagent. Ich habe ihn vor zwei Tagen angerufen und ich habe morgen eine Verabredung mit ihm!"

Es schien, dass ein entscheidender Faktor diese Grippe so tödlich machte, nämlich die häufig tödlich endende Lungenentzündung, die sich mit atemberaubender Geschwindigkeit schon bei der kleinsten Anstrengung einstellte, und nicht einmal vollkommene Bettruhe schien diese Komplikation verhindern zu können. Eine Geschichte nach der anderen wurden erzählt, in denen auf die todbringenden Folgeerscheinungen körperlicher Anstrengung im Zusammenhang mit dieser Grippe hingewiesen wurde. Es ist die Rede von Müttern, die sofort gestorben sind, nachdem sie das Krankenbett verlassen hatten, um ein anderes betroffenes Familienmitglied zu umsorgen. Ein gerade genesender Krankenhauspatient verließ das Bett, um einer Schwester mit einem anderen Patienten im Delirium zu helfen und starb 48 Stunden später an einer Lungenentzündung. Hier der Wortlaut aus einem Augenzeugenbericht: „Zwei junge Soldaten mit bläulicher Gesichtsfarbe verließen in einem Anfall von Delirium ihre nebeneinander stehenden Betten und schlugen kraftlos, gepackt vom Wahnsinn, aufeinander ein. Vor Erschöpfung fielen sie bald in ihre Betten zurück. Es war ihre letzte Handlung. Beide starben auf der Stelle".

Ein junger Medizinstudent aus Rio de Janeiro wartete auf eine Straßenbahn, als sich ihm ein Mann näherte, der ihn ruhig fragte, ob eine bestimmte Straßenbahn an dieser Haltestelle halten würde. Der Medizinstudent meinte ja, und in diesem Moment fiel der Mann einfach tot um. Dr. Da Cunha sagte später: „Ich sah einen Mann in eine Straßenbahn einsteigen und sterben."

Man kann sich kaum vorstellen, mit welch extremer Schnelligkeit diese Krankheit zum Tod geführt hat, und doch waren tägliche Todesfälle auf der ganzen Welt an der Tagesordnung. In einigen Städten unterbrachen die Züge, egal ob im Stadt- oder Fernverkehr, ihre Fahrt an jeder Haltestelle, um die noch warmen Körper der toten Passagiere aus den Zügen heben zu lassen. Man legte sie auf das Bahnsteigpflaster, wo sie dann vom Ambulanzdienst der jeweiligen Stadt abgeholt wurden.

Viele der Opfer, die nicht sofort an der Krankheit starben, mussten ein längeres Siechtum ertragen. Die Enzephalitis Lethargica (Schlafkrankheit) war eine der tragischsten Folgewirkungen der Grippe. Etwa 500.000 Menschen starben zwischen 1918 und 1926 an dieser Komplikation, und jene, die überlebten, litten jahrelang an den Nachwirkungen.

Auch wenn diese Grippe alle üblichen Merkmale der Krankheit besaß – Entzündung der oberen Atemwege, Fieber, starke Muskel- und Gliederschmerzen, starke Kopfschmerzen, Übelkeit, akuter Schnupfen, Husten und allgemeines Unwohlsein – ,wurde doch bald klar, dass es sich hier nicht um eine normale Grippe handelte. Besonders eine Sache war ungewöhnlich, die Temperatur der Patienten stieg so stark an, dass die Krankenschwestern ihre Thermometer zweimal, manchmal sogar drei- bis viermal kontrollierten, um sicher zu gehen, dass diese nicht beschädigt waren und dass sie nicht träumten.

Mit dem Ausbruch des Fiebers folgten auch schlagartig die Komplikationen in Form von Atemwegserkrankungen. Die Opfer erstickten sozusagen an einem Lungenödem. Die Lungen waren so mit Blut und Schleim gefüllt, dass das Atmen fast unmöglich wurde. Der „Hunger nach Luft" machte die Atmung zu einem schweren, schmerzhaften, nach Luft schnappenden Kampf bei flackernden, erweiterten Nasenlöchern. Das Atmen war so mühsam, dass die Atemfrequenz häufig bei „40 Atemzügen pro Minute lag, gegenüber 20 Zügen im Durchschnitt. Auch die Herzfrequenz war mit 120 so hoch wie bei einem Neugeborenen, gegenüber der normalen Frequenz eines Erwachsenen von 72." Die Atemstillstände war häufig so ausgeprägt, dass Ärzte und Schwestern davon überzeug waren, dass ihre Stethoskope nicht richtig funktionierten. Wenn auf der Lunge Rasselgeräusche zu hören waren und die Patienten kurzatmig wurden und blau anliefen, starben sie gewöhnlich bald und ein blutdurchzogenes Sekret trat aus Mund und Nase.

Ein Arzt wollte die Blutstauung bei einem Patienten erleichtern und versuchte dabei mehrmals mit einer großen 20er Spritze das Blut aus einer Armvene des Patienten herauszuziehen. Aber so sehr er sich auch bemühte, das Blut, das durch den Sauerstoffmangel schon ganz dunkel und dickflüssig war, begann sofort in der Spritze zu gerinnen. Er erinnerte sich, dass das Blut „schwarz und zähflüssig wie abkühlender Teer" war und dass er trotz aller Bemühungen nur 10 ml herausziehen konnte und schließlich aufgab, weil das Blut fest wurde und die Spritze blockierte.

Von blutigem Auswurf und Epistaxis (Nasenbluten) war fast die Hälfte alle Grippeopfer betroffen. Sie verloren oft mehr als einen halben Liter Blut auf einmal. Dieser Zustand wurde später damit erklärt, dass das Grippevirus irgendwie den Blutfluss von der rechten Herzkammer zu den Lungen behinderte, wodurch so viel venöses Blutes gestaut wurde, dass es zu den Blutungen aus der Nase kam. Häufig spritzte das Blut wie unter Druck aus der Nase mancher Patienten heraus und landete fast einen halben Meter vom Bett entfernt.

Blutungen kamen sehr häufig vor und waren wirklich beängstigend. Die Blutungen aus der Lunge waren oft leuchtend rot, durchtränkten jedes Bettlaken, jeden Kissenbezug, Krankenhauskittel und hastig ergriffene Handtücher. Die hoffnungslosen Opfer ertranken buchstäblich in ihrem eigenen Blut und jeder Arzt, jede Krankenschwester, Hilfspersonal und Krankenpfleger waren durchnässt von diesen purpurfarbenen Auswürfen.

Die Komplikationen dieser grausamen Krankheit waren äußerst beunruhigend, „Komplikationen so schrecklich und unerklärlich wie nie zuvor dagewesen." Aber eine Komplikation jagte den Menschen am meisten Angst ein. Es gab ein Symptom, das jeden, der es sah, an die Schwarze Pest erinnerte. In der Tat sprach man von der „violetten Seuche" oder „dem violetten Tod." Die Opfer wurden häufig blassviolett, gräulich, rötlich, schiefergrau oder kreidebleich. Es begann im Gesicht und an den Lippen und breitete sich dann über den ganzen Körper aus. Man beschrieb dieses Phänomen als „ein merkwürdiger Hauch von Blauviolett", was auf Blausucht und den verzweifelten Hunger des Körpers nach Sauerstoff hindeutete.

Patienten, die diese merkwürdige bläuliche Farbe annahmen, waren fast immer zum Tode verurteilt, und die Ärzte wussten sofort, dass sie verloren waren; sie hatten überhaupt keine Möglichkeit, etwas dagegen zu unternehmen. Das gesamte medizinische Personal lernte bald, dass dies das schlimmste Zeichen und ein sicheres Unglücksomen war. Wenn der Patient diese Tönung anzunehmen begann, „blau wie eine Heidelbeere" wurde, dann war der Tod nicht mehr weit. Im Januar 1918 veröffentlichte die medizinische Zeitschrift Lancet eine zu damaligen Zeiten sehr seltene farbige Darstellung über dieses blauviolette Erkennungszeichen der Krankheit. Ein weiteres ominöses Zeichen war die bilaterale Ptosis – wobei die Augenlider des Patienten halb geschlossen bleiben.

Als weitere bezeichnende Symptome und Komplikationen dieser unge-wöhnlichen Grippe fanden einige deutsche Ärzte Gangrän in den Ge-schlechtsorganen der Grippepatienten. Pathologen in Chile fanden bei der Autopsie an Grippeopfern Milzen, die doppelt so schwer waren wie nor-male Milzen. Ein zwölfjähriges Mädchen aus Australien entwickelte nach der Grippe einen grauen Star und verlor dann das Augenlicht. Innerhalb 6 Wochen war sie vollkommen blind. Von anderen Opfern wird berichtet, dass sie zeitweilig stocktaub waren.

Aus Italien berichteten Ärzte von so schweren Durchfällen, dass es bei manchen Patienten zu bis zu zwanzig Stuhlentleerungen pro Tag kam. Im Gegensatz dazu berichtete ein Militärarzt aus Russland, dass die meisten seiner Patienten derart unter Verstopfung litten, dass sie bis zu zehn Ta-gen keinen Stuhlgang mehr hatten. Das *Journal of Laboratory* and *Clinical Medicine* nannte im Juni 1918 als wichtigste Symptome: „Kopfschmerzen, Schmerzen in Knochen und Muskeln, besonders in den Rückenmuskeln, ausgeprägte Erschöpfung, Fieber (manchmal bis zu 40°C). Gelegentlich kam auch Bindehautentzündung, Schnupfen, ein Hautausschlag und eventuell auch Übelkeit hinzu.“

1918 berichtete Dr. Samual Bradbury, dass er beim Besuch eines Solda-tenregiments als Grippesymptome „hohes Fieber und Schüttelfrost, starke Kopfschmerzen und Schwindel“ beobachtet hatte. Die Erkrankung be-gann plötzlich, entwickelte sich oft innerhalb weniger Stunden und war gewöhnlich begleitet von allgemeinen Muskelschmerzen, einem lästigen, unproduktiven Husten, Angina und deutlicher Benommenheit.“ Andere berichteten, dass „die Symptome nach einer zweitägigen Inkubationszeit mit einem Husten begannen, gefolgt von Schmerzen hinter den Augen und in den Ohren sowie allgemeinem Schmerzempfinden im Lendenbereich. Dann wurde der Körper von einer unbeschreiblichen Benommenheit er-griffen und das Fieber setzte ein, welches häufig bis auf über 40°C anstieg. Die Zunge war oft dick belegt, dazu kam ein starker Brechreiz, so dass allein schon der Anblick fester Nahrung Ekel hervorrief. Der Puls war instabil und schwach. Jede Faser des Körpers tat extrem weh – die Muskeln, die Knochen, die Gelenke, der Hals, der Kopf und der Nasenrachenraum.

Wer die Anfangsphase der Infektion überlebte, zog sich häufig nach nur ein oder zwei Tagen nach der Ansteckung eine primäre Influenzapneumonie zu und bald zeigten sich Symptome wie hohes Fieber, Stauungslunge und schließlich Zuckungen und Delirium, „die Finger zupften unruhig an der Bettdecke herum". Gewöhnlich folgte darauf eine sekundäre bakterielle Lungenentzündung, die sich dann so schnell entwickelte, dass der Tod nicht zu verhindern war.

Bei jeder Pandemie dieser Größenordnung rechnet man mit Berichten über Fehl- und Totgeburten. Doch die Spanische Grippepandemie schien in dieser Hinsicht besonders erbarmungslos zu sein, und die Prognose war besonders schlecht für diejenigen Frauen, die gerade zu dieser Zeit schwanger waren und bei denen infolgedessen entweder die Wehen einsetzten oder die eine Fehlgeburt erlitten. Von insgesamt 1350 berichteten Fällen von schwangeren Frauen gab es vorzeitige Wehen, Fehl- und Totgeburten bei 26% der Frauen, die nicht an Lungenentzündung erkrankt waren und bei 52% derer, bei denen sich diese Komplikation eingestellt hatte.

In Detroit fand man in einem Koffer einen Brief, zusammen mit anderen medizinischen Unterlagen, in dem ein Arzt diesen entsetzlichen Horror beschreibt:

„Camp Devens liegt in der Nähe von Boston. Dort sind etwa 50.000 Männer stationiert, oder eher, waren stationiert, bevor diese Epidemie ausbrach. Dort befindet sich außerdem das Militärkrankenhaus für die Division des Nordostens. Diese Epidemie begann etwa vor vier Wochen. Sie hat sich so schnell ausgebreitet, dass das Camp demoralisiert ist und die ganze Arbeit liegen bleibt, bis diese Sache überstanden ist. Versammlungen von Soldaten aller Art sind Tabu.

Am Anfang schien es, als ob sich diese Männer eine gewöhnliche Grippe oder Influenza zugezogen hatten, als sie jedoch ins Krankenhaus eingeliefert wurden, entwickelten sie sehr schnell die bösartigste Variante von Lungenentzündung, die es je gab. Bereits zwei Stunden nach der Einweisung hatten sie die mahagonifarbenen Flecken auf den Wangenknochen und ein paar Stunden später zeigte sich die Blausucht, die sich von den Ohren aus über das ganze Gesicht ausbreitete ... Von da an dauert es nur noch ein paar Stunden, bis der Tod eintritt, und es ist nur noch ein reiner Kampf nach Luft, bis die Männer ersticken. Es ist einfach entsetzlich. Man kann es ja gerade noch ertragen, wenn man einen, zwei oder auch zwanzig Männer sterben sieht, aber wenn man mit ansehen muss, wie diese armen Kreaturen wie die Fliegen einfach umfallen, dann nimmt einen das schon ziemlich mit. Durchschnittlich gab es bisher pro Tag etwa 100 Tote und die Zahl steigt weiter an. Für mich besteht kein Zweifel, dass wir es hier mit einer Mischinfektion zu tun haben, aber mehr weiß ich auch nicht. Ich bin ständig auf der Suche nach Rasselgeräuschen, trockenen oder feuchten, zischenden oder knisternden, oder was auch immer an Geräuschen im Brustraum zu hören ist; all das bedeutet hier ganz klar – Lungenentzündung – und das heißt, fast immer – Tod ...

Wir haben entsetzlich viele Krankenschwestern und Ärzte verloren, und besonders schlimm hat es die kleine Stadt Ayer getroffen. Sonderzüge mussten eingesetzt werden, um die Toten wegzufahren. Tagelang gab es keine Särge mehr und die aufgestapelten Leichen boten einen entsetzlichen Anblick. Wir gingen immer wieder hinunter zum Leichenschauhaus (das genau hinter meiner Krankenstation liegt) und sahen uns die toten Jungs an, die dort in langen Reihen ausgelegt waren. Dieser Anblick übertrifft sogar alles, was man in Frankreich nach einer Schlacht zu sehen bekam. Eine besonders große Kaserne wurde geräumt, um sie als Leichenschauhaus zu verwenden. Dort lagen die toten Soldaten, angekleidet und in Doppelreihen aufgebahrt, und jeder konnte dort von ihnen Abschied nehmen."

Die Ursache?

Nicht einmal die größten Mediziner jener Zeit waren im Stande, für diese Krankheit eine Erklärung zu finden und sie näher zu bestimmen, geschweige denn, sie zu stoppen. Am meisten zu bedauern waren die Hausärzte, die am Krankenbett ihrer Patienten standen und überhaupt nicht wussten, wie sie dieses tödliche Etwas bekämpfen sollten. Hilflos standen sie daneben und mussten mit ansehen, wie ihre Patienten, einer nach dem anderen, starben. Ein Arzt aus Arkansas gestand dem Ehemann einer kranken Frau: „Dies ist mein fünfundzwanzigster Fall und ich habe die ersten vierundzwanzig verloren."

Trotz allem, was diese Ärzte, Schwestern und Wissenschaftler auch taten, mussten sie vollkommen frustriert und verzweifelt mit ansehen, wie ein Patient nach dem anderen zunächst nur einen leichten Husten und Halsschmerzen hatte und dann innerhalb von drei Tagen verstarb. Das konnte keine einfache Grippe sein. Was für eine neue Krankheit konnte das sein, die so ansteckend war, die sich so schnell ausbreitete und die die Menschen so schnell tötete? Was für eine böse Hand des Todes erstickte die Opfer in ihren Betten? Einige Behörden glaubten, es sei Anthrax oder eine neue Form von Blutvergiftung, während andere, aus Angst vor einem Ausbruch der Beulenpest, eine radikale Jagd auf die Ratten anordneten. Auch als entschieden wurde, dass es sich hier tatsächlich um Influenza handelte, blieb doch vieles dieser offensichtlich neuen Form der Grippe ein Rätsel, wie auch dieses Gedicht zeigt, welches in *The Illiniois Health News* in der Ausgabe vom November 1918 erschien:

Grippe?
Wenn wir nur die Ursache der Grippe kennen würden
und woher sie kommt und was man tun kann.
Ich glaube, dass du und auch wir
kaum dieses Schicksal erleiden werden,
oder doch?

Einige glaubten, das Wetter hätte einen besonderen Einfluss auf die Epidemie. In einem Militärcamp hat man das Wetter während dem Ausbruch der Krankheit aufgezeichnet und ist zu der frustrierenden Schlussfolgerung gekommen:

„Das Wetter war bewölkt, feucht und kühl. Es war weder kalt noch nass, aber in der Nacht und besonders am Morgen war es eindeutig feucht und ungemütlich. Der Unterschied zwischen der Innen- und Außenluft war deutlich. Ein Luftzug war deutlich spürbar.

Nach Überprüfung dieser Wetterdaten kann nicht mit Sicherheit gesagt werden, dass die Temperatur- und Feuchtigkeitsbedingungen viel mit der Epidemie zu tun hatten, andererseits kann es aber auch nicht geleugnet werden, dass sie dazu beigetragen haben, die Truppen für die Grippe anfällig zu machen. Offensichtlich haben die Wetterbedingungen die Männer dazu gebracht, im Hause zu bleiben, wodurch sie einer gegenseitigen Ansteckung besonders stark ausgesetzt waren. Zudem froren sie aufgrund des Wetters leicht, und auch das spielt bei allen Infektionen der Atemwege eine wichtige Rolle.

Es wurde eine Untersuchung angestellt, um herauszufinden, ob die Truppen vor oder nach Ausbruch der Epidemie ungewöhnlich stark den Witterungsverhältnissen ausgesetzt waren, übermäßig stark erschöpft oder sonst irgendwie belastet waren. Diese Nachforschungen brachten keine wesentlichen Informationen ans Licht."

Da sich die Infektion so schnell um den ganzen Globus ausgebreitet hatte, gab man ihr die Bezeichnung „Krankheit des Windes", und die große Mehrheit der Menschen war davon überzeugt, dass diese Krankheit tatsächlich vom Wind weiter getragen wurde. Die Menschen hatten solche Angst vor dem fliegenden Bazillus, dass sie jede Tür, jedes Fenster, jede Spalte und jeden Riss ihres Hauses zusperrten. Sie verbarrikadierten sich hinter luftdichten Türen und drehten ihre Petroleum- und Kerosinöfen voll auf, wodurch nur noch mehr lebenswichtiger Sauerstoff verbraucht und alles noch schlimmer wurde. Es gab sogar Ärzte, die vor offenen Fenstern warnten, da diese „den Tod bringen" würden. Es herrschte ein derartiger Angstzustand, dass Eltern sogar ihre neugeborenen Babys in einen Schrank einsperrten, um sie so vor der Grippe zu schützen. Schulkinder sangen die Melodie:

Ich hatte ein Vögelein,
und das hieß Enza.
Ich öffnete das Fenster
und herein flog IN-FLU-ENZA.

Medizinisch vorgeschriebene „Grippemasken", imprägniert mit einem Desinfektionsmittel, mussten von allen öffentlichen Bediensteten getragen werden, egal ob Kassierer bei einer Bank oder Polizist. Jeder, der in der Öffentlichkeit hustete, spuckte und nieste, ohne dabei Nase und Mund mit einem Taschentuch zu bedecken, musste eine Strafe bezahlen. In den Straßen vieler Städte hingen riesige Plakate mit dem folgenden Wortlaut: „Es ist gesetzlich verboten zu husten oder zu niesen." Wer sich nicht daran hielt, musste mit einer Geldstrafe bis zu $ 500 oder einem Jahr Gefängnis rechnen. Alle öffentlichen Verkehrsmittel wurden routinemäßig ausgeräuchert, aber ohne großen Nutzen.

In der *New York Times* wurde der damalige Gesundheitsbeauftragte von New York City, Royal Copeland (der zufällig ein großer Anhänger der Homöopathie war) zitiert, der jedem jungen Mann, der seine Freundin küssen wollte, dazu riet, dies doch sicherheitshalber lieber durch ein Taschentuch zu machen.

In vielen Ländern glaubte man, dass die Krankheit ein Ergebnis des „bösen Blickes" war und Naturheiler, die verschiedene Arten von Kräutermedizin empfahlen, waren sehr gefragt.

Angesichts der großen Infizierungs- und Sterberate in den Ausbildungslagern der Vereinigten Staaten, machte Dr. Carey P. McCord in dem Artikel *The Purple Death* die folgende Aussage: „Es hat eine Bedeutung, dass unmittelbar vor Ausbruch der Epidemie einige Tausend dieser Soldaten gerade die Typhusimpfung bekommen hatten."

Trotz über achtzig Jahren medizinischer Forschung konnte bis heute niemand mit *absoluter Sicherheit* sagen, was für ein Mikroorganismus für diese erschreckende Krankheit verantwortlich war oder neben ihm existiert hat.

Die Diagnose

Eine merkwürdige neue Form einer Atemwegserkrankung hat die Menschheit wie eine gigantische, alles vernichtende Dampfwalze überrollt. Ärzte, Wissenschaftler, Forscher und Bakteriologen auf der ganzen Welt waren vollkommen verblüfft. Hatte man es hier mit irgendeinem heimtückischen, nicht aufzuhaltenden, tödlichen Etwas zu tun, das in den medizinischen Annalen noch vollkommen unbekannt war und das sich nun rund um den Globus ausbreitete? Würde die Wissenschaft in der Lage sein, dieses Etwas aufzuhalten, wenn sie sich nicht mal vorstellen konnte, was es war?

Am Anfang waren die spekulativen Diagnosen so vielfältig und zahlreich wie die Ärzte, die sie zum Ausdruck brachten. Wie es ein Arzt formulierte: „Fieber einer unbestimmten Art und Grippe waren einfach nur zweckdienliche Begriffe, um diese Krankheitsfälle unbestimmter Art zu bezeichnen, die einer Behandlung bedurften und denen man irgendeine Bezeichnung geben musste." Viele Patienten sprachen von einem „brennenden Schmerz" oberhalb des Zwerchfells, was häufig als Cholera diagnostiziert wurde. Andere Mediziner verkündeten, es sei lediglich eine weit verbreitete Lebensmittelvergiftung und wieder andere diagnostizierten Dutzende der frühen Fälle als Blinddarmentzündung und entfernten den unglücklichen Patienten völlig unnötig den Blinddarm.

Viele Patienten wälzten sich so sehr im Bett herum, dass ihnen eine serumartige Flüssigkeit aus Mund und Nasenlöchern trat, wodurch manche Ärzte Verdacht auf Chlorgasvergiftung äußerten. Die Vermutung, dass irgendein Gas für die Krankheit verantwortlich sein könnte, war gar nicht so weit hergeholt. Richard Collier schreibt in seinem Buch *The Plague of the Spanish Lady*, dass „in Hunderten von Kliniken und Laboratorien die Ärzte jetzt entdeckten, dass die wahre Todesursache Erstickung war, ähnlich wie bei einem Gasangriff: Ein eiweißhaltiges Exsudat in den Alveolen (Lungenbläschen) hemmte die Fähigkeit der kapillaren Blutgefäße, Sauerstoff zu transportieren. Noch schlimmer, sie fanden Komplikationen, die bisher noch kein Mediziner im Entferntesten mit jener Grippe, die damals den ganzen Winter andauerte, in Verbindung gebracht hatte." Manche glaubten, dies könnte das Ergebnis der neuen toxischen und ungeheuer tödlichen und biologischen Kriegsführung sein, ähnlich wie die Schwaden von Senfgas, die in Europa in die Luft freigesetzt worden waren.

Andere Ärzte beobachteten den für das Fleckfieber typischen frontalen Kopfschmerz und stellten die entsprechende Diagnose. Und wieder andere bemerkten die belegte Zunge mit hellroter Zungenspitze und waren davon überzeugt, dass sie es mit einer Scharlachepidemie zu tun hatten.

Ärzte in Indien diagnostizierten das „Drei-Tage-Fieber." Irische Mediziner stimmten dem nicht zu. Diese waren überzeugt, dass der Übeltäter das bösartige Fleckfieber war. Aber keine dieser Theorien erklärte, was es genau war, was die Menschen auf der ganzen Welt so schnell und grausam umbrachte. Diese mysteriöse Krankheit war sehr viel tödlicher als jede andere Seuche der Neuzeit. Könnte es sich hier vielleicht um eine Form „des Schwarzen Todes" handeln, der aus mittelalterlichen Zeiten aus den Gräben auferstanden war, um die Menschheit noch einmal zu quälen? In Spanien erklärten die Ärzte, dass man es hier mit Sicherheit mit einer vollkommen neuen Krankheit zu tun hatte, der medizinischen Wissenschaft vollkommen unbekannt. Sie kamen der tatsächlichen Wahrheit am nächsten.

Was hat unter den großen Medizinern eine solche Verwirrung hervorgerufen? Der Hauptgrund war, dass die Krankheit am Anfang wie eine gewöhnliche Grippe aussah, begleitet von 3 bis 5 Tagen charakteristischer Grippesymptome. In der Tat „sah die Krankheit aus wie eine Influenza, entwickelte sich wie ein Influenza und drückte sich wie eine Influenza aus." Aber sie *verhielt* sich überhaupt nicht wie eine Influenza.

Ein Militärlager nach dem anderen, in verschiedenen Städten im ganzen Land, erlebte, wie immer mehr junge Soldaten in die Militärkrankenhäuser hineinstolperten, offensichtlich mit irgendeiner Art Lungenversagen. Aber was geschah in den Lungen dieser kräftigen jungen Männer, die vor wenigen Stunden noch vollkommen gesund waren?

Die Ärzte, die für das Militärlager verantwortlich waren, in welchem die Infektion zum ersten Mal ausgebrochen war, waren auch unter den ersten, die mit dieser virulenten, rätselhaften Krankheit konfrontiert wurden. Viele dieser engagierten und qualifizierten Männer, besonders die hinzugezogenen Pathologen, zitterten im Inneren vor Angst und dunkler Vorahnung, während sie in jenen ersten Tagen der Epidemie verzweifelt versuchten, die Ursache zu finden, warum vollkommen gesunde junge Männer so plötzlich zusammenbrachen und vor den Augen der Militärärzte starben.

Einer der führenden Forscher des Landes, Dr. Rufus Cole, vom angesehenen New York Rockefeller Institute wurde zusammen mit seinem Kollegen, Oberst William Welch, einem Pionier des Instituts und angesehener Dekan der amerikanischen Medizin, aufgefordert, eine Untersuchung an Camp Devens durchzuführen, wo 11.000 Fälle darauf warteten, genau diagnostiziert zu werden. Der folgende Bericht jener ersten Untersuchung zeigt die äußerste Bestürzung, die selbst jene Größen der Medizin empfanden:

„Als Welch im Obduktionsraum die blauen, geschwollenen Lungen der ersten Opfer mit der nassen schäumenden Oberfläche untersuchte, merkte Cole, dass sein Kollege ‚ziemlich aufgeregt, offensichtlich sehr nervös' war. ‚Dies muss irgendeine neue Form einer Infektion oder Seuche sein‘, äußerste sich Welch vorsichtig, aber das schockierendste für Cole war, dass diese Situation, zumindest für den Moment, auch für einen 68-jährigen Veteranen wie Welch, einfach zu viel war."

Und doch musste das Rätsel, was es letztendlich war, dass die jungen, gesunden Männer dieser Generation tötete, in den Obduktionslaboratorien dieser Armeelager gelöst werden. Wenn die Pathologen die Brust der Grippeopfer öffneten, fanden sie gestaute Lungen, gefüllt mit großen Mengen dünner, blutiger Flüssigkeit, die aus dem Lungengewebe herausquoll, als sie dieses für die Untersuchung durchschnitten. Weiterhin entdeckten sie, dass in den größeren Luftwegen zum Rachen hin, diese blutige Flüssigkeit schaumig wurde und aus der Nase herausfloss. Bei vielen der jungen Männer waren die Lungen voller Knötchen.

Bald darauf wurde in Obduktionsberichten übereinstimmend über ausgedehnte Bronchopneumonien zusammen mit blutigen und eitrigen Veränderungen im ganzen Respirationstrakt berichtet. In der Mehrzahl der Fälle war 50 bis 90% des Lungengewebes befallen. Ein Beobachter schrieb dazu wie folgt:

„Bei der Obduktion von hämorrhagischen Grippefällen wurde festgestellt, dass große Teile der Lunge keine Luft enthielten. Gewöhnlich waren die unteren Lungenflügel zusammengedrückt. In den Wänden der Alveolen fand man vereinzelte Risse, wo sich blutgefüllte Kavernen bildeten. Der Rest der Lunge und die Bronchien waren stark verstopft. Auch in den Unterleibsorganen war eine starke Stauung festzustellen. Arteriolen, kleine Venen und Kapillaren waren extrem angeschwollen und an einigen Stellen eingerissen. In wenigen Fällen hat man auch das Gehirn untersucht und dabei Ödeme mit kleinen verstreuten Blutungen gefunden. Da ein großer Teil der Lunge luftlos war, kam der pulmonale Kreislauf zum Erliegen, wodurch das Blut in beiden Hohlvenen immer mehr ins Stocken geriet, bis schließlich der Blutfluss im ganzen venösen System unterbrochen wurde.

Bakteriologische Untersuchungen haben gezeigt, dass eine Mischinfektion im Respirationstrakt vorlag und hämolytische Streptokokken und Staphylokokken sowie Pneumokokken vorhanden waren."

Es war die alarmierende Schnelligkeit, mit der sich die Pneumonie entwickelte, die diese spezielle Krankheit so einzigartig machte. Der gewaltige, alles überrollende Angriff, den dieses neue, bösartige Virus auf die Lungen seiner Opfer ausübte, war einfach überwältigend, und etwa die Hälfte aller Personen, die diese Komplikation erlitten, starb daran. Diese tödliche Lungenentzündung trat so schnell ein, dass die meisten der Opfer nicht einmal richtig merkten, dass sie krank waren. Viel häufiger schienen sie ganz normal, als ob sie bald wieder ganz gesund wären. Und doch, wenn Ärzte und Krankenschwestern sie untersuchten, fanden sie die verräterischen violetten Verfärbungen, die im Gesicht und an den Lippen begannen, und mit zunehmender Hoffnungslosigkeit realisierten sie, dass diese unglücklichen Opfer innerhalb 24 bis 48 Stunden gestorben sein würden.

Die Stabsärzte der Militärkrankenhäuser im ganzen Land waren fassungslos angesichts der Tatsache, dass sie diese Zustände bei jungen, gesunden Männern in den besten Jahren vorfanden, die erst vor 12 bis 48 Stunden die ersten Symptome von Husten, Schmerzen und Fieber gezeigt hatten, und sie beobachteten mit Entsetzen, wie sich ihr Militärkrankenhaus bis zum Überlaufen füllte. Krankenhäuser, die für 2000 Männer gebaut waren, mussten sich nun um über 8000 kranke und sterbende junge Soldaten kümmern. Die Zustände waren unvorstellbar, auch für Kriegszeiten unglaublich. Es wurden Feldbetten herbeigebracht und in den Gängen und Korridoren aufgestellt, so dass es schwierig wurde, dort durchzukommen. Bald wurden auch die Eingangshallen in Anspruch genommen und man nutzte jeden kleinen Raum, den man fand. Als schließlich kein Raum mehr zur Verfügung stand, um ein einzelnes Feldbett aufzustellen, bestellte die Armee schnell notdürftige hölzerne Baracken auf das Krankenhausgelände oder überall wo es Platz gab, um den kranken Männern einen Platz zum Liegen zu beschaffen, bis irgendjemand dazu kam, sich um sie zu kümmern. Viel zu oft war es bereits zu spät, wenn ein erschöpfter Arzt oder eine erschöpfte Krankenschwester schließlich eintrafen und leider nur noch den Transport zum Leichenschauhaus anordnen konnten.

So schlecht die Zustände in den Militär- und städtischen Krankenhäusern auch waren, noch schlimmer ging es in den Leichenschauhäusern zu, dieser Anblick war einfach entsetzlich. In den staatlichen Militärlagern erwartete man normalerweise, auch in Kriegszeiten, nicht mehr als ein paar Todesfälle pro Woche. Was hätte man also tun sollen, wenn *pro Tag* sechzig bis hundert junge tote Soldaten in die Leichenschauhäuser geschickt wurden? Derselbe Zustand herrschte in den Leichenschauhäusern der Städte im ganzen Land – und in der Tat, auf der ganzen Welt! „Schieferfarbene Körper wurden wie Klafterholz aufeinander gestapelt", vom Boden bis zur Decke, oder man ließ sie einfach überall auf dem Boden liegen, so dass die Pathologen über sie und um sie herum laufen mussten, um überhaupt in den Obduktionsraum zu gelangen. Man erzählte, dass ein winziges Leichenschauhaus voll gestopft war mit 140 Leichen, ohne Möglichkeit, diese beseitigen zu können.

Viele Gebäude wurden in provisorische Leichenschauhäuser umgewandelt, als die städtischen Leichenschauhäuser nicht mehr in der Lage waren, die Toten aufzunehmen. In einer größeren Stadt wurde sogar ein altes Theater in ein Leichenschauhaus verwandelt. „Die Bühne war groß und daher nutzte man sie als Einbalsamierungsraum. Einbalsamierer wurden überall gesucht. Jeder, der die große Halsvene finden und eine Hohlnadel in den Magen einführen konnte, war ein Einbalsamierer und keiner fragte nach seinen beruflichen Kompetenzen. Die Sitze aus dem großen Auditorium wurden entfernt. Die einbalsamierten Körper wurden in langen Reihen ausgelegt und man wartete auf Särge, und jeden Tag trafen ein paar Särge ein … Mit jeder Stunde wurde der Raum knapper, bis nirgends mehr Raum zur Verfügung stand. Mit der Zeit ging zwar sogar dieser Schrecken vorüber – doch wer das selbst mitgemacht hatte, konnte es nie vergessen.

Als dann Berichte dieser Art um die Welt gingen, kam die furchtbare Angst auf, dass diese Seuche zu virulent war, um einfach nur eine Grippe zu sein. Sachkundigen Forschern war es bekannt, dass die Pneumonieseuche von 1910-1917 im ganzen Orient wütete, vor allem in China und der Mandschurei, und dass eine große Zahl chinesischer Arbeiter vor kurzem nach Europa und die Westküste der Vereinigten Staaten ausgewandert waren, um in Bergwerken und im Eisenbahnbau zu arbeiten. Die Vermutung lag nahe, dass diese Arbeiter aus dem Osten für die Verbreitung dieser neuen virulenten Krankheit, die offensichtlich eine Lungenpest war, verantwortlich waren.

Als letztendlich Influenza diagnostiziert wurde, glaubte man ursprünglich, dass der Pfeiffer'sche Bazillus die Krankheit ausgelöst hätte. Dieser Bazillus war zwei Jahre nach der Grippepandemie von 1890 von dem deutschen Bakteriologen Dr. Richard Pfeiffer isoliert und identifiziert worden. Da dieser Mikroorganismus auch am häufigsten in den Lungen der Grippeopfer jener Pandemie von 1890 gefunden worden war, freute man sich schon, die Ursache der Grippe gefunden zu haben. Die Existenz von Viren war damals noch unbekannt, und dieser Bazillus hat weder damals noch heute die Grippe ausgelöst, auch wenn er immer noch *Haemophilus Influenzae* genannt wird. Da die Pfeiffer'schen Bazillen bei den ersten Erkrankungen der Spanischen Grippe sehr häufig gefunden wurden, schloss man daraus, dass dieser Erreger die Grippe auslöste. Zahlreiche Widersprüche räumten jedoch diese erste Folgerung bald wieder aus, als ein Fall nach dem anderen auftrat, bei denen man keine Spur des Pfeiffer'schen Bazillus fand. Um die Verwirrung noch größer zu machen, wurden noch viele weitere Mikroorganismen in den Lungen von Grippeopfern entdeckt, einschließlich Streptokokken, Staphylo-kokken und Pneumokokken. Was also verursachte diese tödliche Grippeform wirklich? Der Leitartikel von Dr. Victor C. Vaughan über das Militärlager, erschienen im Juni 1918 in *The Journal of Laboratory and Clinical Medicine*, gab einen kurzen Eindruck über das Ausmaß an Frustration unter den Forschern jener Zeit.

„Man versuchte, über die Identität der Krankheit Aufschluss zu bekommen, indem man Berichte über andere Krankheitsfälle studierte. Schon 6 Monate vor Ausbruch der Epidemie wurden Patienten ins Krankenhaus eingeliefert mit der Diagnose ‚Fieber unbekannter Art' oder ‚Influenza'. Diese Bezeichnungen waren nie eindeutig; sie basierten in den seltensten Fällen auf klaren Erkenntnissen aus dem Krankenhaus. Bakteriologische Untersuchungen konnten nicht den Beweis erbringen, dass der Grippebazillus der ursächliche Erreger im Fall von ‚Influenza' war. Dieser Bazillus wurde immer wieder in den Absonderungen aus Nase und Rachen von Soldaten gefunden, es konnte jedoch nicht bewiesen werden, dass er der Erreger für Erkrankungen in größerem Ausmaß war … Es ist wahrscheinlich, dass die Epidemie vor kurzem in diese Camps eingeschleppt wurde. Wenn es sich um eine echte Grippe handelt – und die epidemiologischen Merkmale wie auch die wichtigsten Symptome scheinen auf diese Krankheit hinzuweisen – so wird hier nur die einleuchtendste Erklärung für den Ausbruch der Krankheit gegeben, die eben zu diesem Zeitpunkt möglich ist. Keine andere Krankheit verbreitet sich so schnell und rafft so viele Menschen dahin, wenn man die Symptome bedenkt. Die Grippe lässt sich mit einer Explosion vergleichen; sie verbreitet sich so schnell, wie es über persönliche Übertragung überhaupt möglich ist.

Das Wesen der Krankheit konnte, nachdem sie nun fast einen Monat beobachtet worden ist, noch nicht wirklich bestimmt werden. Vielleicht war es der Ausbruch einer Form von Erkrankung, die schon lange sporadisch in den Camps aufgetreten war. Vielleicht ist sie von außen in die Camps eingeschleppt worden. Die Beweise sprechen eher für die letztere Theorie. Eventuelle Entdeckungen aus den Labors bis zu diesem Zeitpunkt werden in den Bericht des Gremiums aufgenommen, welches am 3. April gegründet wurde, um das Wesen der Krankheit zu bestimmen … Es ist eine hoch ansteckende Krankheit mit einer kurzen Inkubationszeit. Das Wetter hat die Epidemie begünstigt, ist aber offensichtlich nicht dafür verantwortlich. Es handelt sich um eine Atemwegserkrankung, die sehr stark der Grippe ähnelt, was die typischen Symptome angeht, wie Fieber, Schmerzen im Rücken und in den Beinen sowie große Erschöpfung."

Obwohl noch immer viele Fragen unbeantwortet blieben, wurde schließlich trotzdem entschieden, dass es sich hier tatsächlich um eine bis dahin unbekannte, äußerst virulente Form der Grippe handelte. Die nächste Frage war – wie heilt man sie?

Die Heilmethode?

Überall herrschte nur Verwirrung und Panik. Niemals in der ganzen Medizingeschichte waren die Versuche, eine akute Epidemie zu bekämpfen so bemitleidenswert und sinnlos. In jenem Sommer des Jahres 1918 realisierten die Ärzte und Krankenhäuser auf der ganzen Welt anfangs kaum, dass sich unmittelbar vor ihnen 120 Tage Angst, Verwirrung und völliges Versagen abzuzeichnen begann, wie sie dies in ihrer professionellen Laufbahn noch nie erlebt hatten. Während der ersten kritischen Tage der Pandemie standen die Ärzte diesem erbarmungslosen Killer nicht nur ratlos gegenüber, sie konnten ihn weder identifizieren, noch wussten sie woher er kam; und auch als die Krankheit dann einmal identifiziert war, konnten sie nur theoretische Vorschläge machen, wie sie zu heilen wäre oder wie man ihre Ausbreitung verhindert. Es gab genauso viele Theorien, Medikamente und Behandlungsversuche, wie es praktizierende Ärzte gab. Überall waren die Ärzte verwirrt über diese mysteriöse Krankheit, und sie wühlten hastig ein Fachbuch nach dem anderen durch, konnten aber nichts finden, was half. Auch die absoluten Größen in der Schulmedizin standen der schrecklichsten Massenvernichtungswaffe in der Geschichte hilflos und machtlos gegenüber.

Die Pandemie der Spanischen Grippe von 1918-1919 geht als die größte Niederlage der Schulmedizin des zwanzigsten Jahrhunderts in die Geschichte ein. Der Brigadegeneral Charles Richards beklagte sie als einen „gewaltigen Schatten, der sich über den Berufsstand der Ärzte legte." Als diese Grippe schließlich ihren tödlichen Griff um die Welt lockerte, hatte sie das Leben von genauso vielen amerikanischen Soldaten gefordert wie beim Kampf auf den Schlachtfeldern, mehr als zehnmal so viele amerikanische Zivilisten und mehr als doppelt so viele Menschen auf der ganzen Welt, wie sie im Kampf aller Völker während der vier Jahre des Ersten Weltkriegs gestorben waren.

Im Ärzteblatt *The Lancet* erschien am Samstag, den 26. Oktober 1918 in London unter dem Titel „Unsere gegenwärtigen Kenntnisse über den epidemischen Katarrh" eine der wenigen offiziellen Aussagen hinsichtlich einer empfohlenen Behandlung:

„Der epidemische Katarrh hat erneut die Form einer Pandemie angenommen. Täglich gehen Berichte über seine weltweite Verbreitung ein, einige davon sind äußerst alarmierend … Da die Ansteckung wahrscheinlich teilweise als Tröpfcheninfektion über den feinen Schleimnebel erfolgt, der beim Husten oder Niesen ausgestoßen wird, wird empfohlen, dabei ein Taschen-tuch vor den Mund zu halten, um die Schleimtröpfchen aufzufangen. Das Taschentuch sollte anschließend ausgekocht werden. Die Desinfektion der Räumlichkeiten nach einer Grippe wird nicht empfohlen, jedoch ein gründliches Waschen und Reinigen der Räume und Möbel. Bettbezüge und Kleidung sollten gewaschen werden. Allgemein wird geraten, dass der Patient schon bei den ersten Anzeichen der Krankheit so lange im Bett bleiben sollte, bis das Fieber wieder verschwunden ist. Als sicher gilt, dass jeder Anfall von Katarrh und jede Krankheit in Verbindung mit einem Temperaturanstieg als ansteckend betrachtet werden sollte, und dass sofort Vorsichtsmaßnahmen ergriffen werden müssen. Alle infizierten Orte müssen nass gereinigt werden. Wahlloses Spucken ist gefährlich und auch anhaltende psychische Belastung, Übermüdung und vor allem Alkoholismus sind Faktoren, die die Anfälligkeit für eine Ansteckung erhöhen. Als prophylaktische Maßnahme wird vorgeschlagen, morgens und abends mit einer Lösung aus Kaliumpermanganat zu gurgeln, die man im Verhältnis 1:5000 mit Wasser verdünnt und der man 0,8 Prozent Kochsalz hinzufügt … Der letzte und möglicherweise wichtigste Ratschlag lautet, Schlafzimmer und Wohnzimmer ständig zu lüften und überfüllte Räume und Vergnügungsplätze zu meiden. Menschenansammlungen in einem Raum, vor allem zum Schlafen, sind gefährlich, wenn ein Katarrh verbreitet ist, auch dann, wenn jede Person genügend Raum zur Verfügung zu haben scheint … Es macht uns deutlich, wie wenig bisher über die Umstände bei einem epidemischen Katarrh bekannt ist, obwohl sie verantwortlich sind für ein solches Ausmaß an Krankheit und Tod, und es zeigt den dringenden Bedarf nach weiteren Nachforschungen."

Es wurde irrtümlicherweise angenommen, dass man die Pneumokokken, die man für die Ursache der sekundären Pneumonie hielt, im Hals abtöten könnte, indem man mit einer löslichen Chininmischung gurgelt. Demzufolge erhielten alle Soldaten Chininlösungen und den strikten Befehl, zweimal am Tag zu gurgeln. Die gleiche Empfehlung wurde an die Zivilbevölkerung gegeben. Wie es sich herausstellte, diente das Chinin nur dazu, die falschen Bakterien zu töten und hatte also auf die Infektion überhaupt keinen Einfluss – wie man damals noch nicht wusste, wurde diese von einem Virus verursacht.

Chinin (die Rinde des Chinarindenbaumes) war zu der Zeit das bevorzugte Allheilmittel und aufgrund seiner fiebersenkenden Eigenschaften und auch weil es als Muskelrelaxans und Schmerzmittel wirkte, verließ man sich sehr stark auf dieses Medikament. Man kombinierte es häufig mit Säften aus Zitrusfrüchten oder so genannten „imperial powders", einer Mischung aus Weinstein, Natriumcitrat und Zucker. Diese Mischung hatte einen scheußlichen, bitteren, fauligen Geschmack, und was so schmeckte, musste einfach eine Wirkung haben. Aber auch wenn das Mittel überhaupt nicht gegen die Grippe half, so trug es zumindest dazu bei, dass der Patient genügend Flüssigkeit zu sich nahm.

Einige Ärzte empfahlen Rizinusöl und „ca. 650 mg Phenazon (um die Temperatur zu senken), ca. 450 mg einer Tinktur aus Nux Vomica (zur Anregung des Nervensystems) und ca. 450 mg Digitalis (zur Stärkung des Herzens)." Dann machten sie eine Kehrtwende und versuchten es mit einer Verordnung, die zur ersten im „kompletten Widerspruch" stand.

Manche nahmen tägliche Dosen der so genannten „Pille Nr. 9" und Cascara zu sich sowie ein schleimlösendes Kiefernharz. Wahllos wurde Phenacetin, ein synthetischer Kohlenwasserstoff, eingenommen, obwohl dadurch die Gefahr einer Nierenentzündung und Herabsetzung der Herzfunktion bestand. Häufig wurde auch Phenol als Desinfektionsmittel verschrieben, das jedoch die Nieren dauerhaft schädigen konnte. Viele wurden mit Höchstdosen von Schmerzmitteln voll gepumpt.

In Kanada versuchten die Ärzte vergeblich die Ausbreitung der Krankheit zu verhindern, indem sie die Bevölkerung mit Streptokokken und Pneumokokken impften. Ärzte in Griechenland und Österreich versuchten es mit Injektionen aus Quecksilber-II-Chlorid, die einzige Wirkung waren jedoch Magenstörungen. Britische Ärzte empfahlen als keimtötendes Mittel Tabak, um die Infektion unter Kontrolle zu halten, und dieser Vorschlag wurde von vielen Pathologen aufgegriffen, die von nun an ihre Obduktionen an Grippeopfern unter einem dicken Schirm Tabakrauch durchführen. In Paris rieten die Ärzte ihren Patienten, eine Nachtmütze zu tragen, und in Rhodesien wurden den Leuten dringend empfohlen, ihr künstliches Gebiss vor dem Schlafengehen herauszunehmen. In Vancouver wurden kleine Jungs davor gewarnt, ihre Murmeln abzuschlecken.

Es gab Ärzte, die große Mengen Brandy verordneten, um damit das stark erhöhte Fieber zu senken. Ein bekanntes Rezept lautete: „Gib ihr Chinin, schick sie ins Bett und gib ihr einen Viertelliter Whisky zu trinken." Infolgedessen stiegen die Whiskypreise an einigen Orten auf unglaubliche $ 20,00 für etwa einen Liter! Daraufhin erhob die Abstinenzliga einen starken Protest gegen den medizinischen Einsatz des Whiskys. Auch „Penisetly"-Tabletten wurden eingenommen, um das Fieber zu senken, und gekochte Milch, verdünnt mit Sodawasser, wurde verabreicht, um den Schleim auf der Brust zu lösen.

Von all den Medikamenten, die zur Bekämpfung der Grippe eingesetzt wurden, war Aspirin noch das harmloseste und dieses wurde in riesigen Mengen verordnet, in dem verzweifelten Versuch, das mit der Infektion verbundene Fieber unter Kontrolle zu bekommen. Erst viele Jahre später erkannten homöopathische Ärzte die unterdrückenden und gefährlichen Nachwirkungen von Aspirin und vermieden von da an seinen Einsatz. Weitere 45 Jahre später entdeckten auch ihre Kollegen aus der Schulmedizin die nachteiligen Wirkungen von Aspirin bei Viruserkrankungen.

In einem Artikel im *Canadian Medical Association Journal* vom Dezember 1919 wurde den Ärzten zur kurativen Behandlung die Grippe folgenden Ratschläge gegeben:

„Wichtig für die Heilung der Grippe ist absolute Bettruhe vom ersten Tag an, frische Luft und gute Pflege. Die Grippe verläuft dann ungünstig, wenn die Betroffenen darauf bestehen, weiterhin tätig zu sein oder gezwungen sind, sich um andere Familienmitglieder zu kümmern, obwohl sie selbst krank sind. Auch prophylaktische und therapeutische Impfungen können solche Personen nicht vor der gefährlichen Lungenentzündung retten.

Frische Luft: Lassen Sie die Fenster offen, sobald die Grippe im Anmarsch ist. Und wenn der Verdacht besteht, dass die Lungen in Mitleidenschaft gezogen sind, dann sollte das Bett des Patienten so nah wie möglich ans Fenster gestellt werden. Gehen Sie nicht aus dem Haus, bevor diese Anweisung nicht ausgeführt worden ist. Wenn möglich, stellen Sie das Bett zwischen zwei Fenster, die beide Tag und Nacht weit geöffnet sein sollten. Selbstverständlich sollte der Patient genügend Bettwäsche haben und warm gehalten werden. Wie bei einer gewöhnlichen Lungenentzündung und bei Tuberkulose ist auch hier die frische Luft absolut wichtig.

Gute Pflege: Stellen Sie bei einem Grippefall frühzeitig eine Krankenschwester zur Verfügung, um die noch vorhandenen Kraftreserven des Patienten zu schonen. Damit vermeiden Sie auch, dass sich andere Familienmitglieder überlasten. Ohne den Einsatz einer Krankenschwester wissen Sie nie, ob Ihre lebenswichtigen Anordnungen schnell und effizient befolgt werden oder nicht, das heißt, ob die körperlichen Ausscheidungen entfernt werden und ob eine entsprechende Ernährung bereitgestellt wird. Wenn Sie zu einem Patienten gerufen werden, isolieren Sie den Patienten, besorgen Sie sich eine Gesichtsmaske, waschen Sie sich die Hände und sorgen Sie dafür, dass das Sputum ordnungsgemäß entsorgt wird. Dies geschieht am besten, indem man Stoff- oder Papierfetzen und dazu eine Papiertüte zur Verfügung stellt, die am Bett befestigt und später dann mit dem Inhalt verbrannt wird. Sorgen Sie dafür, dass eine Bettpfanne zur Verfügung steht.

Diät: Geben Sie dem Patienten zunächst nur flüssige Nahrung. Eine Mischung aus Milch und Kalkwasser ist gut, ein Teil Kalkwasser, zwei Teile Milch. Davon kann der Patient alle zwei Stunden ca. 200 bis 250 ml zu sich nehmen. Eine andere eine Mischung aus Milch und rohen Eiern, und zwar ein Ei auf ca. ½ l Milch, ist ebenfalls hilfreich. Dieses Getränk sollte ebenfalls alle zwei Stunden eingenommen werden, allerdings nur jeweils die Hälfte der oben angegebenen Menge. Wenn es sehr ernst um den Patienten steht, sollte er auch nachts etwas zu sich nehmen.

Medizinische Behandlung: Reinigen Sie den Verdauungstrakt frühzeitig mit einem salzhaltigen Abführmittel, wie zum Beispiel Bittersalz, bei Erbrechen verabreichen Sie vorher eine minimale Dosis Quecksilber-I-Chlorid. Wiederholen Sie die Salzlösung jeden Tag, solange sie keine Kontraindikation darstellt. Da gewöhnlich eine Übersäuerung vorliegt, wirkt meiner Meinung nach eine basische Behandlung genauso gut, ohne zu schaden. Manchmal wird sowohl Natriumbikarbonat, wie auch Kaliumkarbonat verabreicht, und zwar jeweils ca. 450 bis 650 mg alle zwei Stunden im Wechsel. Ein drittes Laugensalz ist Kalkwasser mit Milch. Diese Behandlung wird im Allgemeinen vom Verdauungssystem gut vertragen, und das Natriumbikarbonat wird die Schmerzen allmählich reduzieren … Bei einer drohenden Blutvergiftung und der Neigung zu vasomotorischer Lähmung müssen wir, wo immer möglich, auf chemische Kohlenwasserstoffe verzichten. Normalerweise wird gegen die Schmerzen Acetylsalicylsäure (Aspirin) gegeben und bei Husten eine geringe Dosis Heroin (1/12 gr). Auch Schlafstörungen können mit Heroin oder einem noch stärkeren Opiat behandelt werden.

Kreislaufzusammenbruch: Da bei einigen Obduktionen eine Störung der Nebennieren festgestellt wurde, könnte man bei vasomotorischer Lähmung und niedrigem Blutdruck eventuell eine Adrenalinchloridlösung empfehlen. In einzelnen Fällen fand ich dieses Mittel tatsächlich hilfreich, um einen Schwächeanfall zu beheben. Um einen Kreislaufzusammenbruch in Zusammenhang mit einer Lungenentzündung zu behandeln, wird häufig Digitalistinktur in einer Dosis von fünf bis fünfzehn Tropfen alle vier, sechs oder acht Stunden verabreicht, mit oder ohne einem alkoholischen Anregungsmittel in Dosen von ca. 15 ml. Wie auch bei anderen Krankheiten, so ist auch hier eine gefährliche Blutvergiftung bei der Verabreichung von Alkohol zu berücksichtigen.

Genesung: Wenn das Fieber verschwunden ist, sollte der Patient noch weitere drei bis zehn Tage im Bett bleiben, je nach Schwere der Erkrankung."

Außerdem erkannten die Ärzte bald, dass es neben dem medizinisch Machbaren besonders wichtig war, dem Patienten ein gewisses Wohlbefinden zu vermitteln und die Symptome zu lindern, indem man Dehydrierung vermeidet und versucht, mit allen Mitteln die Temperatur zu senken; und in den meisten Fällen bedeutete das einen aggressiven Einsatz von Aspirin. Die Familien wurden ermahnt, sich an eine stillschweigende Vereinbarung zu halten, „jeder ist für sich selbst verantwortlich", die jedoch einen Beigeschmack von „du bist verlassen und auf dich selbst gestellt" hatte:

„Vermeiden Sie es, Staub aufzuwirbeln. Waschen, bürsten Sie sich, sprühen Sie sich ab und benutzen Sie gründlich Seife und Wasser. Gurgeln Sie und sprühen Sie häufig eine basische antiseptische Flüssigkeit in die Nase und den Hals. Die Armee und die Marine kämpfen gegen die Deutschen und erobern ihr Land, und unsere Pflicht ist es, die Keime zu bekämpfen und zu erobern, ohne der Armee und der Marine etwas wegzunehmen. Bitten Sie die Armee und die Marine nicht um medizinische und chirurgische Unterstützung. Benutzen Sie einfache Geräte zum Sterilisieren; die einfachsten Betten und Bettbezüge; stellen Sie Ihre Masken und Ihr Verbandmaterial selbst her und kämpfen Sie selbst."

Die Hilfe, die auf nationaler, staatlicher und städtischer Ebene bereitgestellt wurde, stellte sich als genauso unwirksam heraus. Am 13. September 1918 erteilte der Chirurg General Rupert Blue vom öffentlichen Gesundheitsdienst der Vereinigten Staaten an jeden, der von der Grippe befallen war, den Rat, dafür zu sorgen, dass er genug Bettruhe hat, sich gut ernährt und Chininsalz und Aspirin zu sich nimmt. Das Gesundheitsamt von Chicago riet allen, die sich unter vielen Menschen aufgehalten und Angst vor einer Ansteckung hatten, sofort nach Hause zu gehen, alle Kleider abzulegen, den Körper trocken abzureiben und ein Abführmittel zu nehmen. Viele der größeren Städte richteten hastig „Inhalationsräume" aus Holz und Juteleinen ein. Diese provisorischen „Räume" konnten bis zu zwanzig Personen gleichzeitig aufnehmen. Aus einer Düse wurde unter hohem Druck ein feiner Nebel Formalin oder Zinksulfat abgegeben, den die Leute einatmen durften.

Wie viele andere Städte erteilte auch die Verwaltung von San Francisco eine Stadtverordnung, die das Tragen von „Grippemasken" an allen öffentlichen Orten zwingend vorschrieb, und Bürger, die dieses Gesetz missachteten, mussten eine Geldstrafe bezahlen oder wurden ins Gefängnis gesperrt. Überall hingen Schilder, die die Leute dringend warnten, sich nicht ohne ihre Schutzmasken in die Öffentlichkeit zu wagen: **„Trage eine Maske und rette Dein Leben!"** Die Masken schützten angeblich zu „99% vor der Grippe!" Aber leider taten sie das nicht.

Das Gesundheitsamt von San Francisco führte auch Impfungen an Tausenden von Bürgern durch. Eine Behörde bezeichnete diesen Impfstoff als „einen vollkommen nutzlosen und möglicherweise gefährlichen Grippeimpfstoff aus dem Osten, der wie Großmutters Apfelmuskuchen schaumig geschlagen wurde (bei allem Respekt muss hinzugefügt werden, dass Großmutter wahrscheinlich sorgfältiger mit ihrem Rezept umgegangen ist als die erschöpften und zermürbten Bakteriologen and Labortechniker im Jahre 1918)."

Alle öffentlichen Verkehrsmittel, Züge, Busse und auch die Straßen selbst wurden in regelmäßigen Abständen mit einem Desinfektionsmittel besprüht, in einem vergeblichen Versuch, die Ausbreitung der Krankheit zu verhindern. Das Gepäck von einreisenden Passagieren wurde ebenfalls in allen Häfen und an allen Einreiseorten stark ausgeräuchert. In vielen Städten wurden die Gerichtshöfe nach draußen verlegt, wenn es das Wetter zuließ.

Bald wurde es allzu offensichtlich, dass die gesamte medizinische und wissenschaftliche Gesellschaft in Unordnung war und genauso wenig mehr wusste, was zu tun war wie ein Laie. Es schien, dass die Schulmedizin keine wirklich vorbeugende Maßnahme oder erfolgreiche Behandlung bieten konnten, sobald die Grippe einmal zugeschlagen hatte. Auch die verschmähten "Grippemasken" wurden bald in den Mülleimer geworfen, da man sie für genauso unwirksam hielt wie „einen Stacheldrahtzaun, um Fliegen auszusperren." Ein Arzt gab sogar zu, dass die Masken „so viel nutzten wie ein Tauchanzug und Handschellen."

Es war daher kein Wunder, dass die Leute nicht mehr auf den medizinischen Rat hörten und anfingen, ihre eigenen Methoden im Umgang mit der Krankheit entwickelten. Verzweifelt griff man auf viele Hausmittel zurück, in dem Bestreben ein Heilmittel zu finden, egal welches. Krankenhäuser, Zeitungen und die Büros der Gesundheitsbeamten erhielten täglich eine Flut von Vorschlägen über solche „sicheren Heilmittel" gegen die Epidemie. Einige davon waren sinnvoll, andere dagegen nicht und zeigten nur, wie verzweifelt und hilflos die Menschen waren. Es gab sogar Leute, die behaupteten, man müsse nur eine Flinte unter das Bett der Kranken legen und das Stahlrohr würde das Fieber herausziehen. Einige Leute sprühten Schwefel in ihre Schuhe, manche legten Essigpackungen auf ihren Bauch. Andere banden in Scheiben geschnittene Gurken auf ihre Knöchel, aßen Sandwiches mit Cayennepfeffer oder trugen in jeder Hosentasche eine Kartoffel. Eine Mutter soll sogar ihr kleines Kind von Kopf bis Fuß in rohe Zwiebelscheiben eingepackt haben.

Einige Naturheiler empfahlen, Ruta Montana-Wurzeln, Cayennepfeffer, Eibischblätter und andere Wurzeln zu vermischen und diese mit Honig aufzukochen. Manche Kräutermischungen wurden getrunken oder auch auf den Körper gerieben. Andere wurden in Form von Dampf eingeatmet oder in die Ohren und die Nase gesteckt.

Viele glaubten, das Tragen von verschiedenen Amuletten um den Hals würde vor der Grippe schützen. Andere trugen Asant in einem kleinen Beutel um den Hals, ein Kraut, das ähnlich riecht wie Knoblauch. Viele Leute legten sich einen kleinen Beutel mit Kampfer um den Hals oder befestigten diesen am T-Shirt. Andere versuchten es mit einem Tee aus Wasserhanf, Umschlägen aus Wagenschmiere und Einläufen, „um den Darm frei zu halten." Umschläge aller Arten schienen eines der populärsten Hausmittel zu sein. Diese reichten von Zwiebeln, Senf, Spinat, Rüben und Spargeln bis hin zu Leinsamenmehl, Maismehl, Essig, Brandy, Kerosin und Benzin. Einige atmeten zeitweilig Chloroform, rochen an alkoholgetränkten Wattebäuschen oder legten die Wattebäusche zwischen die Zähne, so dass der Dampf bis in den Rachen und den Nasengang inhaliert werden konnte. Verzweifelte Menschen versuchten sogar, winzige Dosen von Strychnin und Kerosin einzunehmen.

So skurril die meisten dieser „Hausmittel" auch waren, Tatsache ist, dass die Heilmittel, die von den Schulmedizinern verschrieben wurden, auch nicht wirksamer waren. Es war traurig, aber sie hatten keine Vorstellung, wie sie diese Krankheit bekämpfen sollten. Egal was sie auch versuchten, nichts schien zu wirken und es gab erbärmlich wenig, was man tun konnte. Letztendlich war das einzige, was die Schulmedizin bieten konnte, der Ratschlag an die Patienten, sich warm zu halten, sich nicht zu bewegen, genügend Flüssigkeit zu sich zu nehmen und für frische Luft zu sorgen. Die Krankheit nahm ihren Lauf und entweder wurde der Patient gesund oder erlag ihr. Es gab damals im Jahr 1918 kein Wundermittel und die Schulmediziner ignorierten die Hilfe der Homöopathie. Dr. Victor C. Valughn, ein früherer Vorsitzende der amerikanischen medizinischen Gesellschaft gestand traurig ein: „Die Ärzte wissen über die Grippe nicht mehr als die Florentiner über den Schwarzen Tod gewusst hatten."

Weltweite Erkrankungs- und Sterberate

Während es im vierzehnten Jahrhundert volle vier Jahre gedauert hatte, bis die Beulenpest sich über ganz Europa und dann ganz Asien ausgebreitet hatte, umkreiste die Spanische Grippe 1918 den Globus in etwas weniger als vier Monaten. Dabei forderte sie weltweit das Leben von 20 bis 50 Millionen Menschen und es erkrankten fünfzig Mal so viele. Man schätzt, dass ein volles Viertel der damaligen Weltbevölkerung – über eine Milliarde Menschen – betroffen waren. Es gab in der Tat kaum eine Familie auf der Welt, die nicht mindestens ein Mitglied an dieser tödlichen Krankheit verloren hatte. Bei einigen Naturvölkern lag die Sterberate bei vollen 100 Prozent.

Das kalte Wetter während der Wintermonate erhöht seit jeher überall auf der Welt das Auftreten von Grippefällen in diesen Monaten. Doch hatten die klimatischen jahreszeitlichen Abweichungen nur sehr geringen Einfluss auf das unerbittliche Fortschreiten dieser erbarmungslosen Krankheit und auch im warmen Klima von Australien, Afrika und vielen Inseln konnten die Menschen der Grippe nicht entkommen.

Frankreich

Ausgehend von einem angenommen Epizentrum in den Vereinigten Staaten, überquerte die Grippe den Atlantik und gelangte mit den amerikanischen Truppen im Frühjahr 1918 nach Frankreich. Nachdem sie die französischen Seehäfen am Atlantik erreicht hatte, breitete sie sich schnell nach Süden und Osten aus und nahm das ganze Land ein. In Kürze zählten die französischen Militärkrankenhäuser mehr Grippefälle als Verwundete durch den Krieg. Letztendlich verzeichnete Frankreich durch die Grippe eine Todesrate von insgesamt 166.000 Menschen.

Großbritannien

Über erste Grippefälle wurde am 23. Juni 1918 aus Lancashire berichtet und bis zum Hochsommer hatte die erste Infektionswelle 11.000 Menschen das Leben gekostet. Im September zog die zweite Welle durch ganz Groß britannien, wo sie zum Höhepunkt der Pandemie unglaubliche 16.000 Menschenleben in der Woche forderte! In einigen Gebieten im Osten von London soll jede hundertste Person der Grippe zum Opfer gefallen sein.

Ein britischer Arzt beklagte: „Wir haben eine ungeheuerliche Anzahl an Krankenschwestern und Ärzten verloren … Sonderzüge sind erforderlich, um die Toten wegzuschaffen … Dieser Anblick schlägt alles, was in Frankreich nach einer Schlacht zu sehen war." In nur 46 Wochen hat die Pandemie in England, Schottland und Wales 228.917 Menschenleben gekostet. Doch dann erlitt Großbritannien, im Gegensatz zu anderen Ländern, noch die dritte Welle der Krankheit, die das Land vom Februar bis zum Beginn des Frühjahrs 1919 heimsuchte, und wieder starben 40.000 Menschen.

Kanada

1918 betrug die Gesamtbevölkerung von Kanada nur etwa acht Millionen Menschen, und doch verloren 30.000 davon ihr Leben an die Spanische Grippe. Allein in Ontario erreichte die Todesrate bis November 1918 5000 Menschenleben, darunter 108 der dringend benötigten Ärzte. Gladys Brant, eine Krankenschwester am Krankenhaus von Toronto, verbrachte einen großen Teil ihrer Dienstzeit damit, die toten Körper ins Leichenschauhaus zu schaffen. Die Aufzüge waren dermaßen mit Leichen überfüllt, dass sie sich an eine anlehnen musste, um den Aufzug zu bedienen.

Deutschland

Da sich Deutschland mit den Alliierten im Krieg befand, gab es für beide Seiten keine Möglichkeit genau zu erfahren, in welchem Ausmaß, wenn überhaupt, die Gegenseite von der Grippe betroffen war. Das heißt, bis die Alliierten begannen, Flugblätter auf deutsche Städte abzuwerfen. Dies zeigte den Deutschen, dass sie in ihrem Todeskampf gegen diese fürchterliche Krankheit nicht alleine waren.

Die Flugblätter lauteten wie folgt:
Betet tüchtig Vaterunser,
Nach zwei Monaten seid ihr unser,
Dann bekommt ihr tüchtig Fleisch und Speck,
Dann geht euch auch die Grippe weg!

Erst da erkannten die Menschen in Deutschland, dass die Epidemie, unter der so viele litten, auch in anderen Ländern verbreitet war, und das war für sie erschreckender als die Angst vor Bomben und Kanonenfeuer. Deutschland verlor am Ende 225.330 Mitglieder seiner Bevölkerung durch diese Pandemie.

Ungarn

Cornelia Henley, eine Medizinstudentin im vierten Jahr, die zu dieser Zeit in Ungarn war, schrieb folgenden Bericht über ihre persönliche Erfahrung während der Pandemie:

„Ich war in Budapest, Ungarn, Zeuge der Grippe von 1918 … Anders als zu Beginn der Epidemie, erlagen ihr in der späteren Phase junge, gesunde Menschen in großer Zahl. Besonders schlimm waren die Fälle, die von einer Lungenentzündung begleitet und stark vom Herpesvirus betroffen waren. Zahlreiche Ausbrüche von Herpes simplex machten sich an Ober- und Unterlippen, in manchen Fällen sogar um die Nasenlöcher breit, und in seltenen Fällen trat Herpes auch im Mund und an den Schleimhäuten auf … Es kam zu Kreislaufproblemen und nicht selten zu Gehirnentzündungen. Die Patienten waren erschöpft, waren komatös oder semikomatös und die Sterberate war hoch. Es ist fast unmöglich, statistische Daten über die Sterberate dieser speziellen Patientengruppe zu bekommen, sie wurde jedoch vorsichtig auf etwa 60-80 % geschätzt. Die Mehrheit der Patienten waren junge Erwachsene, die sich, bevor sie die Infektion bekamen, einer guten, teilweise kräftigen Gesundheit erfreuten. Es war unerklärlich, dass dieser Typ Mensch, der im Allgemeinen eine gute Widerstandskraft gegenüber Infektionen besaß und normalerweise auch schnell wieder gesund wurde, so schwer erkrankte, *umso mehr, da leichter Herpes bei Lungenentzündung ein gutes Zeichen ist.*

In der letzten Phase der Epidemie [zweite Welle] tauchte eine äußerst erschreckende Form der Influenza auf, die hämorrhagische Form. Die Diagnose konnte auf den ersten Blick gestellt werden, die Patienten waren stark kurzatmig, nahmen eine bläuliche Farbe mit einem bestimmten violetten Farbton an – eine ziemlich eindeutige Farbe – und dies war das Zeichen für eine vollkommen hoffnungslose Prognose. Der klinische Verlauf glich eher einer Seuche als einer Grippe. Entsetzte Laien tuschelten, dass die Pest unter uns sei. Es kam immer alles so plötzlich. Ich habe eine gesunde Frau Anfang dreißig gesehen, die innerhalb zwei Stunden nach Ausbruch der Symptome gestorben ist, trotz intensiver Bemühungen, sie zu retten.

Brasilien

Aus Brasilien wurde berichtet, dass die hoffnungslosen Fälle, die sich durch Blutungen, Atemnot und Blausucht äußerten, ein tödliches Gebräu verabreicht bekamen, den so genannten „Mitternachtstee", um Platz zu schaffen für die neuen Kranken, die noch eine Chance zum Überleben hatten. Brasiliens endgültige Zahl der Todesopfer durch die Spanische Grippe betrug 180.000.

Indien

Ganz Indien verzeichnete eine der höchsten Todesraten in der ganzen Welt, obwohl das Land eine starke homöopathische Gemeinschaft hat. Das liegt zweifellos an der großen Bevölkerungszahl. Man schätzt, dass 18 Millionen Menschen innerhalb der drei Monate zwischen Oktober und Dezember 1918 an der Grippe starben. Alleine die Stadt Bombay zählte 700 Opfer pro Tag und kam am Ende auf 15.000.

In Indien werden die Toten der Hindus üblicherweise auf Scheiterhaufen verbrannt, aber während der Pandemie war die Holzlieferung für solche Beerdigungen bald erschöpft und schon bald stapelten sich die Leichen auf den Straßen. Die Flüsse waren überfüllt mit den toten Körpern. Tausende in Panik geratene Bürger starben an der Grippe, während sie versuchten, die Städte zu verlassen, und infolgedessen mussten Züge und Bahnhöfe täglich von den toten Körpern frei geräumt werden.

Nach Ablauf von sechs Monaten hatte Indien 4 Prozent seiner Gesamtbevölkerung verloren – mehr Todesfälle als in zwanzig Jahren Cholera. Tatsächlich soll die Zahl der Toten, allein im Oktober 1918, größer gewesen sein als in all den Jahren, in denen die Pest die Menschen dahingerafft hatte.

Äthiopien

Die Sterberate in Äthiopien lag extrem hoch, zweifellos aufgrund der Tatsache, dass das Land in zwei Wellen von der Krankheit getroffen wurde. Die schwächere erste Welle kam im Sommer 1918, gefolgt von der zweiten und virulenteren Welle im Herbst. Äthiopien litt außerdem an einem akuten Mangel an Ärzten und Krankenschwestern, und die Mehrheit von ihnen starb selbst an der Krankheit. Es wird von über 10.000 Toten allein in Addis Abeba berichtet. Die Todesrate lag in den Monaten Oktober bis November (Hedar genannt) so hoch, dass die Krankheit im ganzen Land als „Hedar Basita" – die „Krankheit des Hedar" bekannt wurde.

Neuseeland

Laut *Bulletin of The History of Medicine* war die Grippepandemie von 1918-1919 der bedeutendste Ausbruch einer Krankheit in Neuseeland im 20. Jahrhundert. Sie trat in zwei Wellen auf, als eine frühe, schwache Welle von August bis September 1918, gefolgt von einer äußerst schwerwiegenden Phase von Oktober bis Dezember. Die männliche Altersgruppe der 30- bis 39-Jährigen wurde um etwa 10 Prozent reduziert.

Australien

Wie jedes andere Land der Welt hatte auch Australien keine Vorstellung, wie man verhindern könnte, dass das ganze Land ergriffen wird. Das Quarantänepersonal im Commonwealth wurde bereits im Juli 1918 vorgewarnt, dass es eine neue und sehr tödliche Grippeform geben würde. Als Australien dann in letzter Minute die Grenzen schloss, um die Infektion aufzuhalten, war es bereits zu spät. Trotz massiver Anstrengungen, die Krankheit abzuwehren, erhielt ein infiziertes Schiff im Oktober die Erlaubnis, in den Hafen einzulaufen, und innerhalb weniger Monate erkrankten in den Quarantänestationen Sydneys dreihundert Menschen an der Grippe und sehr viele starben.

Wie so viele andere Länder versuchten die Schulmediziner in Australien, die Bevölkerung zu impfen, was sich als vollkommen sinnlos herausgestellt hat. Bis zum Jahresende 1919 hatten also 25 Prozent der Menschen in New South Wales eine Serie von mindestens zwei Injektionen bekommen. Auch wenn diese schlecht getroffenen Maßnahmen vielleicht dazu beigetragen haben, die Nerven der einzelner Personen zu beruhigen, die nun das Gefühl hatten, dass zumindest medizinisch mal etwas getan wurde, so kam es doch gerade durch die Impfung, aufgrund unsauberer Impfstoffchargen immer wieder zu massenhaften Todesfällen.

Die Krankenhäuser in Australien waren bald überfüllt mit kranken und sterbenden Menschen. Das homöopathische Krankenhaus in Melbourne wurde, wie alle anderen Krankenhäuser des Landes auch, vom staatlichen Gesundheitsamt übernommen. Die Stationen dieses Krankenhauses waren bei voller Auslastung nur für 98 Patienten vorgesehen, jedoch stieg diese Zahl fast über Nacht auf 186 Patienten an. Wie es hieß, sollen immer zwei Patienten in ein Bett gepackt worden sein.

Es gab in der Stadt Sydney zwölf Krankenhäuser für Notfälle, und obwohl diese mit höchstem Einsatz arbeiteten, konnten sie sich doch nur um die Patienten mit pulmonalen Komplikationen kümmern. Der Bedarf an Medizin, jede Art von Medizin, die vielleicht helfen könnte, hatte um fünfzig Prozent zugenommen, so dass die Stadt schließlich einen Aufruf an die Bevölkerung startete. Jeder, der saubere alte Flaschen zur Verfügung hatte, sollte diese doch bitte den Krankenhäusern spenden, so dass Notfallmedikamente an ambulante Patienten mitgegeben werden konnten.

Die äußerste Verzweiflung und elende Hilflosigkeit der Bevölkerung wird in einem Leitartikel der Zeitschrift *The Sydney Presbyterian Messenge* widergespiegelt:

„Weiterentwicklung war geplant und das Jahrtausend war nur eine Frage der Zeit. Und was geschah? Wir mussten feststellen, dass die Zivilisation, statt sich zu perfektionieren, ins Chaos stürzte …Was für einen Einbruch in den Theorien und optimistischen Phantasien. Den Himmel wollten wir haben, und siehe da, was wir bekamen, war die Hölle!"

Bis zum Ende 1919 belief sich die Zahl der Toten durch die Spanish Lady in diesem Land auf 12.000.

Westsamoa

Auch diese kleine Insel, so isoliert sie auch liegt, entging dem Angriff dieser schrecklichen Pandemie auf ihrem Weg um den Globus nicht, und da die Bevölkerung keine Immunabwehr gegenüber dieser Krankheit besaß, verzeichnete dieses kleine Land, bei einer Bevölkerung von 38.000 Menschen, 7500 Todesopfer, und das in weniger als zwei Monaten. Es sollen ganze 80 Prozent der Bevölkerung an der Grippe erkrankt sein.

Westsamoa warf der Regierung von Neuseeland vor, die Quarantänevorschriften nicht streng genug durchgesetzt zu haben, sonst hätte das Land besser vor der Pandemie geschützt werden können. In der Tat waren die Menschen über dieses Versäumnis seitens Neuseelands so verärgert, dass sie sogar eine Petition an König George V stellten, um die Insel als britische Kronkolonie eingliedern zu lassen.

Japan

In Japan war die Krankheit als Supein kaze – „Spanische Erkältung" oder Ryukosei kanbo – „die epidemische Erkältung" bekannt. Der Bericht in *A Japanese Physician's Response to Pandemic Influenza: Ijiro Gomibuchi and The Spanisch Flu in Yaita-Cho* deutet auf den gleichen hoffnungslosen Kampf gegen die verheerende Infektion hin, wie er in all den anderen Ländern stattgefunden hat:

„Aus der Farbe in den Gesichtern der Patienten konnte er sagen, wann sie die gefährliche Phase erreicht hatten, da die Haut dann eine dunkelrote Farbe annahm. Das Fieber blieb hoch, der Puls war schwach und schnell und auf der Lunge war wenig zu hören: entweder dumpfe blubbernde Geräusche oder überhaupt kein Geräusch. Diese Patienten litten manchmal unter Erbrechen und Durchfall, aber der Husten wurde immer schwächer … Kurz vor dem Sterben hörte das Schwitzen auf und plötzlich schien der Patient alle Energie zu verlieren; er oder sie hörte auf zu husten und fiel ins Koma.

Wenn jemand gestorben war, kamen alle Nachbarn, um ihm die letzte Ehre zu erweisen und bei den Vorbereitungen für die Beerdigung zu helfen, wodurch sich die Krankheit leicht von einem Haushalt zum nächsten übertragen konnte. Die Leute, die die Beerdigung durchführten und die Menschen in der Nachbarschaft, alle steckten sich an, weil alle sich gegenseitig halfen und nicht über eine Ansteckung nachdachten. So bedeutete das für alle den Tod.

Sobald eine Person in einem Haushalt mit der Grippe angesteckt war, erkrankten auch alle anderen, und sobald ein Haushalt betroffen war, wurde das ganze Dorf angesteckt. Es gab keine Möglichkeit, die Ausbreitung der Krankheit zu stoppen."

Die Nachrichtendienste in Tokio berichteten, dass die Städte unter der Last der zunehmenden Todesfälle zusammenbrachen, und in den Krematorien des Landes herrschte totales Chaos, die astronomische Zahl toter Körper konnte nicht mehr bewältigt werden. Die Zahl der Todesopfer durch diese Grippepandemie belief sich in Japan letztendlich auf 257.363.

Südafrika

In Kapstadt war die Sterberate durch die Pandemie so hoch, dass 2000 kleine Kinder innerhalb weniger Monate zu Waisen und völlig verarmt wurden. Afrika ist eines der größten Gebiete, von dem die tatsächliche Todesrate durch die Grippepandemie nie bekannt wurde, zurückhaltende Schätzungen sprechen jedoch von einer Zahl weit über 140.000. Als viele der afrikanischen Eingeborenen krank wurden, verschwanden sie einfach in den Busch und trugen die Krankheit in Tausende Nomadendörfer hinein.

Die Vereinigten Staaten von Amerika

Bis zum Ende dieser Pandemie war jeder vierte Mensch der Vereinigten Staaten mit der Grippe infiziert. Insgesamt starben 675.000 amerikanische Staatsbürger, zehnmal mehr als die Nation im Ersten Weltkrieg verloren hatte. Während der letzten vier Monate des Jahres 1918 wurde über 400.000 Tote berichtet. Die am meisten betroffenen amerikanischen Städte, vor allem von der zweiten Welle, waren Boston, Philadelphia, Baltimore, New York, Washington D.C. und San Francisco.

Philadelphia, Pennsylvania

Philadelphia stand, wie so viele andere Großstädte im Frühjahr 1918, dem medizinischen Notstand völlig unvorbereitet gegenüber, der die Zivilbevölkerung sowie die ganze Belegschaft der Philadelphia Naval Shipyard zu verwüsten drohte. Zu dieser Zeit wurde die normale Bevölkerung der Stadt Philadelphia auf 1.700.000 geschätzt. Dazu kamen 300.000 Personen, die in der Kriegsindustrie und entsprechenden Einrichtungen tätig waren. Aufgrund des Krieges und der herrschenden Wohnungsnot nahmen fast alle Haushalte, außer den ganz wohlhabenden, Untermieter auf. Wenn man angesichts dieser Überbevölkerung noch bedenkt, dass zwischen 25 und 75 % der Mediziner, Chirurgen und Krankenpfleger in Übersee im Einsatz waren, dann kann man sich das Ausmaß dieser Katastrophe vorstellen.

Am 18. September 1918 war das Gesundheitsamt von Philadelphia über die Anzahl der gemeldeten Grippefälle so betroffen (zu diesem Zeitpunkt lagen 600 Seeleute mit Grippe im Krankenhaus), dass sie eine öffentliche Kampagne starteten, in der sie die Bevölkerung davor warnten, in der Öffentlichkeit zu husten, zu niesen oder zu spucken. Zur gleichen Zeit versuchten sie jedoch selbstzufrieden, die Bevölkerung zu beruhigen, mit der Aussage, es wäre sehr unwahrscheinlich, dass die Krankheit sich zu einer größeren Bedrohung für die Gesundheit entwickeln könnte. In der Tat waren die Angestellten der Gesundheitsämter in allen wichtigen Städten der USA so schlecht über die Pandemie informiert und so sorglos, dass sie die Gefahr herunterspielten.

Daher wurde Philadelphia, genau wie New York, Washington D.C., St. Louis und Boston so schnell und so hart von der Krankheit getroffen, dass sie sich nie richtig erholen konnten. Bevor sie überhaupt die Gelegenheit hatten, die Reichweite über das, was da über sie hereinbrach zu realisieren, waren sie schon geschlagen.

Philadelphia war wahrscheinlich von allen Städten des Landes am schlimmsten dran. Man berichtete von 650 Todesfällen pro Tag, 11.000 Toten pro Monat und einer Gesamtsterberate von 210 Todesfällen pro 100.000 Einwohner, im Vergleich zu Milwaukee mit 21 pro 100.000 Einwohner. Während dem Höhepunkt der Pandemie verlor die Stadt in *jeder*

Nacht ungefähr ein Fünftel der stationierten Krankenhauspatienten! Eine Schockwelle, so unglaublich, so unvorstellbar, hatte der Stadt den Atem verschlagen, es war nicht zu begreifen. Ärzte gaben es auf, über die einzelnen Fälle zu berichten – es waren einfach zu viele, um sie noch zu zählen.

Die Situation in den Krankenhäusern der Stadt war ein Alptraum von unglaublichem Horror. Die medizinischen Vorräte waren bald erschöpft und man wusste nicht, wo man um Nachschub bitten oder etwas ausleihen konnte. Der Mangel an Ärzten, Krankenschwestern und sonstigem erforderlichen Personal war erschreckend. Ungeschulte Medizinstudenten wurden geschickt, um die Kranken so gut sie konnten zu pflegen, während Polizisten, die gerade nicht im Dienst waren, als Krankenträger eingesetzt wurden. Die Krankenhäuser und Kliniken der Stadt explodierten geradezu mit all den kranken Menschen. Angestellte der Gesundheitsämter baten jeden, „der zwei Hände hatte und bereit war zu helfen, um Unterstützung". Die Patienten wurden in jeden nur möglichen Raum gequetscht und provisorische Zelte auf den Rasen der städtischen Krankenhäuser wurden bis zum Überlaufen gefüllt. Trotzdem starben sehr viele Menschen, ohne jemals einen Arzt, eine Krankenschwester oder auch nur eine Krankenhaushilfe gesehen zu haben.

Die Menschen starben so schnell und in so großer Anzahl, dass die Bestatter bald keine Särge mehr zur Verfügung hatten, und eine Straßenbahnwerkstatt musste einspringen, um notdürftige Särge herzustellen. Tausende von Körpern wurden drei- oder vierfach aufgestapelt und in Leichenschauhäuser und Beerdigungsinstitute gebracht, die nicht im Geringsten in der Lage waren, diese Menge zu bewältigen. Viele Leichen ließ man tagelang in ihren Häusern und Fremdenheimen liegen, weil in den Leichenhallen einfach kein Platz mehr für sie war. Mitte Oktober war dann das dringlichste Problem der Stadt nicht so sehr der Mangel an medizinischem Personal, um die Kranken zu pflegen, sondern eher, was man mit der erschreckenden Zahl an Toten machen sollte. In vieler Hinsicht erinnerte die Situation an die Schwarze Pest im 14. Jahrhundert. Eisenbahnwagen und Lastwagen durchquerten die Stadt und sammelten die Toten auf, die dann in eines der fünf großen Gebäude der Stadt gebracht wurden, die Kühlräume zur Verfügung hatten und daher als Leichenschauhäuser dienten. Dort mussten die Leichen liegen, bis die Bestatter in der Lage waren, sie zu beseitigen. Schließlich verwendete man hastig hergestellte einfache Behälter aus Kiefernholz, um die Leichen so schnell wie möglich darin zu begraben, egal ob sie einbalsamiert waren oder nicht.

So viele Angestellte der Stadt Philadelphia, Polizisten, Krankenwagenfahrer, Feuerwehrleute und Müllarbeiter waren krankgemeldet, dass die städtischen Arbeiten praktisch zum Erliegen kamen. Die Stadt ging bald dazu über, alle öffentlichen Versammlungen zu verbieten, einschließlich Gottesdienste, Filmtheater, Konzerthallen, Theatervorführungen und Vorträge. Alle öffentlichen Schulen und Universitäten wurden geschlossen.

Isaac Star war 1918 Medizinstudent im dritten Jahr an der Pennsylvania School of Medicine. Alle Medizinstudenten im dritten und vierten Jahr wurden freigestellt, nachdem sie nur eine einzige Vorlesung über die Grippe besucht hatten, und diese unerfahrenen Männer, mit wenig oder überhaupt keiner Erfahrung in medizinischer Betreuung, wurden abberufen, um ein Notfallkrankenhaus zu führen. Issac Stars Erinnerungen an die Epidemie in Philadelphia zeigen die tragischen Zustände, wie sie auch in jeder anderen größeren Stadt der Nation gegeben waren.

„Im Hochsommer war der britische Konsul informiert worden, dass sich ein britischer Frachter Philadelphia näherte und die Besatzung des Schiffes ernsthaft krank war. Der Konsul beauftragte die Universitätsklinik mit der Pflege dieser Personen und eine Station wurde für deren Aufnahme vorbereitet. Sobald das Schiff im Hafen angelegt hatte, wurden etwa 25 indische Seemänner, so genannte Laskaren, auf die Station gebracht. Die Männer waren sehr krank; es wurden sofort Vorsichtsmaßnahmen gegen die infektiöse Krankheit ergriffen. Die erfahrenen Belegschaftsmitglieder waren sich einig, dass die Seemänner an schwerer Lungenentzündung litten, einer Form, die sie bisher nicht kannten. Etwa 25 Prozent der Laskaren starben, ähnliche Fälle traten dann jedoch wochenlang nicht mehr auf und so beruhigte sich die Situation.

Die medizinische Fakultät öffnete wie gewohnt Mitte September. Während der ersten regulären medizinischen Konferenz am Freitag änderte der Medizinprofessor Dr. Stengel [der fünfte Präsident des American College of Physicians] den gewohnten Terminplan, um Vorlesungen zum Thema Grippe zu halten. Aus Erfahrungen mit der früheren Epidemie von 1888 beschrieb er *die drei wichtigsten Formen der Krankheit, jene Varianten, bei denen Symptome im Bereich der Lungen, des Magen-Darm- und des Nervensystems vorherrschten.* Seine Behandlungsvorschläge waren negativ; er glaubte, dass die Anwendung von Steinkohlenteerderivaten, wie zum Beispiel Phenacetin oder Acetalinid kontraindiziert waren; er hatte kein Vertrauen in die vorgeschlagenen Heilmittel. Für mich und meine Kommilitonen waren die Kenntnisse über diese Krankheit, mit der wir schon bald konfrontiert werden würden, auf den Inhalt dieser einen Vorlesung begrenzt. Am folgenden Montagmorgen verkündete der Dekan, dass sich eine Epidemie anbahnte und man uns für die Versorgung der Kranken benötigte, da ein großer Teil des medizinischen Personals in der Armee im Einsatz war. Also schloss die medizinische Fakultät für die Studenten im dritten und vierten Ausbildungsjahr …

Als die Patienten dann eintrafen, erhielten die Studenten im vierten Jahr den Job der Assistenzärzte zugewiesen; ich selbst und die anderen Studenten aus dem dritten Jahr arbeiteten als Pfleger. Jeweils ein „richtig" ausgebildeter Pfleger stand während des Tages und der Nacht für Hilfe und Beratung zur Verfügung. Das gesamte medizinische Personal wurde mit Kitteln und Masken ausgestattet und in die Vorsichtsmaßnahmen bei infektiösen Krankheiten eingewiesen …

Bald waren die Betten voll, aber auf meinem Stockwerk war niemand sehr krank. Die Patienten hatten Fieber, aber weiter nichts. Es schien, als ob viele hauptsächlich deshalb um Aufnahme gebeten hatten, weil alle Familienmitglieder krank waren und niemand mehr zu Hause war, der sich um sie kümmern konnte. Unglücklicherweise änderten sich die klinischen Merkmale bei vielen bald drastisch. Auf den Lungen waren immer mehr Rasselgeräusche zu hören und die Patienten wurden kurzatmig und die blauen Verfärbungen wurden immer deutlicher. Nachdem sie mehrere Stunden nach Luft geschnappt hatten, traten sie ins Delirium und konnten Stuhl und Harn nicht mehr halten, und viele starben bei dem Versuch, die Atemwege von dem blutdurchzogenen Schaum freizubekommen, der aus Mund und Nase trat. Es war ein grausamer Job.

Wenn ich an meine Aufgabe als Pfleger dachte, so war ich bereit, die Anweisungen, die man mir gab, auszuführen. Aber was die meisten Patienten betraf, bekam ich gar keine Anweisungen, und viele starben, ohne dass ein ärztlicher Betreuer, außer mir selbst, sie überhaupt zu sehen bekam. Die Ärzte, die gelegentlich vorbei kamen, waren hauptsächlich Spezialisten, die schon lange im Ruhestand waren. Sie taten ihr bestes. Ich erinnere mich an einen Kehlkopfspezialisten, der einmal bei einem keuchenden Patienten, der schon blaue Verfärbungen im Gesicht hatte, Lippenherpes feststellte. Er interessierte sich sehr dafür und verordnete ihm Guajakharz. Ein anderer älterer Arzt zeigt mir, wie man schröpft und ich wurde zum Spezialisten auf diesem Gebiet. Man zündet in einem Becher einen Baumwollbausch an und setzt den Rand des Bechers auf die Haut des Patienten, ohne diesen dabei zu verbrennen. Ein anderer Arzt verschrieb einem sterbenden Patienten mehrmals Digitalis, in Dosierungen, die, wie ich gelernt hatte, die Maximaldosierung war. Der Patient hat das Mittel nie bekommen.

Ein Arzt schrie mich an, weil ich die Fenster nicht offen gelassen hatte, was zu jener Zeit bei der Behandlung der Lungenentzündung üblich war. Ich war ohne Zweifel nachlässig gewesen und verdiente die Maßregelung. Aber nicht viel später war Geschrei von der Straße zu hören und wir merkten, dass Mike, der Klavierspieler auf dem Fenstersims herumbalancierte und bereit war zu springen. Ich rief meine Kollegen zusammen und wir näherten uns ihm, lenkten ihn ab, überwältigten ihn, ergriffen ihn an Armen und Beinen, trugen ihn triumphierend ins Bett zurück und schnallten ihn fest. Aber etwas später gab es wieder einen Aufruhr auf der Station. Mike hatte im Delirium das Bett umgedreht, so dass das Bett auf ihm lag, und er trug es nun auf dem Rücken auf der Station herum. Nach diesem Zwischenfall lebte er nur noch ein paar Stunden …

Ich war bald davon überzeugt, dass Atropin wertlos war … Wir besaßen ein paar Sauerstofftanks, wussten aber nicht, wie diese zu handhaben waren. Unsere Therapieversuche waren vergebliche Übungen, aber vielleicht dienten unsere Bemühungen dazu, mich und all die anderen beschäftigt zu halten, damit wir nicht merkten, wie sinnlos das alles war.

Also kamen meine Patienten oft mit einer anscheinend kleineren Erkrankung auf die Station, aber schon nach ein paar Tagen traten Delirium und Inkontinenz auf, sie schnappten nach Luft und waren schon tief blau im Gesicht. Nach ein oder zwei Tagen schweren Kampfes starben sie. Wenn ich um vier Uhr nachmittags zu meinem Dienst zurückkehrte, fand ich nur noch wenige, von denen, die vorher da waren. Und das wiederholte sich von Nacht zu Nacht. Ich glaube, die Kollegen, die für die Aufnahme der Patienten zuständig waren, und dabei Patienten, bei denen noch eine Chance auf Heilung bestand, von denen trennen mussten, die sehr wahrscheinlich dem Tod geweiht waren, legten sie vor allem die letztgenannten auf meine Station im obersten Stockwerk. Insgesamt beliefen sich die Todesfälle im Krankenhaus während der schlimmsten Phase der Epidemie auf über 25 Prozent pro Nacht. Um Raum zu schaffen für neue Patienten, wurden die Toten aus dem Keller auf Lastwägen geworfen und sobald diese voll waren, weggefahren."

New York City, New York
Während der zweiten Welle der Pandemie verzeichnete New York City allein im Monat Oktober 1918 12.000 Tote. Die *New York Times* berichtete, dass Dutzende von Leichen unbegraben auf den Friedhöfen in Queens la-

gen. Da die Toten von niemandem abgeholt werden konnten, blieb den Leuten nichts anders übrig, als diese selbst auf den Friedhof zu bringen. Schließlich bat der Bürgermeister von New York darum, Straßenkehrer einzusetzen, die beim Ausheben der Gräber für die Toten mithelfen sollten. Es war eines der wenigen Male in der Geschichte der Stadt, dass die U-Bahn für eine gewisse Zeit ihren Dienst einstellte, weil ein Drittel der Bahnbediensteten an der Grippe erkrankt waren.

Chicago, Illinois

Im Oktober 1918 starben in dieser Stadt fast 6000 Menschen an der Grippe. Die Polizei von Chicago verhaftete jeden, der nieste, ohne ein Taschentuch zu verwenden. Die folgende Anzeige war in jedem Theater in Chicago ausgehängt:

Die Grippe,

häufig begleitet von einer **Lungenentzündung** ist zur Zeit in ganz Amerika verbreitet.

Dieses Theater arbeitet mit dem Gesundheitsamt zusammen.

Auch Sie müssen mit uns zusammenarbeiten.

Wenn Sie an einer Erkältung leiden und husten und niesen müssen, so betreten Sie dieses Theater nicht.

Gehen Sie nach Hause und legen Sie sich ins Bett, bis Sie wieder gesund sind. Husten, Niesen oder Spucken sind im Theater nicht gestattet. Wenn Sie husten oder niesen müssen, benutzen Sie Ihr eigenes Taschentuch, und wenn Husten und Niesen anhalten, verlassen Sie sofort das Theater.

Wir von diesem Theater haben uns bereit erklärt, mit dem Gesundheitsamt zusammenzuarbeiten, indem wir die Wahrheit über die Grippe verbreiten und damit aufklärerisch tätig werden.

Helfen Sie mit, dass Chicago die gesündeste Stadt der Welt bleibt.

John Dill Robertson

Gesundheitsbeauftragter

Pittsburh, Pennsylvania

In dieser Stadt gab man der Pandemie die Bezeichnung „die Pittsburgh Seuche." Nur sechs Städte in Amerika hatten eine höhere Sterberate als Pittsburgh; man nahm an, dass das hauptsächlich an dem hohen Anteil an Stahl- und Bergarbeitern in Pittsburgh lag. Diese Berufsgruppen, zusammen mit vielen Einwohnern von Pittsburgh, deren Lungen möglicherweise schon beeinträchtigt waren, waren vielleicht für die Infektion besonders anfällig. Schon Jahre bevor der Begriff „Smog" aufkam, war Pittsburgh als „Smoky City" bekannt.

Boston, Massachusetts

Ende August 1918 hatte die Epidemie die Stadt Boston fest in ihrem tödlichen Griff, jeden Tag wurde über 1500 neue Fälle berichtet. Die Krankenhäuser in Boston berichteten von einer 50-prozentigen Sterberate. Die Leute vielen buchstäblich auf den Gehwegen der Stadt tot um.

Cleveland, Ohio

Im ganzen Ersten Weltkrieg verlor Cleveland durch die Schlacht weniger als 300 seiner jungen Männer, die Pandemie dagegen forderte in wenigen Wochen siebenmal mehr Tode unter den Bürgern der Stadt. Insgesamt erkrankten in Cleveland über 60.000 Personen an der Grippe und über 2000 starben.

Der Staat Connecticut

Wie aus Aufzeichnungen der einzelnen Städte dieses Staates ersichtlich ist, lag die Sterberate in diesen Städten im Zeitraum von Oktober 1913 bis zum Ausbruch der Pandemie bei 12,1 pro 1000 Einwohner. Diese Todesfälle beruhten auf unterschiedlichen Ursachen. Im Oktober 1918 lag die Todesrate allein durch Grippe bei 50,0 pro 1000 Einwohner!

San Francisco, Kalifornien

Im September 1918 waren sich die Bewohner von San Francisco nicht im Klaren, was da über sie hereinbrach. Die Stadt bereitete sich gerade aufgrund des *Fourth Liberty Loan Drive* auf ihren Kriegseinsatz vor. Sie realisierten kaum, dass diese bedeutende öffentliche Versammlung eine nahezu sichere Garantie für die Ausbreitung der tödlichsten Krankheit sein würde, die die Stadt jemals erfahren hat. Als die Epidemie im Oktober mit voller Kraft zuschlug, versuchte man es mit den gleichen Methoden, wie auch schon in den größeren Städten im Osten, um den Angriff der Grippe abzuwehren oder um wenigstens zu überleben, aber es war bald klar, dass es San Francisco nicht besser ergehen würde, als seinen Partnerstädten im Osten.

Viele der Krankenhäuser der Stadt brachen buchstäblich unter der Last der Kranken und Toten zusammen. Das San Francisco Hospital, eines der am besten ausgestatteten Krankenhäuser der Nation, mit einer Belegschaft, die als außergewöhnlich gut bewertet worden war, schaffte es durchzuhalten, obwohl es bis zum Bersten gefüllt war, vollgestopft mit 1100 Patienten unter einem Dach; alle Stationen, der Flur und sogar die Eingangshalle waren belegt. 87 Prozent des Pflegepersonals erkrankte an der Grippe. Aus den Unterlagen des Krankenhauses war ersichtlich, dass während der Pandemie 3509 Grippefälle aufgenommen wurden und die Sterberate bei 26 Prozent lag. Wenn die Epidemie nicht endlich nachgelassen hätte, wäre eines der besten Krankenhäuser des Landes im völligen Chaos zusammengebrochen, so wie es zahlreichen anderen Krankenhäusern auf der ganzen Welt ergangen ist.

Im November nahm die Zahl neuer Grippeopfer ohne erkennbaren Grund allmählich ab und man konnte endlich aufatmen. Die Sirenen der Stadt verkündeten, dass es von nun an nicht mehr erforderlich war, die Grippemasken in der Öffentlichkeit zu tragen. Aber nur zwei Wochen nachdem die Masken abgelegt waren, nahm die Zahl der neuen Fälle in der Stadt wieder zu, und bis zum Dezember wurden 5000 neue Fälle gemeldet. „Die schwarzen Flügel der im Krieg entstandenen Seuche, die sich über der Stadt ausgebreitet hatten," waren wieder zurück.

Am Ende der Epidemie hatte San Francisco, eine Stadt mit 550.000 Einwohner, 3500 seiner Bevölkerung an die Krankheit verloren, und, wie auch sonst wo auf der Welt, waren fast zwei Drittel der Menschen, die zu Grabe getragen wurden, zwischen zwanzig und vierzig Jahre alt.

San Antonio, Texas

1936 schrieb der Arzt Pat Ireland Nixon in *A Century of Medicine in San Antonio:* Zu der Zeit, als die Stadt von der Pandemie ergriffen war, war „Chopins Trauermarsch jeden Tag zu hören". 1918 hatte San Antonio eine Bevölkerung von etwa 160.000 Personen. Es wurde über mehr als 50.000 Grippefällen mit 1927 registrierten Todesfällen berichtet.

Edgar Newton, der während der Epidemie in Camp Travis in San Antonio stationiert war, berichtet aus dieser Zeit: „Ich erinnere mich, wie wir ins Krankenhaus gerufen wurden, um etwas zu reparieren. Das Krankenhaus war überfüllt – zu viele Betten. Und es gab das Leichenschauhaus, das sie dort eingerichtet hatten. Ich wette, jeder Tisch aus dem Camp befand sich in diesem Leichenschauhaus und auf jedem Tisch lag ein Körper. Davor standen Männer und bereiteten die Leichen für die Beerdigung vor. Ich vermute, jeder Bestatter in San Antonio wurde aufgefordert, jemanden zu Hilfe zu schicken. Sie arbeiteten an den Körpern, bereiteten sie für die Beerdigung am Ort vor oder sandten sie in ihre Heimat."

Nome, Alaska

Die als „Indianische Grippe" bezeichnete Krankheit erreichte Alaska erst im Mai 1919 mit voller Kraft, aber als sie sich dann ausbreitete, zeigte sie, dass sie nichts von ihrer tödlichen Schlagkraft verloren hatte. In nur zwölf Tagen forderte sie allein auf der kleinen Insel Mauritius das Leben von 15.000 Menschen.

Die einheimischen Eskimos schienen am meisten unter der Krankheit zu leiden. In einigen Dörfern lag die Sterberate bei 100 Prozent und viele andere Dörfer verloren die gesamte Bevölkerung der jungen Erwachsenen. Allein in der Stadt Nome starben von 300 Eskimos ganze 176. In eingeschneiten und abgelegenen Bergbaucamps wurden die Toten einfach nur auf Schlitten gestapelt und zum Friedhof in der nächsten kleinen Stadt gezogen.

Madison und Florence, Alabama

Die ersten offiziellen Grippefälle in Alabama wurden aus Madison und Conecuh County gemeldet. Dr. S.M. Welch, der Gesundheitsbeamte von Alabama, erklärte, dass eine „Lungenentzündung als Komplikation einer Grippe sehr schwerwiegend sei. Die Grippeepidemie kennzeichnet den traurigsten Abschnitt in der Geschichte des Gesundheitswesens. Sie kam wie ein Wirbelsturm und fegte wie ein Präriefeuer über den Staat Alabama." Wie die Bevölkerungsstatistik des Staates zeigt, hat sich die Grippe von einem County zum nächsten verbreitet „und erreichte schließlich jedes County und jede Siedlung des Staates." Jeder siebte Bewohner Alabamas war an der Grippe erkrankt und der Staat verzeichnete durch diese Krankheit eine größere Sterberate, als durch jede anderer Krankheit in seiner Geschichte. Zwischen Oktober und Dezember 1918 starben 9000 Einwohner von Alabama an der Spanischen Grippe.

Frau H.P. Childers aus Florence, Alabama erinnert sich an ihre Erfahrungen in dieser schrecklichen Zeit in einem Bericht von Geraldine M. Emerson, *The Spanisch Lady in Alabama*. Während sie Besorgungen für die Kranken machte und „einen Eimer mit Eierpunsch (Milch, Eischnee und Likör) mit sich trug, den die Ärzte als Notmedikament empfohlen hatten … sah sie beim Eintreten in einen Raum eine junge Mutter auf dem Bett liegen. Ihr winziges Baby lag neben ihrem toten Körper und ein weiteres Kind, das vielleicht zweieinhalb Jahre alt war, krabbelte auf dem Bett und dem toten Körper herum.

Frau Childers brachte Schreibwaren in das vornehme Juweliergeschäft von Herrn Edwar Crump. Eines Morgens ging sie in das Geschäft, um sich über den Verkauf ihrer Schreibwaren zu erkundigen. Die gut aussehende junge Verkäuferin, die gerade ihren Universitätsabschluss gemacht hatte, hatte sich nicht wohl gefühlt und war am Morgen nach Hause gegangen. Als Frau Childers am frühen Abend anrief, um nachzufragen, ob es ihr besser ging, erhielt sie die Antwort, dass das Mädchen gestorben sei!"

Die Geschwindigkeit, mit der die Krankheit zuschlug, war furchterregend. Ein Schuldirektor vom Land war eines Morgens auf dem Weg zur Schule. Auf halbem Weg wurde er von der Grippe befallen. Der plötzliche Zusammenbruch war so stark, dass er den Rest des Weges kriechen musste.

Schätzungen der Sterblichkeit auf den einzelnen Kontinenten

Afrika . . . . 1,9 – 2,3 Millionen
Asien . . . . 19 – 33 Millionen
Europa . . . . 2,3 Millionen
Lateinamerika . . . . 766.000 – 966.000
Nordamerika 603.000
Pazifikstaaten 85.000
Insgesamt . . . . 24,7 – 39,3 Millionen

Es handelt sich bestenfalls um grobe Schätzungen. Aufgrund des Krieges in Europa und des ungeheuren Ausmaßes an Verwüstungen durch die Grippe wurden solche Aufzeichnungen verständlicherweise nicht sehr genau geführt. So ist zum Beispiel in etlichen Ländern nur sehr wenig über die Pandemie und deren Todesrate bekannt. Viele Regionen in Asien und Afrika haben nie irgendwelche Aufzeichnungen über ihre Sterbefälle geführt. Es ist bekannt, dass China sehr schwer getroffen wurde, und bei etwa 400 Millionen Einwohnern im Jahre 1918 muss der Verlust in diesem Land erheblich gewesen sein. Grobe Schätzungen in den wichtigsten Ländern geben die folgenden Zahlen wider:

Russland 450.000
Italien 375.000
Skandinavien 37.000
Niederländisch-Ostindien . . 80.000

Südseeinseln 50.000
Philippinen 93.000

Auch wenn die Schätzungen über die weltweite Sterblichkeit irgendwo zwischen 15 und 50 Millionen liegen, so wird man doch das wahre Ausmaß wohl nie genau wissen. F. M. Burnet schätzt in seinem „Portrait der Viren: Grippevirus A" in der Zeitschrift *Intervirology*, 1979, die Zahl der Todesopfer in der ganzen Welt auf möglicherweise bis zu 100 Millionen. Man schätzt, dass weltweit zwischen 200 Millionen und möglicherweise 700 Millionen Menschen an der Spanischen Grippe erkrankt waren. Der Autor Alfred W. Crosby folgerte daraus: „Eine Krankheit wie die Spanische Grippe zu haben, war am Ende des Ersten Weltkrieges fast genauso typisch für den Menschen wie der abgespreizte Daumen."

Auch wenn man sie an der heutigen normale Sterblichkeit bei einer weltweiten Pandemie misst, so ist das Ausmaß der Spanischen Grippepandemie von 1918-1919 einfach erschütternd, wenn wir berücksichtigen, dass sie „mehr Menschen getötet hat als jede andere Krankheit in der Weltgeschichte in einem Zeitraum von ähnlicher Dauer."

Eine genaue Zahl der Todesfälle festzulegen, wird auch dadurch erschwert, dass viele Leute, die an der Grippe erkrankten, nicht sofort starben, sondern an späteren Komplikationen litten, wie zum Beispiel einer Gehirnentzündung oder der Parkinson-Krankheit als Folge der Gehirnentzündung. Diese Komplikationen forderten von 1919 bis 1928 zusätzlich eine halbe Million Menschenleben. Auch wer überlebte, war noch lange nicht richtig gesund, die meisten litten noch viele Jahre an extremer Erschöpfung, Entkräftung und einem schwachen Immunsystem. Manche litten auch weiterhin an geistiger Verwirrung und sogar an Wahnvorstellungen, manchmal bis zur Psychose, die begleitet war von untypischer Aggressivität und Erregbarkeit sowie starken Gemütsausbrüchen.

Die hartnäckigste Folgeerscheinung der Krankheit, auch wenn diese von den Schulmedizinern oft nicht berücksichtigt wurde, war die Unfähigkeit sich zu konzentrieren, an einer Sache dranzubleiben oder eine Anstrengung durchzuhalten, auch wenn sie noch so gering war. Für diese Menschen war es oft wochen- oder sogar monatelang nicht möglich, in ihren Job oder in die Schule zurückzukehren. Die Homöopathen erkannten diese bleibenden Symptome als Hinweis auf den Zustand „nie mehr richtig wohl gefühlt seit" der Grippe und der entsprechenden Behandlung.

Quarantäne

Im Mittelalter wurden Häuser, die von der Pest befallen waren, mit einem roten Kreuz und den Worten markiert: „Gott, hab Erbarmen mit uns!", als Warnung an andere, sich dem Haus nicht zu nähern. Auch jetzt, während dieser erschreckenden Epidemie, wurden betroffene Häuser mit einem großen weißen Aufkleber mit dem Buchstaben I markiert, so dass andere wussten, dass sie sich besser fern hielten. Auch Lieferanten kamen nur bis zum Tor oder dem vorderen Wegabschnitt, wenn sie etwas abliefern mussten. Häufig wurden später ganze Familien tot in ihren Häusern aufgefunden. Hotelgäste fand man tot in ihren Zimmern und die Räume wurden hinterher zur Desinfizierung nur mit einem gewöhnlichen Scheuerlappen, einem Besen oder Staubtuch gereinigt.

Zusätzlich zu den obligatorischen Masken, die in allen öffentlichen Einrichtungen getragen werden mussten, einschließlich Fabriken mit mehr als fünf Arbeitern (außer wenn die Arbeiter harte körperliche Arbeit zu verrichten hatten), erließen einige Städte das Verbot, länger als fünf Minuten in einer Bar zu bleiben.

Alle öffentlichen Versammlungen waren verboten. Einige Städte waren jedoch zu einem Kompromiss bereit, wenn es um Gottesdienste ging, und erlaubten eingeschränkt Gottesdienste im Freien, vorausgesetzt der Pfarrer stand mehr als 1,80 m von der Gemeinde entfernt. Die Gemeindemitglieder waren verpflichtet, Masken zu tragen und mussten auch mindestens 90 cm auseinander stehen. Auf der ganzen Welt wurde auf diese Weise vergeblich versucht, die Kranken von den Gesunden zu trennen, aber die hohe Zahl der Infizierten machte diese kläglichen Versuche sinnlos.

Da die Krankheit extrem ansteckend war, war die Gefahr einer Ansteckung natürlich in den Krankenhäusern am größten. Dort drohten Komplikationen und der Tod. Die Mehrheit der Todesopfer erlag einer sekundären Pneumonie, die sich rasant entwickelte und entweder durch Haemophilus Influenzae, Streptokokken, Staphylokokken oder Diplokokken ausgelöst wurde. Angesichts der Tatsache, dass in den Krankenhäusern der Schulmedizin keine erfolgreiche Behandlung gegen die Grippe zur Verfügung stand, und angesichts der Tatsache, dass etwa ein Drittel aller Patienten, die in diese Krankenhäuser aufgenommen wurden, an Lungenentzündung erkrankten, stellte es sich heraus, dass es für die Kranken ein viel geringeres Risiko war, einfach zu Hause zu bleiben.

Maßnahmen, die von der Regierung der Vereinigten Staaten ergriffen wurden

Der Senator James Hamilton Lewis brachte nachträglich ein Gesetz ein und bat um $ 10.000.000, um die Epidemie zu bekämpfen, und schließlich genehmigte der Kongress der Vereinigten Staaten einen Grippefonds von einer Million Dollar für den öffentlichen Gesundheitsdienst. Dem ehrenamtlichen medizinischen Gesundheitsdienst gelang es, über 1000 Ärzte zu gewinnen, die bereit waren, die Epidemie zu bekämpfen. Aber auch mit dem Geld und den Freiwilligen wusste niemand, wie man die Krankheit besiegen konnte.

Die Epidemie schien völlig aussichtslos und hoffnungslos zu sein, aber die Gesundheitsbeamten in den Staaten des Ostens, die als erstes von der Infektion betroffen waren, boten dem Westen die verzweifelt gesuchte Hilfe an und zeigten den Staatsbediensteten, wie man die Epidemie am besten bekämpft oder abwehrt. Sie bekamen den Ratschlag, „alle Möbeltischler und Holzarbeiter mit der Herstellung von Särgen zu beauftragen. Die Gräber müssen ausgehoben werden und die Särge müssen bereitstehen, so dass sich nicht mehr Leichen ansammeln, wie begraben werden können." Das war der beste Ratschlag!

Ärzte und Krankenschwestern

Aufgrund des Krieges in Europa waren die verfügbaren Ärzte und Krankenschwestern verständlicherweise schon bis an ihre Grenzen belastet. Sie waren während der Pandemie so stark gefragt, dass Berichten zufolge reiche Familien den Ärzten riesige Geldsummen boten, damit sie sich ausschließlich um die Kranken ihrer Familien kümmerten. Das normale Gehalt einer ausgebildeten Krankenschwester lag zu dieser Zeit bei 50 Dollar pro Monat. Einer Krankenschwester in New York wurden nach einer nur zweimonatigen Ausbildung von einer wohlhabenden Familie 100 $ pro Woche angeboten, wenn sie sich ausschließlich um diese Familie kümmern würde. Es gab Berichte über Krankenschwestern, die entführt und sogar im Haus eingesperrt worden sind, wo sie eine verzweifelte Familie pflegen sollten.

Die Wahrheit sah jedoch so aus, dass, aufgrund des Mangels an Ärzten und Schwestern, die große Mehrheit der Opfer auf der ganzen Welt überhaupt keine medizinische Versorgung bekommen hat. Großbritannien soll zum Schluss nur noch ein Arzt pro 5000 Patienten zur Verfügung gestanden haben. Man hat Ärzte und Krankenschwestern im Ruhestand zu Hilfe gezogen und fast jeder, der wusste, wie man ein Thermometer abliest, war hoch begehrt und gesucht. Auch Zahnärzte und Tierärzte wurden schließlich in den am meisten betroffenen Städten zum Dienst berufen. Medizinstudenten legten ihre Lehrbücher beiseite und schlossen sich den Reihen an. Die Ausbildungszweige für Pfleger an den Universitäten unterbrachen ihre Kurse, damit sowohl die Pfleger in der Ausbildung wie auch die Mitglieder des Lehrkörpers sich freiwillig zum Pflegedienst melden konnten.

In allen größeren Städten waren die Krankenhäuser bald überfüllt, jeder Flur war von einem bis zum anderen Ende mit Feldbetten und Bahren voll gestopft. Auch die Behandlungsräume und die Räume der Bediensteten wurden genutzt. In manchen Krankenhäusern lagen die Patienten auf dem Boden zwischen den Betten und sogar unter den Betten. Als auch die Zelte, die man behelfsmäßig auf den Rasen der Krankenhäuser aufgestellt hatte, bis an ihre Grenzen ausgenutzt waren, griff man auf Sporthallen und Kapellen zurück und bald waren auch diese ausgelastet. Aufgrund dieser Zustände wurde niemand, dessen Temperatur unter 40°C lag, für die Behandlung zugelassen.

Es wurde eine verzweifelter Aufruf nach Freiwilligen für verschiedene Aufgaben im Krankenhaus gestartet, für den Telefondienst, zum Geschirrwaschen, für die Wäsche der Leintücher und um den Boden aufzuwischen. Hochschulstudenten standen vor Kaufhäusern und verteilten Flugblätter, in denen die Menschen dringend um ihren freiwilligen Einsatz gebeten wurden. Privatbürger und Taxifirmen halfen mit, die Kranken ins Krankenhaus zu bringen. In der schlimmsten Phase der Katastrophe erreichte schließlich jedes Krankenhaus den Punkt, als die dringend benötigte medizinische Versorgung und lebenswichtige Materialien wie Betttücher, Handtücher, Umhänge für die Patienten einfach nicht mehr vorhanden waren. Überall war der Appell: „Wir brauchen alles und wir haben nichts!"

Leider waren auch die Ärzte und Krankenschwestern auf der ganzen Welt nicht stärker immun gegenüber der Krankheit als ihre Patienten, und nie zuvor wurden bei einer Epidemie so viele Erkrankungs- und Todesfälle in diesen Reihen gemeldet. Ärzte und Schwestern erfüllten ihre Aufgaben und arbeiteten bis zum Umfallen, bis sie dann selbst ins Bett oder gleich ins Grab gelegt wurden. Aus einigen Städten wurde berichtet, dass jeder Arzt und jede Krankenschwester erkrankt war. Wenn man sich gewissermaßen die Flutwelle an Patienten vorstellt, die es zu versorgen galt, die vielen Arbeitsstunden und der verständliche Erschöpfungszustand, dann ist es ein Wunder, dass nicht noch mehr gestorben sind. In einem großen städtischen Krankenhaus erkrankten an einem einzigen Tag 68 Krankenschwestern an der Grippe. Im Bellevue Hospital in New York City waren zu einem Zeitpunkt 144 Schwestern an der Grippe erkrankt.

In den städtischen Krankenhäusern waren die Zustände schon schlimm genug, aber auch den Militärkrankenhäusern ging es nicht besser. Dr. Carey P. McCord, beschrieb in *The Purple Death* die hoffnungslose Situation in den typischen Basislagern der US-Armee und erzählte, dass junge Soldaten dutzendweise starben, aber „wo war der Chirurg der Station? Er lag am Boden im Stationszimmer, bewusstlos von der gleichen Krankheit. Er starb am nächsten Tag. Wo war die Stationsschwester, deren Aufgabe es war, alle ihre Schützlinge zu behüten? Sie lag im Delirium auf einem Bett in den Schwesterunterkünften. Wo waren die Krankenpfleger der Station? Pflichtbewusst versuchten sie, ein paar Leintücher aufzutreiben, damit die sterbenden Soldaten zumindest auf etwas besserem als einer blutverschmierten Armeematratze sterben konnten.“

Auch wenn ein großer Bedarf an Ärzten bestand, so war doch der Mangel an Krankenschwestern noch kritischer, vor allem aufgrund der Tatsache, dass die Behandlungen, die von den Ärzten angeboten wurden, nur wenig halfen, so dass Leben oder Tod schließlich von der Fürsorge der Krankenschwester abhing. Jede Nacht machten diese engagierten Schwestern ihre Runde mit der Taschenlampe, wechselten verschmutzte Bettlaken und gaben den Patienten die einzige verfügbare ‚Wunderdroge' – mitfühlende, liebevolle Pflege – sie beruhigten die Patienten im Delirium, die Alpträumen hatten, wischten ihnen den Schweiß ab, wenn sie unter Fieber litten, und boten menschliche Berührung und wussten dabei ganz genau, dass viele dieser armen Wesen am nächsten Morgen nicht mehr leben würden. Eine Krankenschwester im Magee Hospital in Pittsburgh sagte: „Ich werde es nie vergessen … diese starken, jungen Männer kamen ins Krankenhaus und innerhalb von drei oder vier Tagen waren sie tot."

In einem Referat, das im Juli 1919 vor der Medical Society in New Brunswick gehalten wurde, berichtete Dr. F. H. Wetmore: „Alle Achtung vor der Krankenschwester, die während der letzten gefährlichen Pandemie nicht davor zurückschreckte, Tag und Nacht zu arbeiten, Hand in Hand mit den Ärzten, in ihrer Mission, das Leben der Patienten zu retten, sie davor zu bewahren, immer weiter abzudriften in die hoffnungslose, hilflose septische Blausucht!" Ihr Heldentum während der Pandemie haben die Krankenschwestern immer wieder und in allen Ländern unter Beweis gestellt. Als zum Beispiel bekannt wurde, dass in der Satzung für den Victorian Order of Nurses in Edmonton, Alberta, die Krankenpflege im Fall einer gefährlichen Epidemie verboten war, beschlossen die Schwestern in gemeinsamer Abstimmung, diese Anweisung zu ignorieren, trotz der Gefahr, der sie dabei selbst ausgesetzt waren.

Eine Sammlung von Briefen, die von Krankenschwestern während dem Ersten Weltkrieg an ihre Leiterin, Katherine Sanborn vom St. Vincent's Hospital in New York geschickt wurden, enthält viele Berichte aus erster Hand und zeigt, wie die Krankenschwestern mit den Verwüstungen durch den Krieg und der zusätzlichen Last durch die Pandemie fertig wurden.

„Die Grippepandemie ergriff das ganze Lager und nahm einige der vornehmsten jungen Männer mit. Fräulein Dooley und ich waren etwa eine Woche hier, als die Pandemie ausbrach. Wir waren die ersten Schwestern, die hierher geschickt wurden … jetzt sind wir 21 … das warme, kalte und feuchte [Klima] entspricht mir überhaupt nicht … im Moment versuche ich, die leichte Grippe zu überwinden, an der ich seit über einer Woche leide. Ich bin nicht vom Dienst weggeblieben, aber ich hätte es vielleicht besser tun sollen … Fräulein Dooley wurde gestern nach Hause gerufen, da ihr Bruder ernsthaft an der Grippe erkrankt ist. Das arme Mädchen, sie war todunglücklich, als sie ging … ich war total schockiert, als ich von Fräulein Breens Tod hörte."

„Ich bin sicher, dass Sie von Fräulein Nortons Tod gehört haben, sie war hier draußen eine so gute und gewissenhafte Kollegin und wir alle bedauern ihren Tod so sehr … Sie hat während ihrer ziemlich kurzen Erkrankung sehr gelitten … ein Militärgeleit brachte ihren Körper zum Meer, während die Hornbläser den Trauermarsch spielten. …Wir haben noch zwei andere Krankenschwestern verloren, und fünfzig sind an der Grippe erkrankt und können nicht arbeiten, davon sind drei ernsthaft krank …"

Aus Alabama: „Das Ausmaß der Epidemie zeigt, wie demoralisierend alles war. Ich glaube, es waren mindestens 600 Schwestern hier und manche reden sogar von 800 … 11 unserer 30 Mädchen erlagen der Grippe … Ich bin wohl so gesund, dass ich mir einbilde immun zu sein."

Aus Georgia: „Wir haben drei unserer Schwestern verloren, die nach der Grippe eine Lungenentzündung bekommen haben … Die Quarantäne wurde gelockert, aber wir dürfen uns immer noch nicht ohne unsere Masken in Innenräumen versammeln."

Aus Frankreich: „Fräulein Kilduft kam gerade aus ihrem Gebäude herüber gerannt, um mir mitzuteilen, dass einer ihrer Pneumoniepatienten gerade einen Wurm erbrochen hat, man weiß nicht, was noch kommt."

Ein sehr ergreifender Brief an Fräulein Sanborn zeigt, wie verzweifelt diese Krankenschwestern nach monatelanger vergeblicher Pflege der kranken und sterbenden Patienten waren:

„Ich fürchte, das ist kein erfreulicher Brief, aber ich bin heute Abend alles andere als erfreut … Ein harter Winter macht einen manchmal etwas nachdenklich. Also, ich gehe davon aus, dass wir das entweder durchstehen müssen oder der Krankheit erliegen und mit militärischer Ehre begraben werden."

Aus Australien kam dieser persönliche Bericht einer Armeeschwester:

„Alle vier Stunden mussten Leinsamenumschläge aufgelegt werden (diese mischte man im Tageszimmer, wo der Kessel mit dem kochenden Wasser stand, schnell zusammen und ließ sie auf die doppelte Größe aufgehen), die Kranken bekamen Brandy, Rum, Eierflip, der Schweiß wurde ihnen abgewischt und sie erhielten Morphium – auch wer die besten Prognosen hatte, brauchte ständig intensive Pflege, während die Patienten im Delirium überredet werden mussten, sich pflegen zu lassen und im Bett zu bleiben … Patienten mit Lungenentzündung mussten aufrecht im Bett sitzen, erhielten ein Kissen unter die Knie und wurden an der Rückwand des Bettes angeschnallt, damit sie in dieser Position blieben. Das war nicht einfach. Es waren normalerweise große, stattliche Männer, sie waren sehr krank und sie rutschen leicht weg oder hingen nach einer Seite durch … Sie husteten und spuckten einen dicken Auswurf aus, den sie kaum aus dem Mund herausbrachten. Sie brauchten Hilfe, um den Spucknapf zu erreichen … Sie mussten häufig wieder in die richtige Position gehoben werden, und durch die Umschläge und Packungen wurden sie schwer und unbeholfen."

Und dieser Bericht kommt von der 18-jährigen Margaret St. Louis, einer ehrenamtlichen Krankenschwester in Ottawa:

„Es kam so plötzlich. Am Morgen bekamen wir die Anweisung, eine neue Einheit für Grippepatienten einzurichten, und in der Nacht waren wir schon in eine umgebaute Klosterschule umgezogen. Noch bevor die Pulte entfernt waren, wurden schon die Tragen hereingebracht – 60 bis 80 pro Klassenzimmer. Wir konnten uns kaum zwischen den Feldbetten hindurchdrücken. Und ach, sie waren so krank! Sie kamen von einem nahe gelegenen Luftwaffenstützpunkt, Jungs aus dem ganzen Empire. Einige lagen schon tagelang unbeaufsichtigt da. Sie litten alle an Lungenentzündung. Wir wussten, dass die, die schon schwarze Füße hatten, nicht überleben würden.

Zwei Klassenräume wurden in Leichenschauräume umgewandelt und sie waren immer voll. Am Tag des Waffenstillstands, am 11. November, hatte die Epidemie ihren Höhepunkt erreicht und auf jeder Station starben täglich zwischen 15 und 20 Menschen. Es war entsetzlich! Aber wir taten, was wir konnten, und es waren wundervolle Patienten. Wir fütterten sie alle zwei Stunden mit Bouillon und Brandy. Sie mussten alle gefüttert werden. Und wir legten ihnen Leinsamenumschläge auf und gaben ihnen *alle vier Stunden flüssiges Aspirin*. Eine richtige Wäsche konnten sie aus zeitlichen Gründen nur alle zwei Tage bekommen, aber wir rieben die Kränksten so oft wir konnten mit einem Schwamm ab.

Die warmen Jacken, die man den Pneumoniepatienten umlegte, waren so rar, dass wir sie den Genesenden und den Toten wegnahmen, sie von Hand wuschen und sie am offenen Feuer zum Trocknen aufhängten. Meine Hände waren aufgerissen, so viele Jacken hatte ich gewaschen. Aber am schlimmsten traf es die Jungs, die gerade einen Senfgasangriff hinter sich hatten und dann die Grippe bekamen. Ihre Augenhöhlen waren verbrannt, das Innere ihrer Ohren war verbrannt und natürlich auch die Lungen. Wir legten diese arme Jungs nach draußen, damit sie mehr Sauerstoff bekamen."

Der Herausgeber der Zeitschrift *The American Journal of Nursing* schrieb in der Ausgabe vom November 1918:

„Zur Zeit grassiert die Spanische Grippe in den Vereinigten Staaten und laut Aussage der öffentlichen Presse, hat sie jetzt praktisch alle Staaten der Union erfasst. Niemand der heute lebt, kann sich daran erinnern, dass es jemals eine so weit verbreitete Epidemie mit solch katastrophalen Folgen gegeben hat. Die Epidemie war nicht nur in unseren Ausbildungslagern weit verbreitet, sondern hat auch die Menschen zu Hause erreicht, nicht nur in den Städten, sondern auch in ländlichen Gegenden."

Berühmte Leute

Die zerstörerischste Grippe in der Geschichte nahm keine Rücksicht auf die Personen. Weder Reichtum noch Ruhm verhinderten den Besuch der Spanish Lady. Sie bedrohte das Leben aller, auch die berühmtesten Persönlichkeiten der Welt waren nicht ausgenommen.

F. Scott Fitzgerald gehörte zu einer Division, die nach Frankreich abberufen worden war, aber die Angst vor dem Ausbruch der Grippe in diesem Land verzögerte die Abfahrt des Truppentransporters. Der Krieg ging zu Ende, bevor seine Division die Reise antreten konnte, was ihm wahrscheinlich das Leben gerettet hat.

Gertrude Stein fuhr während der Pandemie in Frankreich einen Krankenwagen und kümmerte sich sowohl um Grippeopfer im Militär als auch um Verwundete durch den Krieg.

Die Krankenschwester aus dem Roman *A Farewell to Arms*, die im wirklichen Leben die Krankenschwester war, in die sich Ernest Hemingway verliebt hatte, als er sich in Mailand von seinen Wunden erholte, wurde ursprünglich nach Florenz gesandt, um dort im Kampf gegen die Pandemie mitzuhelfen.

Die berühmte Schauspielerin Maude Adams, die während der Epidemie in *Madame X* die Hauptrolle spielte, wie auch der Filmstar Mary Pickford waren beide ernsthaft an der Grippe erkrankt.

Der Autor William Faulkner war in der Ausbildung in der Royal Air Force Academy in Kanada, als im Herbst 1918 ein Viertel der Soldaten in diesem Basislager an der Grippe erkrankte.

Thomas Wolfe verlor seinen geliebten Bruder durch die Grippe und schilderte das so rührend in einem seiner berühmtesten Romane, *Look Homeward Angel*.

Katherine Anne Porter beschreibt in ihrem Buch *Pale Horse, Pale Rider*, wie sie und ihr Geliebter mit der Infektion in Berührung kamen, an der ihr Geliebter starb und sie so schwer erkrankte, dass ihr ganzes Haar weiß wurde und sie in einem Bein eine Venenentzündung bekam.

Admiral Dot, einer der ursprünglichen kleinen Menschen von P. T. Barnum, und Irma Cody Garlow, die Tochter von Buffalo Bill Cody, starben beide an der Grippe.

General John Pershing sowie auch Kaiser Wilhelm sollen ebenfalls ernsthaft an der Grippe erkrankt sein.

Franklin D. Roosevelt, der zu jener Zeit Ministerialdirektor der Kriegsmarine war, steckte sich mit der Grippe an und bekam eine beidseitige Lungenentzündung, als er auf dem Marineschiff Leviathan aus Europa nach Amerika zurückkehrte.

Präsident Woodrow Wilson soll während der dritten Welle an der Grippe fast gestorben sein. Dieser Umstand hätte fast die Friedenskonferenz zum Scheitern gebracht, die einberufen wurde, um den Krieg zu beenden.

Auch beim Unterzeichnen des Waffenstillstands am 11. November 1918, als Millionen Menschen den Sieg des Krieges feierten, in dem zum ersten Mal die ganze Welt mit einbezogen war, starben immer noch Millionen an der Spanischen Grippe. So sehr hatte sie die ganze Welt in ihrem grausamen Griff.

Was haben wir gelernt?

Die große Spanische Grippepandemie „bleibt eine der größten medizinischen Unberechenbarkeiten." Jede Nation dieser Welt, jede Stadt, jedes Dorf, jede Familie war in irgendeiner Form von dieser Katastrophe betroffen, auf eine Art und Weise, die der menschliche Geist bis heute nicht verstehen kann. Da überall auf der Welt die jungen Erwachsenen am meisten betroffen waren, darunter Tausende junger Ehemänner, Ehefrauen, Mütter und Väter, verloren viele Kinder ihre Eltern auf tragische Weise, und die Grippe brachte mehr Kummer, Chaos und Zerrüttung in die Familien als der Weltkrieg, so schrecklich er auch war.

Über die Stellung der Spanischen Grippepandemie von 1918-1919 in der Geschichte der Medizin schrieb ein Wissenschaftler wie folgt:

„Eine Pandemie, wie die, die gerade um die Erde gefegt ist, hatte es noch nie gegeben. Es gab andere tödliche Epidemien, aber sie waren mehr begrenzt; es gab Epidemien, die genauso weit verbreitet waren, aber sie waren nicht so tödlich. Überschwemmungen, Hungersnöte, Erdbeben und Vulkanausbrüche haben alle ihre Spuren hinterlassen, was die Zerstörung von Menschenleben angeht und waren alle zu grausam, um sie wirklich zu begreifen, aber nie zuvor gab es eine Katastrophe, die so plötzlich kam, so zerstörerisch und so alles umfassend war.“

Die große Frage lautet: „*Könnte das wieder geschehen*“?

Die Suche nach der Ursache für die spanische Grippe

1918 bis 1919 wussten die Wissenschaftler, dass die Welt damals von der schlimmsten Form einer Grippe verwüstet wurde, die jemals auf der Erde aufgetreten war. Das große Geheimnis blieb aber bestehen – was machte diese Grippe so tödlich? Was hat sie verursacht, und das letzte Rätsel war – warum und wie ist sie verschwunden? 1921 verkündeten die Forscher Opie, Blake, Small und Rivers in *Epidemic Respiratory Disease*, dass ihre Forschungsverfahren, die sie für fehlerlos hielten, das Ergebnis erbrachten, dass der Pfeiffer-Bazillus die wahre Ursache für die Grippe war. 44 Jahre später gestand jedoch River, „einer der herausragendsten älteren Wissenschaftler Amerikas", jedoch ein: „Nun gut, wir lagen ganz einfach zu 100 % falsch und das ist ein Kapitel, von dem ich wünschte, ich hätte es nie geschrieben."

Zu dieser Zeit war der einzige Erreger, von dem man dachte, dass er die Ursache sein könnte, eine Art Bakterium, also musste es der Pfeiffer-Bazillus sein. Tatsache ist jedoch, dass der Pfeiffer-Bazillus nicht bei allen Grippefällen gefunden wurde. Aber typischerweise waren die Wissenschaftler, die ihre Forschungsarbeit leisteten, so davon überzeugt, dass es keine andere Erklärung geben könnte, dass sie dies mit rationalen Erklärungen zu rechtfertigen versuchten. Eine Erklärung war zum Beispiel, dass der Bazillus die immunologische Abwehr des Körpers gegenüber einer Infektion der Atemwege so stark schädigte, dass andere Mikroorganismen schnell die primäre Ursache der Grippe überdecken konnten. Oder es lag an schlechten und schlampigen Labormethoden, dass der Bazillus in manchen Proben nicht gefunden worden war. Und außerdem, hatte nicht ein angesehener Forscher das Gift des gezüchteten Pfeiffer-Bazillus durch einen feinen Filter gestrichen, der so fein war, dass alles, außer dem Gift des Bazillus herausgefiltert werden sollte, und nachdem er dann Kaninchen mit dieser klaren Flüssigkeit geimpft hatte, festgestellt, dass die Kaninchen daran gestorben sind?

Und doch blieben Zweifel bestehen, weil die Prozentzahl der Grippepatienten mit nachgewiesenem Pfeiffer'schem Bazillus nie hoch genug war, dass dieser Bazillus für die Krankheit wirklich eine Rolle spielen könnte. Genauso rätselhaft war es auch, dass Streptokokken und Pneumokokken im Hals von Grippenpatienten gefunden wurden.

Die wahre Ursache ist gefunden

Seit der deutsche Bakteriologe Richard Pfeiffer das Bazillus zwei Jahre nach der Grippepandemie von 1890 isoliert hatte, wurde es als den Verursacher der Grippe angesehen. Diese Überzeugung hatte sich fast dreißig Jahre lang gehalten. Als jedoch Ärzte und Wissenschaftler in den schrecklichen Jahren von 1918 und 1919 unermüdlich daran arbeiteten, das Geheimnis der Spanischen Grippe zu ergründen, fanden sie einen Widerspruch nach dem anderen. Es schien keinen vorrangigen Bakterienstamm zu geben, der mit dieser rätselhaften Pandemie in Verbindung stand, weil einfach nie ein bestimmter Organismus in allen untersuchten Fällen zugegen war. Oft kam es vor, dass in einer einzigen Familie mit fünf oder sechs betroffenen Mitgliedern bei jedem Familienmitglied ein anderes Bakterium gefunden wurde.

Als diese Wissenschaftler verdächtige Organismen – Pfeiffer-Bazillen, Pneumokokken, Streptokokken und andere – aus Bronchialsekreten durch feinste Filter isolieren wollten, konnten diese Bakterien die Filter nicht durchdringen. Als aber freiwillige Helfer mit dem restlichen verdünnten Sputum in Berührung kamen, brach die Krankheit bei ihnen aus! Könnte es einen Mikroorganismus geben, der so klein war, dass er mühelos den feinsten Laborfilter passieren konnte? Könnte es einen Infektionserreger geben, der so winzig ist, dass man ihn mit den stärksten Mikroskopen nicht finden kann? Was war das für eine vollkommen unaufhaltsame, unsichtbare Naturgewalt, die die Menschheit so rigoros ausgeplündert hat? Dieser undefinierbare Killer blieb verborgen, zum Greifen nahe, aber nicht ganz in Reichweite. Erst als das Elektronenmikroskop erfunden war, konnten die bösen Geheimnisse dieses Erregers gelüftet werden.

1933 wurde das schwer fassbare Grippevirus schließlich von drei englischen Wissenschaftlern, Smith, Andrews und Laidlaw, isoliert und identifiziert. Danach wurde der Pfeiffer-Bazillus, irrtümlicherweise Haemophilus Influenzae genannt, auf seinen rechtmäßigen Platz zurückverwiesen, es verursachte nur eine sekundäre bakterielle Komplikation der primären Grippe, war aber nicht die eigentliche Ursache. Jedoch stellte sich dieses neu entdeckte Virus, wie die Wissenschaftler bald erkannten, als viel komplizierter heraus, als man zunächst vermutet hatte. Trotz diesem bedeutsamen Durchbruch blieben immer noch viele Rätsel über dieses Virus offen, und diese Pioniere, wie auch ihre Nachfolger, verbrachten einen großen Teil ihrer professionellen Laufbahn damit, den verwickelten Geheimnissen dieses Virus auf die Spur zu kommen. Und doch war der Code geknackt. Das nicht fassbare Virus war gefunden. Diese drei Wissenschaftler hatten tatsächlich die unsichtbare Stecknadel im Heuhaufen gefunden – von nun an konnten sich die Wissenschaftler ausschließlich auf die Nadel konzentrieren.

Die spanische Grippe – ein Virus oder viele?

1918 trat auf einer Schweineausstellung in Cedar Rapids, Iowa eine offenbar neue Krankheit auf. Millionen von Schweinen wurden angesteckt und Tausende starben. Diese „Schweinegrippe" brach danach jedes Jahr wieder aus, war aber unterschiedlich in ihrer Ausprägung und geographischen Verbreitung. Drei amerikanische Forscher, McBryde, Niles und Moskey, bewiesen 1928, dass man mit Blut von infizierten Schweinen, welches man gesunden Schweinen eingespritzt hatte, die Grippe nicht übertragen konnte, spritzte man den Tieren dagegen infiziertes Schleimsekret oder Lungengewebe ein, so erkrankten sie an der Grippe.

Richard E. Shope, ein Forscher am Rockefeller Institute, setzte dann alle dies Puzzleteile zusammen, um von der schwer fassbaren Grippe ein vollständiges Bild zu bekommen. 1928 untersuchte er einen Fall von Schweinecholera, als er auf einen vergessenen Artikel über die Schweinegrippe stieß. Er begann darüber nachzudenken, ob die Schweinegrippe und die menschliche Grippe nicht irgendwie zusammenhängen. Im folgenden Herbst brach die Schweinegrippe noch einmal in Iowa aus, dem Staat mit der höchsten Schweinepopulation. Das war die Gelegenheit für Shope. Er sammelte Lungengewebe von Dutzenden toter Schweine und nach seiner Rückkehr fand er in seinem Labor in Princeton, zusammen mit seinem Kollegen Paul Lewis, vor allem eines – den Pfeiffer-Bazillus! Sie tauften es Haemophilus Influenzae suis – suis bedeutete, dass es im Schwein gefunden wurde und nicht im Menschen.

Ihre Begeisterung wurde jedoch bald wieder zunichte gemacht, denn als man gesunde Schweine mit diesem neu gezüchteten Pfeiffer-Bazillus impfte, bekamen diese geimpften Schweine keine Grippe. Wieder einmal waren sie gegen eine Wand gelaufen, und wie die früheren Forscher der Spanischen Grippe von 1918 standen sie wieder vor der rätselhaften Tatsache, dass sie es hier mit einem Organismus zu tun hatten, der bei Grippekranken immer vorhanden zu sein schien, aber nicht wirklich in der Lage war, die Krankheit *auszulösen*.

Noch rätselhafter war eine andere Tatsache, immer wenn er versuchte, den Pfeiffer-Bazillus durch einen bakteriologischen Filter zu streichen und anschließend Schweine mit diesem Filtrat impfte, wurden die Schweine nur leicht krank, wenn er jedoch gesunde Schweine sowohl mit dem Pfeiffer-Bazillus, als auch mit dem Filtrat impfte, erkrankten alle an der klassischen Grippe. Handelte es sich hier um eine Krankheit mit zwei Ursachen? Höchst verwirrend!

Erst nach fast zwei Jahrzehnten mühseliger Forschungsarbeit konnte Shope zu *seiner eigenen* Genugtuung beweisen, dass die Schweinegrippe das synergetische Ergebnis aus dem gleichzeitigen Vorhandensein von zwei Mikroorganismen im Respirationstrakt von Schweinen ist – dem Pfeiffer-Bazillus und dem Grippevirus. Diese Entdeckung erklärte seiner Meinung nach nicht nur die Schweinegrippe, sondern auch die fürchterliche Spanische Grippe von 1918, da auch die Pandemie von 1918 aus der zufälligen Kombination des Grippevirus und des Pfeiffer-Bazillus entstanden war.

Shops Theorie war folgende: Die erste Welle der Grippe von 1918, im Frühjahr und Sommer jenen Jahres, war noch schwach und nur durch das

Grippevirus ausgelöst. Er vermutete das aufgrund der Tatsache, dass der Pfeiffer-Bazillus bei keinem der Opfer der ersten Welle gefunden worden war. Aber mit dieser Welle wurde das Grippevirus über die ganze Weltbevölkerung ausgesät, und als dann der Pfeiffer-Bazillus in der zweiten Welle im darauf folgenden Herbst aufgetaucht ist, ist nach Shopes Theorie, durch die Kombination dieser beiden Organismen ein Supervirus entstanden, der in kurzer Zeit eine tödliche Pandemie entstehen ließ.

Aber Shopes Theorie konnte immer noch nicht die zahlreichen Todesfälle durch die Spanische Grippe erklären, bei denen der Pfeiffer-Bazillus gar nicht gefunden worden war, dafür aber Streptokokken und Staphylokokken. Sie erklärt auch nicht, warum gerade die junge Erwachsenenbevölkerung die Zielgruppe der Krankheit war. Shopes Theorie über die Spanische Grippepandemie von 1918 wird zwar heute nicht mehr so ganz befürwortet, sie wird aber auch nicht als vollkommen falsch abgetan. Trotz moderner Forschung und fortgeschrittenen Kenntnissen in der Virusforschung, konnte das Ausmaß, die Schnelligkeit und die äußerste Bösartigkeit jener Pandemie bis heute nicht erklärt werden.

Das Buch *Epidemic and Peace* aus dem Jahre 1918 beschreibt dieses Dilemma:

„Wie war es möglich, dass verschiedene Arten von Erregern, die eine Lungenentzündung verursachen können, wie Streptokokken und Staphylokokken, ganz zu schweigen von der Vielzahl der vorhandenen Stämme jeder Sorte, im Jahre 1918 alle gleichzeitig mutiert sind und daraus virulentere Stämme entstanden sind, als noch im Jahr 1917 existiert hatten? Die Chancen für eine solche Zufälligkeit können nur in Zehnerpotenzen ausgedrückt werden. Mathematisch gesehen ist es wahrscheinlicher, dass die Pandemie eine Strafe war, die ein verärgerter Gott den Menschen auferlegt hat … Man könnte sich vorstellen, dass die Spanische Grippe eine einmalige Krankheit war, die aus der Symbiose zweier Organismen entstanden ist. Jeder für sich konnte eine eigene Krankheit auslösen; aber zusammen verursachten sie die Spanische Grippe … Bakteriologen stören sich an der Vorstellung, dass die Spanische Grippe eine Krankheit sein soll, die aus der Symbiose zweier Erreger entstanden ist.

Shope konnte seine Theorie nie beweisen. Er hat jedoch dazu beigetragen, den Beweis zu erbringen, dass die Grippe nicht eine ausschließlich beim Menschen vorkommende Krankheit ist, dass alle Vögel und auch Schweine, Frettchen, Hamster, Mäuse, Affen, Pferde – ja, sogar Wale, nicht nur an der Grippe erkranken, sondern auch Träger des Erregers sein können. Seine Theorie zeigte auch, dass bestimmte Sorten von Lebewesen als Speicher – eine Art Mischbehälter – für das Grippevirus dienen könnten, wo diese Erreger zwischen den Epidemien ausgebrütet werden.

Die Grippe – das sich ständig verändernde, nicht fassbare Virus

Grippeepidemien und -pandemien wurden besonders seit den fünfziger Jahren ausgiebig untersucht. Heute wissen wir, dass das Grippevirus die innere Oberfläche und die Schleimhaut des Respirationstrakts angreift. Weiterhin ist bekannt, dass das Jagdgeschwader des Immunsystems, die Antikörper und weißen Blutkörperchen erst mobilisiert werden können, wenn aufgrund der Entzündung der infizierte Bereich mit Flüssigkeit angefüllt ist. Das Virus von 1918 war offensichtlich einzigartig in seiner Fähigkeit, sich so schnell über die Schleimhäute in den Atemwegen auszu breiten, dass der Körper nicht mehr in der Lage war, rechtzeitig die Abwehr zu mobilisieren, um die Krankheit effektiv zu bekämpfen. Sobald das Virus die Flimmerhärchen der Schleimhäute, die erste Verteidigungslinie des Atmungssystems geschwächt hatte, war der Weg für die Aasgeier frei, wie unter anderem die Erreger der bakteriellen Lungenentzündung, Staphylokokken usw., die sich nun an die Arbeit machen konnten.

Was ist das für ein Virus – dieser schwer fassbare, sich ständig verändernde, schlüpfrige und irreführende ansteckende Feind, der die Wissenschaftler der ganzen Welt verhöhnt? Stellen Sie sich einen Tennisball vor, der mit winzigen Zylinderstiften von etwa 12 mm Länge überzogen ist, die überall herausragen. Einige der Stifte stecken in dem Ball, so dass ihre abgerundeten Zylinderköpfe herausstehen, aber die meisten ragen mit ihren spitzen Enden aus dem Ball heraus. Verringern Sie jetzt die Größe des Tennisballs auf ein Maß, das nur mit dem Elektronenmikroskop zu erkennen ist und sie haben in etwa eine Vorstellung über das Aussehen eines Grippevirus.

Von diesen Stacheln, Glycoproteine genannt, gibt es zwei Arten, wobei die eine Variante, die zahlreicher vorhanden ist, *Hämagglutinin* genannt wird. Dieser Stoffe ist dafür verantwortlich, das Virus (den Tennisball) an die roten Blutkörperchen und die Wirtszellen des Organismus zu binden. Die anderen – die flachköpfigen Stacheln – sind als *Neuraminidase* bekannt. Diese unterstützen die Freisetzung eines Abkömmlings des Virus aus infizierten Zellen und ermöglichen es dem Virus, sich von einer Zelle auf die nächste zu übertragen. Man nennt diese Stacheln *Antigene*. Antiköper, die vom Organismus produziert werden, um das Virus zu bekämpfen, sind vielleicht in der Lage, die Vermehrung des Virus zu verhindern, aber nur die Antikörper gegen das Hämagglutinin sind in der Lage, die Ansteckungsfähigkeit der Virenpartikel zu neutralisieren.

Grippeviren sind daher leicht an ihrer Struktur mit den zwei unterschiedlichen Stacheln zu erkennen, und sie sind gekennzeichnet durch das Verhältnis von Hämagglutinin(H)- zu Neuraminidase(N)-Stacheln. Größere Virenstämme bezeichnet man heute als A, B oder C, je nach ihren antigenen Merkmalen. In der Familie der Grippeviren vom Typ A gibt es eine Anzahl untergeordneter Typen. Von den Hämagglutinin-Stacheln unterscheidet man zwölf solcher untergeordneter Typen oder Stämme (H1 bis H12) und von den Neuraminidase-Stacheln gibt es neun (N1 bis N9). Daher wurde das Virus, das 1957 die Asiatische Grippe ausgelöst hatte, mit H2N2 und das Virus der Hongkong-Grippe von 1968 mit H3N2 bezeichnet. Alle Grippeviren bis 1957 schienen zur gleichen Untergruppe zu gehören und wurden mit H1N1 bezeichnet.

Während Grippeviren vom Typ A von Tieren (Geflügel, Schwein, Pferden usw.) und auch vom Menschen isoliert werden konnten, konnten die B- und C-Stämme bisher nur von Menschen gewonnen werden. Die Virenstämme vom Typ B verlaufen nicht so tödlich und lösen die Krankheit häufiger bei der ganz jungen Altersgruppe aus; die Sterberate ist normalerweise niedrig. Viel weniger weiß man über die C-Stämme, aber diese standen anscheinend noch nicht mit einer epidemischen Form der Krankheit in Verbindung. Man nimmt nun an, dass nur die Viren vom Stamm A Pandemien ausgelöst haben. Einige Pandemien vom Stamm A sind viel tödlicher als andere, je nach Ansteckungskraft des Virus.

Das Innere oder der Kern des Virus (Tennisballs) enthält das genetische Material des Virus, die so genannte Ribonukleinsäure oder kurz RNA, zusammen mit Proteinen als Trägerstoff. Was dieses Grippevirus im Vergleich zu anderen Viren so ungewöhnlich macht, ist, dass seine RNA in acht einzelnen Stücken vorliegt. Jedes dieser acht Stücke stellt eine einzelne genetische Einheit oder Gen dar. Dieses einzigartige Merkmal verleiht dem Virus die Fähigkeit zu mutieren oder seine Erscheinung zu ändern, vergleichbar mit einem Bösewicht, der sich immer wieder neu verkleidet.

Kleine Mutationen oder Veränderungen innerhalb dieser Subtypen nennt man „Antigen*drifts*." Man hat festgestellt, dass diese Drifts, die für die weite Verbreitung von Krankheiten verantwortlich sind, die Hämagglutinin-Subtypen H1, H2 oder H3 und die Neuraminidase-Subtypen N1 oder N2 enthalten. Da diese untergeordneten Varianten innerhalb der menschlichen Bevölkerung von Person zu Person übertragen werden, kommen Mutationen entweder bei einem der beiden Gene oder sowohl beim Hämagglutinin (H)- als auch beim Neuraminidase (N)-Gen vor. So behalten sie ihre bisherigen Immunanteile von einer Drift zur nächsten, und daher verändert sich der Grippestamm normalerweise nicht sehr von einem Jahr zum nächsten und verursacht nur „gewöhnliche Grippeepidemien".

Gelegentlich verändert sich das Virus jedoch auch so, dass die Antigene Hämagglutinin (H) und Neuraminidase (N) stark beeinflusst werden und ein vollkommen neuer Stamm entsteht, gegen den die Weltbevölkerung nicht immun ist. Solche drastischen Veränderungen bezeichnet man als „Antigen*shifts*". Und genau das ist 1918 passiert. Diese entscheidenden Schritte geschehen, wenn sich ein Organismus gleichzeitig mit Grippeviren von zwei unterschiedlichen Typen ansteckt, wie bei einem Virenaustausch zwischen Schweinen und Vögeln. Wenn sich die Gene dieser beiden Viren innerhalb der neu infizierten Zellen neu kombinieren, können sie ein vollkommen neues Hybrid-Antigen erzeugen – ein *Shift*. Alle Pandemien sind das Ergebnis solcher Antigenshifts.

Das Grippevirus von 1918 war das Ergebnis von genau einem solchen dramatischen Antigenshifts, das Produkt eines Untergruppenstammes, der sowohl Menschen wie auch Schweine infiziert. Dieser Virenstamm, der zu einem neuen H1N1-Subtyp gehört, soll irgendwann vor 1918 auf die Säugetiere übergegriffen haben. Durch Isolation des Grippevirus im Jahr 1930, zusammen mit der Entwicklung von Impfstoffen seit den vierziger Jahren, konnte die Sterberate deutlich gesenkt werden. Die natürlichen Prozesse, die bei den Drifts und den Shifts innerhalb des Virus ablaufen, haben sich jedoch nicht im Geringsten verändert. Das Potential für eine katastrophale Zerstörung bleibt daher bestehen. Auch wenn die Antigenshifts, die die Pandemien von 1957 (Asiatische Grippe), 1968 (Hongkong-Grippe) und 1977 (Russische Grippe) hervorgerufen haben, nicht an die Sterberate der Spanischen Grippe von 1918-1919 herangekommen sind, so zeigen sie doch deutlich, dass die Bedrohung durch tödliche Antigenshifts immer vorhanden ist. Darüber hinaus muss auch erwähnt werden, dass diese drei wichtigsten Pandemien (zusammen mit kleineren Pandemien) in Intervallen von etwa zehn Jahren aufgetreten sind.

Da jeder Virenstamm einer Grippe einige, *aber nicht alle* antigenen Bestimmungsfaktoren mit anderen Viren innerhalb eines bestimmten untergeordneten Typs gemeinsam hat, gibt es entweder große oder kleine Unterschiede innerhalb bestimmter Stämme eines Subtyps. Wenn diese gemeinsamen Bestimmungsfaktoren ausreichend sind, könnten die Antikörper eines bekannten Stammes vor der Ansteckung durch einen anderen schützen. Sollten diese allgemeinen antigenen Bestimmungsfaktoren sich allerdings als zu gering herausstellen, dann findet kein Übertragungsschutz statt. In diesen Fällen kann weder eine frühere Ansteckung durch die Grippe noch die Grippimpfung den Einzelnen vor einem neuen Grippevirenstamm vom Typ A, der in diesem Jahr erscheint, schützen. Daher war der Impfstoff, den man aus dem Virenstamm von 1947 entwickelt hatte, welcher etwa ein Jahrzehnt vorherrschend war, vollkommen wirkungslos gegenüber der Asiatischen Grippe von 1957.

Die asiatische Grippe von 1957 / die Hongkong-Grippe von 1968

Die bekannteste Theorie besagt, dass die meisten Grippepandemien ihren Ursprung in China oder Zentralasien haben. Das Epizentrum der Asiatischen Grippe schien im Februar 1957 in der chinesischen Provinz Guizhou gewesen zu sein. Bis zum folgenden Juli hatte sie sich über den ganzen Mittleren Osten verbreitet, von wo sie Pilger, die aus Mekka zurückgekommen waren, nach Westafrika verschleppten. Im August trat sie in Südafrika und Chile in Erscheinung. In Nordamerika und Europa kam sie im Herbst 1957 an. Aufgrund der bewundernswerten Fortschritte in der Virusforschung, waren die Wissenschaftler nun in der Lage, Millionen Menschen vor der herannahenden Grippe zu warnen.

Doch viele, die an dieser Grippe erkrankten, starben an den Komplikationen einer nicht bakteriellen Lungenentzündung, wie man das schon von der Pandemie von 1918 kannte. Bei der Autopsie dieser Opfer fand man, dass die Viren den ganzen Bereich von der Luftröhre bis hinunter in die feinen Äste der Bronchien zerstört hatten. Bei der Asiatischen Grippepandemie von 1957 schienen auch die Staphylokokken, die normalerweise nur an der Oberfläche der Schleimhaut zu finden sind, eine wichtige Rolle gespielt zu haben. Obwohl die Krankheitsziffer bei dieser Pandemie hoch war, war die Sterberate doch erstaunlich gering. Ähnlich verlief die Hongkong-Grippe von 1968. Warum diese Pandemien lange nicht so tödlich verliefen wie die Spanische Grippe bleibt ein Geheimnis.

Die Schweinegrippe von 1976

Trotz der ganzen Fortschritte in der medizinischen Forschung tauchten in den siebziger Jahren ein Schar neuer Infektionskrankheiten in nie da gewesenem Ausmaß auf, zu den schlimmsten gehörten Herpes, die Legionärskrankheit und AIDS. Im Januar 1976 brach in Fort Dix, New Jersey ein Grippetyp aus, welcher die medizinischen Forscher in Alarmbereitschaft versetzte. Bei den meisten der Soldaten, die in diesem Jahr an der Grippe erkrankten, fand man einen gemeinsamen, nicht bedrohlichen Virenstamm vom Typ H3N2 vor. Vier der Soldaten in diesem Basislager, einschließlich einer Privatperson, die an der Krankheit gestorben waren, waren von einem merkwürdigen neuen Virenstamm, dem H1N1 befallen. Man glaubte nun, dass dieser Grippetyp sehr eng verwandt war mit der Infektion, die 1918 die Spanische Grippe verursacht hatte.

Forschungen haben zu dieser Zeit reichlich Hinweise dafür erbracht, dass Grippeviren einen „zehnjährigen Virenerneuerungszyklus durchlaufen, der auf dem Verhältnis zwischen immunen und für die Grippe anfälligen Bevölkerungsteilen beruht". Daher rechnete man Ende der siebziger Jahre mit einem komplett neuen Grippevirenstamm. Mitte Februar hatte das Seuchenkontrollzentrum bestätigt, dass es sich bei dem Grippeausbruch in Fort Dix tatsächlich um die Schweinegrippe handelte. Etwas später im gleichen Monat wurde von Schweinegrippefällen in Minnesota, Wisconsin, Pennsylvania, Virginia und Mississippi berichtet. Notsitzungen wurden einberufen, um über die beste und schnellste Maßnahme zu entscheiden, wie man sich angesichts der sich anbahnenden Grippeepidemie mit möglichen schwerwiegenden Folgen verhalten sollte. Innerhalb ein paar Wochen stellte die Seuchenkontrollbehörde einen Antrag an die Administration der Regierung von Präsident Ford und bat um die Genehmigung von 134 Millionen Dollar für ein landesweites Impfprogramm gegen die Schweinegrippe.

Auch wenn der Kongress gegen dieses Vorgehen war, befürwortete Präsident Ford das Programm und unterzeichnete am 15. April 1976 eine entsprechende Genehmigungsvorlage als Gesetz. Um seine starke Überzeugung zu unterstreichen, dass dieses Programm vorangetrieben werden sollte, erklärte er öffentlich, dass er einen Weg finden würde, um das Immunisierungsprogramm durchzuführen, „mit oder ohne Unterstützung des Kongresses". Es gab jedoch noch viele Hindernisse zu überwinden. Anfang Mai erhielten die Hersteller des Impfstoffes gegen die Schweinegrippe von ihrer Versicherungsgesellschaft die Nachricht, dass ihre Haftpflichtversicherung gekündigt worden sei. Daraufhin wurde die Produktion des Impfstoffes gegen die Schweinegrippe sofort unterbrochen. Dazu kam noch die Ankündigung im Juni, dass ein Arzneimittelhersteller für die Produktion von über zwei Millionen Impfdosen das falsche Virus verwendet hatte. Währenddessen suchten Epidemiologen der Seuchenkontrollbehörde weiterhin unablässig nach Ausbrüchen von Schweinegrippe in anderen Teilen der Welt, konnten jedoch keine weiteren Fälle konkretisieren.

Ursprünglich war es das Ziel der amerikanischen Gesundheitsbehörde, mindestens 60 Prozent der Zivilbevölkerung innerhalb fünf Jahren zu impfen. Nachfolgende Untersuchungen haben jedoch gezeigt hat, dass die ganz junge Bevölkerung weniger gefährdet war und dass es daher völlig ausreichend war, nur die Bevölkerungsgruppe der über 18-Jährigen zu impfen. Nach vielen Einwänden und Verzögerungen begann das Impfprogramm dann im Oktober, aber es gab immer noch viele Probleme. Kaum hatte das Impfprogramm begonnen, kamen Berichte über schwere Nebenwirkungen des Impfstoffes herein. Innerhalb einer Woche wurde von drei älteren Leuten in Pittsburgh berichtet, die alle sofort nach einer Impfung in der gleichen Klinik gestorben sind. Bis Mitte Oktober stieg die Zahl der Toten infolge der Impfung auf 33 an. Um die Bevölkerung zu beruhigen, traten Präsident Ford und seine engsten Angehörigen vor die Fernsehkamera und jedes Familienmitglied krempelte seine Ärmel hoch und ließ sich impfen.

Die Beruhigung durch den Präsidenten hielt jedoch nicht lange an. Mitte Oktober traten die ersten Fälle einer seltenen, aber schwerwiegenden Komplikation infolge der Impfung gegen die Schweinegrippe auf. Es ist bekannt, dass das Guillain-Barré-Syndrom unter anderem eine toxische Reaktion als Folge einer Immunisierung ist. Es handelt sich hier um eine Autoimmunreaktion, bei der die Myelinscheide angegriffen wird und als Folge Schwäche, nervöses Zittern und Gefühlsstörungen bis hin zu Lähmungen in den Beinen auftreten. Die für die Atmung zuständigen Muskeln können so schwach werden, dass ein Beatmungsgerät erforderlich wird. Die Gesichts- und Schluckmuskeln können derart erlahmen, dass der Betreffende über eine Sonde ernährt werden muss. Auch der Herzrhythmus und die normalen Reflexe können sich verändern, ebenso können sich die Lähmungen auf das Gehen und sogar die Augenbewegungen ausweiten. Etwa fünf Prozent der Patienten sterben am Guillain-Barré-Syndrom.

Trotz dieser schwerwiegenden Komplikation standen die Menschen im ganzen Land immer noch Schlange, um die Impfung gegen die Schweinegrippe zu bekommen, teilweise aufgrund der Angstkampagne durch die öffentlichen Medien und der Tatsache, dass immer wieder von neuen Schweinegrippefällen berichtet wurde. Als jedoch weitere Fälle des Guillain-Barré-Syndroms als Folge der Schweinegrippeimpfung auftraten, konnten die Verantwortlichen nicht länger diesen Zusammenhang ignorieren und das ganze Programm wurde für einen Monat ausgesetzt, um entsprechende Untersuchungen durchführen zu können.

Als Ergebnis der Untersuchung und der schlechten Publicity kam es zu einem Wechsel in der Administration und es wurde ein neuer Minister für Gesundheit, Erziehung und Sozialwesen ernannt. Im Februar 1976 trat der Vorsitzende der Seuchenkontrollbehörde zurück und das Programm zur Schweinegrippeimpfung blieb weiterhin unterbrochen. Im gleichen Monat erklärte das Justizministerium, dass über einhundert Schadensersatzforderungen aufgrund der Schweinegrippeimpfung über eine Gesamtsumme von 11 Millionen Dollar bei der Bundesregierung eingegangen waren, die sich auf den Public Law 94-380 beriefen. Trotz der Tatsache, dass im Winter 1976 über 40 Millionen Menschen geimpft worden waren, lag die Sterberate zu dieser Zeit unerwarteterweise über dem Niveau des darauf folgenden Winters 1977-1978. Alles in allem hatte sich die Schweinegrippe zu einer medizinischen Peinlichkeit entwickelt und wird für immer als „die Epidemie, die nie stattgefunden hat," in die Geschichte eingehen.

Der Ursprung des Virus

Man nimmt an, dass Wasservögel auf der ganzen Welt als Speicher für alle Subtypen des Grippevirus A dienen. Besonders Wildenten spielen in der natürlichen Folge von Ereignissen im Zusammenhang mit dem Grippevirus eine einzigartige Rolle. In Wildenten vermehren sich die Grippeviren in den Zellen, die den Verdauungstrakt auskleiden. Infolgedessen werden die Viren in hoher Konzentration mit dem Kot der Vögel ausgeschieden. Daher sind Wasservögel, die bei ihrer Wanderung Tausende von Meilen über die ganze Welt zurücklegen, in der Lage, Viren in einem atemberaubenden Ausmaß auf andere wilde Vögel und Hausvögel zu übertragen. Bedenkt man einmal die große Anzahl Jungenten, die jedes Jahr überall auf der Welt in der Wildnis ausgebrütet werden, und die Tatsache, dass es zwischen den wilden Enten und anderen Wasservögeln überhaupt keine räumliche Trennung gibt, so versteht man leicht, wie das Virus auch einfach auf Haustierarten – Truthähne und Hühner – und alles Geflügel, das gezüchtet oder kommerziell genutzt wird, übertragen werden kann.

Vogelviren werden auf Meeressäugetiere übertragen und auch auf andere Tierarten, wie Schweine und Pferde, wenn diese aus Wasserquellen trinken, die durch die Fäkalien von wilden Vögeln verseucht worden sind. Vor allem von Schweinen ist bekannt, dass sie bei der Übertragung des Grippevirus als Zwischenwirt zwischen Vögeln und Menschen dienen. Die beste Maßnahme, um eine Grippeepidemie oder -pandemie zu verhindern, wäre also die räumliche Trennung von Schweinen und Geflügel in der Landwirtschaft. Leider scheint sich das in vielen asiatischen Ländern nicht realisieren zu lassen. In China, Hongkong und Japan werden schon seit langer Zeit wilde Wasservögel und Hausgeflügel mit Schweinen gemeinsam gehalten, und obwohl zwei Subtypen von Vogelviren (H5 und H7) in regelmäßigen Abständen immer wieder der asiatischen Geflügelindustrie stark geschadet haben, weil Millionen Tiere geschlachtet werden mussten, wird an dieser Praxis nichts geändert. Demzufolge hatten offensichtlich die meisten, wenn nicht alle Epidemien und Pandemien der menschlichen Grippe des zwanzigsten Jahrhunderts ihren Ursprung in den asiatischen Ländern.

Kleine Vögel – „Wenn die Gefahr vom Himmel kommt"

Der Dienstag, 20. Mai 1997 begann für Dr. Wilina Lim, die leitende Virusforscherin am Gesundheitsministerium in Hongkong, wie jeder andere Tag. Sie hatte jeden Tag routinemäßig etwa achtzig Blut- und Gewebeproben aus umliegenden Krankenhäusern zur Durchsicht vorliegen. Dieser Tag sollte für Dr. Lim und ihre Mitarbeiter jedoch alles andere als routinemäßig werden.

Eine der Proben vom Queen Elizabeth Hospital stammte von einem dreijährigen Jungen, der dort an einer Atemwegserkrankung verstorben war.

Man fand schnell heraus, dass das Kind an einer Grippe vom Typ A gestorben war, was an sich allein nicht besonders beunruhigend war. Dr. Lim wurde jedoch stutzig, als sich diese Virenprobe nicht genau bestimmen ließ, obwohl sie die Tests mehrmals wiederholte. Sie sandte Proben sowohl an die Seuchenkontrollbehörde in Atlanta als auch nach Mill Hill in England, die beiden wichtigsten Überwachungslaboratorien der Welt, wo beständig Änderungen der Grippevirenstämme überall auf der Welt beobachtet werden. Der Höflichkeit halber schickte sie auch eine Probe an Jan De Jong, ein Virusforscher und Kollege am Dutch National Institute of Health and the Environment, von dem sie wusste, dass er eine Sammlung über ungewöhnliche Grippevirenstämme angelegt hatte.

Dr. Lim dachte über diesen Fall nicht weiter nach, bis sie mehr als einen Monat später, am 8. August erfuhr, dass De Jong am gleichen Tag einen Flug nach Hongkong gebucht hatte und am folgenden Sonntag ankommen würde. Als sie Dr. Jong am folgenden Tag in seinem Hotel abholte und ihn zu ihrem Labor fuhr, war seine erste Frage: „Können Sie sich vorstellen, was für ein Virus Sie mir geschickt haben?"

Es stellte sich heraus, dass es sich hier um eine Virenart handelte, die man bisher bei Menschen noch nie gefunden hatte. Virologen hielten dieses Virus für eine neue, äußerst bedeutsame Mutation des Grippestammes A, ein Virus, das die medizinische Welt vor Angst und Bestürzung den Atem anhalten ließ. Sollte sich dieses Virus mit den gewöhnlichen menschlichen Virenstämmen vereinen, so könnte ein „Supervirus" entstehen, das sowohl hoch ansteckend wie auch äußerst tödlich sein könnte. Sollte genau die richtige Kombination von Viren zusammen kommen, dann könnte sich dieses Virus, das eher an Ebola als eine gewöhnliche Grippe erinnerte, mit erstaunlicher Geschwindigkeit über die ganze Welt ausbreiten und jede tödliche Pandemie, die die Menschheit bisher erlebt hatte, in den Schatten stellen.

Dieses als H5N1 bekannte Virus ist bei Hühnern sehr verbreitet, war aber bis zu diesem Zeitpunkt noch nie beim Menschen gefunden worden. Dr. Lim erklärte, dass sie noch nie von einer Ansteckung durch ein H5-Grippevirus beim Menschen gehört hatte und tatsächlich bis dahin geglaubt hatte, dass so etwas gar nicht möglich sei. Auch Dr. De Jong war skeptisch und war persönlich nach Hongkong geflogen, um sich zu versichern, dass die ihm zugeschickte Probe nicht verunreinigt war. Beide Wissenschaftler waren bald davon überzeugt, dass das hier kein Zufall war. Das noch nie Dagewesene war eingetroffen! Wie hatte ein H5-Virus diese Speziesbarriere überspringen können? Wie konnte ein Vogelvirus direkt einen Menschen anstecken, ohne sich über den Zwischenwirt Schwein neu zu kombinieren? Und doch hatte das Virus in relativ kurzer Zeit nicht nur den dreijährigen Jungen, sondern noch 17 weitere Menschen angesteckt und sechs von ihnen getötet. Aufgeregte Gesundheitsbeamte trafen die unpopuläre Entscheidung, jedes Huhn in Hongkong zu schlachten, eine gewaltige Aufgabe in einem Land, wo Huhn täglich auf der Speisekarte der durchschnittlichen chinesischen Familie steht.

Wie es bei solchen von der Regierung beschlossenen Programmen häufig der Fall ist, wurde das groß angelegte Hühnerschlachten zu einem riesigen Fiasko. Tausende von Hühnern wurden entsorgt, indem man ihnen die Hälse durchschnitt, und weitere Tausende wurden mit Kohlendioxid vergast. Sie wurden in große Müllsäcke gesteckt, die von der Müllabfuhr beseitigt werden sollten, welche aber angesichts der riesigen Menge an toten und sterbenden Hühnern bald überfordert war.

Bald begannen die nicht abgeholten Müllsäcke auf den Straßen zu verfaulen. Ratten und wilde Hunde machten sich über die aufgerissenen Säcke her, und wie die Gesundheitsbeamten feststellen mussten, trugen diese Aasgeier noch selbst zur Verbreitung des Virus bei. Viele „entkommene" Hühner rannten immer noch frei herum.

Wie die Zeitschrift *JAMA* vom 28. Januar 1998 berichtet:

„Mehr als 1 Millionen Hühner und anderes Geflügel wurden Ende des letzten Monats in Hongkong, China geschlachtet – ein schwieriges Unterfangen. Mit dieser Vorgehensweise versuchte man, die Verbreitung eines neuen antigenen Grippevirenstammes, der in Vögeln entsteht, einzudämmen. Das Virus hatte bereits 16 Menschen in Hongkong befallen, und als diese Ausgabe von *JAMA* in Druck ging, waren vier der Betroffenen bereits gestorben.

Besonders beunruhigend ist die Gefahr, dass sich der neue Virenstamm von Mensch zu Mensch übertragen könnte, was höchstwahrscheinlich eine Pandemie bedeuten würde … Da Menschen bisher noch nicht dieser antigenen Variante ausgesetzt waren und die Verschiebung im Hämagglutinin-Antigen eine größere Veränderung darstellt, besteht die Möglichkeit, dass das Virus, wenn es über menschlichen Kontakt übertragen wird, eine Pandemie verursachen könnte … Da es keinen Hinweis darauf gibt, dass die Pandemie unmittelbar bevorsteht, ,werden die bisher berichteten Fälle nicht als Notstand betrachtet, wir verhalten uns aber so, als ob das der Fall wäre', verlautete ein Sprecher der Seuchenkontrollbehörde. Kurzum, die Behörden bereiten sich auf den schlimmsten Fall vor, hoffen dabei aber, dass er nicht eintritt … Vor zwei Jahren begannen Experten im öffentlichen Gesundheitswesen sich auf den Ausbruch einer Grippepandemie vorzubereiten. Zu diesem Zeitpunkt waren sie sich einig, dass es weniger um die Frage ging, ,ob' eine Pandemie ausbrechen würde, als vielmehr, ,wann' das der Fall sein würde. Was die Behörden hoffen, ist, dass dieses ,wann' noch nicht eingetroffen ist."

Der Sprung von einer Art zur anderen

Forscher in der ganzen Welt versuchten herauszufinden, warum und wie es möglich war, dass dieses spezielle Virus die Speziesbarriere überspringen konnte. In der Zeitschrift Science vom September 1997 wird wie folgt berichtet:

„Jeder neue Virenstamm ähnelt noch seinen Vorgängern, das heißt, die meisten Menschen besitzen noch eine gewisse Abwehrkraft gegenüber jeder Art von Grippe, mit der sie in Kontakt kommen. Diesen Sommer jedoch tauchte ein Grippestamm auf, den man als Typ A H5N1 kennt und der sich von allen unterscheidet, mit denen sich Menschen bisher infiziert hatten. Er schien direkt von den Vögeln auf die Menschen übergesprungen zu sein und ein kleiner Junge in Hongkong ist ihm bereits zum Opfer gefallen. ‚Dies ist ein bedeutsames Ereignis‘, so Robert Webster, ein Grippespezialist am St. Judes Children's Research Hospital in Memphis, Tennessee. ‚Wie viele Menschen sind gegenüber H5 immun? Bingo! Und wenn weitere Menschen infiziert würden, wäre das beängstigend.‘

Bis zu diesem Ereignis war nur über zwei Fälle berichtet worden, bei denen Menschen von einem Vogelvirus infiziert wurden, und in beiden Fällen handelte es sich um harmlose Fälle, die lediglich eine Bindehautentzündung verursacht hatten. Die große Frage in der Welt der Wissenschaft lautete nun, ist das H5N1-Virus in eine Form mutiert, die nun leichter auf den Menschen übertragbar ist? Die Epidemiologin Nancy Arden von der Seuchenkontrollbehörde meint dazu: „Wenn ein Virus vorliegt, das so leicht übertragbar ist und dazu die ganze Weltbevölkerung für dieses Virus anfällig ist, so haben wir es hier mit dem Rezept für eine Pandemie zu tun."

Und das war nun der springende Punkt: Lange Zeit herrschte in der Epidemiologie der Glaubenssatz, dass es sich bei H1, H2 und H3 um Viren handelte, die beim Menschen vorkommen, aus dem einfachen Grund, da sich diese Hämagglutinine speziell an die Moleküle an der Oberfläche *menschlicher* Zellen binden, im Gegensatz zu H4 und H5-Viren, die sich nicht an menschliche Zellen binden. Im Gegensatz dazu besitzen Schweine beide Arten von Rezeptoren und sind daher für beide Virentypen anfällig. Das

Schwein fungiert dann als eine Art „Mixer" und erzeugt neue Virenstämme, die dann auf den Menschen übergreifen können, und Virusforscher glauben, dass die Vogelgrippe vom Typ H1N1, die momentan in europäischen Schweinen zu finden ist, der Vorläufer der nächsten Grippepandemie beim Menschen sein könnte. Aber die verblüffende – und erschreckende – direkte Ansteckung eines Menschen mit einem H5-*Vogelvirus* „lässt darauf schließen, dass dieses ordentliche Szenarium allzu einfach ist." Anscheinend hat das H5N1 gegen dieses Regel verstoßen. Als der Virologe Robert Webster, der sich schon seit Jahren mit der Vogelgrippe beschäftigt hatte, zum ersten Mal im August 1997 vom Hongkong-Virus H5 erfuhr, wurde er sehr erregt und meinte: „Damit ist eingetroffen, was ich vorausgesagt habe." Dann brach es aus ihm heraus: **„H5 bei einem Kind!"**

Kennedy Shortridge von der University of Hongkong, der das Virus als erster identifiziert hatte, nimmt an einem internationalen Gemeinschaftsprojekt teil, um die genetischen Veränderungen zu erforschen und zu bestimmen, die es dem Virus ermöglichten, die Barriere zwischen den Spezies zu überspringen. „Wenn wir Informationen über isoliertes genetisches Material sowohl von Hühnern wie auch von Menschen vorliegen haben", so meint er, „könnten wir schließlich Erkenntnisse über die mögliche Herkunft und die Art der Übertragung des Virus beim Menschen zur Verfügung stellen."

Eine Probe des tödlichen Virus wurde zur Analyse an das Hochsicherheitslabor des Landwirtschaftsministeriums der Vereinigten Staaten in Ames, geschickt. Von dort wurde sie an ein Labor der Sicherheitsstufe P3+ weitergeleitet, das nur eine Stufe unter dem P4-Level angesiedelt ist, welches für so tödliche Erreger wie das Ebola-Virus vorgeschrieben ist. Zehn Hühner wurden mit dem Virus geimpft, um seine Pathogenität beurteilen zu können. Alle zehn starben innerhalb ein oder zwei Tagen. Die Forscher fanden einen möglichen Hinweis dafür, warum das Virus so tödlich ist. Bei der Zellteilung der Gene fanden sie weitere Teile von genetischem Material, die es dem Virus ermöglicht haben könnten, weitere Zellen außerhalb des Respirationstrakts zu infizieren.

Diese Information rief bei Robert Webster eine Erinnerung wach. Sein Labor in Memphis hatte den Ausbruch einer Hühnergrippe 1993 in Pennsylvania beobachtet. Zunächst waren die Ergebnisse relativ harmlos. Ein paar Vögel waren krank, einige starben und die Legeleistung ließ nach. Aber Ende Oktober hatte sich das Virus in ein Frankenstein Monster verwandelt. Zu Anfang hatte es nur den Respirations- und den Verdauungstrakt der Hühner angegriffen, jetzt fiel es über *jedes* Gewebe der Hühner her, einschließlich Herz, Blutgefäßen und Gehirn. Es schädigte die Blutgefäße mit Rissen und brachte sie innerhalb weniger Tage um. Ein Forscher meinte, die Hühner sähen aus wie „blutiger Wackelpudding." Als staatliche Inspekteure auf die Farmen nach Pennsylvania kamen, mussten sie durch Hühnerställe laufen, wo Tausende toter und blutender Hühner herumlagen. Auf Anordnung des US-Landwirtschaftsministeriums wurden im Staat Pennsylvania 20 Millionen Hühner umgebracht, über zehnmal so viel wie damals in Hongkong geschlachtet worden sind.

Webster und seine Kollegen machten sich sofort an die Arbeit, um herauszufinden, wie sich das Virus zwischen April und Oktober in einen „scharfen" bösartigen Killer verwandelt hat. Zwischen dem ersten und dem zweiten Virus fanden sie nur eine einzige „äußerst subtile Veränderung" in den H-Genen. „Die beiden Viren unterschieden sich nur in einem Nukleotid, einem der 1700 Nukleotiden, aus denen das Gen besteht." Das H5N1-Virus der Hongkong-Grippe war also in mancher Hinsicht fast identisch mit Teilen des Vogelgrippevirus von 1993 in Pennsylvania!

Viele der Forscher, wie auch Robert Webster, hatten große Befürchtungen, dass dieser oder ein ähnlicher Virentyp früher oder später in der menschlichen Bevölkerung Fuß fassen würde. Er meinte dazu: „Wenn es einmal auf den Menschen übergreift und dann ausstirbt, dann ist es gut. Aber wird es das auch ein nächstes Mal tun?" Webster glaubt, dass eine erneute tödliche Pandemie „mit Sicherheit eintreffen wird und ihr Erscheinen rückt immer näher". Das könnte wie folgt geschehen:

1. Ein Vogelvirus (Hühnervirus H5) infiziert einen Menschen – wie es 1997 in Hongkong geschehen ist -, obwohl das Virus nur schlecht an den menschlichen Organismus angepasst ist. Trotzdem springt es direkt vom Huhn in die Zellen einer dafür empfänglichen Person. Diese Person wäre nun Patient null.

2. Zur gleichen Zeit, wenn dieser Patient null mit dem Vogelvirus infiziert wird, kommt er/sie in Kontakt mit einem anderen Menschen, der Träger eines gewöhnlichen, leicht übertragbaren Grippevirus ist, und er/sie wird auch mit *diesem* Virus infiziert.

3. Die beiden Viren kombinieren sich und werden im Patienten null ausgebrütet, wodurch ein neues Hybridvirus entsteht, das leicht auf jeden übertragen werden kann, mit dem dieser Patient in Kontakt kommt.

Um diesen Typ einer tödlichen Pandemie zu erzeugen, müsste ein Grippevirus alle drei Kriterien erfüllen. Webster betrachtet solche Ereignisse wie das, was 1997 in Hongkong geschehen ist, als eine Art „Feuerwehrübung" für die öffentliche Gesundheit, also eine gute Übung für das, was möglicherweise eintreten wird. Die Tatsache, dass dieser neue Virenstamm der Hongkong-Grippe sich nicht zu einer ausgewachsenen Epidemie entwickelt hat, ist für Grippeexperten der ganzen Welt nur ein schwacher Trost. Sie wissen, dass Grippeviren überhaupt nicht vorhersehbar sind. Ihre größte Angst besteht darin, dass der neue H5-Stamm in diesem Moment ausgebrütet werden und sich irgendwie mit dem gewöhnlichen menschlichen Virenstamm kombinieren könnte, um daraus eine tödliche Form des H5 zu erzeugen, das allein durch Niesen von Mensch zu Mensch übertragen werden könnte.

Sowohl Webster als auch Shortridge zweifeln kaum daran, dass der H5-Vogelvirus immer noch unter uns ist, und Shortridge stellt die Frage: „Ist 1918 etwas Ähnliches passiert?" Könnte das wieder ein Killervirus wie das von 1918 werden – ein reiner Vogelvirus, gegen das die große Mehrheit der Menschen keine Abwehrstoffe besitzt? 1918 wurde noch nicht so viel gereist, aber trotzdem hat das Virus den Globus in wenigen Monaten umrundet. Bei den heutigen Möglichkeiten im Reiseverkehr würde ein neues tödliches Virus aus China in nur wenigen Stunden nach Tokio gelangen und bereits nach 24 Stunden in New York auftauchen.

Wie wurde der Sprung zwischen den Spezies möglich?

Das Geheimnis bleibt. Wie war es dem reinen Vogelvirus möglich, die Barriere zwischen den Spezies zu überspringen und solche tödlichen Infektionen auch bei Menschen auszulösen? Warum hat es, wie schon das Virus von 1918, die jungen und robusten Menschen am schlimmsten getroffen? Das Durchschnittsalter der bekannten Fälle lag bei 17 Jahren. Und die erschreckendste Frage von allen – sind wir diesem Virus nun zum letzten Mal begegnet oder brütet es in aller Ruhe vor sich hin und wartet auf die nächste passende Konstellation, um wieder als katastrophale Pandemie auszubrechen?

Die Menschen haben zu allen Zeiten mit anderen Spezies zusammengelebt, und Bakterien, Viren, Schimmel, Pilze und Sporen jeglicher Art und Beschreibung haben immer neben uns existiert, ohne dass die Gefahr bestand, dass einer dieser Erreger beinahe die Vernichtung der menschlichen Rasse herbeigeführt hätte. Was hat nun den Ausschlag gegeben?

Vor ein paar Jahren hat der Homöopath George Vithoulkas während einem Vortrag vor einer Ärztegruppe in Athen die folgende Aussage gemacht:

„Während der letzten fünfzehn Jahre sind wir ständig Zeuge neuer Krankheiten geworden. Zwischen 1972 und 1980 sind etwa 15 ‚neue' Krankheiten aufgetaucht. Ihre Ursache war unbekannt, verwirrend und schwer fassbar. Inwieweit waren chemische Arzneimittel, die wir damals zu uns nahmen, für dieses Phänomen verantwortlich? Besteht vielleicht ein Zusammenhang zwischen dem übermäßigen Gebrauch von Arzneimitteln und der Unfähigkeit unseres Immunsystems das Aufkommen solcher beunruhigender neuer Krankheiten zu verhindern?"

Vor der industriellen Revolution waren die Medikamente zur Behandlung von Krankheiten ganz gut verträglich. Aber während der Kriegsjahre, und vor allem während dem Zweiten Weltkrieg, hat sich die Pharmaindustrie explosionsartig entwickelt und wurde in dieser Zeit zum drittgrößten Industriezweig der Welt. Für kleine Kinder, die in den dreißiger Jahren aufwuchsen, gab es solche Dinge wie Spritzen zur Immunisierung noch nicht, es gab einzig und allein die Pockenimpfung. Man kannte keine Antibiotika, kein Kortison, kein Prednison und keine Steroide. Nicht einmal Antihistamine. Und auch kein Antidepressivum, kein Valium, kein Alprazolam oder Triazolam. Die Antidepressiva-Generation sollte erst noch kommen.

Bereits kurz nach der Geburt bekommt das Neugeborene noch im Krankenhaus schon seine erste obligatorische Chemikalie in Form der Hepatitis B-Impfung. Und im Alter von sechs Wochen bis zwei Monaten beginnen die Mehrfachimpfungen, die die Kinder dann während ihrer ganzen Entwicklung begleiten. Wenn sie ihren allerersten harmlosen Schnupfen bekommen (was gewöhnlich unmittelbar nach der ersten Impfung der Fall ist), erhalten sie ein Medikament nach dem anderen – meist Antibiotika – und das immer wieder aufs Neue. So wird ein Muster angelegt, nach dem ein ganzes Leben lang jedes größere oder kleinere gesundheitliche Problem mit Arzneimitteln behandelt wird. Beim Eintritt ins Erwachsenenalter ist er/sie dann meistens so weit erzogen und geprägt, dass er/sie immer gleich nach einem Arzneimittel greift, um jedes auftretende Problem so zu beheben.

Homöopathen auf der ganzen Welt konnten eine allmähliche Abnahme der Abwehrmechanismen und Immunreaktionen bei der gesamten Weltbevölkerung feststellen, die auf diesen vielfältigen unterdrückenden und ungeeigneten chemischen Therapien beruhen. Vithoulkas erklärte diesen Zusammenhang in seinem oben erwähnten Vortrag aus dem Jahre 1972 in Athen und äußerte sich abschließend wie folgt:

„Da die Ärzte heutzutage viel zu häufig Antibiotika verschreiben, wird das Immunsystem bald so sehr geschwächt sein, dass neue, bösartigere und unheilbare Krankheiten auftreten werden. Der übermäßige Gebrauch von Antibiotika beeinträchtigt das Immunsystem und schadet ihm in vielen Fällen auf Dauer … Die Schulmedizin sieht Antibiotika als die erstaunlichste und effektivste Munition im Kampf gegen Krankheiten. Aber bis 1972 hatte ich bereits Hunderte von Fällen gesehen und behandelt, bei denen ich klar erkennen konnte, dass das chronische Problem der Betroffenen direkt mit einem übermäßigen Gebrauch allopathischer Arzneimittel in Verbindung stand, speziell Antibiotika, und im Besonderen mit Penizillinderivaten."

Der übermäßige Gebrauch von Antibiotika, sei es durch direkte Verabreichung oder mit der Nahrungskette, hat die meisten Menschen gegenüber allen bekannten Antibiotika resistenter gemacht. Aufgrund dieser Praxis konnten ehemals harmlose Organismen zu einer größeren Bedrohung für die Menschheit werden. Der Mikrobiologe Michael Rinaldi, der zwei Pilzforschungslaboratorien leitet – das *University of Texas Health Science Center* in *San Antonio* und das *Audie Murphy VA Hospital* – berichtet, dass diese Labors jeden Monat eine neue Pilzinfektion bei einem Patienten feststellen, die vorher noch nie bei einem Menschen aufgetreten ist. Er meinte dazu: „Es ist für mich nicht mehr ungewöhnlich, dass ich heute einen Pilz finde, zu dem ich, wenn mir jemand vor zehn Jahren gesagt hätte, dass er tödlich wäre, geantwortet hätte: ,Du bist verrückt. Niemand hat diesen Pilz je in Zusammenhang mit einem Menschen gesehen.'"

Rinaldi glaubt, dass die moderne Medizin die größte Schuld an dieser Situation trägt, weil sie durch den Einsatz von Chemotherapie, Steroiden und Antibiotika das Immunsystem des Körpers so weit geschwächt hat, dass normalerweise harmlose Pilze zu einer größeren Bedrohung geworden sind. Er erklärte das wie folgt:

„Wir bringen eine zunehmende Bevölkerung mit einem geschwächten Immunsystem hervor, ich möchte das mit einem Nährboden vergleichen. Mit dem Fortschritt in der Medizin haben wir immer mehr solcher Nährböden gezüchtet. Dann kam AIDS hinzu und damit die größte Menge an Nährböden überhaupt ... Die Ärzte verwenden diese Medikamente wie Wasser und behandeln damit wahllos alles, was ihnen im Krankenhaus über den Weg läuft. Und dann beklagen wir uns, dass wir Mikroben züchten, die resistent geworden sind."

In den letzten Jahren sind Antipilzmittel plötzlich so rentabel geworden, dass Arzneimittelfirmen geradezu ein Rennen veranstalten, um neue und stärkere Antimykotika zu entwickeln, und die Liste von Pilzen, die eine neue Krankheit beim Menschen hervorrufen können, wird immer länger. Rinaldi meint dazu: „Es gab einmal eine Zeit, als man Sie auslachte, wenn Sie eine Arzneimittelfirma darum baten, ein neues Antimykotikum zu entwickeln, denn die Zahl der Pilzinfektionen war so gering im Vergleich zu, beispielsweise, Vireninfektionen." Das ist nicht mehr so. Heute sind Antimykotika ein Milliarden-Dollar-Geschäft. In der Tat sind in den letzten Jahren mehr Antimykotika auf den Markt gekommen „als je zuvor in der ganzen Medizingeschichte" und die Liste neuer Pilze, die in der Lage sind, beim Menschen eine Krankheit auszulösen, wird immer länger.

Rinaldi sagt zum Beispiel: „Es gibt eine Pilzgattung mit der Bezeichnung ‚Fusarium'. Es handelt sich um einen der großen Krankheitserreger bei Pflanzen, der jedes Jahr in jedem Staat einen Ernteverlust von Hunderten Millionen Dollar verursacht. Dieser Pilz hat noch nie eine Krankheit bei einem Menschen verursacht – es ist ein Pflanzenschädling. Wenn sich jedoch ein immungeschwächter Patient diesen Erreger einfängt, dann besteht eine 100-prozenige Wahrscheinlichkeit, dass er daran stirbt."

Aber es gibt noch viel mehr Fragen – und Antworten. Was hat neben dem Zusammenbruch der Immunabwehr in der Bevölkerung, den Sprung von einer Spezies zur anderen ermöglicht? Es stellt sich heraus, dass die Medizin selbst diesen Weg geebnet haben könnte und es damit allen möglichen tödlichen Viren, einschließlich dem HIV-Virus, ermöglicht haben könnte, auf den Menschen überzugreifen. Tom Curtis, Autor, Forscher und ehemaliger Senior-Herausgeber von *Texas Monthly* schreibt:

„Immer wieder in der medizinischen Literatur der letzten 35 Jahre findet man Fakten, die die beängstigende Sichtweise stärken, dass HIV, das AIDS-Virus, die Barriere zwischen den Spezies möglicherweise als unbeabsichtigtes Nebenprodukt bei einer Polio-Impfung mit lebenden Viren übersprungen haben könnte. Es fand tatsächlich einmal eine, fast schon vergessene Massenimpfung statt, bei der zwischen 1957 und 1969 ein oraler Polio-Impfstoff an mindestens 325.000 Personen, vielleicht an eine halbe Million Menschen in Äquatorialafrika verabreicht wurde. Anschließend wurde berichtet, dass einer der beiden Impfstoffe, die bei diesem Experiment eingesetzt wurden, mit einem unbekannten Affenvirus verunreinigt worden war.

… Den Polio-Impfstoff gewinnt man, indem man abgeschwächte Poliovirenstämme züchtet und diese dann in Gewebekulturen – lebende Zellen von Primaten - einlegt. Das funktioniert mit Affenzellen und mit menschlichen Zellen, die Forscher nahmen aber Affenzellen, weil dieses Gewebe leichter zugänglich war und auch weil man befürchtete, dass über die menschlichen Zellen Krebs gestreut werden könnte. Die nicht erkannte Gefahr war jedoch eine andere: Weil Affen dem Menschen genetisch ähnlich sind, können Zellen vom Affen die Schwelle überspringen, was verheerende Folgen haben könnte. Das Virus tritt dann in die Zelle ein und vermehrt sich. Alle Polioviren, die in den fünfziger Jahren für die Massenimpfungen hergestellt wurden, wurden auf einem besonderen Nährboden gezüchtet: frische Affennieren. Und in den fünfziger Jahren – einem Zeitraum, in dem die Wissenschaft mit ihren Kenntnissen über Gewebekulturen noch ganz am Anfang stand – waren einige dieser Affennieren mit zahlreichen Affenviren infiziert.

Zwischen 1954 und 1963 kamen schätzungsweise 10 bis 30 Millionen Amerikaner und einige Millionen Menschen weltweit mit einem Virus in Kontakt, das die Nieren asiatischer Rhesusaffen, die hauptsächlich aus Indien stammten, infiziert hat. [Dieses Virus, bekannt unter der Bezeichnung] SV40 gelangte bei der Polio-Impfung mittels der Salk-Spritze direkt in den menschlichen Blutstrom und wurde auch über Würfelzucker aufgenommen, als man bei Feldversuchen die von Sabin entwickelte Polio-Impfmethode mit abgeschwächten, lebenden Viren testen wollte … Dr. Hilary Koprowski warnte später die Mitglieder des amerikanischen Repräsentantenhauses vor den Gefahren der Polio-impfung aufgrund der hohen Verunreinigung mit Affenviren."

Millionen Menschen auf der ganzen Welt wurden in den fünfziger und Anfang der sechziger Jahre mit dem verunreinigten Impfstoff geimpft und tragen nun möglicherweise das SV40-Virus in sich, das in der Lage ist, von einer Spezies auf eine andere überzuspringen. Fast eine halbe Million Menschen im damaligen Belgisch-Kongo, in Ruanda und Burundi – wie man glaubte, das Epizentrum der AIDS-Epidemie – nahmen an den ersten Massenimpfversuchen mit diesem Impfstoff teil.

In der Ausgabe vom 1. September 1998 der Zeitschrift *Nature Medicine* wurde berichtet, dass französische Forscher einen neuen Stamm des AIDS-Virus in Westafrika isoliert hatten, der „enge genetische Verbindungen zu einer Variante zu haben scheint, die nicht-menschliche Primaten, wie zum Beispiel Schimpansen, infiziert … Französische und afrikanische Beamte haben öffentliche Untersuchungen der Bevölkerung in Kamerun und dem benachbarten Gabun in die Wege geleitet, um festzustellen, inwieweit der neue Stamm schon verbreitet worden ist ... Sie gingen nicht davon aus, dass er sich weit verbreiten würde, er könnte jedoch bei den gegenwärtigen diagnostischen Methoden in den Labors übersehen werden.

Zusätzlich zu dieser tickenden Zeitbombe, droht bei solchen Versuchen noch eine andere Gefahr in Form der Heterotransplantation. Es handelt sich dabei um die Transplantation von tierischen Organen, Geweben und Zellen in einen menschlichen Körper. Viele Wissenschaftler und Pharmabetriebe forcieren den scheinbar nicht aufzuhaltenden Drang zu klinischen Versuchen mit Übertragungstransplantationen. Als Argument nennen sie den wachsenden Bedarf an Organen für Transplantationen – ganz zu schweigen von den millionenschweren Investitionen durch zahlreiche biotechnische Firmen. Die schweizerische Firma Novartis soll bereit sein, eine Milliarde Dollar in die Technologie zu investieren, wobei der erwartete Gesamtumsatz bis zu 6 Milliarden betragen könnte.

Ein besonders starker Widerstand zeigt sich jedoch von Seiten verantwortungsbewusster Wissenschaftler, welche die erschreckende Gefahr in solchen Experimenten sehen. In erster Linie konzentriert man sich bei solchen Transplantationen vom Tier zum Menschen auf – das Schwein! Genau das Tier, das in der Lage ist, tödliche Viren an den Menschen weiterzugeben. Verantwortungsvolle Wissenschaftler warnen:

„Das Dilemma besteht darin, dass man, wenn man Transplantationen vom Tier zum Menschen testet, noch ein weiteres ungewolltes Experiment durchführt – man testet die zwar entfernte, aber doch reale Gefahr, dass tierische Viren auf Menschen überspringen und von Menschen gemachte Pandemien hervorrufen könnten ... Die optimistische Vorstellung, dass die Zucht von gesunden Tieren, ohne jede Krankheit, das Risiko, einen Virus einzufangen, einschränken würde, hat kürzlich einen Dämpfer bekommen, als man festgestellt hat, dass Schweine, die man derzeitig als Spender ausgewählt hatte, endogene Retroviren beherbergen (PERV), die menschliche Zellen im Reagenzglas infizieren können. Viele Kopien des PERV sind im Erbgut verankert, so dass die Zucht eines ‚sauberen' Schweins sehr schwierig, wenn nicht unmöglich sein wird."

Eine Warnung in der Zeitschrift Nature vom 22. Januar 1998, mit dem Untertitel *The Trojan Pig* fügte dem hinzu:

„Als der Unterausschuss der FDA (Food and Drug Administration) letzten Monat in den Vereinigten Staaten zu einem Meeting zum Thema Heterotransplantation zusammenkam, wurden in Hongkong gerade Hunderttausende Hühner geschlachtet, um den Ausbruch des H5N1-Virus in Schach zu halten, ein tödliches Virus, das bis dahin nur Hühner und Enten infiziert hatte. Obwohl das Virus den Sprung zu einer anderen Spezies vollzogen hatte, so scheint es doch nur Menschen infiziert zu haben, die direkt mit Geflügel in Kontakt gekommen sind, und außerdem scheint es nicht ansteckend zu sein … Die große Frage ist: Können tierische Viren von einem Träger auf einen anderen überspringen und so eine Pandemie auslösen? Präzedenzfälle gibt es in der Natur genug – das Ebola- und das Marburg-Virus, die vom Affen stammen, haben die Krankheit bei vielen Menschen ausgelöst, und es ist vollkommen offensichtlich, dass das HIV-Virus von Retroviren bei Affen stammt … Es hat in der Tat schon Unfälle gegeben: Millionen Menschen wurden in den fünfziger Jahren durch verunreinigte Polio- und Adenoviren-Impfstoffe, die in Affennierenzellen gezüchtet worden sind, versehentlich mit dem Affenvirus 40 (SV40) infiziert. Viren, die normalerweise keine Menschen infizieren, kommen bei einem Heterotransplantat in einen engen Kontakt Zelle an Zelle, wodurch sowohl eine Ansteckung wie auch eine Neukombination mit menschlichen Viren möglich wird, ein Mechanismus, der dafür bekannt ist, dass er pandemische Viren erzeugt …

Manchmal wird behauptet, dass Schweine und Menschen schon seit Jahrtausenden zusammenleben, so dass es keine neuen Mikroben geben kann, die zwischen diesen Spezies wechseln. Ungeachtet dessen, dass *Schweine eine Quelle für neue Grippepandemien* sind, wird durch eine Heterotransplantation das Risiko einer Übertragung von Viren vom Schwein auf den Menschen ermöglicht, während dies über die Atmung nicht geschieht. Erstens wird durch die Transplantation von lebendem Schweinegewebe oder -organen auf Menschen die physische Barriere durchbrochen, zweitens kann es durch die Immunsuppression, die erforderlich ist, damit das Gewebe nicht abgestoßen wird, möglich werden, dass sich zoonotische Viren an eine Infektion beim Menschen anpassen. Drittens, wie oben schon erwähnt, kann die genetische Veränderung bei Schweinen eine Präadaptation von tierischen Viren für Infektionen beim Menschen ermöglichen."

Angesichts des potentiellen Risikos für die öffentliche Gesundheit fordern viele beunruhigte Wissenschaftler, dass diese Versuche eingestellt werden. Sie halten es für unmoralisch, große Teile der Bevölkerung solchen Risiken auszusetzen, ohne dass die Menschen davon wissen und ohne dass sie ihre Zustimmung gegeben haben. Weiterhin sind sie der Meinung, dass eine öffentliche Auseinandersetzung erforderlich ist, damit die Öffentlichkeit selbst entscheiden kann, ob sie solchen klinischen Versuchen zustimmen möchte, und wenn ja, unter welchen Bedingungen. Da es jedoch in der Vergangenheit genug Beispiele gibt, bei denen die öffentliche Meinung ignoriert worden ist, besteht offensichtlich wenig Hoffnung, dass der Normalbürger viel zu sagen hat.

Die Aspirin-Connection

Die Acetylsalicylsäure wurde 1860 in Deutschland chemisch synthetisiert und Aspirin selbst wurde um die Jahrhundertwende von Felix Hoffmann synthetisiert, während er bei der Firma Bayer in Deutschland arbeitete, dem ersten industriellen Laboratorium für Pharmakologie. Der leitende Pharmakologe bei Bayer, Heinrich Dreser, erkannte, dass er ein bedeutendes neues Medikament in den Händen hielt, und stellte dieses Mittel 1890 in einem öffentlichen Bericht als „Aspirin" vor.

Dieses neue synthetische Präparat ersetzte schnell die Weidenrinde, ein Kraut, das die natürliche organische Säure Salicylat enthält und das man seit Jahrtausenden auf der Grundlage einer alten Philosophie, der „Doctrine of Signature" für verschiedene Leiden verwendet hat. Anfang 1900 wurde Aspirin hauptsächlich wegen seiner fiebersenkenden, entzündungshemmenden und schmerzlindernden Wirkungen verwendet.

Man merkte jedoch bald, dass die Salicylsäure, oder genauer ihre neue kommerzielle Form, das Natriumsalicylat, einige sehr unangenehme Nebenwirkungen hatte. Erstens schmeckt es scheußlich, aber am meisten stört, dass es sehr starke Nebenwirkungen auf den Magen hat. Trotzdem wurde es lange als ein akzeptabler Kompromiss betrachtet, angesichts des hohen Nutzens, den dieses Medikament versprach. Während der kommenden 64 Jahre blieben die gravierendsten Nebenwirkungen von Aspirin unentdeckt, wurden falsch diagnostiziert und als andere Krankheiten ausgelegt, oder einfach als Tod durch „unbekannte Ursache" abgetan.

1963 stellte Dr. Ralph Douglas Reye, ein australischer Pathologe, zum ersten Mal eine hohe Sterberate in Verbindung mit einem Zustand fest, den er als „degenerative Verfettung der Eingeweide" beschrieben hat und der gekennzeichnet war von Symptomen wie Fieber, Krämpfen, Erbrechen, Störungen von Atemrhythmus und Muskeltonus, veränderten Reflexen und schweren Bewusstseinsstörungen. Bei Obduktionen fand man Hirnschwellungen, eine vergrößerte, hellgelbe Leber und eine leichte Erweiterung der Nierenrinde. Obwohl Dr. Reye der erste war, der dieses Syndrom als klares Krankheitsbild erkannt hat, blieb die Ätiologie und Pathogenese dieser sonderbaren Gruppe von Symptomen im Dunkeln. In seinem berühmt gewordenen Schreiben, das am 12. Oktober 1963 unter dem Titel „Enzephalopathie und degenerative Verfettung der Eingeweide" in der britischen Fachzeitschrift *The Lancet* erschien, stellte Dr. Reye 21 Fallbeispiele von Kindern mit diesem Syndrom vor. Man beachte die auffallende Ähnlichkeit zwischen den hier gezeigten Symptomen und denen der vielen Opfern, die an der Spanischen Grippe gestorben sind.

„Fast die Hälfte der Gruppe litt an heftigem Delirium, mit Schreikrämpfen, starker Erregbarkeit und Ausbrüchen von Gewalt, wenn die Beeinträchtigung des Bewusstseins weiter fortgeschritten war, und bei mehreren der anderen Kinder wurde eine ungewöhnliche Ruhelosigkeit beobachtet … Jeder Patient hatte schwere Bewusstseinsstörungen und siebzehn der Kinder litten unter Anfällen. Die Krämpfe waren vielfältig und manche Patienten hatten verschiedenartige Anfälle zu unterschiedlichen Zeiten. Zuckungen und Tetanie kamen sehr häufig vor … Die Krämpfe waren oft schwer zu kontrollieren; bei zehn der siebzehn Patienten, die unter Anfällen litten, dauerten diese mehr als drei Stunden, und bei vier der Betroffenen endeten sie mit dem Tod.

Auch Erbrechen war ein immer wiederkehrendes Symptom und die meisten Patienten litten schwer darunter. Elf Patienten *erbrachen schwarzes oder dunkelbraunes Material* … In zwanzig Fällen wurde ein unnormaler Atemrhythmus beobachtet und die meisten zeigten veränderte Atemmuster. Hyperventilation und unregelmäßige Atmung waren die häufigsten Abnormitäten, aber oberflächliches oder rasches Atmen kamen auch vor, und ein Patient, der einen Atemstillstand bekam, blieb bei künstlicher Beatmung noch 26 Stunden am Leben … sein Atem roch nach Ketonen. Außer einem einzigen hatten alle Patienten Fieber, so lange sie im Krankenhaus waren … Vier Patienten bekamen einen Ausschlag. Bei dreien davon war es nur eine Hautrötung von kurzer Dauer, aber beim vierten Patienten handelte es sich um ein ungewöhnliches und auffallendes Merkmal der Krankheit. Der Ausschlag hatte vorne am Hals begonnen und sich dann über den ganzen Körper ausgebreitet. Der Patient bekam einzelne, pinkfarbene Knötchen auf der Haut, die sich schälten und verkrusteten. Bei der Aufnahme ins Krankenhaus wurde aufgrund des Ausschlags die Diagnose Windpocken mit Gehirnentzündung gestellt. Der Patient starb und bei der Leichenschau fand man die typischen Veränderungen einer degenerativen Verfettung der Eingeweide …

Siebzehn der einundzwanzig Patienten starben, die durchschnittliche Überlebensdauer nach Einlieferung ins Krankenhaus betrug 27 Stunden, und ein Patient überlebte 2 ½ Tage. Das Erbrechen ließ bei allen kurz nach Eintritt ins Krankenhaus nach, die Bewusstseinsstörungen wurden jedoch nicht besser, und zusammen mit dem gestörten Atemrhythmus, Krämpfen oder peripheren Kreislaufstörungen, oder einer Kombination aus diesen Symptomen, blieben sie das dominante Erscheinungsbild bis zum Tod. ... Der Entwicklungsverlauf von ungewöhnlich heftigem Erbrechen, bis zu dem Stadium, als *schwarzes Erbrochenes* mühelos aus dem Mund des benommenen Patienten floss, deutete manchmal auf die Diagnose hin ... ein achtjähriger Junge, der starb, nachdem er sechs Tage lang krank war. Seine Erkrankung begann mit Erbrechen, Bauchschmerzen und Schreianfällen, dann wurde er benommen ... Die Krankheit beginnt plötzlich mit heftigem Erbrechen, gefolgt von Schläfrigkeit und Koma, und die Sterberate ist hoch."

Dr. Reye schloss seinen Bericht mit dem Satz: „Man geht davon aus, dass die Erkrankung dieser Kinder ein klinisch-pathologisches Bild darstellt, von dem die Ätiologie nicht bekannt ist." Bald wurde jedoch beobachtet, dass dieses Syndrom häufig nach einer viralen Atemwegserkrankung, einer Grippe oder einer primären Infektion mit dem Varizella-Zoster-Virus (Windpocken) auftrat oder von diesen Erkrankungen begleitet war und der Patient Salicylate – Aspirin bekommen hatte.

Durch epidemiologische Studien von 1963 bis Anfang der achtziger Jahre in den Vereinigten Staaten konnte nachgewiesen werden, dass die große Mehrheit – über 90 Prozent – der Kinder, die das Reye-Syndrom entwickelt haben, Aspirin bekommen hatten, um damit die Symptome einer Virusinfektion, normalerweise Grippe oder Windpocken, zu lindern. Bei diesem Syndrom handelt es sich um eine schwerwiegende und möglicherweise tödliche Krankheit, die alle Organe des Körpers anzugreifen scheint, aber besonders zerstörerisch auf das Gewebe von Leber und Gehirn wirkt. Es ist gekennzeichnet durch eine Enzephalopathie mit einem starken Gehirnödem und Eindringen von Fett in die Leber. Wenn die

Diagnose nicht sofort gestellt und die Behandlung nicht unmittelbar erfolgreich durchgeführt wird, dann kann der Tod in *erschreckend kurzer* Zeit eintreten.

Einige Jahre glaubte man, dass das Reye-Syndrome nur bei Kindern auftreten würde, und die American Academy of Pediatrics reagierte darauf mit der Empfehlung, Kindern mit einer *fieberhaften* Erkrankung kein Aspirin zu geben. In den letzten Jahren haben jedoch genauere Untersuchungen gezeigt, dass diese häufig tödliche Krankheit auch bei Erwachsenen öfters auftritt, als man früher angenommen hatte. 1980 empfahl die Seuchenkontrollbehörde, Jugendlichen unter 18 Jahren bei Grippe, Windpocken und auch Erkältungen kein Aspirin zu geben, und 1982 schloss sich die FDA (Food and Drug Administration) dieser Empfehlung an.

In einem Leitartikel in der Zeitschrift *Connecticut Medicine* vom Januar 1989 schrieb Dr. David P. Johnson:

„Da ständig über neue Fälle [des Reye-Syndroms] berichtet wird, ist es offensichtlich, dass das Syndrom auch bei älteren Menschen auftreten kann … Die älteste Person mit Reye-Syndrom war 59 Jahre alt, und es wird von 20 weiteren Fällen berichtet, die 16 Jahre oder älter waren … In dem Zeitraum, in dem man das Reye-Syndrom beobachtet hat, konnte nachweislich eine enge Verbindung zu drei vorausgegangenen Virenerkrankungen festgestellt werden: einer Grippe vom Typ A oder B oder einer primären Infektion mit dem Varizella-Zoster-Virus … Es ist interessant, dass jetzt eindeutig demonstriert werden konnte, dass das Reye-Syndrom häufiger bei Personen vorkommt, die Salicylate eingenommen hatten.“

In einem Schreiben mit dem Titel *Reye's Syndrome in Adults: A Case Report and Review of the Literature* beschreiben die Ärzte Peters, Gilliam und Geisinger den Fall „eines 61-jährigen Mannes, der im Anschluss an eine Grippeerkrankung vom Typ B-USSR [die russische Grippe von 1977] und der Einnahme von Aspirin an ARS erkrankt ist.“ Ihre Schlussfolgerung war:

„Dieser Fall ist für praktische Ärzte von Interesse, deren Patienten erwachsene Personen sind, weil er beweist, dass die für das Reye-Syndrom gefährdete Bevölkerungsgruppe größer ist, als allgemein angenommen wurde …Das Reye-Syndrom (ARS) kommt bei Erwachsenen selten vor, und die Ärzte scheinen über das Syndrom nicht so gut unterrichtet zu sein … Kurz gefasst stellen wir hier den ältesten Patienten mit ARS vor, den wir bisher kennengelernt hatten, um zu demonstrieren, dass das Reye-Syndrom in jedem Alter auftreten kann. In der klinischen Beschreibung und Epidemiologie des Reye-Syndroms bestehen keine großen Unterschiede zwischen Erwachsenen und Kindern … Die Mediziner müssen sich darüber im Klaren sein, dass dieses möglicherweise tödliche, aber heilbare Syndrom auch bei Erwachsenen auftreten kann und sollten das bei der Diagnose berücksichtigen, wenn sie erwachsene Patienten mit einem veränderten Geisteszustand und Funktionsstörungen der Leber vor sich haben.“

Man kann sich nur darüber wundern, welche Rolle das neue „Wundermittel“ Aspirin speziell beim Tod junger Erwachsener während der Spanischen Grippepandemie von 1918-1919 gespielt hat, als die Ärzte auf der Suche nach einem geeigneten Medikament nach jedem Strohhalm griffen und Aspirin in Rekordzahlen verordneten. Das Geheimnis, warum die Zielgruppe für die Spanische Grippe eher die junge Erwachsenenbevölkerung als Kinder und alte Menschen war, scheint einen neuen Zusammenhang zu bekommen. Aspirin war um die Jahrhundertwende ein relativ neues Medikament und man hielt es bei Kindern für nicht besonders sicher. Auch älteren Leuten wollte man es lieber nicht in größerer Menge verschreiben. Allein diese Vorsichtsmaßnahmen haben womöglich, 45 Jahre bevor man den Zusammenhang zwischen Vireninfektionen und Aspirin kannte, vielen Menschen das Leben gerettet.

Grippe und Grippeimpfung

Während der Spanischen Grippepandemie von 1918 probierte man verschiedene Impfstoffe aus – alle verfehlten ihre Wirkung. Aber doch vertrauen die Schulmediziner weiterhin auf Impfungen, um die Grippe zu bekämpfen. Seit dieser Katastrophe wird die Impfung als die einzige Möglichkeit betrachtet, die Krankheit wirksam zu bekämpfen. Diese traurige Hoffnung wurde gegen Ende der Spanischen Grippe im *Canadian Medical Association Journal* in der Veröffentlichung vom Februar 1919 ausgedrückt:

In der Präventivmedizin vertritt man die Ansicht, dass nur durch die Impfung die Hoffnung besteht, eine Rückkehr der Grippe zu verhindern. Alle anderen Methoden, so behauptet man, sind im Vergleich dazu kümmerliche Maßnahmen … Alle Waffen, die ein Gesundheitsbeamter im Kampf gegen infektiöse Krankheiten zur Verfügung hat, scheiterten erbärmlich, als die Grippe auf der Bildfläche erschien. Isolierung der Kranken, Abtrennung und Quarantäne, Grippemasken, Desinfektionsmittel, Mittel zum Gurgeln und Sprays, alle zusammen erwiesen sich entweder als ‚vollkommen wirkungslos' oder nur ‚bedingt wirksam' … Wenn wir die Hoffnung haben, einem erneuten Ausbruch dieser Krankheit bewältigen zu können, kann das nur über die Impfung gelingen und nicht durch Methoden, wie sie während der letzten Epidemie angewandt wurden."

War man damals so blind, dass man die erfolgreiche Methode der Homöopathen nicht realisierte, die man direkt vor der Nase hatte?
Ja, so war es.

Trotz über achtzig Jahren Forschung nach den Geheimnissen des Grippevirus und der Entwicklung unzähliger Grippeimpfstoffe ist die Schulmedizin mit ihrer Entwicklung wirksamer Impfstoffe nicht weiter als 1919, wie in einer Stellungnahme in *Home Healthcare Nurse* zugegeben wird:

„Obwohl das Virus, welches die Grippe verursacht hat, schon 1932 isoliert worden ist, ist es durch seine Mutabilität immer noch schwer fassbar. Eine Impfung zur Vorbeugung gegen die Krankheit ist nur wenig erfolgreich. Darüber hinaus teilt uns [der Forscher] Beveridge mit, dass beim heutigen Bevölkerungswachstum und dem ausgedehnten Flugverkehr wahrscheinlich so bald kein Ende dieser Krankheit abzusehen ist, die die Menschheit schon seit Jahrtausenden quält. Er sieht keinen Grund, warum die Krankheit nicht wieder in Form einer Pandemie zurückkehren sollte, vielleicht in noch schlimmerer Form als 1918."

Die Suche nach dem Virus der spanischen Grippe

Einige der besten Virusforscher der Welt waren während der letzten Jahre unablässig auf der Suche nach der wahren Identität des Virus der Spanischen Grippe. Im Armed Forces Institute of Pathology in Washington D. C. sind in der Abteilung für Molekularpathologie in einer riesigen Sammlung von Proben aus mehreren Jahrhunderten auch Gewebeproben aus Obduktionen von Opfern der Pandemie von 1918 aufbewahrt worden. 87 dieser Proben wurden sorgfältig untersucht und 30 davon einer genaueren Analyse nach histologischen und klinischen Kriterien unterzogen.

Die erste dieser Proben stammten vom Gefreiten Vaugh, einem 21-jährigen Soldaten, der in Camp Jackson, South Carolina stationiert war und der sich am 20. September 1918 krank gemeldet hatte, als die Pandemie auf ihrem Höhepunkt war. Der Gefreite Vaughn war an der Grippe und an einer Lungenentzündung erkrankt, die schließlich zu einer Zyanose und in nur sechs Tagen zum Tod führte. Bei der Obduktion fand man eine tödliche sekundäre bakterielle Lappenpneumonie.

Die Forscher Ann Reid und Jeffrey Taubenberger verbrachten, zusammen mit ihren Kollegen, über ein Jahr damit, aus diesen Geweben einen

Abschnitt der RNA zu isolieren, um daraus, die „Mutter aller Viren" bestimmen zu können. Die Analyse zeigte, dass das Virus, das den Gefreiten Vaughn und Millionen Menschen getötet hatte, ein Virus vom Typ H1N1 war, im Gegensatz zu allen Grippeviren, die in den letzten 80 Jahren identifiziert worden waren, und dass es das Ergebnis dramatischer Antigenshifts war. Der Virenstamm, der am nächsten an diesen Typ herankam, war jener, den Richard Slope 1930 isoliert hatte und der als Swine Iowa 30 bekannt ist. Untersuchungen von Slope, Webster und anderen deuten darauf hin, dass Grippeviren und der Schweinegrippevirus der dreißiger Jahre möglicherweise einen gemeinsamen Ursprung in einem Vogelvirus haben. Daraus lässt sich schließen, dass irgendwann vor 1918 ein Vogelvirus auf die Säugetiere übergegriffen hat und durch Reassortierung die Pandemie von 1918 entstanden ist.

Der Fall von Lucy aus Alaska

Johan Hultin, ein Pathologe im Ruhestand aus San Francisco, nahm 1951 an einer Expedition nach Alaska teil. Das Ziel war, im Eis eingefrorene Opfer der tödlichen Grippepandemie von 1918 zu finden, um aus deren Gewebe *lebende* Virenproben zu gewinnen. Man musste feststellen, dass keines der Viren im Permafrostboden von Alaska überlebt hatte. Als Hultin jedoch von den neuen Forschungen von Taubenberger und Reid hörte, und dass es nun möglich sein sollte, Informationen auch aus toten Viren zu gewinnen, bot er an, noch einmal nach Alaska zu reisen, um Gewebeproben aus den gefrorenen Gräbern zu holen.

In der Brevig Mission auf der Seward Halbinsel von Alaska, 1918 noch Teller Mission genannt, starben im November 1918 sehr viele Einwohner an der Grippe. Die Infektion soll sich in etwa fünf Tagen über das ganze Dorf ausgebreitet und 72 Menschen getötet haben – was etwa 85 Prozent der Erwachsenenbevölkerung dieses Dorfes waren. Diese Menschen wurden alle ganz schnell in einem Massengrab beerdigt. Aus diesem ruhigen, lange gefrorenen Grab grub Hultin fünf der Opfer aus, darunter den gut erhaltenen Körper einer Inuitfrau, die offensichtlich im Alter von 30 Jahren gestorben war und die die Forscher auf den Namen „Lucy" tauften. Es wurden zahlreiche Gewebeproben entnommen und anschließend an Reid und Taubenberger ins Labor des Armed Forces Institute geschickt, wo die Forscher dann tatsächlich innerhalb einiger Wochen Bruchstücke des Grippevirus von 1918 entdecken konnten. Wieder zeigte sich, dass es sich um das H1N1-Virus handelte.

Im Februar 1990 konnte das Team von Reid, Taubenberger, Fanning und Hultin dann tatsächlich die komplette Sequenz des Hämagglutinin (H)-Gens der Grippe von 1918 präsentieren und schloss seinen Bericht mit den Worten: „Die phylogenetische Analyse deutet darauf hin, dass das Hämagglutinin-Gen des Virus von 1918, auch wenn es mehr mit Vogelvirenstämmen als mit irgendeiner Säugetiersequenz verwandt ist, doch von Säugetieren stammt und sich schon vor 1918 an den Menschen angepasst haben könnte."

Der Fall eines Jungen

Am 9. Mai 1997 erkrankte ein bis dahin gesunder dreijähriger Junge, der mit seiner Familie in Hongkong lebte, an Angina, einem trockenen Husten und Fieber. Die Symptome wurden immer schlimmer und am 15. Mai wurde er ins Krankenhaus eingeliefert. Man stellte eine Rachenschleimhautentzündung fest und er erhielt Antibiotika und Aspirin. Sein Zustand verschlechterte sich zusehends und am 18. Mai wurde er in ein anderes Krankenhaus verlegt und auf die Kinderintensivstation gebracht. Dort bekam er immer stärkere Atemnot und wurde immer teilnahmsloser. Trotz künstlicher Beatmung und einem Breitbandantibiotikum starb das Kind am 21. Mai an „verschiedenen Komplikationen, wie Ateminsuffizienz,

Nierenversagen, disseminierter intravasaler Gerinnung. Bei der Obduktion wurden die Leber und die Nieren untersucht und eine mikrovaskuläre Verfettung wie beim *Reye-Syndrom, einer bekannten Komplikation bei Grippe,* festgestellt."

Die Tatsache, dass dieser kleine Junge an einem Vogelvirus (H5N1) gestorben war, hat Medizinern und Wissenschaftlern auf der ganzen Welt einen Schock versetzt, und das Abschlachten von Millionen Hühnern in Hongkong lief auf lange Sicht auf nichts anderes heraus, als wenn man sozusagen einfach das Scheunentor zuschlägt, nachdem die Pferde entlaufen sind. Wie es ein Wissenschaftler formuliert hat: „Diese Ergebnisse lassen darauf schließen, dass die hochpathogenen Vogelviren H5 und H7 vom Grippetyp A auch weiterhin von Wildvögeln auf Hausgeflügel übertragen werden ... Wir können vermuten, dass die Viren für die nächste Grippepandemie beim Menschen im Entstehen sind und Genanteile von Vogelviren enthalten werden, die gegenwärtig in europäischen Schweinen zu finden sind."

Der Kampf der Schulmedizin gegen die Grippe

Sollte das nächste Grippepandemievirus ein direkter H5- oder H7-Stamm sein, so wird die Welt wirklich in großen Schwierigkeiten sein. Auch damals, als die Hongkong-Grippe die Menschen in Schrecken versetzte, waren sich die Wissenschaftler der Seuchenkontrollbehörde über die schwierige Lage im Klaren. Zu Beginn der Krise ging es darum, so schnell wie möglich einen Impfstoff zu entwickeln, für den Fall, dass das Problem eine pandemische Ausprägung annehmen und die Infektion sich epidemisch von Mensch zu Mensch übertragen sollte. Es wurde jedoch bald klar, dass es dabei ein kleines Problem gab. Grippeimpfstoffe werden in Hühnereiern gezüchtet! Dieser Impfstoff konnte sicher nicht in Hühnereiern gezüchtet werden – die Vogelgrippe würde ihn vernichten. Natürlich haben sich die

Wissenschaftler seither die Aufgabe vorgenommen, dieses Problem zu lösen, falls in Zukunft eine solche Lösung erforderlich sein sollte. Es bleibt jedoch ein beunruhigender Gedanke. Was ist, wenn die Menschen nach jahrelangen Impfungen mit Grippeimpfstoffen, die in Hühnereiern gezüchtet wurden, dadurch zum primär empfänglichen Ziel für H5-Hybrid-Vogelviren werden?

Jedes Jahr werden neue Grippeimpfstoffe benötigt, und weil für ihre Herstellung eine lange Vorlaufzeit erforderlich ist, damit sie der Bevölkerung rechtzeitig vor der nächsten erwarteten Grippesaison zur Verfügung stehen, müssen Epidemiologen aus ihren Vorkenntnissen jedes Jahr gewisse Vermutungen anstellen, welche Stämme vorherrschend sein werden. Oft verkalkulieren sie sich und vergessen einen wichtigen Stamm. Das kann dazu führen, dass nur ein teilweiser Schutz erreicht wird, es kann aber manchmal auch bedeuten, dass die Menschen eine vollkommen nutzlose Impfung verabreicht bekommen, die wenig oder überhaupt keinen Schutz bietet.

Antivirale Medikamente scheinen zukünftig die erste Verteidigungslinie im Kampf gegen die Grippe zu sein. Zwei neue Antivirenmittel, Amantadin und Rimantadin, hemmen die Vermehrung „nahezu aller von Natur aus vorhandener Grippevirenstämme vom Typ A bei Menschen und Tieren". Diese Medikamente können zur Vorbeugung wie auch zur Behandlung der Grippe vom Typ A eingesetzt werden, und sie sollen Dauer und Schweregrad der Grippesymptome stark herabsetzen. Damit es eine Wirkung zeigt, muss das Medikament während der ganzen Zeit, in der eine Ansteckungsgefahr besteht, eingenommen werden, und das kann monatelang sein! Es wird jedoch davor gewarnt, dass „Grippeviren vom Typ A im Laufe der Behandlung eine Resistenz gegenüber Amantadin und Rimantadin entwickeln können". Außerdem stellen sich bei etwa 7-10 Prozent der Patienten, die Amantadin einnehmen, unangenehme Nebenwirkungen ein, das heißt: Übelkeit, Schwindel, Schlafstörungen und Depressionen. Man empfiehlt, das Medikament bei Personen mit nervlichen Störungen und bei älteren Patienten mit Vorsicht einzusetzen, besonders wenn Funktionsstörungen der Nieren vorliegen.

Und wie sieht es mit Antibiotika aus, um die unvermeidbare sekundäre Lungenentzündung zu bekämpfen, die in sehr vielen Fällen auf die Grippe folgt? Dr. John H. Walters macht sich darüber in *Influenza 1918: The Contemporary Perspective* Gedanken und gesteht ein: „Würden wir heute vor einer ähnlichen Situation stehen, könnten Antibiotika die Sterberate vielleicht nicht so deutlich senken."

Homöopathie und die Grippe

Sollte sich noch einmal ein tödliches Grippevirus über die Erde breit machen, wäre die Homöopathie heute in unserer hoch technisierten Welt voller moderner Chemikalien in der Lage, den Menschen einen Schutz zu bieten? Wie ist nun also die Homöopathie mit der Spanischen Grippe 1918 umgegangen?

Mein Dank geht an Julian Winston, dem Autor von *The Faces of Homeopathy: An Illustrated History of the First 200 Years,* für die Zusendung dieser eindrucksvollen Nachweise über jene Zeit in der Geschichte, als sich die homöopathischen Ärzte der Herausforderung durch die entsetzlichste Grippepandemie in der Geschichte so erfolgreich stellten, und dies ohne die Angst und Unsicherheit, die ihre Kollegen der Schulmedizin lahm legten. Im *American Institute of Homeopathy* sind 1920 die folgenden Auszüge erschienen. Es handelt sich hier um persönliche Berichte einiger homöopathischer Ärzte, die diese Zeit mit ihren Patienten selbst durchgestanden hatten.

Dr. T.A. McCann aus Dayton, Ohio berichtete 1921 zur 77. Jahrestagung des American Institute of Homeopathy in Washington D.C. über 24.000 Grippefälle, die schulmedizinisch behandelt wurden und von denen 28

Prozent starben, gegenüber 26.000 Grippefällen, die eine homöopathische Behandlung erhielten und bei denen die Sterberate bei 1,05 Prozent lag.

In einer Firma mit 8000 Mitarbeitern registrierten wir nun einen einzigen Todesfall. Die Patienten wurden nicht zu Tode medikamentiert. Gelsemium war praktisch das einzige Mittel, das sie bekamen. Wir verabreichten kein Aspirin und keinen Impfstoff. – Dr. Frank Wieland, Chicago, Illinois.

Das Nichtvorhandensein der gebräuchlichen medikamentösen Behandlung trug ebenfalls zum großen Erfolg in dieser Firma bei. – Dr. Burton Haseltine, Chicago, Illinois.

Es gibt ein Medikament, das direkt oder indirekt für mehr Todesfälle verantwortlich war, als die Grippe selbst. Sie kennen dieses Medikament alle. Es ist die Acetylsalicylsäure. Die Geschichte des Aspirins ist gedruckt worden. Heute wundert man sich, warum die Salicylsäure so beruhigend auf die Menschen gewirkt hat. Sie hat auf zwei Arten geschadet. Die indirekte Wirkung kam durch die Tatsache, dass die Menschen Aspirin einnahmen, bis sie zusammenbrachen und schließlich an Lungenentzündung erkrankten. – Dr. Frank L. Newton, Massachusetts.

Ich habe nicht einen einzigen Grippefall verloren; meine Sterberate bei Lungenentzündung lag bei 2,1 Prozent. Die Hauptmittel der Alten Schule waren Aspirin und Chinin und man sprach dort von einer Sterberate bei Lungenentzündung von 60 Prozent. – Dr. Dudley A. Williams, Providence, Rhode Island.

350 Fälle und nur ein Todesfall infolge einer nicht beachteten Lungenentzündung, wobei diese Person zu mir gekommen ist, nachdem sie innerhalb 24 Stunden schon hundert Aspirindosen eingenommen hatte. – Dr. Cora Smith King, Washington, D. C.

Die niedrige Sterberate in Camp Lee war darauf zurückzuführen, dass ich den Einsatz von Aspirin absolut vermieden hatte. Der leitende Betriebsarzt beglückwünschte mich zur niedrigsten Sterberate in diesem Krankenhaus. Als er die Wirkung von Aspirin auf das Blut und meine Ergebnisse beim Einsatz der Homöopathie bemerkte, riet er davon ab, weiterhin Aspirin zu verordnen, und die Sterberate sank nach dieser Entscheidung sehr rasch. – Dr. Charles A. Harkness, Chicago, Illinois.

Im Hahnemann Krankenhaus in San Francisco hatten homöopathische Medikamente eine heilende Wirkung, wurden sie jedoch zusammen mit anderen Arzneimitteln verordnet, war das Ergebnis nur lindernd. – Dr. Laura A. Hund, San Francisco, Kalifornien.

Von der homöopathischen Gesellschaft im District of Columbia wurde über 1500 Fälle mit nur 15 Todesfällen berichtet. Im National Homeopathic Hospital konnten 100 Prozent der Patienten geheilt werden. – Dr. E.F. Sappington, Philadelphia, Pennsylvania.

Ich besuchte über 100 Grippefälle und keiner dieser Patienten starb. Ich habe nur homöopathische Heilmittel gegeben. Ich habe kein Aspirin verordnet. Nur ein einziger Patient war mit Aspirin voll gepumpt, bevor ich ihn zu sehen bekam. Er wurde von einem Arzt der Alten Schule an mich überwiesen, er starb an der Krankheit. Diese Epidemie sollte uns zu einem neuen Glauben an die Homöopathie ermutigen. – Dr. G. H. Wright, Glen, Maryland.

In Deutschland sind mehr Menschen an Aspirin gestorben als an Gewehrkugeln. – Dr. C. J. Loizeaux, Des Moines, Iowa.

Ich erinnere mich an Acetanilid während der Epidemie von 1889 und an die Todesfälle. Ich wusste, dass bei dieser Epidemie mehr Leute dem Aspirin und anderen synthetischen Kohlenwasserstoffen zum Opfer fallen würden als der Epidemie selbst, und das hat sich bewahrheitet. Ein Arzt der Alten Schule erzähle mir, dass er dahinter gekommen ist, dass Aspirin seine Patienten tötete und dass er es nicht weiter verabreicht hatte und stattdessen auf homöopathische und eklektische Heilmittel zurückgegriffen hat. – Dr. E. B. Finney, Lincoln, Nebraska.

Dreißig Ärzte in Connecticut reagierten auf meine Bitte nach Datenmaterial. Sie berichteten über 6602 Fälle mit 55 Todesfällen, was weniger als 1 Prozent ist. Auf einer Schiffsreise waren 81 Menschen erkrankt. Alle wurden gesund und kamen an. Jeder der Männer erhielt eine homöopathische Behandlung. Ein anderes Schiff verlor unterwegs 31 Personen. – Dr. H. R. Roberts, Derby, Connecticut.

Die Homöopathie hat Patienten mit Grippe und Lungenentzündung das Leben gerettet. Wenn Steinkohlenteerderivate, besonders Aspirin, verabreicht wurde, ging die Sache immer negativ aus. – Dr. W. H. Hanchett, Omaha, Nebraska.

Die internationale Hahnemann Gesellschaft hat mir von über 17.000 Grippefällen mit einer Sterberate von 4 Prozent berichtet. – Dr. G. B. Stearns, New York.

Ich hatte 300 Grippepatienten und einen Todesfall; ein guter Homöopath hatte 275 Patienten und kein einziger Todesfall. Ich bin Gesundheitsbeamter in meiner Stadt. Ein Vertreter der Alten Schule berichtete von 294 Erkrankten und 15 Todesfällen. Aspirin und iodiertes Kalziumoxid waren die Medikamente, die von der Alten Schule verwendet wurden. – Dr. H. H. Crum, Ithaca, New York.

Ich habe 455 Grippefälle und 26 Fälle von Lungenentzündung behandelt und keiner der Patienten starb. Die Heilmittel: Gelsemium, Bryonia, Apis usw. – Dr. T. G. Barnhill, Findlay, Ohio.

Die Bedeutung homöopathischer Heilmittel wurde deutlich hervorgehoben; von 42 Personen, die geimpft wurden, erkrankten 24 an der Grippe und acht bekamen eine Lungenentzündung – die Impfung als Vorbeuge-maßnahme hat also versagt. – Dr. W. L. Love, Brooklyn, New York.

Elf Männer berichteten über 3600 Erkrankungen mit sechs Todesfällen. Meine Unterlagen weisen 750 Patienten mit einem Todesfall auf. Die hauptsächlichen Heilmittel waren Gelsemium, Bryonia und Eupatorium. – Dr. F. A. Swartwout, Washington, D. C.

Je mehr Aspirin, Kodein, Dobell-Lösung zusammen mit homöopathischen Heilmitteln verabreicht wurde, umso langsamer verlief der Genesungspro-zess. – Dr. James W. Ward, San Francisco, Kalifornien.

In einem Camp lag die Sterberate bei Lungenentzündung bei 25,8 Prozent. Der diensthabende Leutnant wurde dazu gebracht, den Einsatz von Aspi-rin, Digitalis und Chinin einzustellen, daraufhin sank die Sterberate so-fort auf 15 Prozent, ohne dass irgendein anderes Medikament verabreicht wurde. Dies geschah auf einer Station des Krankenhauses, woraufhin auf anderen Stationen die gleiche Anweisung gegeben wurde und die Sterbe-rate ohne weitere Medikamente auf 15 Prozent sank. – Dr. W. A. Pearson, Philadelphia, Pennsylvania.

Ich habe 618 Krankheitsfälle behandelt und fünf davon starben. Drei davon bekamen eine schulmedizinische Behandlung. – R. S. Faris, Rich-mond, Virginia.

Ein Arzt in einem Krankenhaus in Pittsburgh fragte eine Krankenschwes-ter, ob sie einen Vorschlag hätte, was er besser machen könnte, da ihm so viele Patienten wegstarben. „Ja, Herr Doktor", war ihre Antwort, „hören Sie auf mit Aspirin, gehen Sie in eine homöopathische Apotheke und ho-len Sie sich homöopathische Heilmittel." Der Arzt antwortete: „Aber das ist Homöopathie!" „Ich weiß, aber bei den homöopathischen Ärzten, für die ich gearbeitet habe, ist kein einziger Patient gestorben." Dr. W. F. Edm-undson, Pittsburgh, Pennsylvania.

Eine Lungenentzündung tritt nur selten auf, wenn innerhalb 24 Stunden nach einem Grippeausbruch ein guter Homöopath aufgesucht wird. Eine erschreckende Todesrate ist auf die schädliche Wirkung hoher Dosen Aspirin, Salizylate und Opiumpräparate zurückzuführen. – A. H. Grimmer, Chicago, Illinois.

Murphy aus Lansing, Michigan hat 325 Grippefälle in einem Camp behandelt, wo die Sterberate bei 20 Prozent lag, während die Sterbewahrscheinlichkeit bei homöopathischer Behandlung unter 3 Prozent betrug. – Dr. W. H. Wilson, Chicago, Illinois.

Ich habe 1000 Grippefälle behandelt. Ich kann meine Arbeit aufgrund meiner Aufzeichnungen belegen. Bei mir ist niemand gestorben. Der Verdienst gebührt allein der Homöopathie und keineswegs den Schotten, Iren und Amerikanern! - Dr. T. A. Mc Cann, Daytona, Ohio.

Im Monat Oktober 1918 habe ich rund 200 Grippefälle ohne einen einzigen Todesfall behandelt. – Dr. W. R. Andrews, Mannington, West Virginia.

Dr. M. I. Boger aus Portsmouth, North Hampshire hat 331 Grippefälle behandelt und zwei davon sind gestorben. Dr. G.G. Bascom aus Lake Wilson, Minnesota hatte 300 Grippefälle und keinen Todesfall vorzuweisen. – Dr. E. C. Price, Baltimore, Maryland.

Das Wort Homöopathie steht für so viel Gutes, Wahres und Wertvolles in der medizinischen Therapie in unserem Jahr des Herrn 1919. – Dr. O. S. Haines, Philadelphia, Pennsylvania.

Ich habe 267 Grippefälle behandelt. Keine Todesfälle. – Dr. A.B. Hawes, Bridgewater, South Dakota.

65 Grippefälle in einem Monat behandelt, davon ein Todesfall, und das war ein Fall von Tuberkulose. – Dr. F. C. Thornhill, Alma, Michigan.

Einer der größten Apotheker in Montreal erzählte Dr. T. A. McCann, dass 900 seiner Patienten an der Grippe gestorben waren. Auf die Frage, welches Medikament am meisten eingesetzt wurde, antwortete er, Aspirin sei in größeren Mengen verordnet worden, als alle anderen Medikamente zusammen. Die Anweisung war, alle drei Stunden eine 320 mg-Tablette einzunehmen, aber viele nahmen ca. 650 mg alle drei Stunden. Ein Kommentar erübrigt sich. Im Kinderkrankenhaus wurden 76 Kinder behandelt, ohne dass eines davon an einer Lungenentzündung starb. In den meisten Fällen erhielten die Patienten Bryonia und Gelsemium, und diese Mittel begleiteten die Patienten mit Erfolg bis zur vollständigen Genesung. – Dr. J. G. Dillon, Fargo, North Dakota.

Meiner Erfahrung nach war Gelsemium fast immer das wichtigste Heilmittel und es zeigte sich, dass es bei den ersten Anzeichen seinen Zweck bestens erfüllte. – Dr. E. B. Hooker, Harford, Connecticut.

Man überreichte mir ein Paket mit 1000 Aspirintabletten, das waren 994 zu viel. Ich glaube, ich habe etwa ein halbes Dutzend an die Patienten gegeben. Ich wusste nicht, wohin damit. Ich hatte nur wenig Heilmittel. Ich gab fast ausnahmslos Gelsemium und Bryonia. Ich verlor kaum einen Fall, wenn ich der erste war, der den Patienten behandelte, es sei denn, der Patient wurde in eine Apotheke geschickt, um Aspirin zu kaufen. Dann war es sehr wahrscheinlich, dass ich einen Fall von Lungenentzündung vor mir hatte. – Dr. J. P. Huff, Olive Branch, Kentucky.

Aspirin und die anderen Steinkohlenteerprodukte seien verdammt, da diese Mittel für viele unnötige Todesfälle verantwortlich sind. Das allgegenwärtige Aspirin ist das schädlichste Medikament überhaupt. Es täuscht, da es sehr schnell von Schmerzen befreit, die Befreiung ist aber trügerisch. In mehreren Fällen hat Aspirin das Herz geschwächt, die Lebenskräfte unterdrückt, die Sterblichkeit schon bei leichten Fällen erhöht und die Genesung verzögert. In allen Fällen wurden die Symptome verschlimmert und die Auswahl des richtigen Heilmittels bedeutend schwieriger. Anscheinend hat Aspirin bei keiner Krankheit irgendeine heilende Wirkung, und es sollte verboten werden. – Dr. Guy Beckly Stearns, New York City, New York.

Tausend praktische Ärzte wurden gebeten, die Heilmittel zu nennen, die bei Grippe und Lungenentzündung am wirkungsvollsten sind. Über 75 nannten bei Lungenentzündung Aconit und Bryonia. – Loyd Brothers, Cincinnati, Ohio.

Experimentelle Forschungen im Hygienelabor in Washington, D. C. konnten nicht nachweisen, dass Impfungen bei Lungenentzündung eine positive Wirkung hatten. Stellen Sie sich dieses Eingeständnis in Bezug auf unsere eigenen, erprobten Heilmittel, Gelsemium, Rhus Tox, Eupatorium, usw. vor, deren Indikationen fest, definitiv, unveränderbar und dauerhaft sind. – Homeopathic Recorder, Oktober 1920.

Im öffentlichen Gesundheitssystem von New Mexico wurden in der mexikanischen Bevölkerung hauptsächlich Veratrum viride, Gelsemium und Bryonia eingeführt, mit hervorragenden Ergebnissen beim Einsatz gegen die Grippe. Es gab unter der homöopathischen Behandlung keinen einzigen Todesfall. – Dr. C. E. Fisher, Chicago, Illinois.

Es gibt mehrere Gründe, warum Kinder im Gegensatz zu Erwachsenen bei der Grippeepidemie besser abschnitten; erstens kamen sie früher in ärztliche Behandlung, zweitens wurden ihnen keine „sicheren Heilmittel" verabreicht, drittens waren sie nicht mit Aspirin voll gepumpt, viertens wurden sie ins Bett gesteckt, und fünftens bekamen sie die passende Medizin und hatte eine gute Chance. – Dr. J. P. Cobb, Chicago.

Alle Personen, die unter meiner Betreuung an Grippe starben, hatten eigenmächtig Aspirin eingenommen, bevor sie zu mir in Behandlung kamen. – Dr. W. P. Best, Indianapolis, Indiana.

Es gibt Herzen, die Aspirin vertragen können; es gibt Herzen die eine Grippe vertragen können; aber es gibt keine Herzen, die sowohl Aspirin und gleichzeitig eine Grippe vertragen können. – Dr. Taylor, Philadelphia, Pennsylvania.

Gelsemium schwächt das Herz nicht und ist Aspirin und anderen Steinkohlenteerderivaten vor allem bei der Behandlung der Spanischen Grippe überlegen. – Dr. J. A. Munk, Los Angeles, Kalifornien.

Vielen Patienten wurde geraten, Aspirin zur Vorbeugung der Grippe oder einer Influenzapneumonie einzunehmen. Eine Frau hatte in 48 Stunden etwa 15 Gramm eingenommen. Sie wurde ins Krankenhaus eingeliefert und aufgrund der roten Flecken auf ihrem Körper wurde Scharlach diagnostiziert. Viele Patienten, die ins Krankenhaus (Haynes Memorial) kamen, waren vollgepumpt mit Aspirin, Kodein, Morphium und Digitalis. Regierungsangestellte lobten unser Krankenhaus für die homöopathische Behandlung der Grippe. Es sind jedoch nicht alle der gleichen Meinung, aber in Boston erkennt man, dass wir über eine wundervolle Behandlung der Grippe verfügen. – Dr. Samuel Clement, Boston, Massachusetts.

Während der Grippe bekam fast jedes Opfer sein Aspirin. Fast jeder glaubte daran, weil es sein Leid linderte und „ihm nicht schaden konnte." Das Ergebnis war, dass Tausende starben, die überlebt hätten, wenn sie bereit gewesen wären, die Beschwerden noch etwas zu ertragen. Sie starben wie Fliegen, die um eine Schale mit Gift schwirrten, obwohl die „Wissenschaft" alles tat, um sie zu „retten". – Dr. A. F. Stevens, St. Louis, Missouri.

Wir haben über 300 Grippefälle unter den Mitgliedern des Student Army Training Corps behandelt und es ist niemand gestorben. Gelsemium, Bryonia und Ferrum phosphoricum waren die wichtigsten Heilmittel. Nur in den Fällen, in denen die Patienten Aspirin bekommen hatten, war die Genesung verzögert und es entwickelte sich eine Lungenentzündung. – Dr. C. B. Stouffer, Ann Arbor, Michigan.

In etwa 150 Fällen, die während der ersten „Grippe"-Epidemie behandelt wurden, waren die wichtigsten Mittel Gelsemium und Bryonia. Nur wenige bekamen eine Lungenentzündung, von den Patienten, die von Anfang an in meiner Behandlung waren, nicht ein einziger. Nur einer starb unter meiner Betreuung, ein 60- jähriger Mann, der Asthma hatte und wegen des Klimas mitten in einem harten Winter zu uns nach Minnesota gebracht wurde und eine schwere septische Lungenentzündung bekam. – Dr. Wm. E. Leonard, Minneapolis, Minnesota.

Ich habe etwa 50 Grippefälle behandelt, davon zwei Lungenentzündungen, eine davon bei einer schwangeren Frau. Alle sind wieder gesund geworden. Die hauptsächlichen Heilmittel waren Gelsemium, Bryonia und Rhus. – Dr. Wm. Boericke, San Francisco, Kalifornien.

Ich habe über 100 Fälle von Grippe und Lungenentzündung behandelt, zwei meiner Patienten starben. Einer davon hatte seit Beginn der Lungenentzündung eine Woche lang Aspirin eingenommen hatte, bevor ich zu Hilfe gerufen wurde, der andere litt an einer sehr bösartigen Form der Lungenentzündung und hatte von Anfang an sehr hohes Fieber. Heilmittel: Gelsemium, Eupatorium, Bryonia usw. – Dr. C. P. Bryant, Seattle, Washington.

Ich habe etwa 500 Fälle behandelt, darunter viele Lungenentzündungen. Zwei Fälle habe ich verloren. Ich habe nie Aspirin verwendet und habe auch nicht erlaubt, dass es verwendet wird. Die wichtigsten Medikamente waren Belladonna, Gelsemium, Sticta für die Halsbeschwerden, Mercurius, Natrium muriaticum und Kali muriaticum – Dr. A. B. Palmer, Seattle, Washington.

Das sind nur ein paar Beispiele von Erfahrungen homöopathischer Ärzte in den Vereinigten Staaten während der Spanischen Grippe, wir wissen jedoch aus der Geschichte, dass zahlreiche andere Homöopathen auf der ganzen Welt die gleichen Erfahrungen gemacht haben.

Aus England kommt dieser wundervolle Bericht einer britischen homöopathischen Ärztin, Dr. Dorothy Shepherd, in dem sie über den Erfolg der Homöopathie bei akuten Epidemien schreibt:

„Und wie sieht es mit der Grippe aus? Jedes Jahr erleben wir eine leichte Epidemie, und etwa alle dreißig Jahre eine bösartige Form, die über den ganzen Globus zieht, verheerende Auswirkungen hat und Tausende von Menschen tötet. Die letzte Epidemie, die wir immer noch in unserer Erinnerung haben, war selbstverständlich jene aus dem Jahre 1918, als große Teile der vom Krieg ermüdeten Bevölkerung dahingerafft wurden. Ich weiß nicht, ob Daten über die Sterberate unter homöopathischer Behandlung vorliegen. Ich kann nur aus persönlicher Erfahrung berichten, was für eine unschätzbare Hilfe mir die homöopathischen Mittel bei der Behandlung vieler Grippefälle zu jener Zeit waren. Mit einem Mittel habe ich 100, wenn nicht sogar 150 Fälle behandelt; Reiche und Arme, Junge und Alte, Männer und Frauen; und die Ergebnisse waren beeindruckend. Ich habe keine Einzelfälle herausgegriffen. Einige waren wirklich sehr krank, als ich sie zum ersten Mal sah, mit hohem Fieber und Bronchienbefall; andere waren nicht so schwer betroffen, aber bei fast allen fiel die Temperatur innerhalb 24 bis 48 Stunden. Strengste Bettruhe war angeordnet, noch eine Woche, nachdem die Temperatur wieder normal war, sie bekamen verdünnten Fruchtsaft zu trinken, Milch oder Tee waren nicht erlaubt. Kein einziger dieser Patienten ist gestorben und Komplikationen traten auch nicht auf."

Das erstaunlichste und auffallendste bei den beschriebenen Fällen ist, dass diese Homöopathen die fatalen Auswirkungen von Aspirin bei der Behandlung von Virusinfektionen erkannten – und das schon fünfzehn Jahre bevor das Virus entdeckt wurde und 45 Jahre bevor der Zusammenhang zwischen Aspirin und dem Reye-Syndrom bekannt wurde!

Diesen Homöopathen waren wegen der fehlenden Diagnose während der Epidemie nicht die Hände gebunden. Sie standen nicht hilflos am Bett der

Patienten, kratzten sich am Kopf und fragten sich, an was für einer üblen Krankheit ihre Patienten starben und was sie vielleicht dagegen tun könnten. Sie mussten „der Krankheit keinen Namen geben", um ihren Patienten das Leben zu retten. Sie folgten einfach der bewährten homöopathischen Praxis. Sie nahmen jeden Fall genauestens auf und verschrieben dann das angezeigte homöopathische Mittel für den gerade vorliegenden Fall und überließen alles andere dem Heilmittel und der Lebenskraft des Patienten.

Wenn es wieder geschieht

Die Vereinigten Staaten unterhalten, wie viele andere Länder auch, ein sorgfältiges Überwachungssystem, das wöchentlich über den Stand der Grippefälle mit Lungenentzündung (P&I mortality report) auf der ganzen Welt berichtet. Die Seuche-kontrollbehörde, die dem Netzwerk der Weltgesundheitsorganisation angeschlossen ist, wird über jeden neuen Grippevirusstamm, der irgendwo auf der Welt auftaucht, in Kenntnis gesetzt, so dass gegebenenfalls das öffentliche Gesundheitswesen sofort in Alarmbereitschaft versetzt werden kann. Führende Virenforscher erwarten ein Großereignis, „The big one" (wie Seismologen, die Erdbeben erforschen) und sind sich sicher, dass es nur eine Frage der Zeit ist, wann es kommt.

Die öffentlichen Gesundheitsbeamten bereiten sich in aller Ruhe auf diese kommende globale Grippepandemie vor. Sie wissen, dass die wahrscheinlich tödlichste Bedrohung für die Menschheit auf globaler Ebene durch einen Grippevirus kommt, auch wenn Ebola- und Hantaviren für mehr Schlagzeilen sorgen. Ihre gut geschützte Pandemie-Planungsakte behandelt Themen wie: Was ist zu tun, wenn der Präsident während der Epidemie stirbt? und: Wie soll man mit einer noch nie da gewesenen Menge an Kranken, Toten und Sterbenden umgehen?

N. R. Grist, Professor der Abteilung für Infektionskrankheiten an der Universität von Glasgow, äußerte ernsthafte Bedenken über die Fähigkeit unserer modernen Medizin, zukünftige Grippepandemien zu bewältigen, und meint dazu: „Es ist notwendig, sich ins Gedächtnis zu rufen, dass wir nicht wirklich verstehen, warum die zerstörerische Pandemie von 1918-1919 so schwerwiegend war, und dass wir daher nicht so sicher sein können, dass unsere modernen medizinischen Mittel bei einer ähnlichen Herausforderung in der Zukunft Erfolg haben werden."

Arthur M. Silverstein brachte in seinem Buch *Pure Politics And Impure Science* seine schmerzliche Sorge zum Ausdruck: „Obwohl es der Schweinegrippe 1976 nicht gelungen war, sich wieder auszubreiten, so weist doch alles, was wir bisher über die Epidemiologie der Grippe wissen, darauf hin, dass früher oder später wieder eine schwere Grippepandemie die Welt verwüsten wird. Was geschieht, wenn das passiert?"

Diese vorsichtige Aussage stammt aus der Zeitschrift *Alabama Journal of Medical Science*, als es um die Grippe von 1918 und zukünftige Grippepandemien ging:

„Auch heute ... bleibt die Grippe eine der bedeutenden Krankheiten, gegen die es immer noch keine Vorbeugung gibt. Da immer neue Erkenntnisse über die antigenen Oberflächenmoleküle Hämagglutinin und Neuraminidase gewonnen werden und über die Art, wie sie ihre Struktur verändern, scheinen nun Möglichkeiten der Prävention unmittelbar bevorzustehen. (Es könnten) jedoch ‚neue' Grippeviren durch genetische Reassortierung zwischen menschlichen und tierischen Grippevirenstämmen entstanden sein oder vielleicht die Folge eines noch nicht verstandenen Mechanismus sein, der die Virulenz dieser Spanish Lady erklärt... Kann eine solche Epidemie oder Pandemie wieder entstehen? Die übereinstimmende Meinung ist ‚mit großer Sicherheit ja.'"

Wenn es also wieder geschieht – und es wird wieder geschehen –, können wir zuversichtlich sein, dass die Homöopathie, wie sie schon in der Vergangenheit bewiesen hat, vorbereitet sein wird, sich jeder Herausforderung zu stellen.

Teil II

Homöopathie und Grippe

Die Voraussetzungen sind geschaffen

Die „Spanish Lady" ist heute nahezu vergessen. Es leben nicht mehr viele, die ihre Gewalt aus erster Hand erfahren haben, und in den Geschichtsbüchern wird die tragischste weltweite Pandemie, die die Menschheit je erlebt hat, nur noch beiläufig erwähnt.

Sicher haben die Militärtruppenbewegungen zwischen den Kontinenten im Ersten Weltkrieg bei der Verbreitung des Virus im Jahre 1918 eine große Rolle gespielt. Verglichen mit dem heutigen ausgedehnten interkontinentalen Flugverkehr, wo jedes Jahr schätzungsweise 500 Millionen Menschen auf ihren Geschäftsflügen die internationalen Grenzen überschreiten, wirkt diese Art der Beförderung um die Jahrhundertwende eher bedeutungslos. Das schwer fassbare, mit der Luft übertragene, sich ständig verändernde Virus beachtet keine internationalen oder interkontinentalen Grenzen. Es ist ein globaler Räuber, der Arme und Reiche befällt, Berühmte und Unbedeutende, Mächtige und Hilflose.

Man beachte, dass die Menschen auf der ganzen Welt seit der Einführung von Antibiotika und ihrem unüberlegten Einsatz in der Medizin und der Landwirtschaft der letzten fünfzig oder noch mehr Jahre, nun eine allgemeine Resistenz gegenüber den meisten Antibiotika entwickelt haben, die der Medizin zur Verfügung stehen. Es gibt heutzutage nur noch wenige Mittel, um tödliche bakterielle Komplikationen medizinisch zu bekämpfen, sollte eine solche weltweite Pandemie wieder zuschlagen. Demzufolge sind die Voraussetzungen für eine medizinische Krise geschaffen, die beispiellos in der Geschichte weltweiter Krankheiten zu werden droht. Ein einziger Funke eines Virus in einer abgelegenen Gegend irgendwo auf der Welt könnte einen Feuersturm auslösen, der mit einer solchen Geschwindigkeit um die ganze Welt rasen würde, dass die Medizin in wenigen Tagen völlig unvorbereitet und unfassbar einer schrecklichen Tragödie gegenüber stehen würde.

Unter den Leserbriefen in der Zeitschrift *The New England Journal of Homeopathy* erschien in der Herbst/Winterausgabe 1998 ein Beitrag der Krankenschwester Rochelle Jobes, in dem sie ihre Besorgnis zum Ausdruck bringt, ob die homöopathische Gemeinschaft dieser Welt vorbereitet wäre, falls wieder einmal eine internationale Grippepandemie wie damals die Spanische Grippe von 1918-1919 auf uns zukommt. Sie erwähnte die Notwendigkeit für Homöopathen, „einen neuen Respekt für die Schwäche der modernen (Schul-) Medizin gegenüber solchen Viren zu entwickeln, und die Notwendigkeit, einen Plan im Falle einer Pandemie in Betracht zu ziehen." Weiterhin fügte sie hinzu: „Vielleicht ist das alles zu schwarzseherisch und zu sehr schulmedizinisch orientiert, aber ich frage mich wirklich, wie wir Homöopathen heutzutage untereinander kommunizieren würden, um einem erneuten Ausbruch einer Grippe am wirksamsten zu begegnen." Sie war bei weitem nicht „zu schwarzseherisch"; es wäre auch für Homöopathen klug, vorauszudenken und vorbereitet zu sein.

Es ist das Ziel dieses Buches, der weltweiten homöopathischen Gemeinschaft in bescheidener Weise eine Grundlage für einen solchen vorläufigen „pandemischen Notfallplan" im Falle einer Grippe zu bieten, mit der ehrlichen Hoffnung, dass die Homöopathen auf der ganzen Welt darin wertvolle Hilfsmittel finden, um sowohl gewöhnliche Grippefälle wie auch Grippeepidemien zu behandeln; ganz besonders jedoch für den wahrscheinlichen Fall, dass irgendwann wieder eine Grippepandemie in der Größenordnung von 1918-1919 auftritt.

Zum Schluss, im zweiten Teil des Buches, habe ich mich bemüht, das kollektive Wissen und die Erfahrungen der Homöopathen aus der Vergangenheit und in unserer modernen Zeit im Umgang mit der Grippe darzustellen. Ich habe mich sowohl mit den bekannten Symptomen einer „gewöhnlichen Grippe" beschäftigt, wie auch mit den auffallenden Symptomen der Spanischen Grippepandemie von 1918, die unsere Vorgänger homöopathisch behandelt haben. Wohl wissend, dass in Krisenzeiten, wie im Falle einer Epidemie, sowohl Laien wie auch professionelle Homöopathen von Hilfesuchenden geradezu überrannt werden, habe ich es vermieden, die traditionelle Materia Medica zu präsentieren, und habe mich stattdessen für eine Aufstellung entschieden, die ich als „Unterscheidungsmerkmale bei Grippe" und „schnelle Schlüsselmerkmale" bezeichne. Ich hoffe, dass diese Gedanken dem Homöopathen dabei hilfreich sind, das angezeigte Heilmittel in möglichst kurzer Zeit zu finden.

Ihrem Wesen nach eignet sich die Grippe für diese Art der Mittelfindung, wobei diese Struktur auch für viele andere Vireninfektionen, wie Masern, Windpocken usw. geeignet ist. Dasselbe gilt für viele Akutkrankheiten und Notfälle. Wenn zum Beispiel jemand eine schwere Verbrennung, Fleischwunde oder Verletzung erlitten hat, reagieren die Abwehrkräfte des Betreffenden in ähnlicher Weise und ziemlich unabhängig von der Person. Aus diesem Grund werden Grippesymptome als „allgemein" bezeichnet, sie sind normalerweise bei fast allen Leuten gleich, genau wie andere Vireninfektionen, wie Masern und Windpocken bei den meisten Personen ähnliche oder gleiche Symptome hervorrufen. Aus den Hunderten von Heilmitteln, die uns in unserer umfangreichen Materia Medica zur Verfügung stehen, waren die Homöopathen während der letzten 200 Jahre daher in der Lage, eine relativ kleine Gruppe von Mitteln zu bestimmen, die sich bei der Behandlung verschiedener Vireninfektionen als erfolgreich herausgestellt haben.

Daher werden in den Kapiteln über die *Unterscheidungsmerkmale bei Grippe* und *die schnellen Schlüsselmerkmale* nur jene Heilmittel vorgestellt, die von Homöopathen in der Vergangenheit und in unserer modernen Zeit als wirksam bei der Behandlung der Grippe anerkannt wurden, wobei vorsichtshalber darauf hingewiesen werden muss, dass das angezeigte Heilmittel in seltenen Fällen vielleicht anderweitig gesucht werden muss.

Homöopathische Heilmittel zur Behandlung der Grippe

Bei den **fettgedruckten** Heilmitteln handelt es sich um die Mittel, die schon in der Vergangenheit in erster Linie zur Behandlung der Grippe eingesetzt wurden, und die zunächst am meisten berücksichtigt werden sollten. Die Heilmittel in *Kursivschrift* sind ebenfalls wichtig für die Behandlung der Grippe. Und die Heilmittel, die ganz normal geschrieben sind, sollten auch nicht übersehen werden, obwohl sie vielleicht seltener angezeigt sind.

Lateinischer Name	Abkürzung
Aconitum napellus	Acon.
Aesculus hippocastanum	Aesc.
Allium cepa	All-c.
Ammonium bromatum	Am-br.
Ammonium carbonicum	Am-c.
Ammonium muriaticum	Am-m.
Antimonium tartaricum	Ant-t.
Arnica montana	Arn.
Arsenicum album	Ars.
Arsenicum hydrogenisatum	Ars-h.
Arsenicum iodatum	Ars-i.
Arsenicum sulphuratum rubrum	Ars-s-r.
Arum triphyllum	Arum-t.
Asarum euopaeum	Asar.
Avena sativa	Aven.
Baptisia tinctoria	Bapt.
Belladonna	Bell.
Bromium	Brom.
Bryonia alba	Bry.
Calcarea carbonica	Calc.
Camphora officinarum	Camph.

Carbo vegetabilis. . . . . Carb-v.

Carbolicum acidum . . . . Carb-ac.

Causticum . . . . Caust.

Chelidonium majus.. . . . . Chel.

China officinalis . . . . Chin.

Cimicifuga racemosa . . . . Cimic.

Cypripedium pubescens. . . . . Cypr.

Drosera rotundifolia. . . . . Dros.

Dulcamara. . . . . Dulc.

Eriodictyon californicum . . . . Erio.

Eryngium aquaticum . . . . Ery-a.

Eucalypus. . . . . Eucal.

Eupatorium perfoliatum. . . . . Eup-per.

Euphrasia officinalis. . . . . Euphr.

Ferrum phosphoricum . . . . Ferr-p.

Gelsemium sempervirens . . . . Gels.

Glonoinum . . . . Glon.

Gymnocladus canadensis. . . . . Gymno.

Hepar sulphuris calcareum. . . . . Hep.

Hydrastis canadensis. . . . . Hydr.

Hyoscyamus niger. . . . . Hyos.

Iberis amara. . . . . Iber.

Influenzinum. . . . . Influ.

Iodium. . . . . Iod.

Ipecacuanha . . . . Ip.

Iris versicolor. Iris

Kali bichromicum . . . . Kali-bi.

Kali carbonicum . . . . Kali-c.

Kali iodatum . . . . Kali-i.

Lachesis . . . . Lach.

Lycopodium clavatum . . . . Lyc.

Magnesia phosphoria . . . . Mag-p.

Mercurius solubilis. . . . . Merc.

Mercurius biniodatus cum kali iodat. . Merc-k-i.

Natrum salicylicum. . . . . Nat-sal.

Natrum sulphuricum . . . . Nat-s.

Nux vomica . . . . Nux-v.

Oscillococcinum . . . . Oscilloc.

Phellandrium . . . . Phel.

Phosphorus . . . . Phos.

Phytolacca decandra . . . . Phyt.

Psorinum . . . . Psor.

Pulsatilla nigricans . . . . Puls.

Pyrogenium . . . . Pyrog.

Quercus glandibus . . . . Querc-

Rhus toxicodendron . . . . Rhus-t.

Rumex crispus. . . . . Rumx.

Sabadilla . . . . Sabad.

Salicylicum acidum. . . . . Sal-ac.

Sanguinaria canadensis. . . . . Sang.

Sarcolacticum acidum . . . . Sarcol-ac.

Scutellaria laterifolia . . . . Scut.

Senega . . . . Seneg.

Spigelia anthelmia. . . . . Spig.

Spongia tosta. Spong.

Stannum metallicum . . . . Stann.

Sticta pulmonaria . . . . Stict.

Strychninum purum. . . . . Stry.

Sulphur. . . . . Sulph.

Tuberculinum . . . . Tub.

Veratrum album . . . . Verat.

Es wird dringend empfohlen, alle fett gedruckten Heilmittel in C30 bis 10M Potenzen verfügbar zu haben. Die kursiv gedruckten sollten in C30- bis C200-Potenzen vorrätig sein oder es sollte eine Apotheke bekannt sein, wo die anderen Heilmittel kurzfristig erhältlich sind. Bezugsquellen für homöopathische Arzneimittel sind am Ende dieses Buches aufgeführt.

Symptome der Grippe

Inkubationszeit – Prodromalstadium – Ausbruch

Die Inkubationszeit ist die Zeitspanne zwischen der ersten Ansteckung und dem Auftreten der ersten Symptome. Die Inkubationszeit oder das Prodromalstadium beträgt beim Grippevirus etwa zwei Tage. Sie kann jedoch auch nur 24 Stunden (plötzlicher Ausbruch) oder ganze vier Tage (allmählicher Ausbruch) dauern.

Das aktive Stadium

Wenn die Krankheit das aktive Stadium erreicht hat, beginnt auch die Symptomatik. Je nach Anfälligkeit und Widerstandskraft der einzelnen Personen dominieren ein oder mehrere systemische Symptome. Eine genaue Beobachtung von Seiten des homöopathischen Praktikers, um festzustellen, welche Symptome im jeweiligen Fall vorherrschend sind oder deutlich hervortreten, hilft häufig dabei, das angezeigte Heilmittel zu finden.

Allgemeine Symptome der Spanische Grippe von 1918-1919

1. Schüttelfrost (normalerweise zwischen 38,3 und 40°C).
2. Muskelschmerzen.
3. Trockener Husten.
4. Halsentzündung und Heiserkeit.
5. Kopfschmerzen.
6. Appetitverlust.
7. Schmerzen und Beschwerden in der Brust.
8. Verstopfte Nase und flüssiges Nasensekret.

Spezielle Symptome der Spanischen Grippe von 1918-1919

1. Plötzlicher Ausbruch mit allgemeinem Krankheitsgefühl.
2. Schmerzen in den Beinen, im Kopf und den Augäpfeln.
3. Rückenschmerzen, häufig sehr stark.
4. Leichtes Frösteln kam häufiger vor als richtiger Schüttelfrost.
5. Trockener Husten unterschiedlicher Stärke.
6. Relativ langsamer Puls und langsame Atmung.
7. Schlafstörungen, häufig anhaltend und hartnäckig.
8. Trockene und aufgesprungene Lippen.
9. Trockene, bräunliche, zitternde Zunge.
10. Harn- und Stuhlinkontinenz.
11. Delirium, häufig gewalttätig.
12. Stupor bei halbwachem Bewusstsein.
13. Der Patient zupfte an der Bettdecke herum oder die Finger bewegten sich, als ob sie Fusseln aufsammelten
14. Die Patienten klagten nicht, obwohl sie schwer krank waren, und wenn sie nach ihrem Befinden gefragt wurden, antworteten sie, es ginge ihnen gut.

Bedenkliche Symptome bei der Spanischen Grippe

1. Bilaterale Ptosis (die Augenlider hängen herunter oder sind halb geschlossen).
2. Lungenödem, mit knisterndem, feuchtem Rasseln.
3. Rippenfellentzündung, kommt häufig bei Lappenpneumonie vor.
4. Blutige Bronchopneumonie.
5. Puls und Atmung sehr schnell.
6. Temperaturerhöhung auf 39,4-40,5°C, auch extremes Fieber (über 41°C).
7. Heftiger Husten mit rostfarbenem, blutigem Auswurf, sieht oft aus wie Pflaumensaft.
8. Der Patient hatte einen eigenartigen Geruch.
9. Lippen, Ohren, Gesicht und Fingernägel hatten eine aschfarbene, violette Tönung bekommen – der Tod war so gut wie sicher. In

manchen Fällen verfärbten sich Hals, Rumpf und Gliedmaßen bläulich-schwarz.

10. Zu fast 100 Prozent tödlich im Falle einer Schwangerschaft, bei gleichzeitiger hoher Anfälligkeit.

Bei den letzten hoffnungslosen Fällen der Spanischen Grippe konnten die violetten, purpurfarbenen und schwarzen Verfärbungen nie ausreichend erklärt werden, obwohl es viele Theorien gab. Auch für den typischen Geruch, der einige an „verwesende Körper auf dem Schlachtfeld" erinnerte, hatte man keine Erklärung. Dieser konnte nicht vom Atem oder von Blähungen der sterbenden Patienten herrühren, und merkwürdigerweise verschwand dieser Geruch, wenn die toten Körper ins Leichenschauhaus gebracht wurden, und das, obwohl eine Kühlung in solchen Fällen selten gewährleistet war.

Komplikationen bei Grippe

Es wird ohne weiteres bestätigt, dass die Menschen nicht an der Grippe sterben. Tatsächlich ist es so, dass man in unkomplizierten Fällen in der Regel nach sieben bis zehn Tagen wieder gesund ist. Es sind die *komplizierten* Fälle, die ein großes Risiko für ernsthafte Komplikationen beinhalten und im schlimmsten Fall mit dem Tod enden. Eine frühe und sofortige homöopathische Behandlung sowie Bettruhe, entsprechende Ernährung und unterstützende Phytotherapie im Krankenhaus sowie eine angemessene Gesundheitsfürsorge zu Hause, können die Chance für eine schnelle, unkomplizierte Genesung deutlich erhöhen. Das ist besonders bei den Patienten wichtig, die zu den Risikogruppen gehören, wie kleine Kinder, Menschen über 65 und jene mit ernsthaften Erkrankungen und/oder einem geschwächten Immunsystem. Ernsthafte Komplikationen sollten von einem homöopathischen Arzt behandelt werden.

Lungenentzündung

Die Grippe und die daraus häufig entstehenden Komplikationen, wie eine Lungenentzündung fordern jedes Jahr etwa 20.000 Todesfälle in den USA. Die Lungenentzündung bleibt eine der zehn Haupttodesursachen, die Lungenentzündung als Folge auf eine Grippe hat in diesem Land sogar eine höhere Sterberate als in vielen Ländern der Dritten Welt. Sie wird daher als die häufigste und gravierendste Komplikation bei Grippe gesehen. Die weitaus größte Anzahl an Todesfällen aufgrund der Grippe ist einzig und allein auf diese Ursache zurückzuführen. Man unterscheidet mindestens zwei unterschiedliche Typen von Lungenentzündung in Zusammenhang mit der Grippe.

Die primäre grippale Viruspneumonie

Früher glaubte man, dass sie verhältnismäßig selten auftritt, heute jedoch weiß man, dass die primäre grippale Viruspneumonie eine viel häufigere Komplikation bei Grippe ist, als bisher angenommen wurde. Aus Untersuchungen der Grippepandemie von 1918-1919, bei der die Sterberate unter den jungen Erwachsenen so hoch lag, haben Virologen den Schluss gezogen, dass zwar viele Opfer sekundär an einer bakteriellen Lungenentzündung gestorben sind, dass aber auch eine große Zahl an einer primären Viruspneumonie gestorben sein muss. Diese Forscher behaupten, dass das Virus von 1918-1919 „hypervirulent" und fähig gewesen sein muss, die Lungen direkt anzugreifen und unmittelbar den Tod herbeizuführen. Die primäre grippale Viruspneumonie kann besonders im Zusammenhang mit dem Grippevirus A eine äußerst ernste und gefährliche Komplikation sein. Sie kann mit atemberaubender Wucht voranschreiten und in weniger als 48 Stunden zum Tod führen.

Die sekundäre bakterielle Pneumonie

Während die primäre grippale Viruspneumonie mit erstaun-licher Geschwindigkeit fortschreitet, beginnt die sekundäre bakterielle Pneumonie gewöhnlich erst, nachdem sich der Gesundheitszustand des Patienten wieder etwas gebessert hat. Es scheint der normale Ablauf zu sein, wobei sich der

Patient etwas erholt, um dann plötzlich einen Rückfall zu erleiden. Plötzlich tritt Schüttelfrost auf, begleitet von Schmerzen in der Brust und einem übermäßigen Husten. Das Fieber ist häufig zweiphasig, da die Krankheit normalerweise nur einen Lungenflügel befällt. Man nimmt an, dass dieser Typ Lungenentzündung dadurch entsteht, dass die Lunge nicht in der Lage ist, die Bakterien im Respirationstrakt auszuscheiden oder zu bekämpfen. Bei den ursächlichen bakteriellen Erregern kann es sich um Staphylokokken, Pneumokokken (Streptococcus pneumoniae) oder Haemophilus Influenzae handeln. Der Auswurf nimmt massiv zu. Er hat bei einer durch Pneumo-kokken verursachten Lungenentzündung die typische rostrote Farbe, ist bei Haemophilus Influenzae eher blutig, und gewöhnlich eitrig und blutgestreift, wenn es sich bei den Erregern um Staphylokokken handelt.

Die medizinische Standardbehandlung beginnt sofort mit Antibiotika, wenn der Verdacht auf eine Lungenentzündung besteht, daneben wartet man die Laboruntersuchungen ab, um den Infektionserreger im jeweiligen Fall genau bestimmen zu können. „Sobald die genaue kausale Diagnose einmal gestellt ist, kann ein (eventuell) *ungeeignetes* Antibiotikum – oder auch die verschiedenen Antibiotika – wieder abgesetzt werden." Wenn man bedenkt, dass etwa die Hälfte aller Lungenentzündungen in Zusammenhang mit einer Grippe viral bedingt sind, so war die Hälfte der Patienten einer „*ungeeigneten*" antibiotischen Behandlung ausgesetzt, mit der möglichen Konsequenz einer Antibiotikaresistenz.

Symptome bei Lungenentzündung (durch Viren oder Bakterien verursacht)

Die Symptome einer Lungenentzündung sind ähnlich wie bei einer Grippe und können alle Symptome einer Grippe beinhalten, mit dem Unterschied, dass sie gewöhnlich schlimmer und häufig Anlass zur Sorge sind. Dazu gehören:

Schüttelfrost und übermäßiges Schwitzen.
Hohes Fieber mit Delirium – Unvermindertes Fieber (extrem hoch, über 41°C).

Zuckungen – Finger zupfen an der Bettdecke herum.

Feuchte Rasselgeräusche bei unterdrückter Atmung und schnellem Puls.

Lungenödem – die Lungen sind voller Blut und Schleim.

Schnelle und mühsame Atmung.

Atemnot – Der Hunger nach Luft führt zu schwerer Atmung. Starker, mühsamer, beschleunigter ‚Lufthunger' bei flackernden, erweiterten Nasenlöchern. Keuchende Atmung.

Sauerstoffmangel – Es wird mit der eingeatmeten Luft nicht genügend Sauerstoff aufgenommen.

Husten, begleitet von schmerzhaften paroxysmalen Krämpfen. Der Auswurf kann spärlich sein.

Blutungen aus der Lunge – hellrot und reichlich.

Blutgefärbtes Sputum strömt aus Nase und Mund.

Nasenbluten – spritzt oft richtig aus der Nase heraus (mögliche Reaktion auf Aspirin).

Ausbruch von Herpes, gewöhnlich an den Lippen und im Gesicht.

Blausucht – Mangel an Sauerstoff verursacht eine bläuliche, gräuliche oder dunkelviolette Verfärbung der Haut.

Bilaterale Ptosis (Augenlider halb geschlossen).

Aufgeblähter Bauch, Durchfall, Inkontinenz, Gelbsucht und Milzvergrößerung.

Leukozytose (krankhafte Erhöhung der Leukozyten im Blut).

Weitere mögliche Komplikationen bei Grippe

Reye-Syndrom – gekennzeichnet durch eine akute Enzephalopathie und eine degenerative Verfettung der Eingeweide. Es steht mit der Einnahme von Aspirin und aspirinähnlichen Medikamenten während der Behandlung einer Virusinfektion, wie zum Beispiel der Grippe, in Zusammenhang. Die Sterberate beim Reye-Syndrom ist sehr hoch.

Guillain-Barré-Syndrom – eine akute Form peripherer Neuropathie, kann auftreten, nachdem die Hauptsymptome der Grippe abgeklungen sind. Es beginnt normalerweise mit einem kribbelnden Gefühl, gefolgt von Taubheit, Schwäche bis zu Lähmungen. Die Lähmungen können so ausgedehnt werden, dass das Atemzentrum in Mitleidenschaft gezogen wird und die Einweisung ins Krankenhaus erforderlich wird:

Myositis – eine akute Entzündung des Muskelgewebes, die sich gewöhnlich innerhalb ein bis fünf Tagen entwickelt, nachdem die respiratorischen Symptome abgeklungen sind. Dieser Zustand unterscheidet sich deutlich von den Muskelschmerzen oder dem Muskelkater, die im frühen Stadium der Grippe auftreten.

Die betroffenen Muskeln, im Allgemeinen an Armen und Beinen, sind äußerst empfindlich und schmerzhaft, vor allem beim Laufen. Die CPK- und SGOT-Werte sind gewöhnlich erhöht und bei einer Muskelbiopsie findet man häufig einzelne abgestorbene Muskelfasern.

Encephalitis lethargica – eine akute Gehirnentzündung, infolge direkten Eindringens von Viren in das Gehirn, wird häufig „Schlafkrankheit" genannt. Diese Komplikation der Spanischen Grippe von 1918 wurde bis zum Jahre 1925 epidemisch auf der ganzen Welt beobachtet. Die Krankheit ruft extreme Schläfrigkeit, Verwirrtheit, Stupor und Teilnahmslosigkeit hervor.

Pseudokrupp – eine erhebliche Anzahl Kinder erkranken als Folge der Grippe an Pseudokrupp. Dieser Typ von Pseudokrupp unterscheidet sich vom RS-Virus, dem gewöhnlichen Erreger von Pseudokrupp, und ist daher viel schwerwiegender. Die Kinder, die infolge der Grippe an Pseudokrupp erkranken, müssen häufig im Krankenhaus behandelt werden, und oft muss ein Luftröhrenschnitt vorgenommen werden, um eine ausreichende Atmung zu gewährleisten.

Myokarditis – entzündliche Erkrankung des Herzmuskels, die Herzgeräusche oder Herzinsuffizienz auslösen kann.

Empfehlungen zur Behandlung der Grippe

Als Ergänzung zu den homöopathischen, phytotherapeutischen und diätetischen Maßnahmen können die folgenden Empfehlungen förderlich für den Heilungsprozess sein.

1. Sorgen Sie für genügend *Bettruhe* und vermeiden Sie Anstrengung. Diese Maßnahme ist besonders wichtig in der Zeitspanne vom Ausbruch der Symptome bis etwa 24 bis 48 Stunden nachdem sich die Temperatur normalisiert hat.
2. Achten Sie darauf, dass das Krankenzimmer gut gelüftet, aber nicht zu kalt ist.
3. Der Patient sollte ständig viel Flüssigkeit zu sich nehmen, um nicht zu dehydrieren. Das ist auch wichtig, damit die Schleimabsonderungen dünnflüssig bleiben und leicht abgehustet werden können.
4. Ein Luftbefeuchter kann dazu beitragen, die Atmung zu erleichtern.

Ernährungsempfehlungen

Normalerweise hat der Patient bei Grippe, Fieber, Husten und Halsentzündung keinen Appetit. Am ersten und zweiten Tag nach Auftreten des Fiebers ist es am besten, keine feste Nahrung zu sich zu nehmen, vor allem kein Fleisch und kein schweres Eiweiß (obwohl in einigen medizinischen Büchern empfohlen wird, eiweißhaltige Nahrung zu essen). Naturheilkundige Ärzte behaupten, wenn der Patient fastet, wird das Fieber niemals so hoch ansteigen, dass es gefährlich werden könnte, weil das Verdauungssystem bei einer Temperatur von über 37,3°C aufhört zu arbeiten (wie der Appetitverlust beweist). Wenn Sie einen Patienten, der Fieber hat, dazu zwingen, etwas zu essen, greifen Sie damit in den Abwehrmechanismus des Körpers ein, der versucht, die Krankheit zu bekämpfen, und Sie gehen damit das Risiko ein, dass die Temperatur dermaßen in die Höhe schießt, dass es gefährlich werden kann. Eine basische Entschlackungsdiät aus Säften, frischem Obst und Gemüse schützt vor einer stoffwechselbedingten Azidose. Fleisch, Fett und sehr stärkehaltige Nahrungsmittel sollten im Allgemeinen vermieden werden, obwohl Hühner- und Rinderbrühe mit viel durchpassiertem Gemüse eigentlich gut vertragen werden sollten. Wenn sich die Haut heiß und trocken anfühlt und die Lippen ausgetrocknet sind, sollten Säfte (sowohl Obst- wie auch Gemüsesäfte) in große Mengen verabreicht werden. Neben diesen Säften und Brühen kann Kindern auch fettarme Milch gegeben werden, sofern sie diese vertragen. Wenn der Appetit dann zurückkommt, ein bis zwei Tage nachdem sich die Körpertemperatur wieder normalisiert hat, kann wieder zu Pudding, Reis, Toast, weich gekochten Eiern und kräftigeren Suppen übergegangen werden.

Nutzen und Gefahren des Fiebers

Fieber bei Infektionen aller Art ist eine normale, positive Reaktion des Abwehrmechanismus und ist eigentlich viel eher nützlich als schädlich. Wie es Dr. Wade Boyle und Dr. André Saine erklären: „Bei Infektionskrankheiten stellt Fieber eine Selbstbehandlung des Körper mittels Wärmetherapie dar." Oder, wie es die Kräuterheiler Sari Harrar und Sara Altshul O'Donnel ausdrücken: „Sie bekommen Fieber aus dem gleichen Grund, aus dem Sie auch Ihren Truthahn an Thanksgiving durchbraten – um alle Organismen abzutöten, die Sie sonst krank machen würden. Wenn Viren oder Bakterien in Ihren Körper eindringen, reagiert Ihr Immunsystem wie ein Ofen und dreht die Innentemperatur hoch, als natürlicher Abwehrmechanismus gegenüber Infektionen oder Entzündungen." Wenn wir also

Fieber routinemäßig einfach als eine reflexartige Reaktion betrachten, so heißt das, dass wir davon ausgehen, dass die Lebenskraft des Patienten einfach dumm ist und die Temperatur als Reaktion auf die Infektion steigen lässt und gar nicht richtig weiß, was sie hier tut; also meinen wir vielleicht, dass wir es besser wissen und dass wir diese blöde Temperaturerhöhung auf jeden Fall unterdrücken sollten.

Es ist eine bekannte medizinische Tatsache, dass durch die „Unterdrückung von Fieber mit Hilfe fiebersenkender Maßnahmen ein wertvoller Indikator für den Verlauf der Krankheit verloren geht" und dass Fieber an sich nicht gefährlich ist, es sei denn, es steigt über 41°C. Es ist ebenso eine medizinische Tatsache, dass das einzigartige Temperatur-Regulierungssystem unseres Organismus den Körper normalerweise vor einem gefährlich hohen Temperaturanstieg bewahrt. Solche extrem hohen Temperaturen sind selten und geschehen normalerweise nur bei einem Gehirntrauma, wie zum Beispiel einer Kopfverletzung, starker Gehirnblutung oder einem chirurgischen Eingriff am Gehirn.

Trotz dieser bekannten medizinischen Gegebenheiten und trotz der anerkannten Gefahren im Gebrauch von Aspirin bei Virusinfektionen ziehen es viele moderne Ärzte immer noch vor, diese Wahrheiten einfach zu ignorieren und ihren Patienten weiterhin routinemäßig Aspirin und aspirinähnliche Medikamente zur Behandlung der Grippe zu empfehlen und zu verschreiben. Beachten Sie die folgenden Empfehlungen von R. Gordon Douglas, M. D., Professor für Medizin und Mikrobiologie und Leiter des Bereichs für Infektionskrankheiten an der University of Rochester School of Medicine in einer Veröffentlichung unter dem Titel *Influenza: The Disease and Its Complications*.

„Die Therapie ist in unkomplizierten Fällen rein symptomatisch, mit Aspirin als der Hauptstütze, aufgrund seiner fiebersenkenden und schmerzlindernden Eigenschaften. Es muss gewährleistet sein, dass der Patient genügend Aspirin zu sich nimmt, und ich befürworte daher ein Einnahmeintervall von vier bis sechs Stunden. Dadurch kann ein Rückfall mit erneutem starkem Temperaturanstieg und Verschlimmerung der Muskelschmerzen vermieden werden, Reaktionen, die möglich sind, wenn der Patient die Einnahme von Aspirin unterbricht. "

Für die Homöopathen ist es klar, dass Fieber eines der allerwichtigsten Symptome ist, die der Körper bei Grippe erzeugt, und dass Symptome als Ergebnis der angestrengten Bemühungen des Körpers zu verstehen sind, eine Krankheit zu bekämpfen und sich zu wehren. Daher sollten die Symptome, die der Abwehrmechanismus erzeugt, nicht unterdrückt, sondern vielmehr mit den passenden homöopathischen Heilmitteln unterstützt werden. Trotz des hier Gesagten muss aber auch zugegeben werden, dass *anhaltendes* hohes Fieber auch mit wirklich großen Gefahren verbunden ist.

Gefahren bei hohem Fieber

Bei einer hoch ansteckenden epidemischen oder pandemischen Grippe, wie sie 1918-1919 aufgetreten ist, kann es passieren, dass das Fieber nicht mehr kontrollierbar ist. Fieber sollte nicht über längere Zeit in einem Bereich von über ca. 41 bis 42°C liegen. Die Besorgnis, dass durch längeres sehr hohes Fieber das Gehirn regelrecht „gekocht" wird oder ernsthaft Schaden nehmen könnte, hat ganz sicher ihre Berechtigung.

Eine wesentliche Gefahr bei hohem Fieber besteht darin, dass die Wasserverdunstung aus den Lungen stark zunimmt und die Dehydration zu einem wirklichen Problem wird. Die Wasserverdunstung über die Haut und die Lungen ist eines der wichtigsten Hilfsmittel des Körpers zur Temperaturregulierung. Bei einem dehydrierten Patienten kann ein Temperaturanstieg gefährliche Ausmaße annehmen, weil zu wenig Wasser vorhanden ist, um den Körper zu kühlen. Bei einer schwerwiegenden Dehydration muss der Patient im Krankenhaus intravenös eine Lösung aus Wasser und Glukose zugeführt bekommen. Diese Infusionen haben nichts Magisches an sich. Es geht dabei nur darum, dass der Patient genug Flüssigkeit bekommt, um nicht auszutrocknen oder übersäuert zu werden. Daher sollte, wann immer die Temperatur stark erhöht ist, alles versucht werden, um eine Dehydration zu vermeiden. Durch umsichtige Maßnahmen kann die Flüssigkeitsaufnahme erhöht werden, dazu gehören die ausreichende Zufuhr von Wasser und kohlenhydrathaltigen Säften (Obst- und Gemüsesäften) in stündlichen Abständen.

Eine weitere mögliche Gefahr bei hohem Fieber besteht darin, dass der Sauerstoffbedarf des Körpers mit jedem Grad Temperaturerhöhung um 7 Prozent steigt. Daher unterliegen Menschen mit Herz und/oder Lungenproblemen infolge des erhöhten Sauerstoffbedarfs einem größeren Risiko. Diese Personen, wie auch kleine Kinder, die bekanntlich zu Fieberkrämpfen neigen, sollten bei sehr hohem Fieber sorgfältig überwacht werden.

Fieberkrämpfe bei Kindern sind, auch wenn sie auf die Eltern sehr erschreckend wirken, nicht so häufig und auch nicht so bedrohlich, wie man meinen könnte. Man schätzt, dass jedes dreißigste Kind im Alter von drei Monaten bis fünf Jahren schon einmal einen Fieberkampf erlitten hat. Es beruhigt, wenn man weiß, dass diese Krämpfe selbst das Gehirn nicht schädigen, Lernprobleme verursachen oder etwa lebensgefährlich wären. Sie dauern gewöhnlich etwa 10 bis 15 Minuten, was jedoch den verzweifelten Eltern wie Stunden vorkommt. Wenn die Eltern es schaffen, ruhig zu bleiben, das Kind nicht mit Gewalt festzuhalten oder zu versuchen, mit Gewalt seinen Mund zu öffnen – es wird seine Zunge wirklich nicht verschlucken –, dann normalisiert sich der Zustand in kurzer Zeit. Nur eines ist wichtig: Das Kind sollte auf die Seite gelegt werden, um zu verhindern, dass Erbrochenes in die Lungen gelangt.

Dr. Roger Morrison gibt einen wertvollen Rat: „Genaue homöopathische Verschreibungen beruhen auf klaren Symptomen. Das bedeutet, das Fieber muss sich zusammen mit seinen Begleitsymptomen entwickeln können, bis daraus das Heilmittel offensichtlich wird. Bei Patienten, die noch nie einen Fieberkrampf hatten, ist es durchaus vertretbar, das Fieber auf 39,4 bis 40°C ansteigen zu lassen, vorausgesetzt der Patient kann das Leiden tolerieren und ist nicht zu ‚krank'. Wenn der Patient hingegen viele sonstige Symptome zeigt – Schmerzen, Kopfschmerzen, Entkräftung usw. – dann ist das homöopathische Heilmittel möglicherweise schon klar. Sollte der Patient an hohem Fieber leiden, aber keine weiteren Symptome zeigen, so ist überhaupt keine Behandlung erforderlich."

Laut Dr. Wade Boyle und Dr. André Saine gilt das folgende allgemeine Kriterium: „Wir betrachten eine Temperatur von ca. 37°C als normal, 38,9 bis 39,4°C als *optimal zur Bekämpfung von Krankheiten,* bei 40 bis 41,6°C wird die Dehydration zum ernsthaften Problem, und Fieber über 41,6°C ist einfach gefährlich.

Merkmale und Klassifizierung von Fieber

Was ist die normale Temperatur?
Bei Neugeborenen: 37,8 bis 38,3°C (rektal gemessen). Geht meist sehr rasch zurück.
Kindheit und Erwachsenenalter: 36,2 bis 37,5°C (37°C wird als Durchschnittstemperatur betrachtet).
Die rektal gemessene Temperatur ist 0,3 bis 0,6°C höher.
Entsprechende axilläre Temperatur (unter dem Arm gemessen) ist ca. 1°C niedriger.
Fieber wird angesehen als:
Leicht oder geringfügig bei 38°C.
Mäßig bei 39°C bis 40°C.
Hoch oder stark ab 40°C und darüber.
Bei Grippe liegt das Fieber gewöhnlich zwischen 38,3 und 38,9°C, kann aber bis auf 41°C und mehr ansteigen und bis zu fünf Tage anhalten.
Einteilung der verschiedenen Arten von Fieber:
Hyperpyretisch – Hohes Fieber. Temperatur liegt bei 40,5°C und darüber.

Entzündliches Fieber – Kontinuierliches Fieber über einen begrenzten Zeitraum, ohne dass sich Symptome lokalisieren lassen.

Intermittierendes Fieber – Die Temperatur fällt in regelmäßigen Abständen auf den normalen Wert zurück oder sogar noch darunter – das kann bei Tag und bei Nacht geschehen. Anschließend steigt sie wieder und erreicht auch wieder Höchstwerte.

Remittierendes Fieber – Temperaturanstieg und –abfall, sei es am Tag oder in der Nacht, aber ohne dass dabei der Normalwert erreicht wird. Eine Temperaturschwankung von mindestens einem Grad Celsius, ohne dass zwischendurch der Normalwert erreicht wird.

Anhaltendes oder verlängertes Fieber – Die Temperatur liegt beständig über dem Normalwert, sie bleibt erhöht mit leichten Schwankungen.

Wechselfieber – Fieberschübe im Wechsel mit ein oder mehreren Tagen normaler Temperatur. Fieberperioden durchsetzt mit Zeiten normaler Temperatur, sei es am Tag oder in der Nacht.

Zweiphasiges Fieber – Fieber mit zwei verschiedenen Höchstwerten, wobei der zweite Höchstwert am dritten oder vierten Tag erreicht wird.

Septisches Fieber (hektisches Fieber) – Ausgelöst durch septische Substanzen im Körper, mit deutlichen Temperaturausschlägen, häufig mit Schüttelfrost und Schwitzen.

Biliöses Fieber – Fieber mit Erbrechen von Galle.

Trockenes Fieber – Fieber ohne Schweißbildung und ohne feuchte Haut.

Von Ausschlag begleitetes Fieber – Fieber, das Hautausschlag oder ein Exanthem hervorruft.

Gastritisches Fieber – Fieber begleitet von Magen-Darmstörungen.

Paroxysmales Fieber – Plötzlicher krampfartiger Anfall erhöhten Fiebers.

Behandlungsmethoden zur Beeinflussung des Fiebers

Bei geringfügigem bis mäßigem Fieber ist es wahrscheinlich am besten, nichts dagegen zu unternehmen und nicht in den Abwehrmechanismus des Körpers einzugreifen. Widerstehen Sie Ihrem Verlangen, diese wunderbare Abwehrreaktion zu unterdrücken. Zwar bewirkt das Fieber, dass Sie sich elend fühlen. Doch das ist in der Tat eines der Dinge, die das Fieber auch bewirken soll. Mit Hilfe des Fiebers sorgt die Natur dafür, dass man sich dermaßen unwohl fühlt, dass man von der Arbeit oder der Schule zu Hause bleibt und ins Bett geht! Das ist deshalb so gewollt, damit man nicht seine Lebensenergie sinnlos vergeudet, die der Körper jetzt braucht, um sie an anderen Stellen – für die Krankheit – einzusetzen. Wir erinnern uns daran, dass während der Spanischen Grippe von 1918 Tausende von Menschen gestorben sind, nur weil sie das Bett verlassen und ihre Energie aufgebraucht haben. Wenn aber das Fieber so stark ansteigt, dass man es unter Kontrolle halten muss, was können wir dann tun, um zwar einen Einfluss auf die Temperatur zu nehmen, dem Abwehrmechanismus des Körpers aber trotzdem seine Aufgabe zu überlassen, indem die optimale Temperatur von 38 bis 39,5°C beibehalten wird, so lange wie es als notwendig erachtet wird?

Kräuter zur Beeinflussung des Fiebers

Es gibt zahlreiche Heilpflanzen, die seit Jahrhunderten eingesetzt werden, um die Auswirkungen von hohem Fieber zu beeinflussen. Solche Kräuter haben keinen Einfluss auf die Wirkung des angezeigten homöopathischen Heilmittels, vielmehr arbeiten sie mit dem richtigen Mittel Hand in Hand, besonders wenn sie in Form einer Tinktur oder eines Tees eingenommen werden.

Bezüglich der Verwendung von Kräutern im Falle von Fieber betont Feather Jones, Direktor vom Rocky Mountain Center for Botanical Studies in Boulder, Colorado: „Sie müssen Geduld haben. Da Kräuter das Fieber nicht in der Art unterdrücken, wie das durch Aspirin oder andere frei verkäufliche Medikamente geschieht, fühlt man sich nicht sofort besser. Es kann sogar sein, dass es Ihnen durch die Behandlung mit Heilkräutern erst einmal schlechter geht." Als Grund dafür nennen Harrar und O'Donnell, dass „diese den Verlauf beschleunigen, so dass sich das Fieber schneller ‚erledigt'. Während dieser Phase, die auch als ‚Reinigung' bezeichnet wird, verliert man literweise Schweiß – aber man fühlt sich viel besser, wenn man es dann hinter sich hat."

Die Anwendung von Kräutertinkturen

Tinkturen müssen verdünnt werden. Die Tropfen können in 2 Esslöffel bis ¼ Tasse warmem Wasser oder ¼ Tasse Saft aufgelöst werden. Es kann mehr als eine Tinktur angewendet werden und im Gegensatz zu homöopathischen Heilmitteln können diese unmittelbar vor oder nach dem Essen oder einem Getränk eingenommen werden. Um jedoch eine bessere Wirkung zu erzielen, sollte bei mehr als einer Tinktur zwischen den Einnahmen ein Abstand von 15 bis 20 Minuten eingehalten werden, danach kann eine Tasse heißen Kräutertees getrunken werden.

Dosierung der Tinktur:

Erwachsene – 10-15 Tropfen 3- bis 6-mal täglich je nach Bedarf

Kleinkinder – 4-7 Tropfen 3- bis 6-mal täglich je nach Bedarf

Säuglinge – 2-5 Tropfen 3- bis 6-mal täglich je nach Bedarf

Heilpflanzen zur Beeinflussung des Fiebers

Es steht in der Tat ein reiches Angebot an Heilpflanzen zur Verfügung, die man nutzen kann, um das Fieber unter Kontrolle zu halten, so dass die Körpertemperatur nicht auf ein gefährliches Niveau ansteigt, die aber gleichzeitig das heilsame Fieber zulassen, so lange dies erforderlich ist. Die gebräuchlichsten Heilkräuter sind:

Echinacea – Die klinische Anwendung von Echinacea war Gegenstand von weit über 350 wissenschaftlichen Untersuchungen. Es hat eine breit gefächerte Wirkung auf das Immunsystem sowie die unbestrittene Fähigkeit, virale und bakterielle Infektionen zu bekämpfen. Dieses Kraut sollte die primäre Tinktur sein, die mit jeder anderen Kräutertinktur oder jedem anderen Kräutertee kombiniert werden kann.

Myrica – Diese Pflanze wurde von dem Indianervolk der Chahta gegen Fieber eingesetzt. Sie verwendeten sowohl die Stängel wie auch die Blätter dieses wohl riechenden, breitblättrigen, immergrünen Strauches.

Wasserhanf (Eupatorium) – Wasserhanf ist ein Kraut, das vor allem bei Entzündungen der Atemwege sehr hilfreich ist. Der Tee war lange Zeit die traditionelle Behandlungsmethode der Ureinwohner Nordamerikas. Er soll schon von den Cherokee vor mehr als 3000 Jahren verwendet worden sein. Man nimmt an, dass Wasserhanf die weißen Blutkörperchen, die sogenannten Makrophagen, stimuliert, die die krankheitsverursachenden Mikroorganismen zerstören.

Cayennepfeffer (Capsicum) – Der bekannte scharfe rote Pfeffer wur schon in der Vergangenheit als eine der wichtigsten Heilpflanzen zur B handlung von Fieber und Entzündungen der Atemwege betrachtet. Der legendäre Kräuterheilkundige, der um die Jahrhundertwende lebte, sagte zur Verwendung dieser Pflanze durch die Eingeborenen auf den Westindischen Inseln: „Sie haben keine Angst vor den tödlichen Auswirkungen des Fiebers, auch nicht vor dem schrecklichen und zerstörerischen Gelbfieber, so lange sie genug Capsicum bekommen können." Als Tinktur kann er in warmem Wasser, Milch, Saft oder Tee aufgelöst werden.

Holunder (Sambucus) – Holunder soll die Poren öffnen und das Schwitzen unterstützen, um so das Fieber zu bekämpfen. Er enthält Stoffe, die dazu beitragen, überschüssigen Schleim auf den Lungen zu lösen und auszuscheiden.

Eukalyptus – Dieses Kraut findet breite Anwendung bei allen Entzündungen der oberen und unteren Atemwege. Es ist von besonderem Nutzen sowohl bei virusbedingten wie auch bei bakteriellen Infektionen. Es löst auch dicken Schleim hervorragend und hilft ihn auszuscheiden.

Bockshornklee – Bockshornklee ist ein hervorragender Tee bei Fieber. Er hilft, die Lungen von Schleim zu befreien.

„Bockshornklee ist eine der ältesten Heilpflanzen. Im alten Griechenland wurde er dem Futter für kranke Tiere beigemischt, um sie dadurch zum Essen anzuregen. Im alten Ägypten wurde er angewendet, um die Geburt zu erleichtern und die Milchproduktion anzuregen. Im alten Indien wurden damit Arthritis und Bronchitis behandelt, und im alten China setzte man ihn bei Fieber ein. Warmer Tee aus Bockshornklee kann auch zum Gurgeln verwendet werden und um einen entzündeten Hals zu beruhigen."
The Doctor's Guide to Healing Herbs.

Knoblauch, Ingwer und Zitrone – Diese Kombination ist ein klassisches Grippemittel, da sie das Schwitzen fördert, was wiederum dazu beiträgt, die Körpertemperatur bei Fieber zu senken.

Ingwer – Ingwer wird schon seit Jahrhunderten in Ostindien verwendet. Er enthält mehrere bekannte chemische Verbindungen, die eine bestimmte Wirkung gegenüber Schnupfenviren haben, sowie andere Verbindungen, die bei Fieber und Husten Linderung bringen.

Zitronenmelisse – Dieses Kraut enthält mehrere Substanzen, die so genannten Terpene, die in einem heißen Aufguss das Schwitzen fördern und auf diese Art hohes Fieber bei einer Grippe „senken" können. Es wird empfohlen, 2 Teelöffel des trockenen Krauts auf eine Tasse Wasser zu verwenden.

Lobelie – Dieses Kraut wird bei allen Arten von Fieber eingesetzt, auch bei Fieber aufgrund einer Lungenentzündung. Liegt ein schlimmer Husten vor, so kann es ganz schnell die Atemwege der Lunge reinigen und eine erschwerte Atmung lindern.

Thymian – Thymian sorgt für starke Schweißbildung, wenn er in Form von heißem Tee eingenommen wird. Er ist vor allen nützlich bei Husten, Kopfschmerzen und Infektionen der Atemwege.

Schafgarbe – Dieses Kraut ist wertvoll bei Fieber, weil es dafür sorgt, dass sich die Poren erweitern und dadurch ausgiebiges Schwitzen ermöglicht wird. Vor allem am Anfang, wenn das Fieber beginnt, ist es von großem Nutzen, und auch wenn die Schweißbildung behindert zu sein scheint. Schafgarbe hat genau wie Holunder eine adstringierende Wirkung auf die Schleimhäute von Hals und Nase und hilft die Schleimbildung zu reduzieren.

Der Einsatz der Hydrotherapie zur Kontrolle des Fiebers

Kalte Waschungen

Kühle oder kalte Abwaschungen wirken auf die Haut reinigend und stimulierend. Der Körper wird gekühlt und die Temperatur sinkt auf ein gemäßigtes Niveau. Reiben Sie den Körper mit einem kühlen oder kalten Tuch ab, jeweils einen Bereich des Körpers, während der übrige Körper mit einem Laken oder einer dünnen Decke bedeckt bleibt. Wiederholen Sie das Ganze bei Bedarf.

Kalte Kompressen

Bei einer kalten Kompresse handelt es sich um eine lokale Kälteanwendung mit Hilfe eines ausgewrungenen Tuches. Es können Handtuchstreifen oder gewöhnliche Baumwolltücher verwendet werden. Mehrere Lagen der Tücher werden in kaltes Wasser getaucht und ausgewrungen. Bei Bedarf kann auch Eiswasser verwendet werden. Das Auswringen sollte gerade so stark sein, dass kein Wasser mehr heraustropft.

Falten Sie das Handtuch oder Tuch auf die gewünschte Größe und legen Sie es gleichmäßig über den Körperbereich, darüber legen Sie dann noch eine *Flanelldecke*, die aus mehreren Schichten bestehen sollte, um Abstrahlung zu vermeiden. Der ganze Körper kann dann noch mit einem Laken oder einer dünnen Decke bedeckt werden. Die Kompresse muss öfters erneuert werden, bevor sie sich durch die Körperwärme erwärmt. Je dicker die Kompresse, umso seltener muss sie ausgetauscht werden.

Kalte Wickel

Sehr hohes Fieber kann mit einem kalten Wickel unter Kontrolle gebracht werden, besonders Fieber in Zusammenhang mit schweren Stauungen in der Lunge, wie bei einer Lungenentzündung. Bereiten Sie der Person zunächst ein warmes Bad mit Cayenne und Ingwer vor (¼ bis ½ Tasse Cayenne oder Ingwer auf eine Badewanne voll warmen Wassers). Während der Patient das

Bad nimmt, decken Sie das Bett mit einer Gummi- oder Plastikdecke ab. Tauchen Sie ein Bettlaken in kaltes Wasser und wringen Sie es aus, lassen es aber noch ziemlich feucht, jedoch nicht tropfnass. Wickeln Sie die Person in das nasse Bettlaken und decken Sie sie dann mit einer Plastikdecke zu. Die Füße sollten frei bleiben und in eine Wanne mit heißem Cayenne-Wasser gestellt werden. Decken Sie die Person mit einer Decke zu und lassen Sie sie 30 Minuten bis 1 Stunde schwitzen. Diese Behandlung soll sehr hohes Fieber bekämpfen und eine Lungenentzündung lindern.

Kaltes Eintauchen

Dies ist die härteste Methode, um gefährlich hohes Fieber zu bekämpfen, sie findet dann Anwendung, wenn die anderen Methoden versagt haben und/oder eine schnellere Senkung des Fiebers notwendig ist, wie sie mit anderen Methoden nicht erreicht werden kann. Stecken Sie die Person in eine Wanne, die zur Hälfte mit warmem Wasser gefüllt ist. Lassen Sie nun kaltes Wasser hinzulaufen, wobei die Person langsam heruntergekühlt wird, bis ihr Körper komplett von kaltem Wasser umgeben ist. Trocknen Sie den Körper dann schnell ab, legen Sie die Person ins Bett und decken Sie sie mit einem Laken oder einer leichten Decke zu.

BEMERKUNG: Wenn der Patient zu schwitzen anfängt, sollten keine weiteren Behandlungen mehr durchgeführt werden. Unterbrechen Sie ebenfalls jede Behandlung, wenn der Patient zu frösteln beginnt.

Der Einsatz homöopathischer Heilmittel bei Grippe

Eines ist klar, die frustrierende Tatsache bleibt, dass die Grippe weiterhin unbesiegt ist. Man sieht zwar ein, dass Grippeimpfungen als Schutz vor Erkrankung nur sehr eingeschränkt wirksam sind, und trotzdem werden diese Impfungen jedes Jahr heftig als einzige Möglichkeit zum Schutz gegen die Grippe angepriesen. Jene unter Ihnen, die nicht in jeder Grippe-saison irgendeinen gerade aktuellen Impfstoff bekommen wollen, ziehen vielleicht eine der unten aufgeführten Empfehlungen in Betracht.

Präventivmaßnahmen

Seit mindestens zehn Jahren habe ich die folgenden Präventivmaßnahmen sowohl bei meinen Kunden wie auch bei meinen Studenten persönlich und *erfolgreich* angewandt und empfohlen:

Ein Monat vor der erwarteten Grippesaison (normalerweise um die Zeit, wenn die Medien damit beginnen, die Bevölkerung auf die Grippeimp-fung hinzuweisen) nehmen Sie 4 Wochen lang jede Woche *eine Dosis* In-fluenzinum D30. Überspringen Sie die 5. Woche und nehmen Sie dann in der 6. Woche nochmals eine Dosis. Dann nehmen Sie während der ganzen Grippesaison eine Dosis pro Monat. Wenn Sie trotz allem die Grippe be-kommen (und das ist ein paar Personen passiert), so fällt sie gewöhnlich viel leichter aus, als das normalerweise der Fall wäre. Wenn das geschieht, dann nehmen Sie eine Dosis Influenzinum C30 und anschließend das an-gezeigte Heilmittel für diesen Fall.

Dr. Pierre Schmidt äußert sich zum Einsatz homöopathischer Prophylak-tika wie folgt: „Gibt man gesunden Menschen homöopathische Medika-mente, während eine größere Anzahl Personen in der gleichen Umgebung plötzlich von einem pathologischen Zustand ergriffen werden, so ist das, als ob man sie sensibilisieren und dabei unterstützen würde, die Krankheit besser abzuwehren; aber das kann nur funktionieren, wenn sie sich in der Umgebung einer Epidemie befinden. Es wird bei jedem eine kurze, völlig ungefährliche, künstliche Erkrankung ausgelöst, die geringe Dosis kann keine Wirkung erzielen, ohne dass die Patienten dieser Umgebung ausge-setzt waren. Das künstliche Auslösen einer Krankheit, die dem pathologischen Miasma, das den Patienten bedroht, ähnelt, kann als Anwendung präventiver Homöopathie gelten."

Die folgenden Zitate sind Empfehlungen von verschiedenen homöopathischen Praktikern, mit dem Ziel, entweder der Grippe vorzubeugen oder sie in ihrer Heftigkeit zu beeinflussen.

Wade Boyle, N. D. und André Saine, N. D. – Influenzinum und Oscillococcinum können schon früh gegeben werden, um den Verlauf abzukürzen, und zusammen mit Tuberculinum kann es zu Beginn der Saison prophylaktisch gegeben werden.

Miranda Castro, FSHom. – Oscillococcinum (Das einzige wirklich unaussprechliche Heilmittel in unserer Materia Medica!) ist nützlich, wenn man weiß, dass man dem Erreger ausgesetzt war, aber noch keine Symptome zeigt, oder wenn das Krankheitsgefühl gerade erst angefangen hat, sich aber noch keine erkennbaren Symptome entwickelt haben. Nehmen Sie zwei oder drei Dosen in vier- bis achtstündigen Abständen und hoffen Sie das Beste.

Stephen Cumming, F. N. P. und Dana Ullmann, M. P. H. – Aconitum und Ferrum phosphoricum wurden häufig frühzeitig bei Einsetzen des Fiebers und der Schmerzen gegeben, um der Grippe vorzubeugen.

W.A. Dewey, M. D. – Tuberculinum ist ein ausgezeichnetes Vorbeugemittel bei wiederkehrenden Ausbrüchen der Spanischen Grippe für die Betroffenen, die jedes Jahr davon heimgesucht werden.

Jacques Jouanny. M. D. – Oscillococcinum 200 – Um der Grippe über einen langen Zeitraum vorzubeugen, verschreiben Sie während der Wintermonate eine [Dosis] pro Woche. Kurzzeitig kann der Patient eine [Dosis] einnehmen, so bald er die ersten Symptome verspürt; wenn Steifheit mit Frösteln, erste Anzeichen eines Schnupfens auftreten, kann bei Bedarf mehrere Stunden später eine [Dosis] Sulfur C9 eingenommen werden.

Klinisch gesehen hat dieses Heilmittel eine bemerkenswerte antivirale Wirkung, zweifellos weil die zahlreichen Aminosäuren, die in seiner Grundsubstanz enthalten sind, reich an DNA und RNA sind. Es kann präventiv (über einen längeren oder kürzeren Zeitraum) oder kurativ eingesetzt werden.

Tomas Kruzel, N. D. – Oscillicoccinum – Am besten gibt man es bei den ersten Anzeichen einer Grippe; Angstgefühle, blass, Zittern, Zwangsvorstellungen; Sturheit; wäscht sich häufig die Hände; hat Angst vor Stürmen; Absonderungen aus Ohren und Nase; verstopfte Nase und Niesen; seröses bis schleimig-eitriges Sekret; Schmerzen in den vorderen Nebenhöhlen; trockener Reizhusten; stechender Schmerz in beiden Ohren mit verschlechtertem Hörvermögen.

Samuel Lilienthal, M. D. – Camphora – Dieses Mittel reicht häuft aus, um gleich zu Beginn den Ausbruch der Krankheit zu unterbrechen oder zumindest ihren Schweregrad herabzusetzen. Das Stadium des Fröstelns bleibt bestehen.

Pierre Schmidt, M. D. – Influenzinum hispanicum C200 [Nosode zur Zeit der Spanischen Grippe], drei Dosen im Abstand von 8 Stunden zu Beginn der Epidemie.

Michael Weiner, Ph. D. – Nach einem Kontakt mit einem Grippekranken empfehlen Homöopathen Gelsemium 30 in drei Dosen über einen Zeitraum von 24 Stunden, um einer Infektion vorzubeugen. Wenn die passende Heilmittelkombination [aus den zwei oder drei vorrangigen Mitteln bei einer bestimmten Epidemie] ermittelt worden ist, dann wird statt Gelsemium die gleiche Dosis diese Heilmittelkombination eingenommen.

Repertorium der Grippesymptome

Etliche moderne Repertorien beinhalten eine Rubrik über die Grippe, wie zum Beispiel das *Homeopathic Medical Repertory, A Modern Alphabetical Repertory* von Robin Murphy, N. D., Seite 420, und Synthesis von Dr. Frederik Schroyens, Seite 1619. Das gebräuchlichste Verzeichnis, *Kent's Repertory of the Homeopathic Materia Medica*, enthält jedoch keine spezielle Rubrik über die Grippe. Wenn Sie mit der homöopathischen Methode vertraut sind, die Symptome für einen bestimmten Fall zu klassifizieren, und Zeit keine Rolle spielt, ist es immer am besten, die typischen Merkmale der vorgestellten Symptome zu Hilfe zu nehmen, um das angezeigte Heilmittel zu bestimmen. Wer jedoch zu wenig Bezugsquellen über die Materia Medica hat und wenn es im Krankheitsfall keine Zeit zu verlieren gilt, ist jede Methode von Nutzen, die den Suchprozess nach dem richtigen Heilmittel beschleunigt.

In diesem Abschnitt geht es nun darum, dem Praktiker dabei zu helfen, das benötigte Heilmittel in der kürzesten Zeit ausfindig zu machen, man sollte sich jedoch darüber im Klaren sein, dass es sich nur um ein Werkzeug handelt, und wie es bei einem Werkzeug der Fall ist, hängt seine Genauigkeit und Brauchbarkeit einzig und allein von der Fähigkeit desjenigen ab, der es benutzt. Es sollte daher nicht als das einzig wahre und richtige Werkzeug zur Bestimmung eines Heilmittels für einen bestimmten Fall angesehen werden; vielmehr sollte es dazu dienen, sich einer Gruppe von Mitteln anzunähern, die für den vorliegenden Fall am ehesten zu berücksichtigen sind.

Ich habe mich dazu entschieden, mich an die konventionelle Form zu halten und habe der Konsequenz halber bei allen Angaben das männliche Geschlecht verwendet. Meine lieben Damen, bitte vergeben Sie mir. Selbstverständlich trifft alles auch auf Frauen zu sowie auf alle Altersgruppen, auch die ganz jungen, die auf die Zehenspitzen stehen müssen, um sich die Hände zu waschen.

Methode

Da alle wichtigen Symptome bei Grippe für die Krankheit typisch sind und daher zur Bestimmung des angezeigten Heilmittels nur wenig nützen, sollten Sie die *markantesten und vorherrschenden Symptome auswählen, die Sie in diesem speziellen Fall beobachten.* Diese sind in dem vorliegenden Fall die auffallendsten Symptome – die am meisten abgrenzbaren –, diejenigen, die dem Patienten am meisten Kraft nehmen. Das heißt, es handelt sich hier um die Symptome, die der Patient, wenn er eine Wahl hätte, am liebsten loswerden würde. Wenden Sie sich jetzt dem Abschnitt der *schnellen Schlüsselmerkmale* zu, wo diese Symptome aufgelistet sind. Sehen Sie dort nach, welche der Heilmittel, die unter den Schlüsselmerkmalen der jeweiligen Mittel aufgelistet sind, am ehesten mit den Symptomen des Patienten übereinstimmen. Konnten Sie, nachdem Sie alle einleitenden Abschnitte über die Schlüsselmerkmale für Ihren speziellen Fall überprüft haben, feststellen, dass eine oder zwei der Heilmittel herausragen oder dass diese speziellen Heilmittel in den meisten, wenn nicht sogar in allen einleitenden Abschnitten auftauchen?

Als nächstes wenden Sie sich dem Abschnitt über die *Unterscheidungsmerkmale bei Grippe* zu und beschäftigen sich intensiv mit diesen wichtigsten Mitteln. Es ist auch empfehlenswert, um die Wahl des Heilmittels nochmals zu bestätigen, nach Möglichkeit noch eine andere detaillierte Materia Medica zu Hilfe zu nehmen.

Beginnen Sie die Behandlung mit dem ausgewählten Heilmittel, das der Mehrheit der Symptome im vorliegenden Fall am nächsten kommt. Wenn die Symptome und der *Allgemeinzustand* des Patienten auch nach drei bis vier Gaben noch keine Besserung zeigen, brechen Sie die Behandlung mit diesem Mittel ab und geben dem Patienten das nächste angezeigte Mittel, das Sie für diesen Fall ausgewählt haben, usw. Dabei muss betont werden, dass das Mittel nicht gewechselt werden darf, wenn sich der mentale/emotionale Zustand des Patienten gebessert hat, d.h. wenn er sich emotional und im *Allgemeinen* besser fühlt, die körperlichen Symptome sich jedoch noch nicht deutlich gebessert zu haben scheinen. Das ist ein sehr gutes Zeichen, dass die Wahl des Heilmittels richtig ist und dass sich auch bald eine Besserung der physischen Symptome einstellen wird.

Dosierung und Wahl der Potenz

Eine Dosis entspricht 3 bis 6 *Globuli* (je nach Größe der Globuli), die man auf der Zunge zergehen lässt; **oder** 7 bis 10 Tropfen einer homöopathischen *Lösung*, gemischt mit einem Esslöffel Wasser; **oder** 1 bis 3 homöopathische *Tabletten*; **oder** einer Dosis eines homöopathischen *Pulvers*, das man auf der Zunge zergehen lässt.

Bei leichten Grippesymptomen: Verwenden Sie eine C30-Potenz, wobei je nach Bedarf alle 1 bis 3 Stunden eine Dosis eingenommen wird, bis sich die Symptome bessern. Dann wiederholen Sie diese Gabe *nur noch falls und sobald* ein Rückfall eintritt und die Symptome wieder auftreten.

Bei mäßigen bis schwereren Grippesymptomen: Verwenden Sie eine C30- bis C200-Potenz, wobei stündlich oder nach Bedarf eine Dosis eingenommen wird, bis sich die Symptome bessern. Dann wiederholen Sie die Gabe *nur noch falls und sobald* ein Rückfall eintritt und die Symptome wieder auftreten.

Bei schweren und gefährlichen Grippesymptomen: Wenn keine medizinische Hilfe möglich ist, verwenden Sie eine C200-, eine 1M-, eine 10M- oder eine 50M-Potenz. Das Mittel kann alle 15 bis 30 Minuten erforderlich sein oder alle 30 Minuten bis 1 Stunde, solange bis sich die Symptome bessern. Dann wiederholen Sie die Gabe *nur noch falls und sobald* ein Rückfall eintritt und die Symptome wieder auftreten.

Achtung: Beginnen Sie bei jeder Kategorie immer mit der niedrigeren Potenz und gehen Sie erst zur höheren Potenz über, wenn die niedrigere Potenz erste Besserungen bringt, aber nach einer bestimmten Zeit keine weiteren positiven Reaktionen mehr zeigt.

Angezeigte Heilmittel bei einem plötzlichen Ausbruch der Grippe

Nach einer kurzen Inkubationszeit/Prodromalstadium können die Patienten fast zielgenau die Stunde angeben, wann die Grippe bei ihnen angefangen hat, und gewöhnlich beginnt sie mit einem plötzlichen Anfall von Fieber, dem ziemlich schnell Kopfschmerzen, Frösteln und Muskelschmerzen folgen.

Die folgenden homöopathischen Arzneimittel kommen bei einem plötzlichen Ausbruch der Symptome und bei schneller Krankheitsentwicklung in Betracht:

Aconit	**Lycopodium**
Arsenicum	**Natrum sulphuricum**
Baptisia	**Nux vomica**
Belladonna	**Phosphorus**
Eupatorium perfoliatum	**Phytolacca**
Ipecacuanha	**Veratrum**

Angezeigte Heilmittel bei einem allmählichen Ausbruch der Grippe

Bei einem längeren Prodromalstadium fühlt der Patient wahrscheinlich ein allmählich zunehmendes, allgemeines Unwohlsein, vielleicht zeigen sich leichte Probleme mit der Nase, ähnlich wie bei einer gewöhnlichen Erkältung, und vielleicht ein leichter trockener Husten. Man hat das Gefühl, man ist „nicht sich selbst" und spürt, dass etwas „im Anmarsch" ist.

Die folgenden homöopathischen Arzneimittel werden bei den Symptomen in Zusammenhang mit einer langsameren Entwicklung der Krankheit in Betracht gezogen:

Antimonium tartaricum
Bryonia
Causticum
Chelidonium
Gelsemium
Rhus toxicodendron
Spongia

Fieber ist vorherrschend

Hohe Temperatur – starkes Schwitzen
Obwohl Fieber eines der häufigsten Symptome bei Grippe ist, hat es für den Homöopathen von Fall zu Fall die unterschiedlichsten Merkmale. Das Fieber sollte daher sorgfältig beurteilt werden, weil es Hinweise auf das richtige Heilmittel geben kann.

Symptome bei Fieber

Acon.   Hohes Fieber, trockene Haut. Plötzlicher Anfall von Fieber aufgrund eines plötzlichen Kältegefühls. **Während der Nacht im Wechsel mit Schüttelfrost.** Schaudern. *Großer Durst* nach großen Mengen Wasser. Remittierend; besonders ausgeprägt bei Kleinkindern. Schlimmer bei körperlicher Anstrengung.

Aesc.	Abends Fieber, von 7.00 Uhr abends bis 12.00 Uhr mittags. Die Haut ist heiß und trocken. Reichlich heißer Schweiß bei Fieber.
All-c.	Fieber mit Rumoren im Magen, Schnupfen und Durst.
Am-c.	Brennendes Hitzegefühl mit Durst. *Sehr empfindlich gegenüber kalter Luft.* Neigt zu mäßigem Fieber.
Am-m.	Stauungskopfschmerz mit errötetem Gesicht und erweiterten Venen während des Fiebers. Große Schläfrigkeit während des Fiebers.
Ant-t.	*Lang anhaltendes*, intermittierendes Fieber. Kann auch remittierend sein. Schlimmer bei körperlicher Anstrengung.
Arn.	Stupor mit Fieber. Gibt Antwort und fällt dann wieder in den Stupor. Kopf oder Kopf und Gesicht sind heiß; Körper und Extremitäten sind kalt. Die Temperatur steigt am späten Nachmittag gegen Abend. Remittierendes Fieber am Morgen. Husten lässt das Fieber steigen. *Zittern*, wenn sich der Patient bewegt oder aufdeckt. Schlimmer bei körperlicher Anstrengung. *Septisches Fieber.*
Ars.	Fieber mit häufigem Frösteln, im Wechsel mit Zittern und Schaudern. Fängt bei Sonnenuntergang an zu steigen, Höchsttemperatur gegen Mitternacht; um 4 Uhr morgens, ohne Frösteln. Dabei Schmerzen im Rücken, im *Bereich des Kreuzbeins.* Husten lässt das Fieber steigen. Intermittierend, Wechselfieber. Remittierend am Nachmittag oder in der Nacht. Schlimmer bei körperlicher Anstrengung. *Septisches Fieber.*
Ars-i.	Fieber steigt am Nachmittag. Der Puls ist schnell und unregelmäßig.

Bapt.	Hohes Fieber bei starkem Durst und reichlich Schweiß. Bei Temperaturerhöhung wird der Puls schneller. Remittierendes Fieber am Nachmittag, am Abend und in der Nacht. *Septisches Fieber.*
Bell.	Hohes Fieber. *Gerötetes Gesicht.* Blutandrang zum Kopf und zum Gesicht. Erweiterte Pupillen. Glänzende, glasige Augen. Fieber im Wechsel mit Kältegefühl, bei trockener, brennender Hitze. Zittern und Schaudern. Steigt am Nachmittag und in der Nacht. Remittierendes Fieber am Nachmittag und in der Nacht. Remittierendes Fieber am Nachmittag und am Abend. Deutlich remittierendes Fieber bei Kleinkindern. *Septisches Fieber.* Schlimmer bei kalter Luft, kalten Anwendungen, durch den geringsten Luftzug.
Brom.	Das Fieber beginnt und verschlimmert sich stark bei Überhitzung und bei Aufenthalt in einem zu warmen Raum.
Bry.	Das Fieber erreicht seine Höchstwerte gegen 9.00 Uhr abends und kurz vor Mitternacht. Remittierendes Fieber am Nachmittag und am Abend. Bewegung verschlimmert das Fieber. Schlimmer *nach dem Essen. Septisches Fieber.*
Calc.	Fieber wechselt am Abend mit Frösteln. Zittern, besonders beim Aufdecken. Durst nach kaltem Wasser während der ganzen Nacht. Intermittierendes Fieber. Septisches Fieber.
Camph.	Plötzliches entzündliches Fieber mit schnellem Wechsel zwischen Hitze und Kälte, gefolgt von schneller Entkräftung. *Eisige Kälte des ganzen Körpers.* Möchte nur während der heißen Phasen zugedeckt sein.

Carb-v.   Gefühl innerer Hitze und brennenden Fiebers mit *äußerer Kälte*; mit kaltem Schweiß und dem Wunsch, angefächert zu werden. Kalter Atem. *Septisches Fieber.*

Caust.   *Zittert* vor Fieber. Trinken von **kaltem Wasser bessert das Fieber.** Schlimmer *nach dem Essen.*

Chin.   Fieber wechselt am Nachmittag mit Schüttelfrost. Intermittierend, tritt jeden Tag zur gleichen Zeit auf. **Bewegung verschlimmert das Fieber.** Das Fieber bessert sich nach **dem Essen.** *Schlimmer nach körperlicher Anstrengung.* Zittern beim Aufdecken.

Dros.   Intermittierendes Fieber mit Magensymptomen. Zittern.

Dulc.   Trockene, brennende Hitze am ganzen Körper, mit eisiger Kälte.

Eup-per.   *Intermittierendes Fieber.* Fieber **nur während des Tages**, normale Temperatur in der Nacht. Mit Schmerzen in den Beinen. Remittierendes Fieber am Tag. Zittern, besonders, nach dem Trinken.

Euph.   Im Wechsel mit Schwitzen. Fieber mit ausgeprägten Augensymptomen. *Konjunktivitis.*

Ferr-p.   Erste Stadien entzündlichen Fiebers. Hohes Fieber. Die Haut ist heiß und trocken. Das Gesicht ist rot und stark erhitzt.

Gels.   Fieber mit *deutlichen Augensymptomen*, glänzende, glasige Augen. Die **Augenlider sind schwer**, der Patient kann sie kaum offen halten. **Verschwommenes Sehen.** Schwäche, *Zittern* und Schwächegefühl. Intermittierend, mit Übelkeit und

Erbrechen während Paroxysmen. Mit wenig oder überhaupt keinem Durst. Remittierend am *Nachmittag*. Remittierendes Fieber deutlich ausgeprägt bei Kleinkindern.

Hep.   Das Fieber steigt gegen 4 Uhr nachmittags, ohne Frösteln, und hält die ganze Nacht an. Intermittierendes Fieber mit Schwäche. Zittern.

Hydr.   Hitze wechselt mit Frösteln. Hitzewallungen. Große Hitze am ganzen Körper. Schlimmer am Abend mit brennender Hitze.

Hyos.   Kältegefühl ist vorherrschend. Remittierendes Fieber. Patient mit Fieber wirft die Bettdecke zurück, nicht weil es ihm zu warm ist, sondern, weil „er nicht zugedeckt sein will."

Iod.   Ausgeprägtes Fieber mit *Ruhelosigkeit*, roten Wangen und reichlich Schweiß. Extrem hohes Fieber oder äußere Kälte mit Angstgefühl und Stupor. Septisches Fieber.

Ip.   Biliöses Fieber mit *Erbrechen von Galle*. Das Gesicht ist blass. Intermittierendes Fieber mit Magensymptomen und Schwindel. Remittierendes Fieber.

Iris   Fieber mit mussitierendem Delirium und Reizdurchfall. Hitze gefolgt von Frösteln, mit kalten Händen und Füßen; die Haut ist heiß und trocken.

Kali-bi.   Fliegende Hitze, gefolgt von klebrigem Schweiß, anschließend Frösteln.

Kali-c.   Fieber mit Schmerzen im Lendenbereich. Steigt am Abend, mit heftigem Fließschnupfen. Durst.

Kali-i.	Das Fieber steigt etwa zwischen 6.00 und 8.00 Uhr abends, mit *Rückenschmerzen* und Benommenheit. Schaudern.
Lach.	Das Fieber steigt gegen 10.00 Uhr abends. Beginnt mit Schüttelfrost beim Zubettgehen und hält bis 4.00 Uhr morgens an, dabei zeitweise Zittern. Schlimmer beim Aufdecken und nach dem Essen. *Intermittierendes Fieber, schlimmer um 2.00 Uhr nachmittags, mit Schmerzen im Kreuzbereich.* Remittierendes Fieber am *Nachmittag* und am Abend. *Septisches Fieber.*
Lyc.	Steigt etwa von 4.00 Uhr nachmittags bis 8.00 Uhr abends. Hellrote Flecken auf den Wangen. Remittierendes Fieber am Nachmittag, *am Abend*, in der Nacht. Schlimmer *nach dem Essen. Septisches Fieber.*
Merc.	Das Fieber treibt den Patienten nachts aus dem Bett, und steigt noch weiter an, wenn er das Bett verlässt. Schlimmer bei körperlicher Anstrengung. *Zittern* und Schaudern. Remittierendes Fieber *in der Nacht.* Septisches Fieber.
Merc-k-i.	Heftiger Anfall von Katarrhalfieber.
Nat-s.	Remittierendes Fieber. Fröstelt stark, kann nicht warm bekommen, nicht einmal in einem warmen Bett. Fieber mit Abneigung, sich aufzudecken. Plötzlicher Temperaturanstieg gegen Abend.
Nux-v.	Fieber mit *Schmerzen im Lendenbereich.* Intermittierendes Fieber mit Magensymptomen. Remittierendes Fieber am Nachmittag, am Abend, in der Nacht. Schlimmer nach dem Essen. *Bewegung löst Frösteln während des Fiebers aus.* Schlimmer bei körperlicher Anstrengung. *Zittern* und

Schaudern, besonders nach dem Trinken, bei Bewegung und beim *Aufdecken*.

Phos. Das Fieber steigt am Abend gegen 8.00 Uhr. Durst nach kaltem Wasser während der ganzen Nacht. *Trinken von kaltem Wasser bessert* das Fieber. Schlimmer *nach dem Essen. Septisches Fieber.*

Phyt. Hohes Fieber, sehr schneller Puls. Die Hitze sitzt hauptsächlich im Kopf und im Gesicht, während Körper und Gliedmaßen kühl sind. Unwiderstehliche Neigung, zuzubeißen oder die Zähne zusammenzubeißen.

Psor. Zittern, besonders beim Aufdecken. Schlimmer nach dem Essen.

Puls. Steigt gegen 2.00 Uhr nachmittags, gefolgt von Frösteln, und Zittern gegen 4.00 Uhr nachmittags. Schlimmer in einem warmen Raum oder beim Betreten eines warmen Raumes, und wenn der Patient warm zugedeckt ist. Wenig oder kein Durst. Intermittierend mit Appetitverlust und schleimigem Durchfall. Waschen verschlimmert die Symptome. Septisches Fieber.

Pyrog. *Septisches Fieber.* Das Fieber beginnt mit Schmerzen in den Gliedmaßen. ***Hohes Fieber mit entzündeten, schmerzhaften Gliedmaßen und Delirium.*** Steiler, rascher Temperaturanstieg, der schnell zu schwanken beginnt. Muss häufig urinieren, sobald das Fieber einsetzt; der Urin ist klar wie Wasser.

Rhus-t. Fieber mit starkem Kältegefühl, Zittern und Schaudern. Das Zittern wird beim Aufdecken schlimmer. Das Fieber steigt am Abend gegen 6.00 Uhr, häufig mit Durchfall. Das Fieber kann die ganze Nacht anhalten. Remittierendes Fieber am

Morgen, am *Abend* und in der *Nacht*. *Bläschenbildung unter der Nase. Bewegung während des Fiebers löst Frösteln aus.* Schlimmer bei körperlicher Anstrengung. Septisches Fieber.

Rumx. Hitzegefühl, gefolgt von einem Kältegefühl, ohne Zittern.

Sabad. Intermittierendes Fieber mit Husten und Delirium. Zittern. Hitze im Gesicht und im Kopf, mit eiskalten Händen und Füßen. Kein Durst während des Fiebers. Durst nur nach Frösteln.

Sang. Steigt etwa von 2.00 bis 4.00 Uhr nachmittags, mit Höchstwerten um 3.00 Uhr nachmittags. Fieber mit Delirium. Reichlich kalter Schweiß mit Fieber. Kopfschmerzen.

Seneg. Hitzewallungen, Hitze im Gesicht, die Haut ist heiß. Schauderndes Gefühl den Rücken hinunter; die Haut wird warm und feucht.

Spig. Fieber in der Nacht. Hitze wird im Rücken gespürt.

Spong. Mit Schmerzen in den Beinen. Oberschenkel werden kalt und taub. Körperliche Anstrengung verschlimmert das Fieber.

Stann. Das Fieber steigt am Abend, Höchstwerte mit *erschöpfendem Nachtschweiß,* steigt nochmals am frühen Morgen. Septisches Fieber.

Sulph. Fieber wechselt mit Frösteln. *Zittern.* Steigt am späten Nachmittag, gegen Abend. Remittierendes Fieber am Morgen und in der *Nacht*. Wird schlimmer in einem warmen Raum und durch warmes Zudecken. Wird schlimmer durch Waschen. *Septisches Fieber.*

Verat. Fieber wechselt mit Schwitzen, steigt beim Verlassen des Bettes. Zittern. Intermittierendes Fieber, schlimmer am Morgen.

Symptome beim Schwitzen

Acon. Schweiß auf den *bedeckten Körperbereichen*. Kalter Schweiß. Schwitzen mit reichlich Urin und *Durchfall*. Riecht *sauer*. Möchte während der Schwitzphasen *unbedeckt* sein. Aufdecken bringt Besserung. Die Haut ist heiß, rot und trocken. Brennendes Gefühl im Gesicht.

Aesc. Reichlich heißer Schweiß, mit Fieber.

All-c. Der Schweiß hat einen aromatischen, stechenden Geruch. Der Patient schwitzt leicht und reichlich.

Am-c. Schweiß mit *Kälte*. Die Haut ist rot oder gefleckt.

Am-m. Schwitzt bei jeder Bewegung. Reichlich Nachtschweiß.

Ant-t. Die Haut ist bedeckt mit klebrigem, *kaltem*, klammem Schweiß. Schwitzen mit Atemnot. Fließt reichlich an den betroffenen Körperteilen.

Arn. Der Schweiß ist kalt. Saure Ausdünstung in der Nacht. Muffiger Geruch; färbt die Bettwäsche rot.

Ars. *Nach dem Fieber.* Der Schweiß bricht aufgrund des *Hustens* aus. *Kalter* Schweiß, *klamm* und klebrig während des Durchfalls. Schwitzen mit *Atemnot*. Der Schweiß hat einen widerwärtigen, verwesenden, stinkenden, *sauren* Geruch und kann ölig sein.

Ars-i. Durchnässender Nachtschweiß. Die Kleider sind vom Schweiß gelb gefärbt. Der Puls ist schnell und unregelmäßig.

Bapt. Der Schweiß hat einen *sehr widerwärtigen*, stinkenden Geruch. Der ganze Raum hat den Geruch eines „Krankenzimmers".

Bell. Kalter Schweiß nach dem Wasserlassen. Schwitzt reichlich an den *bedeckten Körperteilen*. Schwitzt *nach dem Fieber*, riecht *sauer*. Aufdecken bringt Besserung. Die Hautoberfläche fühlt sich bei Berührung brennend heiß an. Hellrot; Die Haut erscheint gefleckt.

Brom. Schweiß mit *eiskalten Unterarmen.*

Bry. Der Schweiß ist kalt und klamm, mit *saurem Geruch*. Das Schwitzen entkräftet. Reichlich nächtlicher Schweiß ab etwa 3.00 Uhr nachts.

Calc. Der Schweiß ist *kalt, klamm* und klebrig. Reichlich Schweiß am Kopf und auf der Brust, durchnässt das Kissen. Husten verursacht Schwitzen. Schwitzt nach Fieber, riecht sauer oder wie Zwiebeln. *Abneigung, unbedeckt zu sein.*

Camph. *Kalter* Schweiß mit *Erbrechen. Eisige Kälte des ganzen Körpers.*

Carb-v. *Kalter* Schweiß, besonders im Gesicht. Husten verursacht Schwitzen. Schwitzen mit *Atemnot*. Schwitzt nach Fieber;

hat einen *sauren Geruch*. Das Schwitzen erschöpft den Patienten, er muss angefächert werden.

Carb-ac. Der Patient ist gebadet in kaltem Schweiß, mit starker Entkräftung und Zusammenbruch. Alle Absonderungen haben einen *fauligen Geruch*.

Caust. Husten verursacht Schwitzen. Der Schweiß ist widerwärtig, *sauer*.

Chel. Schwitzt im Schlaf, nach Mitternacht, gegen Morgen. Besser nach dem Erwachen. Die Haut hat eine gelbgraue Farbe.

Chin. Das Schwitzen wird allgemein schlimmer. *Kalter Schweiß* mit Blutung. Reichlich Schweiß an den **bedeckten** Körperteilen. *Nach dem Fieber. Kräfteverlust.* Ausgeprägt während dem Schlaf. *Aufdecken bringt Besserung.* Großer Durst.

Cimic. Kalter Schweiß an den Händen.

Dros. *Kalter* Schweiß. Husten verursacht Schwitzen.

Dulc. Der Schweiß hat einen markant faulen Geruch nach einer „kranken Person".

Eucal. Wohl riechender Schweiß.

Eup-per. *Abneigung*, während des Schwitzens *unbedeckt zu sein*.

Euph. Kalter Schweiß. Schwitzt hauptsächlich auf der Brust, besonders während des Schlafs in der Nacht. Reichlich Nachtschweiß.

Ferr-p.   Der Schweiß ist *klamm* und klebrig. Reichlich Nachtschweiß, schlimmer zwischen 4.00 und 6.00 Uhr morgens.

Gels.   Kalter Schweiß am Nachmittag; zusammen mit Kopfschmerzen. *Nach dem Fieber.* Kräfteverlust. Abneigung, während des Schwitzens unbedeckt zu sein.

Glon.   Der Schweiß bricht nach dem Fieber aus. Kalter Schweiß im Gesicht bei Blutandrang zum Kopf.

Hep.   *Kalter, klammer Schweiß* schon nach der kleinsten Anstrengung, besonders nach dem *Husten. Nach dem Fieber.* Der Schweiß hat einen Geruch nach *altem, saurem Käse.* Abneigung, während des Schwitzens unbedeckt zu sein. Nachtschweiß.

Hyos.   Kalter Schweiß, riecht sauer. Reichlich während des Schlafs.

Iod.   Der Schweiß hat einen sehr widerwärtigen, *sauren* Geruch. Der Patient hat den Wunsch, sich aufzudecken. Scharfer, beißender Schweiß an den Füßen.

Ip.   *Kalter Schweiß,* mit Übelkeit und Erbrechen, schlimmer beim Husten. Riecht sauer.

Iris.   Der Schweiß riecht wie Essig. Der Patient schwitzt am ganzen Körper, besonders in der Leistenbeuge. Erbricht mit großer Hitze und viel Schweiß.

Kali-bi.   Klebriger Schweiß. Frösteln mit Schweiß. Kalter Schweiß an Händen und Füßen.

Kali-c.	Kalter Schweiß; riecht sauer; stinkt an den Füßen. Schwitzt bei kleinster Anstrengung. Der Schweiß ist eher dürftig als reichlich.
Kali-i.	Der Körper ist heiß und trocken, dann durchnässt vom Schwitzen. Der Schweiß riecht wie Zwiebeln. Besser nach reichlich Nachtschweiß.
Lach.	Kalter Schweiß, mit Übelkeit. Schwitzen mit *Atemnot*. Der Schweiß bricht *nach dem Fieber* aus, hat einen ranzigen, sauren Geruch, wie *Knoblauch* oder Zwiebeln.
Lyc.	Der Schweiß ist **klamm** und klebrig. Der Patient schwitzt an den bedeckten Körperteilen. **Nach dem Fieber.** Schwitzen mit Atemnot. Der Schweiß hat einen **sauren**, widerwärtigen Geruch, *wie Blut*, Urin oder wie Zwiebeln. **Aufdecken bringt Besserung.**
Merc.	Das Schwitzen wird allgemein schlimmer, die Symptome *lassen dadurch nicht nach*. Der Schweiß ist kalt, **klamm** und **klebrig**; während dem **Essen**, nach dem *Trinken*. Husten verursacht Schwitzen. Der Schweiß hat einen **schrecklich**, widerwärtigen Geruch. *Kräfteverlust.* Reichlich Schweiß während des Schlafs.
Nat-s.	Der Schweiß bricht nach *dem Fieber aus*. Schwitzen am Morgen. Plötzliche Hitzewallungen gegen Abend und reichlich Nachtschweiß.
Nux-v.	Kalter Schweiß, klamm und klebrig. Saurer Geruch. Husten verschlimmert das Schwitzen. Der Patient schwitzt an den bedeckten Körperteilen; nach dem Fieber. Schwitzen mit Atemnot. *Große Abneigung,* während des Schwitzens **unbedeckt zu sein.**

Phos. Der Schweiß ist kalt, *klamm* und klebrig. Husten verschlimmert das Schwitzen. Schwitzt *nach dem Fieber*. *Kräfteverlust*. Ausgeprägt während des Schlafs. Der Schweiß riecht nach Käse oder Zwiebeln.

Phyt. Kalter Stirnschweiß; die Zehen schwitzen; Nachtschweiß.

Psor. Der Schweiß ist kalt, klamm und klebrig. Schwitzen mit Atemnot. Der Schweiß hat *einen höchst widerwärtigen Geruch*, wie etwas Totes.

Puls. Schwitzt an den bedeckten Körperteilen. Kalter Schweiß. Schlimmer *nach dem Trinken*. Schwitzt *nach dem Fieber*. *Aufdecken bringt Besserung*, will speziell einzelne Teile des Körpers, wie die Füße, aufgedeckt haben. Schlimmer in einem geschlossenen, stickigen, warmen Raum.

Pyrog. Der Schweiß bricht nach dem Fieber aus, *das Schwitzen bewirkt aber keinen Temperaturrückgang*. Schwitzen ohne Entlastung. Zuerst kalt, dann heiß. Kalter Schweiß am ganzen Körper.

Rhus-t. Husten verursacht Schwitzen. Schwitzt nach dem Fieber, saurer Geruch. *Große Abneigung,* während des Schwitzens *aufgedeckt zu sein*.

Rumx. Schwitzt nach dem Erwachen aus einem tiefen Schlaf.

Sabad. Husten verursacht Schwitzen.

Sang. Spärlicher brennender Schweiß; reichlich kalter Schweiß.

Seneg. Die Haut ist warm und feucht.

Spig.	Widerwärtiger Schweiß am Oberkörper, an den Händen. Kalter Schweiß.
Spong.	Der Schweiß ist kalt, klamm und klebrig. Husten verschlimmert das Schwitzen. Schwitzt nach dem Fieber.
Stann.	Entkräftender, muffiger Schweiß um 4.00 Uhr, gegen Morgen. Schweiß vor allem an der Stirn und im Nacken. Riecht muffig oder widerwärtig.
Sulph.	Kalter Schweiß. Schwitzen mit Durchfall; Atemnot. Schwitzt nach dem Fieber, riecht wie verfaulte Eier, Knoblauch oder alter Käse. Aufdecken bringt Besserung.
Verat.	Der Schweiß ist *kalt, klamm* und klebrig, mit Schüttelfrost, Übelkeit und *Erbrechen*; während des *Durchfalls*, Kopfschmerzen, Krämpfe. Verschlimmerung durch Husten. Schwitzen mit Atemnot. *Saurer Geruch.* Kalter Schweiß im Gesicht und auf der Stirn. Aufdecken bringt Besserung.

Frösteln ist vorherrschend

Schüttelfrost oder ein Kältegefühl kann eines der allerersten Zeichen einer beginnenden Grippeerkrankung sein. Schüttelfrost ist ein Mechanismus, den der Körper einsetzt, um die Temperatur auf einen neuen Level anzuheben, der vom Hypothalamus, dem körpereigenen Thermostat vorgegeben wird. Auf Schüttelfrost, Zittern und zitterndem Kältegefühl, mit deutlicher Blässe der Haut, folgt gewöhnlich das Fieber oder das Fieber ist von diesen Symptomen begleitet. Schüttelfrost wechselt häufig mit durchnässendem Schwitzen.

Acon. Das Frösteln beginnt im Gesicht. *Berührung verschlimmert* das Frösteln. *Schlimmer beim Aufdecken, Entfernen der Bett-decke und in einem warmen Raum.* Abendliches Frösteln bald nach dem Zubettgehen. Das Frösteln tritt in Wellen auf. Gänsehaut.

Aesc. Schüttelfrost verläuft am Rücken entlang nach oben und nach unten. Frösteln gegen 4.00 Uhr nachmittags.

All-c. Allgemeines Kältegefühl und *Frösteln* wechselt mit Hitze während des Katarrhs. Schüttelfrost verläuft am Rücken entlang nach unten, mit häufigem Wasserlassen, gefolgt von Hitze und Durst.

Am-c. Kältegefühl und Frösteln nach Einfluss von kalter Luft.

Am-m. Das Frösteln ist *schlimmer beim Aufdecken*. Frösteln tritt *immer dann auf, wenn der Patient erwacht*, aber ohne Durst. Frösteln am Abend *nach dem Zubettgehen*.

Ant-t. Schüttelfrost mit *Zittern und Beben*. Das Frösteln tritt gegen 3.00 Uhr nachmittags auf.

Arn. Das Frösteln beginnt im Gesicht und an den Füßen. *Schlimmer bei der leichtesten Bewegung der Bettdecke.* Tritt gegen 4.00 oder 6.00 Uhr morgens auf, sowie *beim Erwachen. Heftiges Frösteln mit Delirium.* Frösteln *schlimmer beim Aufdecken*. Der Kopf fühlt sich zu heiß an, der Körper ist kalt.

Ars. Das Frösteln beginnt in der Brust. Schlimmer um 10.00 Uhr morgens and zwischen 10.00 Uhr abends und 2.00 Uhr nachts, *besonders nach Mitternacht bis 2.00 Uhr nachts*. Noch einmal zwischen *1.00 und 2.00 Uhr nachmittags. Hef-*

tiges Frösteln mit *Delirium.* Frösteln *schlimmer beim Aufdecken.* Frösteln mit Bewusstlosigkeit.

Ars-i. Fröstelt, kann Kälte nicht ertragen.

Bapt. Das Frösteln tritt etwa um 11.00 Uhr vormittags auf. Frösteln am Tag, dann heiß und fiebrig in der Nacht.

Bell. Frösteln beginnt in den Händen und Armen oder im Bauch und breitet sich in die Finger und Zehen aus. Berührung und *Aufdecken* verschlimmern das Frösteln. *Heftiges Frösteln mit Delirium und Bewusstlosigkeit.*

Brom. *Kältegefühl* in der Brust beim Einatmen.

Bry. Das Frösteln beginnt auf der rechten Körperseite; den Händen, den *Fingern und Zehen.* Wird häufig ganz vorne in den **Zehenspitzen und an den Lippen** gespürt. Tritt beim Erwachen auf und gegen 9.00 Uhr abends.

Calc. Das Frösteln beginnt im Gesicht und an den Füßen. Schlimmer bei der *geringsten Bewegung der Bettdecke* und beim *Aufdecken.* Kann an einem Tag gegen 11.00 Uhr morgens auftreten und am nächsten gegen 4.00 Uhr nachmittags.

Camph. Schüttelfrost mit *eiskalter Haut*; möchte sich während des Fieberstadiums zudecken.

Carb-v. Das Frösteln beginnt im *linken Arm und der linken Hand,* oder auf der *linken* Körperseite. *Kalter Atem* während des Fröstelns.

Caust. Das Frösteln beginnt im Gesicht und auf der linken Körperseite. Es tritt gegen *12.00 Uhr mittags* auf.

Chel. Das Frösteln beginnt an den Händen und Füßen.

Chin. Das Frösteln beginnt *an den Beinen. Heftiger Schüttelfrost mit Delirium.* Tritt etwa gegen Mitternacht und 5.00 Uhr morgens auf. *Berührung und Aufdecken verschlimmern* das Frösteln.

Dros. Fieber mit Schüttelfrost am ganzen Körper, mit Hitze im Gesicht, aber eiskalten Händen, ohne Durst. Schlimmer beim Aufdecken. Zittern bei Ruhe – kein Zittern in Bewegung.

Dulc. Frösteln mit Durst; mit dem Drang, Wasser zu lassen oder den Darm zu entleeren. Stinkender Schweiß. Das Frösteln *fängt im Rücken an*, wird durch Wärme nicht besser. Schlimmer gegen Abend.

Ery-a. Nervöses Frösteln.

Eucal. Frösteln mit wohl riechendem Schweiß.

Eup-per. *Zittern und Beben* aufgrund des Fröstelns, schlimmer beim *Aufdecken.* Das Frösteln fängt im unteren Rücken, im Lenden- und im Brustbereich an. Starke Schmerzen in den Knochen bevor das Frösteln einsetzt. Zeit des Fröstelns 7.00 bis 9.00 Uhr vormittags. Erbrechen von Galle zwischen Frösteln und Fieber.

Euph. Kühl und kalt. Die Kühle ist vorherrschend. Deutliches Frösteln am Vormittag.

Gels.	Das Frösteln beginnt im Rücken zwischen den Schulterblättern. Es verläuft wellenartig den Rücken hinauf und hinunter vom Kreuzbein zum Hinterhaupt. *Es beginnt häufig in den Händen und Füßen.* Frösteln *während des Wasserlassens.* *Beben und Zittern* mit Frösteln.
Glon.	Das Frösteln beginnt, nachdem es dem Patienten warm geworden ist. Frösteln wechselt mit Schwitzen und Erbrechen.
Hep.	Das Frösteln tritt gegen 7.00 Uhr morgens und zwischen 5.00 bis 7.00 Uhr abends auf; *besonders zwischen 6.00 bis 7.00 Uhr* und 8.00 Uhr abends. Berührung und *Aufdecken* verschlimmern das Frösteln. Frösteln mit *Bewusstlosigkeit.*
Hyos.	Das Frösteln beginnt im *Rücken und an den Füßen.* Berührung verschlimmert das Frösteln. Kann es nicht ertragen, während des Fröstelns angesprochen zu werden oder auch nur das geringste Geräusch um sich zu haben.
Iod.	Frösteln im Bett, wird besser beim Verlassen des Bettes. Zittert mit Frösteln.
Ip.	Das Frösteln tritt gegen 11.00 Uhr vormittags auf. Es bessert sich beim Aufdecken, wird jedoch schlimmer, *wenn der Oberkörper* unbedeckt ist. *Schlimmer in der Wärme und in einem warmen Raum.*
Iris	Frösteln am ganzen Körper, auch wenn der Körper zugedeckt ist. Hitze, gefolgt von Frösteln, mit kalten Händen und Füßen. Frösteln mit Schläfrigkeit. Kältegefühl während der ganzen Nacht.

Kali-bi. Das Frösteln beginnt in den Beinen und Füßen. Hitzewallungen, dann klebriger Schweiß, dann folgt das Frösteln. Frösteln mit Schweiß.

Kali-c. Das Frösteln tritt zwischen 5.00 und *6.00 Uhr abends* auf. Frösteln vor dem Erbrechen. Frösteln mit heißen Händen und Schläfrigkeit.

Kali-i. Frösteln tritt gegen 10.00 Uhr abends auf. Kältegefühl in den schmerzenden Bereichen der Knochen. Wechsel zwischen Fieber und Frösteln. Der Patient deckt sich ab und beginnt zu frösteln.

Lach. Das Frösteln beginnt *im Rücken, im Brustbereich* und in den *Waden*. Das Frösteln ist schlimmer beim Aufdecken und *in einem warmen Raum. Wärme wird nicht ertragen.*

Lyc. Das Frösteln beginnt *im Rücken* sowie in den Füßen und Waden. Es tritt *beim Erwachen* auf und etwa von *4.00 Uhr nachmittags bis 8.00 Uhr abends. Berührung verschlimmert* das Frösteln.

Merc. Das Frösteln beginnt im Gesicht. Viel *Beben und Zittern* während des Fröstelns, schlimmer beim *Aufdecken.*

Nat-s. Der Patient fröstelt so sehr, dass er nicht warm bekommen kann, nicht einmal im Bett. Kältegefühl mit Zittern und Zähneklappern, mit Angst und Durst.

Nux-v. Das Frösteln beginnt *im Rücken, den Händen,* Fingern und *Zehen.* Schlimmer bei der *geringsten Bewegung der Bettdecke.* Tritt auf *beim Erwachen* und gegen 4.00 und 5.00 Uhr morgens sowie 10.00 und *11.00 Uhr* vormittags. *Berührung* *und Aufdecken verschlimmern* das Frösteln. Gesicht und Hände sind bläulich und kalt und die Haut ist gefleckt.

Phos.   Das Frösteln beginnt im Gesicht. Berührung und *Aufdecken* verschlimmern das Frösteln. Frösteln jeden Abend in einem warmen Raum. *Sehnt sich während des Fröstelns nach Eiswasser.*

Phyt.   Frösteln wechselt ab mit hohem Fieber und großer Entkräftung.

Psor.   Das Frösteln beginnt in den Armen und Oberschenkeln.

Puls.   Das Frösteln beginnt im Gesicht und im Nacken, dem Rücken und dem Gesäß; den Beinen und Knien; den Fingerspitzen. Es tritt gegen *1.00 Uhr nachmittags* und gegen *4.00 Uhr nachmittags* auf. Berührung und *Aufdecken* verschlimmern das Frösteln. Das Frösteln verursacht *Beben* und *Zittern*, trotzdem wird Wärme **nicht ertragen**.

Pyrog.   Das Frösteln beginnt *im Rücken zwischen den Schulterblättern*. Es tritt gegen *7.00 Uhr abends* auf. Der Patient fühlt die Kälte und die Kühle in den Knochen. „Knochenkälte", mit Nachtschweiß. Zittert und fängt an, ruhelos herumzulaufen. Fühlt sich den ganzen Tag kalt und frostig. Kein Feuer kann ihn wärmen. Er sitzt am Feuer und versucht sich aufzuwärmen und fängt sofort wieder an zu frösteln, wenn er vom Feuer weg geht.

Rhus-t.   Das Frösteln beginnt in der Brust, dem Rücken, den Beinen, den *Oberschenkeln* und an der rechten Körperseite. Wird schlimmer bei der geringsten Bewegung der Bettdecke und beim **Aufdecken**. Frösteln tritt gegen 5.00 Uhr abends und *7.00 Uhr abends* auf. Das Gesicht und die Hände sind bläulich und kalt und die Haut ist gefleckt. *Heißer Atem* während des Fröstelns.

Rumx.   Frostig, verschlimmert sich in Rückenlage. Hitzegefühl, gefolgt von einem Kältegefühl, ohne Zittern.

Sabad.   Der Patient fröstelt und hat das Gefühl, als ob er *von oben bis unten mit kaltem Wasser übergossen wird. Externe Wärme bringt Besserung.* Das Frösteln steigt von unten nach oben. Hände und Füße sind durch das Frösteln eiskalt. Zitterndes Frösteln. Begleitet von Tränenfluss.

Sang.   Frösteln und Zittern im Rücken. Schüttelfrost. Frösteln mit Übelkeit.

Sarcol-ac.   Allgemeines Frösteln am ganzen Körper, mit Kälte in den Gliedmaßen. Extremes Frösteln im Bett. Die rechte Hand wird nicht warm, nicht einmal durch äußerliche Erwärmung.

Seneg.   Kältegefühl im Freien; schauderndes Gefühl über den ganzen Rücken.

Spong.   Das Frösteln beginnt im Rücken. Der Patient fröstelt immer wenn er sich aufdeckt.

Stann.   Das Frösteln tritt zwischen 9.00 und 11.00 Uhr vormittags auf, besonders gegen *10.00 Uhr vormittags*, mit tauben Fingerspitzen.

Sulph.   Das Frösteln beginnt im Rücken, der Brust, den Armen und *Händen; Fingern,* Füßen und Zehen, Zehenspitzen und der Nase. Es tritt etwa zwischen 4.00 und 5.00 Uhr nachts und zwischen 10.00 Uhr vormittags und 5.00 Uhr nachmittags auf, dann noch einmal um 7.00 Uhr abends. Berührung verschlimmert das Frösteln.

Verat.   Frösteln durch Stauungen mit *extremer Kälte* und Durst. Das Frösteln beginnt im Rücken. Kalter Atem während des Fröstelns.

Symptome der Atemwege sind vorherrschend

Bronchopulmonale Symptome – Katarrh auf der Schleimhaut – Husten

Das Grippevirus befällt zunächst die Lungenoberfläche. Das Lungengewebe wird entzündet, schwillt an und beginnt sich aufzulösen. Die Ablösung dieses toten Gewebes erzeugt die Atemwegssymptome, die wir als Grippe kennen. Diese Atemwegssymptome erscheinen normalerweise am zweiten bis vierten Tag nach der Ansteckung und können in unkomplizierten Fällen weitere drei bis vier Tage andauern.

Bronchopulmonale Symptome

Vereinzelte Rasselgeräusche im Rachen oder in der Brust sind häufig in den ersten Stadien deutlich zu erkennen. Obwohl man schätzt, dass höchstens 10 % der Patienten diese frühen Symptome zeigen, haben diese nicht notwendigerweise einen Zusammenhang mit späteren Komplikationen, wenn schwerwiegende Rasselgeräusche vorliegen.

Bronchitis

Obwohl diese Atemwegserkrankung gewöhnlich nicht direkt im der Grippe in Zusammenhang steht, wird sie trotzdem während einer Grippeepidemie oder –pandemie mit dem Virus in Verbindung gebracht. Bei einer

Bronchitis handelt es sich um eine Entzündung der Bronchien, die die Luftröhre mit der Lunge verbindet. Wenn die Bronchien entzündet sind, dann kann die Luft nicht frei von und zu den Lungen fließen. Infolgedessen wird schwerer Schleim oder Mucus gebildet, der abgehustet wird. Eine hämorrhagische Bronchitis (schwere Entzündung der Bronchien mit blutigen Absonderungen) ist eine der möglichen Komplikation der Grippe.

Acon. Dauernder Druck in der linken Brusthälfte. Stiche in der ganzen Brust. Heißes Gefühl in der Lunge; sehr empfindlich gegenüber der eingeatmeten Luft. Kitzeln in der Brust nach Husten. Unterdrückte Atmung bei der geringsten Bewegung. Lautes, angestrengtes Atmen, Kurzatmigkeit. Schlimmer beim Schlafen.

Aesc. Die Brust fühlt sich wund und eng an. Schmerzen in der Brust, im Wechsel mit Schmerzen im Bauch. Heißes Gefühl in der Brust.

All-c. Unterdrückte Atmung durch den Druck in der Mitte der Brust. Die Schmerzen in der Brust wandern. Brennender Schmerz in den Seiten der Brust.

Am-br. Starke Angst und *Erstickungs*gefühl. Scharfer Schmerz in der Lunge. Anhaltender Husten beim Hinlegen in der Nacht; hat das Gefühl zu ersticken.

Am-c. Angestrengtes Atmen, *laut und geräuschvoll,* mit Blasgeräuschen. Extrem schneller Puls. Schlimmer bei körperlicher Anstrengung und beim Eintreten in einen warmen Raum.

Am-m. Schmerzen in der Brust mit Kältegefühl im Rücken. Schmerzen zwischen den Schultern mit erschwerter Atmung. Brennender

Schmerz an kleinen Stellen in der Brust. Erschwerte Atmung, wenn die Hände nach oben und unten bewegt werden.

Ant-t. *Schleimrasseln* in der Brust beim Atmen und Husten; kann den Schleim nicht abhusten; feuchtes Rasseln, es scheint, als ob der Schleim leicht ausgestoßen werden kann, es kommt jedoch nichts hoch. Das Rasseln wird in den oberen Bronchien erzeugt und kann auch mit größerem Abstand zum Patienten noch wahrgenommen werden. Der Patient muss sich aufsetzen, um Luft zu bekommen. Schlimmer gegen 3.00 Uhr nachts. Besser nach Husten und Auswurf. Der Puls ist hart, voll, stark; oder schnell, schwach und schwirrend; bei jeder Bewegung stark beschleunigt.

Arn. Stechende Schmerzen in beiden Seiten der Brust, erschwert die Atmung. Enge in der Brust. Kurzer, keuchender Atem. Muss beim Husten die Brust halten.

Ars. Erschwerte Atmung mit großer *Beklemmung und Angst.* Häufig unterdrückte Kurzatmigkeit in jeder Körperlage, wodurch *Angst* hervorgerufen wird. Schneller, schwacher und unregelmäßiger Puls. Keuchende Atmung. Kann sich nicht hinlegen, muss sitzen, um zu atmen.

Ars-h. Druck auf der Brust während des Fröstelns; Gefühl, als ob der ganze Brustraum eng zusammengeschnürt würde, mit schneller Atmung; Schwäche und Kälte in den Gliedmaßen.

Ars-i. Der Puls ist schnell, unregelmäßig, kraftlos und schwach.

Bapt. Gefühl, als ob die Brust zusammengeschnürt wäre, mit starker Atemnot. Viel schlimmer beim Hinlegen. Sehnt sich nach Luft, und sucht ein offenes Fenster oder einen Ventilator, weil die Atmung so schwer fällt. Die Lungen fühlen sich eng und zusammengedrückt an. Der Patient hat Angst, schlafen zu gehen, weil er das *Gefühl hat zu ersticken*, und aufgrund der fieberhaften Alpträume.

Bell. *Heftiger plötzlicher Krankheitsbeginn* – Die Atmung ist unterdrückt, schnell, kurz, ungleichmäßig und schwierig. Der Puls ist voll und hüpfend mit pochenden Halsschlagadern. *Stöhnen bei jedem Atemzug.* Brennen in der Brust. Schmerzen sind unter dem rechten Schlüsselbein schlimmer. Enge im oberen Brustbereich, verschlimmert sich sofort nach dem Hinlegen am Abend und in der Nacht. Blutandrang mit rotem Gesicht, funkelnden Augen, erweiterten Pupillen sowie pochendem Kopfschmerz und pochenden Halsschlagadern.

Brom. Erschwerte und schmerzhaftes Atmung. Atemnot mit großer Schwellung. Die Lungen fühlen sich an, als ob sie mit Flaum bedeckt wären. Jedes Einatmen reizt zum Husten. *Kalte Empfindung* in der Brust beim Einatmen. Die Bronchien fühlen sie an, als ob sie mit Rauch gefüllt wären.

Bry. Scharfer, stechender Schmerz unter der rechten Brustwarze, in der Höhlung der Brust, beim Ausatmen. Kurze, heftige Stiche in der rechten Brustseite, so dass der Patient den Atem anhalten muss; so schmerzhaft, dass er nicht mal aufschreien kann.

Calc. Calc. wirkt auf den oberen und mittleren Bereich der rechten Lunge. Wundschmerz in der Brust, wie von Schlägen; schlimmer beim Einatmen. Die Brust ist schmerzempfindlich gegenüber Berührung.

Camph.   *Kalter Atem,* „wie aus einem Grab." Seufzende Atmung mit großer Erschöpfung. Der Puls ist schwach; nicht wahrnehmbar; hart oder weich; schwach und langsam. Atemnot mit dem Gefühl zu ersticken. Ausbleibende Atmung.

Carb-v.   Der *Atem ist kalt* während des Fröstelns; Kurzatmigkeit, mit kalten Händen und Füßen. Schwaches, müdes Gefühl in der Brust, vor allem beim Erwachen. Wunsch, angefächert zu werden. Braucht mehr Luft.

Carb-ac.   Unfähig sich hinzulegen aufgrund eines unaufhörlichen Ringens nach Luft. Röchelnde Atmung. Enges Gefühl in der Mitte der Brust.

Caust.   Die Brust ist eng; der Patient muss häufig tief einatmen. Schmerzhaftes Druckgefühl, als ob die Brust von beiden Seiten Richtung Brustbein zusammengedrückt würde. Starkes *Wundheitsgefühl* in der Brust. Stiche im Brustbein durch tiefes Atmen oder auch, wenn nur eine Kleinigkeit hochgehoben wird.

Chel.   Schnelle, kurze Atmung mit Beklemmung. Besser beim tiefen Einatmen. Stiche unterhalb der rechten Rippen. Wundheit in den unteren rechten Rippen.

Chin.   Atemnot mit scharfem Schmerz in der linken Lunge. *Rasseln, erstickender Katarrh* in der Brust. Der Atem ist kalt. Kann nicht atmen, wenn der Kopf tiefer liegt. Will angefächert werden, aber nicht zu stark, weil ihm dadurch auch noch die letzte Luft, die er zur Verfügung hat, genommen wird.

Cimic. Akuter Schmerz in der rechten Lunge, schlimmer beim Einatmen.

Dros. Das Atmen ist während der Hustenanfälle stark *beschleunigt*. Einengung der Brust, als ob dort etwas die Luft zurückhält, wenn der Patient hustet oder spricht, so dass der Atem nicht ausgestoßen werden kann.

Dulc. Sehr akuter Schmerz, als ob Pfeile durch die linke Brust geschossen würden. Starker beklemmender Schmerz in der ganzen Brust beim Ein- oder Ausatmen.

Eucal. Die Atmung ist beschleunigt.

Eup-per. Schwieriges Atmen mit Angstgefühl. Kann nicht auf der linken Seite liegen.

Euph. Kribbelndes Gefühl in den oberen Bronchien, was einen Reizhusten auslöst.

Ferr-p. Die Brust ist gestaut, schlimmer in der Nacht. Voller, weicher, fließender Puls. Schlimmer in der Nacht; um 6.00 Uhr morgens; bei Bewegung, Erschütterung, Unterdrückung des Schwitzens.

Gels. *Schwache,* langsame Atmung. Langsamkeit der Atmung mit großer Entkräftung. Beklemmung in der ganzen Brust.

Glon. Der Patient fühlt eine Einschnürung im Brustbereich; Einengung und Stauung. Schweres, angestrengtes Atmen, als ob ein Gewicht auf der Brust säße, das ihn zwingt tief zu atmen. Seufzen. Einengung der Brust mit oder im Wechsel mit pochenden Kopfschmerzen.

Hep.	Das Atmen fällt schwer, schlimmer beim Liegen auf der linken Seite. Ängstliches Keuchen, feuchtes Atmen. *Große Empfindlichkeit gegenüber der geringsten Kälte.*
Hydr.	Die Brust fühlt sich rau, wund und brennend an. Die Schmerzen strahlen von der Brust in die linke Schulter. Das Atmen fällt schwer, schlimmer beim Liegen auf der linken Seite. Der Patient hat das Gefühl zu ersticken, wenn er auf der linken Seite liegt.
Hyos.	Erstickungskrämpfe, die den Patienten zwingen, sich nach vorne zu beugen. Langsames, rasselndes Atmen. Spucken von hellrotem Blut und Hustenkrämpfe. Krämpfe in der Brust mit Kurzatmigkeit.
Iod.	Entzündlicher Schmerz an der rechten Lungenspitze. Fühlt sich an wie ein Gewicht auf der Brust. Schmerzen in der linken Brusthälfte, als ob eine Hand nach dem Herzen greifen würde. Asthmatische Atmung mit Erstickungsgefühl. Die Atmung ist unregelmäßig; tiefes Einatmen wechselt mit Atemstillstand. Unerträgliches Kitzeln in der ganzen Brust.
Ip.	Ständige *Zusammenschnürung der Brust* und des Kehlkopfes, schlimmer bei der kleinsten Bewegung. Die Brust scheint voller Schleim zu sein, aber er lässt sich nicht abhusten. Atemnot, ständige Zusammenschnürung der Brust. Der Patient ringt nach Luft. Blubbernde Rasselgeräusche. *Lockeres, raues Rasseln in der Brust ohne Auswurf.* Blutungen aus der Lunge mit Übelkeit und einem Gefühl, als ob die Brust zusammengeschnürt wäre. Blutspucken bei der kleinsten Anstrengung.

Iris	Schmerzen in der linken Brusthälfte, als ob die Rippen gegen den Brustkorb gedrückt würden.
Kali-bi.	Gefühl, als ob eine Stange über der Brust liegt.
Kali-c.	Stechende Schmerzen in der Brust. Die Lungen scheinen an den Rippen zu kleben. Kälte in der Brust. Schneidende, stechende Schmerzen, schlimmer im Liegen auf der rechten Seite. Die *ganze Brust ist beim Husten sehr schmerzempfindlich*. *Nach vorne Beugen*, mit den Händen oder Armen auf den Beinen, lindert die Symptome in der Brust.
Kali-i.	Die Schmerzen in der Brust wandern nach hinten. Die Schmerzen ziehen vom Brustbein nach hinten. Pfeifende, asthmatische Atmung. Die Atemwege sind wund. Lufthunger mit Flatulenz in den Morgenstunden, würgt beim Erwachen.
Lach.	Gefühl von *Ersticken und Strangulieren* beim Hinlegen, besonders *wenn irgend etwas um den Hals herum ist*, der Patient fühlt sich gezwungen, im Kampf nach Luft aus dem Bett zu springen. Hat das Gefühl, er *muss tief einatmen. Beim Einschlafen* hört die Atmung fast auf. Erwacht mit beängstigender, erstickender Atmung.
Lyc.	Spannender, zusammenziehender, brennender Schmerz in der Brust. Die Atmung fällt schwer. Sehnt sich nach Luft, fröstelt aber dann. Kurze, rasselnde Atmung, schlimmer beim Liegen auf dem Rücken.
Merc.	Schmerz unterhalb der rechten Brust durch das Schulterblatt hindurch, schlimmer beim Niesen und Husten. Fühlt sich an wie Luftblasen oder als ob heißer Dampf in der Brust wäre.

Stiche vom unteren rechten Lungenflügel bis in den Rücken. Die Atmung fällt schwer, schlimmer beim Liegen auf der linken Seite, der Husten ist jedoch schlimmer beim Liegen auf der rechten Seite.

Nat-s. Schmerz durch die **untere linke Brusthälfte**. Einengung der Brust mit dem Gefühl „alle Energie ist weg". Stiche in der linken Brustseite. Atemnot bei feuchtem Wetter. Ständiges Bedürfnis, tief und lange einzuatmen.

Nux-v. Krampfartiges Zusammenziehen der Brust. Empfindung, dass in der Brust etwas losgerissen ist.

Phel. Stechender Schmerz zieht sich vom linken Rand der rechten Brust bis zwischen die Schultern. Die Schmerzen wandern dann durch die Brust nach hinten.

Phos. Brennende Schmerzen, Hitze und Beklemmung der Brust. Beengung der Brust mit der Empfindung, als ob ein großes Gewicht auf der Brust liegt. Heftige Stiche in der Brust, mit Beklemmung und beschleunigter Atmung, schlimmer bei der kleinsten Bewegung. Die Brust ist voll, schwer, die Schmerzen strahlen in den Rachen oder den rechten Arm oder wechseln zwischen den Seiten. Stiche im linken oberen Brustbereich. Das Rasseln in der Brust wird schlimmer bei kalten Getränken, nach denen sich der Patient sehnt. Der Atem ist kalt. Große Hitze in der Brust. Trockene heiße Empfindung in der Brust mit Husten, zunächst trocken, dann löst sich der Schleim. Schlimmer beim Liegen auf der linken Seite.

Phyt. Schmerzen in der Brust, durch die Mitte des Brustbeins beim Husten. Erschwerte Atmung. Trockener Reizhusten.

Psor. Heißes Gefühl in der Brust. Gefühl wie von einem Geschwür unter dem Brustbein. Schmerzen in der Brust; dehnen sich aus in die Schulter. Schlimmer durch kalte Getränke, besser beim Hinlegen.

Puls. Erstickungsgefühl beim Hinlegen. *Druck und Schmerzhaftigkeit* auf der Brust, als ob eine Last auf die Brust drücken würde. Schmerzhaftigkeit oder stechende Schmerzen unterhalb der Schlüsselbeine. *Kurzatmigkeit,* schlimmer beim Liegen auf der linken Seite. Angst, Atemlosigkeit und Herzklopfen beim Liegen auf der linken Seite.

Pyrog. Schmerzen in der rechten Lunge und Schulter, schlimmer beim Sprechen oder Husten. Die Brust ist wund mit purpurfarbenen Flecken. Starke einschnürende Schmerzen im unteren Bereich des Brustbeins, die sich zeitweise bis zum Brustkorb und hoch zum Rachen ausdehnen, als ob die Speiseröhre zusammengedrückt würde.

Ran-b. Schmerzen in der Brust beim Gehen, Drehen, bei Berührung. Der Schmerz ist so stark, dass der Patient beim Husten die Brust mit den Händen festhalten muss. Ängstlich, unterdrückte Atmung, mit dem Bedürfnis, tief durchzuatmen. Wundschmerzen, als ob das Brustbein, die Rippen oder die Zwischenrippenräume verletzt wären.

Rhus-t. Einengung der Brust, kann keine Luft bekommen, mit stechenden Schmerzen. Die Schmerzen in der Brust werden schlimmer, wenn die Arme benutzt oder angestrengt werden. Kitzeln hinter dem oberen Brustbein.

Rumx. Schmerz hinter dem Brustbein, unter der rechten Brustwarze. Brennender, stechender Schmerz in der linken Brustseite in der Nähe des Herzens, schlimmer beim tiefen Atmen. Atemnot beim Zubettgehen in der Nacht.

Sabad. Druck in der Brust. Brennendes Gefühl in der Brust. Die Atmung ist behindert, als ob ein schwerer Stein auf der Brust liegen würde. Schießende Schmerzen in den Seiten der Brust. Rote Flecken oder rote Punkte auf der Brust. Asthmatische Atmung mit Jucken der Haut, an der Nase und am After. Keuchende Atmung; kurz, schwierig.

Sang. Brennende Wundheit in der rechten Seite der Brust, erstreckt sich zur rechten Schulter. Brennendes Gefühl in der Brust, als ob sich beim Husten heißer Dampf von der Brust in den Bauch ausbreiten würde. Kitzeln hinter dem Brustbein, was einen ständigen Reizhusten verursacht, schlimmer in der Nacht und beim Hinlegen.

Seneg. Druck auf der Brust, als ob die Lungen gegen die Wirbelsäule gepresst würden. Die Brust fühlt sich beim Aufrichten eingeengt an. Trockenes, kratzendes Gefühl in der Brust, schlimmer beim Sprechen. Der Brustkorb erscheint zu eng. Wundschmerz beim Husten, bei Druck, beim Niesen oder beim Bewegen der Arme. Schmerzen an einzelnen Stellen, als ob dort Verletzungen sind. Die Schmerzen verlagern sich beim Bücken. Schwächegefühl in der Brust oder als ob dort eine Last zerdrückt würde. Brennen in der Brust vor oder nach dem Husten. *Rasseln in der Brust.* Brennender Schmerz im Rücken beim Husten.

Spong. Die Brust ist so schwach, dass der Patient kaum sprechen kann, und er würgt, bevor er einschläft. Brennendes raues und wundes Gefühl in der Brust, mit Empfindung von Einengung, Hitze und plötzlicher Schwäche. In der Brust sitzt ein fester, heftiger, schießender, einschnürender Schmerz, mit ängstlicher, keuchender Atmung. Der Patient hat den Eindruck, durch einen trockenen Schwamm zu atmen. Geräuschvolles, pfeifendes Einatmen beim Einschlafen.

Stann. Der Patient hat das Gefühl, er bekommt beim Liegen auf der linken Seite messerscharfe Stiche in die Brust unter der Achselhöhle. *Kann kaum sprechen,* aufgrund der Schwäche in der Brust. Jede Anstrengung verursacht Kurzatmigkeit. Er muss seine Kleider lockern, um tief einatmen zu können. Die Brust fühlt sich rau, wund oder hohl an.

Stict. Schmerz durch die Brust vom Sternum zur Wirbelsäule, schlimmer bei Bewegung. Pochendes Gefühl längs der *rechten Seite des Sternums hinunter zum Bauch.*

Sulph. Brennendes Gefühl in der Brust. Große *Beklemmung* wie von einer Last *auf der Brust.* Schießende Schmerzen in der Brust, die sich in den Rücken ausdehnen, schlimmer beim Husten, tiefen Atmen und in Rückenlage. Der Schmerz zieht von der linken Brustwarze aus nach hinten. Kälte oder Hitze in der Brust bis ins Gesicht. Nächtliches Erstickungsgefühl durch erschwerte Atmung. Bedürfnis nach frischer Luft oder einem Ventilator. Schlimmer mitten in der Nacht, Erleichterung durch Aufsitzen.

Verat. Einengung mit Schmerzen in den Seiten der Brust beim Einatmen. Die Muskeln der Brust ziehen sich krampfartig zusammen. Ein Völlegefühl in der Brust verursacht häufiges Aufstoßen. Rasseln in der Brust durch viel Schleim in den Bronchien, der nicht hoch gehustet werden kann. Raues Rasseln.

Symptome bei Katarrh

Acon. Der Auswurf ist weiß; gelb; schaumig; der Schleim ist mit Blut durchzogen, rostfarbenes Aussehen. Spuckt *blutigen Schleim.*

Aesc. *Zähflüssiger,* gelber Schleim mit gelber Zunge. Metallischer, bitterer oder süßer Geschmack. Öliger Speichel.

All-c. Unfähig, den Schleim loszuwerden, aufgrund von Schwäche, Müdigkeit und Entkräftung.

Am-br. Weißer, klebriger Schleim.

Am-c. Auswurf von reinem Blut nach dem Husten.

Am-m. Zäher, scharfer *glänzender* Schleim, der nur unter großen Schwierigkeiten ausgeworfen werden kann.

Ant-t. Sputum weiß; dick, fadenziehend, blutgestreift, rostfarben; haftet wie Klebstoff.

Arn. Der Auswurf ist glänzend; schwärzlich mit Klümpchen; blutiger Auswurf in der Nacht.

Ars. Asthma, verursacht Würgen. Der Auswurf ist spärlich, *schaumig,* bitter. Blutiges Sputum.

Ars-i. Der Auswurf ist gelbgrün; faulig; schwer auszustoßen.

Arum-t. Auswurf mit viel Schleim. Ständiges Räuspern.

Bapt. Der Auswurf ist verfault und stinkt.

Bell.	Blutiger Auswurf.
Brom.	Dicker, weißer Auswurf.
Bry.	Der Auswurf ist ziegelfarben, rostrot, blutgestreift; zäh und zerfällt wie Geleeklümpchen. Zäher Schleim in der Luftröhre, löst sich nur durch viel Räuspern.
Calc.	Auswurf nur am Tag; dicker, gelber, saurer Schleim. Eitriger, lockerer, süßer Auswurf. Blutig mit saurer Empfindung in der Brust. Spärlich, salzig.
Camph.	Reichlich Anhäufung von schleimigem, zähflüssigem Speichel. Stinkender Atem am Morgen. Schaum im Mund.
Carb-v.	Widerwärtiger Auswurf; mit Brechreiz; sehr dick, klebrig, gelb und reichlich.
Carb-ac.	Atem und Auswurf haben einen extrem *stinkenden Geruch*.
Caust.	Der Auswurf kann nicht ausgehustet werden, er rutscht wieder zurück. Spärlich, *fettig,* fadenziehend; wie Seifenlauge, muss geschluckt werden.
Chel.	Zäher schleimiger Speichel. Bitterer Geschmack im Mund.
Chin.	Asthma, es rasselt in der Brust.
Dros.	Gelber, schleimiger Auswurf.
Dulc.	Katarrh verursacht durch kaltfeuchte Umgebung oder aufgrund von Durchnässung.

Ery-a.	Dicker, gelber Schleim, der Halsschmerzen verursacht. Ständiges Hochräuspern von Schleim.
Eucal.	Auswurf aus weißem, dickem, schaumigem Schleim. Reichlich Auswurf widerwärtigen, eitrigen Schleims.
Euph.	Husten am Morgen mit reichlich Auswurf von Schleim und Fließschnupfen. Husten mit viel Auswurf, wird jedoch weniger beim Hinlegen.
Gels.	Räuspert sich und es kommt etwas hoch, was aussieht wie blutiges Wasser.
Hep.	Bringt viel Schleim nach oben. Blutiges oder dickes, gelbes, zähes Sputum.
Hydr.	*Zäher, klebrig-faseriger* Auswurf von Schleim; gelb, dick.
Hyos.	Speichelfluss; der Speichel ist salzig; blutig.
Iod.	Fließschnupfen und anhaltendes Kitzeln in der Brustmitte. Blutgestreiftes Sputum.
Ip.	Lockerer, rauer Rasselhusten *ohne Auswurf.*
Iris	Der Schleim hängt in Fäden um den Mund, schmeckt fettig.
Kali-bi.	*Reichlich gelber Auswurf, sehr klebrig* und pappig, kommt als eine lange Fäden ziehende und sehr zähe Masse heraus.
Kali-c.	Der Auswurf muss heruntergeschluckt werden; *schmeckt nach Käse*, reichhaltig, klumpig, widerlich; spärlich und zäh.

Kali-i. Der Auswurf ist wie *Seifenlauge, grünlich.*

Lach. Der Auswurf ist schaumig, eitrig, schwierig, blutig mit übermäßigem Schweiß.

Lyc. Der Auswurf ist zitronenfarben; grau, dick, blutig, eitrig, salzig; grünlich-gelb, klumpig, faulig.

Merc. Gelbgrünes Sputum am Tag. Auswurf mit übermäßigem Speichel. Stinkend.

Merc-k-i. Reichlich gelbliches, schaumiges Sputum, bringt jedoch nur wenig Erleichterung.

Nat-s. Der Auswurf ist dick, fadenziehend, grünlich, reichlich. Schleim im Rachen während der Nacht. Hochräuspern von salzigem Schleim am Morgen.

Nux-v. Die Auswürfe sind gelb, grau, aus kaltem Schleim; sauer oder süßlich; oder hellrotes Blut.

Phel. Der Auswurf ist sehr widerwärtig, „riecht wie Bettwanzen;" locker, reichlich, schmierig, verursacht Atemnot.

Phos. Das Sputum ist rostfarben, blutgefärbt oder eitrig; löst sich leicht; schaumig; bläulich; salzig; sauer; süßlich; oder kalt.

Phyt. Reichlich Speichel, manchmal gelblich, häufig dick, fadenziehend, zäh.

Psor. Blutiger Auswurf mit heißem Gefühl in der Brust.

Puls.	Der Auswurf ist farblos, gelb; grünlich, *fettig,* dick, eitrig; schleimig; süß; *salzig;* bitter, wenn er sich löst.
Pyrog.	Hustet in der Nacht gelbes Sputum herauf. Auswurf von rostfarbenem Schleim, äußerst widerwärtig.
Rhus-t.	Auswurf von kleinen Schleimklümpchen. Rostfarben.
Rumx.	Reichlich schaumiger, dünner Auswurf oder kleine Mengen strähniger und zäher Auswurf.
Sabad.	Beim Räuspern kommt hellrotes Blut aus der Nase. Auswurf aus zähem, gelbem Schleim, von abscheulichem süßem Geschmack; oder auch hellrotes Blut, besonders beim Hinlegen.
Sang.	Das Sputum ist zäh, *rostfarben,* widerwärtig, fast unmöglich hoch zu bekommen.
Seneg.	Gelbes, weißes oder blutgestreiftes Sputum.
Spong.	Das Sputum ist spärlich, zäh, gelb, leicht sauer schmeckend; löst sich am Morgen, muss aber wieder geschluckt werden, oder reichlich Schleim, das den Patienten daran hindert, sich hinzulegen.
Stann.	Reichlich grüner, süßlicher Auswurf tagsüber. Leicht herauszubringende Menge an süßem, salzigem, saurem, verfaultem oder hellgelbem Eiter oder Schleimballen.
Sulph.	Auswurf von dunklem Blut, oder gelbem, grünlichem, eitrigem oder milchweißem, wässrigem Schleim; gewöhnlich von säuerlichem, manchmal verfaultem, schalem oder sal-

zigem Geschmack, oder wie der widerwärtige Auswurf bei einem schon lange bestehenden Katarrh.

Verat.   Auswurf von gelbem, zähem, hartnäckigem Schleim mit bitterem, salzigem, saurem oder verfaultem Geschmack. Spuckt Blut.

Symptome bei Husten

Auch wenn der Husten vielleicht nicht unter den vorrangigen Symptomen bei einer Grippe erscheint, so tritt er doch gewöhnlich am dritten oder vierten Tag der Krankheit auf. Typischerweise handelt es sich um einen trockenen Reizhusten, der häufig von Schmerzen und einem brennenden Gefühl in der Brustmitte begleitet ist. Wenn die Krankheit dann fortschreitet, kann der Husten schlimmer werden und Sputum hervorbringen. Der Husten kann in Verbindung mit allgemeinem Unwohlsein und Müdigkeit noch wochenlang anhalten, nachdem alle anderen Symptome der Grippe bereits verschwunden sind.

Acon.   Kurzer, trockener, heftiger, quälender Husten mit oder ohne Beklemmung. Der Husten ist heiser, trocken, kruppartig. Das Kind fasst sich jedes Mal, wenn es hustet, an die Kehle. Stiche in der Brust. Der Patient hat das Gefühl, dass sich ihm die Kehle zuschnürt. Kitzeln in der Brust nach dem Husten. Sehr empfindlich gegenüber der eingeatmeten Luft. Beim Räuspern kommt Blut herauf. Schlimmer in der Nacht und nach Mitternacht, besser in Rückenlage.

Aesc.   Ein stark kitzelnder Husten, mit einem rauen Gefühl in der Brust, mit Auswurf von süßlichem, strähnigem Schleim.

All-c.	Der Husten verschlimmert sich beim Zubettgehen am Abend. Schlimmer in einem warmen Raum. Schmerzen am Kehlkopf beim Husten, so dass sich der Patient an die Kehle fasst. Hält sich unfreiwillig bei jedem Husten die Kehle. Gefühl, als ob der Kehlkopf mit jedem Husten auseinander gerissen würde. Schlimmer in kalter Luft, am Abend und nach Mitternacht und um 3.00 Uhr nachts.
Am-br.	Trockener, spasmodischer Husten beim Hinlegen. Kitzeln in der Luftröhre und den Bronchien. Einschnürender, erstickender Husten, *Niesen* bringt Erleichterung. Plötzlicher Drang zu husten, der Husten behindert jedoch die Atmung, so dass der Patient aufspringen und umherlaufen muss, aus Angst zu ersticken. Schlimmer in der Nacht; zwischen 3.00 und 4.00 Uhr.
Am-c.	Schlimmer in der Nacht. Husten um 3.00 Uhr nachts mit Atemnot, Herzklopfen und Brennen in der Brust.
Am-m.	Schleimrasseln mit Husten, Auswurf unter großen Schwierigkeiten. *Reichlich Speichelfluss* während dem Husten. Schlimmer nach dem Essen, beim tiefen Atmen, beim Liegen mit tief liegendem Kopf, auf dem Rücken oder auf der rechten Seite; in der Nacht.
Ant-t.	*Rasselhusten* mit reichlich Schleim, jedoch mit nur wenig Kraft, den Schleim herauszubringen. Schlimmer gegen 10.00 Uhr abends bis 1.00 Uhr nachmittags und um 4.00 Uhr nachts.
Arn.	Trockener, kitzelnder Husten mit blutgestreiftem Sputum. Husten mit dem Gefühl, als ob alle Rippen *zerquetscht* wären, als ob sie Schläge bekommen hätten. Der Patient muss

die Brust beim Husten mit beiden Händen halten, um Schmerzen in der Brust zu vermeiden.

Ars. Husten mit schaumigem Auswurf. Trockener, keuchender Husten, verursacht durch Kitzeln im Rachen. Das Kitzeln kann durch Husten nicht gelindert werden. Der Patient erwartet den Husten mit großer *Angst und Entkräftung.* Schlimmer am Abend und in der Nacht, etwa zwischen 10.00 Uhr abends und 3.00 Uhr nachts, besonders ausgeprägt *nach Mitternacht.*

Ars-h. Der Husten verschlimmert sich deutlich zwischen 9.00 und 10.00 Uhr morgens, mit dem typischen Symptombild für Arsenicum album.

Ars-i. Der Husten ist heiser, trocken, quälend mit reichlich *eitrigem* gelbgrünem Auswurf, mit Enge in der Brust; oder mit sehr wenig Auswurf, der schwer herauszubekommen ist.

Arum-t. *Schleimanhäufung* in der *Luftröhre.* Häufiges Husten mit viel Spucken; kitzelnder Husten durch den Schleim in der Luftröhre. Der Husten verletzt die Luftröhre und quält den Patienten. Schlimmer in der Nacht nach dem Hinlegen, macht es dem Patienten unmöglich einzuschlafen.

Bell. Trockener, spasmodischer, *bellender* Husten, verschlimmert sich beim Sprechen; bessert sich, wenn Schleimklümpchen ausgestoßen werden können. Schlimmer am Vormittag, am Nachmittag, am Abend und nach Mitternacht. Erwacht gegen 4.00 Uhr morgens mit Husten.

Brom. Husten mit Erstickungskrämpfen. Schleim*rasseln* im Kehlkopf beim Husten. Der Husten *klingt kruppartig*, obwohl der Patient nicht würgen muss. Schlimmer am Abend. Brennender Schmerz hinter dem Brustbein. Der Patient will tief einatmen, lässt es jedoch, weil dadurch Husten ausgelöst wird.

Bry. Trockener, harter, sehr schmerzhafter Husten, als ob der Magen hoch gehustet wird. Der Patient muss sich während des Hustens hinsetzen und seine Hände gegen die Brust pressen. Schlimmer bei der *kleinsten Bewegung,* sogar beim tiefen Atmen, wobei die Lungen sich bewegen müssen und noch mehr Husten ausgelöst wird. Das Betreten eines warmen Raumes löst den Husten aus.

Calc. Schlimmer am Morgen beim Aufstehen und am Abend. Nächtliches Husten. Erwacht gegen 4.00 Uhr morgens mit Husten.

Camph. Heftige Anfälle eines trockenen Hustens mit erstickender Atemnot. *Der Atem ist kalt,* mit eisiger Kälte des Körpers.

Carb-v. Anfälle eines heftigen spasmodischen Hustens, krampfartig; mit kaltem Schweiß, kaltem Atem und einem kalten, zusammengekniffenen Gesichtsausdruck. Schlimmer am Abend und vor Mitternacht.

Carb-ac. Kurzer Reizhusten mit Kitzeln im Rachen und starker Entkräftung. *Verfaulter Atem.*

Caust. Hohles Geräusch, quälendem Husten. Husten mit Schmerzen in den Hüften und *unwillkürlichem Urinabgang.* Nach vorne Beugen und Schlucken von kaltem Wasser lindern den Husten. Schlimmer am Abend und gegen 4.00 Uhr morgens.

Chel.   Ständiger trockener, kurzer, unaufhörlicher Husten mit starken Schmerzen entlang der rechten Brustseite bis in die rechte Schulter hinein. Schlimmer am Nachmittag und in der Nacht.

Chin.   Heftiger Reizhusten *nach jedem Essen*. Hustenkrämpfe nach dem Essen oder Lachen, schlimmer am Abend und in der Nacht.

Cimic.   Der Husten wird ausgelöst, durch etwas, das sich anfühlt wie „trockene Stellen" im Hals. Kitzelnder, kurzer, trockener, ständiger Husten, schlimmer in der Nacht und beim Sprechen.

Dros.   Trockenheit und ein *raues Kratzgefühl* löst einen kurzen Husten mit gelbem, schleimigem Auswurf aus. Ein kribbelndes Gefühl im Kehlkopf verursacht ein Gefühl, als ob dort ein weicher Fremdkörper läge. Hustenkrämpfe folgen aufeinander und sind so heftig, dass der Patient kaum atmen kann. Schlimmer am Abend, in der Nacht, nach Mitternacht und noch einmal gegen 2.00 Uhr morgens.

Dulc.   Husten aufgrund von oder ausgelöst durch eine kalte, feuchte Umgebung oder wegen Durchnässung. Der Patient muss lange husten, um den Schleim herauszubekommen.

Ery-a.   Husten mit Einschnürungsgefühl im Hals. Wundheit, Schmerzen, Brennen im Hals und am Kehlkopf, mit einem ständigen lästigen Husten und Auswurf von gelbem Schleim.

Eucal.   Bekannt als „Grippehusten". Sehr empfohlen zur Einnahme als Tinktur.

Eup-per.	Heiserkeit und Husten mit großer Schmerzhaftigkeit in der Brust. Der Husten schmerzt im Kopf und der Brust, so dass der Patient seine Brust mit den Händen hält. Schlimmer am Abend und in der Nacht. Der Husten wird gelindert, wenn sich der Patient auf die Hände und Knie stützt.
Euphr.	Der Husten ist *während des Tages* schlimmer, nicht so beschwerlich in der Nacht. Es erfolgt ein leichter Auswurf nur tagsüber; reichlich am Morgen, weniger beim Hinlegen und hört in der Nacht ganz auf.
Ferr-p.	Harter, trockener, schmerzhafter Husten mit wunder Brust. Quälender, kitzelnder, spasmodischer Husten. Hustet reines Blut, mit Nasenbluten. Schlimmer am Morgen, am Abend und in der Nacht.
Gels.	Trockener Husten mit wunder Brust und Fließschnupfen.
Glon.	Husten mit pochendem Stauungskopfschmerz.
Hep.	Husten, wann immer irgendein Körperteil entblößt oder kalt ist. Husten löst Würgen aus. Schlimmer am Abend und in der Nacht. Heftiger Husten zwischen 11.00 und 12.00 Uhr nachts.
Hydr.	Trockener, rauer Husten oder lockerer Husten mit blutigem oder reichlich *dickem, gelbem, zähem* Schleim.
Hyos.	Trockener Husten; fast ununterbrochener Husten beim Hinlegen, verschwindet beim Aufsitzen. Schlimmer in der Nacht und nach Mitternacht.

Iod. Trockener Husten mit Stichen und Brennen in der Brust. Jucken tief unten in der Lunge, hinter dem Brustbein, wodurch der Husten ausgelöst wird. Das Jucken verbreitet sich über die Bronchien bis in die Nasenhöhlen. Erstickender Husten; der Patient kann aufgrund des Hustens kaum atmen; der Husten erschöpft ihn und bringt ihn zum Würgen, löst Schmerzen im Stirnbereich aus.

Ip. Lockeres, raues Rasseln in der Brust *ohne Auswurf*. Der Schleim auf der Brust lässt sich nicht abhusten. Erstickender Husten, Kinder werden steif und das Gesicht färbt sich blau, sie ringen nach Luft. *Unaufhörlicher und heftiger* Husten mit jedem Atemzug. Schlimmer gegen 7.00 Uhr abends und in der Nacht.

Iris Trockener, kitzelnder Husten mit Schmerzen, Brennen im Hals.

Kali-bi. Trockener, metallisch-klingender Reizhusten, mit Schmerzen im Brustbein, bis in die Schultern hinein. Schlimmer beim Ausziehen. Der Patient wacht aufgrund des Hustens gegen 2.00 bis 3.00 Uhr nachts auf. Der Husten wird gelindert nach Auswurf von *reichlich klebrigem, strähnigem, gelbem Schleim*.

Kali-c. Schlimmer am Abend, in der Nacht, um 9.00 Uhr abends bis zum Morgen. Erwacht aufgrund des Hustens zwischen 2.00 und 4.00 Uhr nachts (am schlimmsten um 3.00 Uhr nachts) und noch einmal um 5.00 Uhr morgens. Der Husten wird gelindert, wenn sich der Patient nach *vorne beugt* und sich mit den Händen und Armen auf den Knien abstützt.

Kali-i. Heftiger Husten, der am Morgen schlimmer ist, mit *grün-lichem Auswurf, wie Seifenlauge.*

Lach. Trockener, kitzelnder Husten von erstickender Art. Schlimmer in der Nacht und beim Aufwachen. Husten während des Schlafs, ohne dass der Patient überhaupt etwas davon merkt.

Lyc. Schlimmer am Abend gegen 9.00 Uhr mit Fieber, gefolgt von brennender Hitze im Kopf, Krämpfen in den Beinen, Füßen, Händen und Armen; schneller Puls.

Merc. Schlimmer am Abend und in der Nacht, besonders gegen 4.00 Uhr morgens. Schwitzt beim Erwachen. Schwitzen lindert den Husten nicht. Husten mit reichlich tropfendem Speichel.

Merc-k-i. Immer wieder heiserer Husten, der den Patienten zwingt aufzusitzen.

Nat-s. Husten mit dickem, fadenziehendem, grünlichem Auswurf. Der Patient springt im Bett auf, hält seine Brust und die Seiten, weil der Husten so weh tut.

Nux-v. Husten mit dem beunruhigenden Gefühl, dass in der Brust etwas losgerissen ist. Der Husten erregt Kopfweh, als ob der Schädel zerspringen würde. Schlimmer nach Mitternacht bis Tagesanbruch. Verspürt den Wunsch, während des Hustens zu essen.

Phel. Der Husten zwingt den Patienten aufzusitzen.

Phos. Gespannter, trockener, harter, quälender Husten. Der Husten löst eine angespannte, erstickende Atmung aus. Der Patient sehnt sich nach eiskalten Getränken. Schlimmer am Abend und vor Mitternacht; beim Liegen auf der linken Seite.

Phyt. Husten mit brennendem Gefühl in der Luftröhre. Trockener, kitzelnder Reizhusten, erschwert die Atmung.

Psor. Trockener, harter Husten mit großer Schwäche in der Brust. Schlimmer beim Hinlegen und beim Trinken.

Puls. Trockener Husten am Abend und in der Nacht, *muss sich im Bett aufsetzen, um Erleichterung zu bekommen.* Unwillkürlicher Urinabgang beim Husten. Schlimmer bei Hitze und in einem stickigen Raum. Schlimmer am Abend, in der Dämmerung und in de Nacht. Erwacht gegen 4.00 Uhr morgens mit Husten.

Pyrog. Husten mit großen Mengen Schleim vom Kehlkopf, schlimmer bei Bewegung in einem warmen Raum. Der Husten verursacht Brennen im Kehlkopf und den Bronchien. Hustet in der Nacht gelbes Sputum herauf. Schlimmer beim Hinlegen, besser beim Aufsitzen.

Rhus-t. Husten aufgrund des Kitzelns hinter dem oberen Brustbein, löst trockene, reißende, peinigende, quälende Krämpfe aus. Schlimmer gegen 6.00 Uhr abends, in der Nacht und nach Mitternacht bis zum Morgen. Der Husten wird ausgelöst, wenn *die Hände unter der Bettdecke hervor genommen werden.*

Rumx. Trockener, quälender, bellender Husten, *verhindert den Schlaf.* Ausgelöst durch *Einatmen von kalter Luft* und in der Nacht. Der Patient muss den Mund geschlossen halten und seinen Kopf bedecken. Schlimmer beim Liegen auf der linken Seite, beim Wechseln des Raumes oder wenn er von einem kalten in einen warmen Raum geht oder umgekehrt; in der Nacht gegen 11.00 Uhr und noch einmal um 2.00 und 5.00 Uhr nachts.

Sabad. Trockener Husten mit Schwitzen und wässrigen Augen. Der Husten setzt sofort nach dem Hinlegen ein, sobald der Kopf das Kissen berührt. Schlimmer bei kalter Luft, besser wenn sich der Patient warm hält und eingewickelt ist.

Sang. Kitzeln hinter dem Brustbein löst einen ständigen Reizhusten aus. Brennender Schmerz in der Brust mit Husten, schlimmer auf der rechten Seite. Schlimmer beim Hinlegen, am Nachmittag, am Abend und in der Nacht.

Seneg. Brennender Schmerz in der Brust nach dem Husten. Berstender Schmerz im Rücken beim Husten. *Der Husten endet mit Niesen.* Schlimmer am Abend.

Spong. Trockener, bellender, keuchender, kruppartiger Husten; klingt, *wie wenn mit einer Säge* ein Brett zersägt wird. Der Husten wird gelindert durch Essen oder Trinken, besonders durch warme Getränke. Schlimmer in kalter Luft.

Stann. Heftiger, trockener Husten am Abend bis Mitternacht. Der Husten wird durch Lachen, Sprechen und Liegen auf der rechten Seite ausgelöst. „Grippehusten von Mittag bis Mitternacht mit spärlichem Auswurf." Husten verursacht Würgen. Jede Betätigung erregt Husten, so dass der Patient nichts tun kann, ohne dabei zu husten. Schlimmer am Abend und vor Mitternacht.

Stict. Trockener, bellender, abgehackter, kitzelnder Husten während der Nacht, lockerer Husten am Morgen. Schlimmer beim Einatmen, gegen Abend und wenn der Patient müde wird. Ununterbrochen, so dass Schlafen verhindert wird.

Sulph.   Heftiger Husten mit Kopfschmerzen, schlimmer beim Liegen auf dem Rücken. Schlimmer in der Nacht und gegen Mitternacht; durch Bettwärme, nach einem Bad. Erwacht gegen 4.00 Uhr morgens aufgrund des Hustens.

Verat.   Hohler, bellender Husten mit Luftaufstoßen. Unwillkürlicher Urinabgang beim Husten. Anhaltendes heftiges Husten mit Würgen. Schlimmer durch kalte Getränke, in der Nacht, in einem warmen Raum.

Halssymptome sind vorherrschend

Rachenkatarrh – Kehlkopfentzündung (Heiserkeit)
Katarrh – Zunge

Eines der ersten Halssymptome, von denen die Grippe am Anfang begleitet ist, ist ein trockener, kratziger Hals. Die Halssymptome bei einer Grippe können von ganz harmlos bis ziemlich schwer reichen.

Halsentzündung – Rachenkatarrh

Eine Entzündung des Rachens (Rachenkatarrh), allgemein einfach Halsentzündung genannt. Roter, wunder Hals Schmerzen beim Schlucken, empfindliche, geschwollene Lymphdrüsen am Hals, und Schmerzen, die bis in die Ohren ausstrahlen.

Acon.   Der Rachen ist geschwollen, rot, brennend; fühlt sich an, als ob er sich schließt. Der Hals ist empfindlich auf Berührung. Schlimmer beim Schlucken.

Aesc.	*Brennender und stechender* Schmerz beim Schlucken. Druck in der Halsgrube. Die Schleimhäute sind *trocken*, geschwollen, fühlen sich wund an. Beim Husten stechender Schmerz in die Ohren hinein.

Aesc. *Brennender und stechender* Schmerz beim Schlucken. Druck in der Halsgrube. Die Schleimhäute sind *trocken*, geschwollen, fühlen sich wund an. Beim Husten stechender Schmerz in die Ohren hinein.

All-c. Schmerz beim Schlucken. Schmerz im Rachen zieht von rechts nach links. Fühlt beim Schlucken einen Schmerz hinter dem Brustbein, mit einem Gefühl, als ob dort Essen hängen geblieben wäre.

Am-br. Brennen und Stechen im Rachen mit Neigung zu Husten. Stechendes Gefühl im Mund. Weißer, klebriger Schleim, mit Blut durchzogen. Schmerz beim *Ansatz* zu Schlucken, nicht beim Schlucken selbst.

Am-c. *Der Speichel ist scharf* und macht die Lippen wund. Brennender Schmerz den ganzen Rachen hinunter. Geschwollene Drüsen.

Am-m. *Pochendes Gefühl* im Rachen und in den Halsschlagadern. Stiche im Rachen beim Schlucken. *Zäher, hartnäckiger* Schleim. Äußerliche Schwellung des Rachens.

Ant-t. Viel *Schleimrasseln* im Rachen mit kurzer, oberflächlicher Atmung. Aphthen um den Mund.

Arn. Hellroter, aufgedunsener Kehlkopf. Trockener Mund. Durstig.

Ars. Große *Trockenheit* in Mund und Rachen mit starkem Durst, trinkt jedoch immer nur wenig auf einmal. Ständige Schlückchen, nur um den trockenen Mund und den trockenen Rachen zu befeuchten.

Ars-i. Entzündeter Hals, wobei auch die *Drüsen deutlich betroffen sind*. Schwellung der *Unterkieferdrüsen*.

Arum-t. Der Hals ist *zugeschnürt und geschwollen; wund, brennt;* schlimmer beim Sprechen. Der Hals ist durch den scharfen Speichel so entzündet und wund, dass Essen und Trinken schwer fällt. Sehr schmerzhaft, den Hals frei zu bekommen oder zu husten, trotzdem fasst sich der Patient an den Hals und will daran kratzen. Geschwollene Drüsen am Hals.

Bapt. Der Patient kann nur Flüssigkeiten schlucken und das nur unter großen Schwierigkeiten. Schon eine Kleinigkeit an Nahrung wirkt wie ein Knebel. Ansonsten ist der Hals, obwohl er rot und geschwollen ist, nicht besonders schmerzhaft. Geschwollene Drüsen; *stinkender Geruch* aus dem Mund. Durst.

Bell. Der Hals und die Zunge sind so trocken, dass das Sprechen erschwert ist. Beim Schlucken fühlt sich der Hals so eng an, als ob nichts hindurch passt. Kratzen, wundes Gefühl. Ständiges Verlangen zu schlucken, trotz der Krämpfe im Rachen beim Schlucken. Der Durst ist trotz der Trockenheit nicht sehr ausgeprägt. Der Patient hat Durst, um die trockenen Schleimhäute zu befeuchten. Deutlich geschwollene Drüsen.

Brom. Der Schmerz ist schlimmer beim Schlucken von Flüssigkeiten als von fester Nahrung. Kitzeln in der Luftröhre während des Einatmens. Am Abend wundes Gefühl im Rachen mit Heiserkeit.

Bry. Sehr *trockener* Mund und Rachen. Starker Durst nach *großen* Mengen *kalten* Wassers. Der Patient trinkt sehr viel auf einmal.

Calc.	Die Halsdrüsen sind geschwollen. Schwierigkeiten beim Schlucken aufgrund stechender Schmerzen beim Schlucken.
Camph.	Wundheit des Rachens beim Schlucken. Trockenes kratzendes Gefühl am Gaumen. Brennende Hitze im Rachen mit *kaltem Atem und kalter Haut*.
Carb-v.	Kälte im Rachen, kalter Atem, hat aber den Wunsch, angefächert zu werden. Gefühl, dass der Hals zu ist.
Carb-ac.	Roter, entzündeter, wunder Hals. Kitzeln, Stechen und Brennen im Rachen und in der Speiseröhre bei *schrecklich widerwärtigem Atem* und Durst.
Caust.	Wundheit und Kitzeln im Rachen mit trockenem Husten und etwas Auswurf nach langem Husten. Der Patient muss ständig schlucken, weil sich der Rachen zu eng anfühlt. Schleim sammelt sich im Rachen, kommt durch Räuspern nicht nach oben; muss ihn schlucken.
Chel.	Entzündeter Hals mit Beteiligung der Leber. Oft in Verbindung mit Gelbsucht.
Chin.	Der Rachen fühlt sich rau, aufgekratzt an und erzeugt ein wundes Gefühl beim Schlucken. Schwierigkeiten beim Schlucken, fühlt sich an, als ob die Speiseröhre verengt ist.
Cimic.	Brennende Trockenheit im Rachen, schlimmer auf der linken Seite, mit Steifheit im Nacken.
Dros.	Große Schwierigkeiten beim Schlucken fester Nahrung aufgrund der Verengung des Rachens. Raues Kratzen und trockenes Gefühl tief im Hals. Trockenes Gefühl im Rachen, als

ob trockene Krümel den Hals blockieren. Das Sprechen ist anstrengend.

Dulc.   Die Luftröhre ist voller Schleim. Druck im Rachen mit einem Gefühl, als ob die Uvula zu lang ist.

Ery-a.   *Stechender – brennender* Schmerz entlang der linken Seite des Rachens, mit trockener Zunge und dickem, gelbem Schleim, der, wenn er hochgeräuspert wird, die *stechenden* Schmerzen im Hals verschlimmert.

Eucal.   Ständiges Gefühl von Schleim im Rachen. Der Rachen ist entzündet und brennt. Übermäßige Speichelsekretion. Aphthen in Mund und Rachen; starkes Brennen.

Eup-per.   Wundheit in der Luftröhre und den Bronchien mit Heiserkeit. Der Atem riecht modrig und sauer. Schlimmer am Morgen.

Euphr.   Wird beim Räuspern am Morgen zum Würgen gereizt.

Ferr-p.   Eitrige Halsentzündung. Die Tonsillen sind rot und geschwollen. Die Eustachische Röhre ist entzündet. Die Schmerzen sind schlimmer beim leeren Schlucken.

Gels.   Brennender rauer, entzündeter Hals. Schlucken verursacht Schmerzen in den Ohren. *Der Schmerz zieht vom Rachen zum Ohr.* Gefühl wie von einem *Kloß im Hals*, der nicht geschluckt werden kann. Schmerzen im Musculus sternocleidomastoideus, hinter der Ohrspeicheldrüse.

Glon.   Enges Gefühl im Rachen, reizt zum Würgen, wie beim Strangulieren. Der Kragen muss geöffnet werden. Der Hals schwillt unterhalb der Ohren an und erzeugt Würgegefühle. Jucken am weichen Gaumen und im Hals.

Hep. Beim Schlucken stechendes Gefühl im Hals wie von einem Splitter, und dieses Gefühl breitet sich beim Gähnen zum Ohr hin aus. Räuspert dicken, gelben, zähen Schleim herauf. Stiche im Rachen, die sich beim Schlucken zum Ohr hin ausdehnen. Schlimmer während der Nacht beim Erwachen.

Hydr. Kratzendes, wundes, trockenes, stechendes, abschürfendes Gefühl im Rachen. Heraufräuspern von *dickem, zähem, gelbem Schleim*. Geschwüre im Rachen. Schlimmer beim Einatmen von Luft, kalter Luft.

Hyos. Zusammenschnürung des Rachens, kann keine Flüssigkeiten schlucken, jedoch problemlos feste und warme Nahrung. Stechende Trockenheit im Rachen.

Iod. Zusammenschnürung des Rachens verhindert das Schlucken. Brennen und Kratzen im Rachen. Unerträgliches Kitzeln im Rachen. Die Uvula ist geschwollen.

Ip. Entzündeter Hals durch Schwellung des Kehlkopfs. Gefühl, als ob die Zunge und der Schlund gelähmt sind, was das Schlucken erschwert.

Iris Hitze, Stechen und *Brennen* im Hals, mit reichhaltigem fadenziehendem, strähnigem Speichel.

Kali-bi. Der Rachen ist rot und entzündet mit einem trockenen, brennenden Gefühl. Das Brennen breitet sich bis in den Magen aus. Die Ohrspeicheldrüsen sind geschwollen. Schmerzen im Rachen, wenn die Zunge herausgestreckt wird. Heraufräuspern von *dickem, zähem, strähnigem* Schleim. Aphthen.

Kali-c.	*Schlucken ist sehr schwierig,* das Essen rutscht nur ganz langsam hinunter, bleibt auf halbem Weg in der Speiseröhre stecken und verursacht Würgen und Erbrechen. Stechender Schmerz im Rachen, als ob eine Gräte im Rachen stecken würde.
Kali-i.	Trockenheit im Rachen und der *Kehlkopf fühlt sich wund* an.
Lach.	Der Rachen ist purpurfarben; beginnt auf der linken Seite, *schlimmer auf der linken Seite und beim Schlucken von Speichel oder Flüssigkeiten, heißen Getränken.* Der Schmerz breitet sich zu den Ohren aus. Das Gefühl der Einschnürung ist so störend, dass Kleidungsstücke um den Hals herum gelockert werden müssen.
Lyc.	*Der Schmerz beginnt auf der rechten Seite,* breitet sich von der rechten zur linken Seite aus. Trockenheit des Rachens ohne Durst. Entzündeter Hals mit Stichen beim Schlucken, *besser beim Schlucken von warmen Getränken,* schlimmer bei kalten Getränken.
Merc.	Schmerzhafte Trockenheit des Rachens, mit dem *Mund voller Speichel*; Wundheit, Rauheit und Brennen im Hals. Viel Schleim sammelt sich im Rachen. Der Speichel stinkt und schmeckt metallisch oder nach Kupfer. Die Drüsen sind geschwollen. Stinkender Geruch aus dem Mund.
Merc-k-i.	Rachen und Mund sind mit Schleim gefüllt; klebriger Geschmack im Mund; der ganze Kehlkopf ist purpurrot; schmerzhafter Schluckakt.
Nat-s.	Der Gaumen brennt, als ob die Haut aufgeplatzt wäre. Trockenheit im Rachen, aber kein Durst. Der Rachen fühlt sich

eingeengt an, wenn feste Nahrung geschluckt wird. Zerrei-
ßendes Gefühl den Rachen hinunter.

Nux-v. Der Rachen ist wund, entzündet, rau, wie *aufgekratzt*, verursacht Räuspern. Beim leeren Schlucken ein Schmerz, als ob
der Kehlkopf zusammengeschnürt wäre oder als ob ein Stöpsel im Hals stecken würde. Gefühl eines Stöpsels im Rachen
und Stechen beim Schlucken von Speichel. Stiche zum Ohr
hin beim Schlucken; kleine stinkende Geschwüre im Rachen.
Schlimmer während und nach dem Essen.

Phos. Wundheit und Kratzen im Kehlkopf, schlimmer gegen Abend;
Räuspern am Morgen. Trockenheit im Rachen am Tag und
in der Nacht; der Rachen glänzt deutlich. Empfindung, als ob
Baumwolle im Rachen wäre. Brennen in der Speiseröhre mit
spasmodischer Verengung.

Phyt. Ein scharfer Schmerz zieht sich vom Rachen nach oben in
ein oder beide Ohren. Gefühl, als ob eine heiße rote Kugel
im Rachen sitzen würde. Schlimmer auf der rechten Seite;
schlimmer beim Schlucken von Speichel; kann es nicht ertragen, Kleidung oder Bettzeug um den Hals zu haben. Gefühl,
als ob ein Stöpsel links im Rachen sitzen würde. Kann keine
heißen Flüssigkeiten trinken. Der Schleim zieht Fäden.

Psor. Der Rachen brennt, fühlt sich an wie verbrüht. Große
Schwierigkeiten beim Schlucken. Gefühl, als ob ein Kloß
oder Stöpsel im Hals stecken würde, der das Heraufräuspern von Schleim verhindert. Schmerz beim Schlucken von
Schleim oder Speichel. Geschwüre auf der rechten Seite.

Puls. Halsentzündung mit Würgegefühl. Stiche im Rachen *zwischen den einzelnen Schluckakten*, als ob der Rachen ge-

schwollen ist. Beim Schlucken, Empfindung, als ob ein Kloß im Hals sitzen würde. Der Rachen ist entzündet, bläulich-rot. Schlimmer am Morgen, am Abend, beim Schlucken von Speichel und nach dem Essen; in einem warmen Raum.

Pyrog.   *Septische* Halsentzündung. *Abszesse* vorhanden.

Rhus-t.   Der Rachen fühlt sich *steif* an, wenn sich der Patient an-strengt, um zu sprechen oder zu husten. Empfindung, als ob der Hals geschwollen wäre; Schwierigkeiten beim Schlucken fester Nahrung, der Hals fühlt sich dadurch eingeengt an. Geschwollene Ohrspeicheldrüsen.

Rumx.   Wundes Gefühl im Rachen. Gefühl, als ob ein Kloß im Ra-chen sitzen würde, keine Linderung beim Räuspern oder Schlucken; rutscht beim Schlucken hinunter, kommt aber sofort wieder zurück.

Sabad.   Schmerzhaftigkeit beginnt auf der linken Seite und dehnt sich zur rechten aus. Stiche im Rachen, *nur beim Schlucken;* kann aufgrund des Schmerzes den Speichel nicht schlucken, muss ihn ausspucken. Kann warmes Essen leichter schlu-cken. Gefühl, als ob ein Stück Haut lose im Hals hinge, muss sie hinunterschlucken.

Sang.   Der Rachen fühlt sich so geschwollen an, dass der Patient das Gefühl hat, er müsse ersticken. Hitzegefühl im Hals, besser beim Einatmen von kalter Luft. Der Rachen ist so trocken, dass es scheint, er würde platzen. Vereiterte Halsentzündung. Perlartiger Belag im Rachen und am weichen Gaumen. Gau-men und Uvula sind wund und brennend heiß; Brennen be-sonders nach dem Essen von Süßigkeiten.

Seneg.	Mund und Rachen sind trocken, mit kratzendem Gefühl und Rauheit; fühlt sich zusammengeschnürt an, schlimmer beim Sprechen. Gefühl, als ob die Schleimhäute abgeschabt worden sind.
Spong.	Brennen, Stechen, Wundheit, Kratzen. Starkes Kitzeln im Rachen zum Ohr hin. Schlimmer nach dem Essen von Süßigkeiten. Linderung in Rückenlage.
Stann.	*Schneidender* Schmerz im Rachen, fühlt sich beim Schlucken an wie Messerstiche.
Stict.	Wunder, trockener Rachen, schlimmer in der Nacht und beim Hinlegen. Schlimmer im Laufe des Tages.
Sulph.	*Brennender entzündeter Hals, mit Trockenheit,* zuerst auf der rechten, dann auf der linken Seite. Gefühl, als ob ein Kloß im Hals sitzt; Gefühl eines Haares im Rachen. Schlimmer durch Bettwärme.
Verat.	*Trockenheit im Rachen, die durch Trinken nicht gebessert werden kann.* Gefühl, als ob Staub im Hals ist.

Kehlkopfentzündung – Heiserkeit

Eine Entzündung des Kehlkopfs (Larynx) ruft gewöhnlich Heiserkeit hervor oder eine andere unnatürliche Veränderung der Stimme, wie quietschende oder hohe piepsende Töne oder auch einen vollständigen Verlust der Stimme. Durch die starke Schwellung des Kehlkopfs kann die Atmung erschwert werden und das Sprechen kann Mühe bereiten. Der Rachen kann kitzeln oder es kann ein Gefühl vorhanden sein, als ob ein Kloß im Rachen sitzt, oder man hat ständig das Bedürfnis, sich zu räuspern.

Acon.   Der Husten ist heiser, trocken, laut, kruppartig, mit lauter, anstrengender Atmung. Der Kehlkopf ist sehr empfindlich.

Aesc.   Kehlkopfentzündung mit Heiserkeit.

All-c.   Heiserkeit, kalte Luft bringt Besserung, verursacht jedoch ein Kitzeln, das den Husten verschlimmert.

Am-br.   *Kitzeln* im Kehlkopf.

Am-c.   Die Stimme ist schwach und heiser mit einem extrem schnellen Puls.

Am-m.   Brennen und Heiserkeit, zähflüssiger Schleim, der Patient spürt ein Pulsieren in den Drüsen am Hals und im Rachen.

Ant-t.   Heiserkeit mit einer *sehr schwachen Stimme* und Stimmverlust.

Arum-t.   Heiserkeit mit komplettem Stimmverlust. Die Stimme bricht zusammen beim Versuch zu sprechen.

Arn.   Heiserkeit, schlimmer bei körperlicher Anstrengung; bei Einfluss von Kälte und Nässe.

Ars.   Der Katarrh breitet sich schnell auf den Kehlkopf aus und verursacht Heiserkeit und Stimmverlust. Stechen in der Speiseröhre wie von einem Splitter. Gefühl, als ob ein Haar oder ein Kloß im Hals sitzt.

Ars-h.   Flüsternde, quietschende Stimme.

Ars-i.   Heiserkeit mit Stimmverlust.

Bapt.   Der Kehlkopf ist schmerzhaft, wenn man ihn von außen ertastet, Schlucken und Sprechen bereiten Schmerzen, mit Heiserkeit und Stimmverlust.

Bell.   Der Kehlkopf fühlt sich entzündet und geschwollen an. Schmerzhafte Trockenheit im Kehlkopf mit Heiserkeit.

Brom.   Kalte Empfindung im Kehlkopf mit einem *kalten Gefühl* beim Einatmen. Heiserkeit mit Stimmverlust. Viel Rasseln im Kehlkopf beim Atmen und Husten. Gefahr der Erstickung durch reichlich Schleim im Kehlkopf. Heiserkeit entsteht, wenn der Patient *überhitzt* ist.

Bry.   Zäher Schleim im Kehlkopf und der Luftröhre. Kitzeln im Kehlkopf.

Calc.   *Schmerzlose* Heiserkeit, kann kaum sprechen. Kaum hörbare Stimme. Schlimmer am Morgen.

Camph.   Einschnürung des Kehlkopfs; ein Gefühl, als ob der Rachen sehr müde ist.

Carb-v.   Große Rauheit im Kehlkopf, mit einer tiefen, rau klingenden Stimme, die ganz verloren geht, wenn die Stimme überanstrengt wird, jedoch ohne Schmerzen im Rachen.

Caust.   Heiserkeit, besonders am Abend, mit einem kratzenden Gefühl im Rachen. Plötzlicher Stimmverlust; trotz großen Anstrengungen und Bemühungen ist der Patient unfähig, auch nur ein Wort herauszubringen.

Chel.	Heiserkeit am Nachmittag. Der Kehlkopf fühlt sich geschwollen an. Gefühl eines Druckes auf dem Kehlkopf.
Chin.	Die Stimme ist heiser und klingt rau. Wundes Gefühl im Kehlkopf und der Luftröhre.
Dros.	Die Stimme ist heiser, so dass der Patient nur unter größten Mühen sprechen kann, und wenn er es versucht, kommen nur tiefe Töne heraus. Gleichzeitig spürt er, dass dadurch ein beklemmendes Gefühl in der Brust hervorgerufen wird. *Kehlkopfentzündung.*
Dulc.	Kehlkopfentzündung mit schwacher Stimme.
Eup-per.	Heiserkeit am Morgen, mit Wundheit in der Brust und Knochenschmerzen.
Euphr.	Katarrhalische Heiserkeit.
Ferr-p.	Heiserkeit mit wunder Brust. Kehlkopfentzündung; entzündete Eustachische Röhre.
Gels.	Heiserkeit in Paroxysmen, mit trockenem, rauem Rachen und wundem Gefühl in der Brust, Stimmritzenlähmung.
Glon.	Einschnürung im oberen Bereich des Kehlkopfs. Kitzeln im Kehlkopf. Jucken am weichen Gaumen.
Hep.	Stimmverlust *bei Einfluss von trockener, kalter Luft oder* Wind. *Trockener heiserer* Husten. Keuchen im Kehlkopf; Schmerzhaftigkeit an einer kleinen Stelle im Kehlkopf. Heiserkeit mit leichten Erstickungskrämpfen; Anschwellen des Kehlkopfs. Kehlkopfentzündung.

Hydr.   Kratzendes Gefühl im Kehlkopf. Rauer, trockener Husten, ausgelöst durch Kitzeln im Kehlkopf. Kehlkopf- und Bronchialkatarrh.

Hyos.   Viel Schleim auf dem Kehlkopf und in den Atemwegen, wodurch die Stimme und die Sprache unklar werden.

Iod.   Unerträgliches Kitzeln im Kehlkopf. Heiserkeit, die den ganzen Tag anhält. Enge und Einschnürung im Kehlkopf mit Wundheit und Heiserkeit.

Ip.   Heiserkeit mit komplettem Stimmverlust. Krämpfe der Stimmbänder.

Kali-bi.   Keuchende Heiserkeit mit heiserem Husten, mit einem metallischen Klang. Nasal klingende Stimme.

Kali-c.   Heiserkeit; Stimmverlust. Katarrhale Heiserkeit mit heftigem Niesen. Kratzen; Trockenheit; ausgedörrtes Gefühl im Kehlkopf. Kehlkopfentzündung mit zähem, glänzendem Schleim.

Kali-i.   Heiserkeit mit Schmerzen in der Brust; Husten; unterdrückte Atmung, und Schmerzen in beiden Augen. Kehlkopfödem.

Lach.   Der Kehlkopf ist *empfindlich gegenüber der geringsten Berührung und dem leichtesten Druck* von außen, wodurch ein Gefühl von Zusammenschnürung, Erstickung hervorgerufen wird. Gefühl, als ob ein Kloß in den Rachen gedrückt würde. Erstickungsgefühl beim Erwachen, greift sich an den Hals, mit dem Gefühl, als ob etwas vom Hals zum Kehlkopf hinunterlaufen und die Atmung aufhören würde; dieses Gefühls weckt den Patienten in der Nacht auf.

Lyc.	Heiserkeit, schwache, raue Stimme. Trockenheit in der Luftröhre. Lockerer Husten am Tag. Erstickende Hustenanfälle in der Nacht. Kitzeln im Kehlkopf.
Merc.	Wundheit im Kehlkopf mit Heiserkeit und einem metallischen, kupferartigen Geschmack im Mund sowie übermäßiger Speichelproduktion.
Nat-s.	Heiserkeit in Verbindung mit Leukorrhö.
Nux-v.	Katarrhalische Heiserkeit mit einem kratzenden Gefühl im Rachen. Einschnürung des Kehlkopfs. Die Uvula ist geschwollen. Spasmodische Einschnürung des Kehlkopfs nach Mitternacht. Erstickungsanfälle.
Phos.	Der Kehlkopf ist rau, wund, belegt und schmerzt beim Sprechen. Kann den Rachen nicht spüren, Gefühl, als ob er mit Pelz oder Baumwolle überzogen wäre. Schlimmer am Morgen und am Abend; kruppartig, dann Bronchitis.
Phyt.	Trockenheit im Kehlkopf und in der Luftröhre, schlimmer gegen Abend. Brennen im Kehlkopf und in der Luftröhre, mit dem Gefühl einer Einschnürung der Stimmritze. Angestrengte Atmung.
Psor.	Heiserkeit beim Sprechen. Das Sprechen ist sehr ermüdend. Der Schleim sitzt im Kehlkopf fest. Kitzeln; der Rachen fühlt sich an, als ob er sich verengt, der Patient muss husten, um dieses Gefühl loszuwerden.
Puls.	Heiserkeit, die kommt und geht. Heiserkeit und Rauheit im Rachen, kann nicht laut sprechen. Einschnürung im Rachen,

Gefühl, als ob da etwas ist, das das Sprechen verhindert. Schmerzen im Kehlkopf während des Fiebers.

Pyrog. Husten verursacht Brennen im Kehlkopf und den Bronchien.

Rhus-t. Heiserkeit durch Überanstrengung der Stimme. Kaltes Gefühl im Kehlkopf beim Atmen.

Rumx. Wundes Gefühl im Kehlkopf beim Husten. Heiserkeit und sehr unsichere Stimme. Schlimmer am Abend.

Sabad. Heiserkeit. Der Rachen fühlt sich entzündet an, mit einem Druckgefühl auf dem Kehlkopf.

Sang. Starke Trockenheit im Kehlkopf, fühlt sich geschwollen an. Stimmverlust mit Schwellung im Rachen.

Seneg. Plötzliche Heiserkeit beim Sprechen. Der Rachen ist so trocken, dass er beim Sprechen weh tut.

Spong. Heiser, schlimmer beim Sprechen. Beim Sprechen versagt die Stimme und setzt aus. Gefühl eines Kloßes im Kehlkopf. Beginnt beim Schlafen, mit Einengung des Kehlkopfs. Der Kehlkopf ist empfindlich bei Berührung und beim Drehen des Kopfes.

Stann. Heiserkeit, die durch Husten und He[raufräuspern von Schleim vorübergehend besser wird.

Stict. Kitzelndes Gefühl im Kehlkopf.

Sulph. Heiserkeit und Stimmverlust. Tiefe heisere Stimme. Kehlkopfentzündung. Schlimmer am *Morgen*.

| **Verat.** | Paroxysmen des Kehlkopfs. Erstickungsanfälle mit hervorquellenden Augen. Hohle, heisere Stimme. |

Zungen – Mundsymptome

Acon.	Die Zunge ist trocken, rot und geschwollen; mit weißem Belag. Feine durchdringende Stiche und Prickeln in der Zungenspitze.
Aesc.	Verbrühtes Gefühl auf der Zunge und im Mund. Die Zunge ist dick belegt, mit einem süßen, bitteren oder metallischen Geschmack. Die Zähne fühlen sich an, als seien sie mit Öl bedeckt.
All-c.	Die Zunge und der Mund fühlen sich im frühen Stadium der Infektion trocken und brennend an, später kann sich die Zunge klebrig anfühlen.
Am-c.	Große Trockenheit im Mund und auf der Zunge, mit einem sauren, metallischen Geschmack. Bläschen auf der Zunge.
Am-m.	Brennende Blasen auf der Zungenspitze.
Ant-t.	Die Zunge hat einen dicken, weißen, teigigen Belag; oder die Zunge ist ganz rot; rot gestreift; oder braun; hinten in der Mitte trocken. Ausgetrocknete Oberlippe.
Arum-t.	Reichlich scharfer Speichel macht die Zunge und die Mundhöhle wund. Der ganze Mund fühlt sich wund an; die Zunge springt auf und blutet. Erdbeerzunge.

Arn.	Die Zunge ist trocken, fast schwarz. *Stinkender* Atem. *Schmeckt nach faulen Eiern.*
Ars.	Die Zunge ist belegt, ein roter Streifen zieht sich durch die Mitte. Trocken, und mit einem braunen Belag. Das ganze Kissen ist mit Speichel voll gesabbert.
Ars-i.	Die Zunge ist wund und brennt. Aphthen im Mund; blutiges Zahnfleisch; Zunge und Mund sind aufgerissen. Schmerzen am Zahnfleisch und an der Zunge. Die Zunge hat einen dicken, weißen Belag, an der Zungenspitze und an den Rändern ist sie rot; trocken in der Nacht und im Schlaf.
Bapt.	Zuerst ein weißer, dann ein brauner Streifen durch die Mitte der Zunge, oder leicht gelb mit roten Rändern. *Fauliger Atem.*
Bell.	Zunge und Gaumen sind dunkelrot. Trockenheit von Zunge und Rachen. Erdbeerzunge.
Brom.	Der Mund ist trocken und ausgetrocknet. Aphthen. Wasser schmeckt salzig. Scharfer, brennender Schmerz von der Zunge bis zum Magen.
Bry.	Ganz weiße, dick belegte Zunge.
Calc.	Die Zunge ist trocken, so trocken, dass der Patient nicht sprechen will.
Camph.	Die Zunge ist kalt, schlaff und zitternd. Bläuliche Farbe. *Kalter Atem,* derart, dass sich sogar kochend heißer Tee kalt anfühlt.

Carb-v. Die Zunge ist kalt und zusammengezogen; weiß; belegt; bläulich; klebrig; wird schwarz; ausgedörrt: widerlicher Geschmack und Geruch aus dem Mund.

Caust. Weißer Belag auf beiden Seiten, in der Mitte rot. Schmerzhaftes Mundgeschwür an der Zungenspitze. Schmeckt fettig, verfault, bitter.

Chel. Die Zunge ist schleimig, dick belegt, gelb mit roten Rändern. Fader, bitterer Geschmack.

Chin. Die Zunge ist dick, mit einem schmutzigen Belag, weiß oder gelb; die Zungenspitze brennt; starke Speichelproduktion. Schmeckt bitter, salzig. Das Zahnfleisch ist geschwollen.

Cimic. Zäher Speichel, schmeckt nach Kupfer. Zunge und Mund fühlen sich warm an. Die Zunge ist spitz und zittert; geschwollen.

Dros. Verfaulter Geschmack. Blutungen im Mund, blutiger Speichel. Kleine, runde, schmerzlose Schwellungen in der Mitte der Zunge. Geschwüre auf der Zunge. Geschwürbildung am weichen Gaumen.

Dulc. Die Lippen sind kalt. Die Zunge ist geschwollen und behindert das Sprechen. Gelähmtes, undeutliches oder schwieriges Sprechen. Trockene, raue Zunge, raues Kratzen im Rachen, nachdem der Patient bei feuchtem Wetter der Kälte ausgesetzt war. Der Speichelfluss ist zäh, fadenziehend.

Eucal. Die Zunge ist teigig. Aphthen, der Mund brennt, fühlt sich voll an. Übermäßiger Speichel. Leicht brennender Geschmack, der sich in den Rachen und die Speiseröhre ausbreitet und Durst erzeugt.

Eup-per.	Die Zunge ist gelb oder hat eine weißen Belag. Risse in den Mundwinkeln, Schmerzhaftigkeit in den Mundwinkeln. Bitterer Geschmack im Mund.
Gels.	Taubheit der Zunge. Die Zunge fühlt sich so dick an, dass der Patient kaum sprechen kann. Er versucht zu schlucken, kann aber nicht. Dicker gelber Belag auf der Zunge.
Glon.	Die Zunge ist taub, wie verbrannt; Prickeln und Stechen.
Hep.	Aphthen. Mund und Zahnfleisch schmerzen bei Berührung und bluten leicht. Die Zunge ist weiß, gelb, schmutzig, geschwollen, groß und schlaff; schleimig; fühlt sich an wie verbrüht. Bitterer Geschmack im Mund.
Hydr.	Aphthen. *Bitterer,* pfefferartiger Geschmack im Mund. Übermäßige Absonderung von dickem, zähem Schleim.
Hyos.	Die Zunge ist rot oder braun; trocken, eingerissen, hart, sieht aus wie verbranntes Leder; zitternd.
Iod.	Schmerzhafte Zunge; eingerissen; der Geschmack ist salzig, sauer, wie Seifenlauge; süßlich an der Zungenspitze. Mundgeschwüre mit verfaultem Geruch.
Ip.	*Die Zunge ist sauber, nicht belegt.* Rot, gelb oder weiß, blass. Erhöhte Speichelproduktion. Die Zunge hat einen bitteren, süßlichen oder blutigen Geschmack.
Iris	Die Zunge fühlt sich wie verbrüht, verbrannt oder auch kalt an; fettig. Reichlich fadenziehender Speichel, tropft beim Sprechen aus dem Mund.

Kali-bi. Die Zunge glänzt, *rot, trocken, leuchtend,* glatt. zitronengelb. Belegt wie bei Ruhr.

Kali-c. Die Zunge ist geschwollen, kalt. Die Schleimhautoberfläche im Mund ist rot. Reichlich Speichelfluss mit Absonderung von scharfem Speichel.

Kali-i. Starker Schmerz an der Zungenwurzel in der Nacht. Erhöhte Speichelproduktion. Blutiger Speichel mit süßlichem oder widerwärtigem Geschmack im Mund. Geschwüre im Mund, die aussehen, als wären sie mit Milch überzogen. Bitterer Geschmack beim Erwachen; salzig.

Lach. Die Zunge ist geschwollen, brennt, zittert, rot, trocken und an der Spitze eingerissen. Aphthös, mit Brennen und Wundheit. Die Zunge ist geschwollen, schwammig, blutet leicht.

Lyc. Die Zunge hat einen dicken gelben oder weißen Belag, besonders in der Mitte. Fauliger Geschmack und fauliger Atem. Jucken und Kitzeln im hinteren Bereich des Mundes.

Merc. Der Mund ist *sehr feucht, mit übermäßigem Speichel,* der auch während des Schlafens fließt und das Kissen nass macht. Sehr widerlicher, verfaulter Geruch, stinkend Geruch, kann auch noch aus der Entfernung wahrgenommen werden. Der Geschmack ist süßlich, metallisch. Die Zunge zittert. Jucken am weichen Gaumen. *Großer Durst, mit feuchtem Mund.* Aphthen.

Merc-k-i. Die Zunge hat einen weißen Belag.

Nat-s. Brauner, bitterer Belag auf der Zunge, schleimig, dick; zäher weißer Schleim. Bitterer Geschmack. Schmutzig braune oder grünlich-gelbe, dicke, teigige Zunge, besonders an der Basis. Mund und Zahnfleisch brennen wie Feuer. Speichelfluss während Kopfschmerzen. Blasen am weichen Gaumen.

Nux-v. Die vordere Hälfte der Zunge ist sauber, die hintere Hälfte hat einen Belag; weiß; gelb; eingerissen an den Rändern. Nadelartiges Gefühl an den Rändern der Zunge. Der Atem riecht faul, sauer. *Schmeckt bitter,* sauer, schlecht am Morgen.

Phos. Die Zunge ist trocken, glatt, rot oder weiß, kein dicker Belag. Der Speichel schmeckt salzig oder süßlich.

Phyt. Die Zunge ist an der Spitze feuerrot, fühlt sich verbrannt an oder schmerzt beim Herausstrecken an der Wurzel. Viel klebriger Speichel. Sehr schmerzhafte kleine Geschwüre an der Innenseite der Wange. Kann auf der betroffenen Seite nicht kauen.

Psor. Die Zungenspitze fühlt sich an wie verbrüht. Eingerissene Mundwinkel. Geschwüre im Mund und an der Zunge. Das Zahnfleisch blutet. Zäher Schleim klebt am weichen Gaumen. Bitterer, schlechter Geschmack nach dem Essen oder Trinken.

Puls. Gelbe oder weiße Zunge, bedeckt mit zähem Schleim. Der Atem ist widerwärtig. Süß oder fettig schmeckender Speichel. Trockener Mund ohne Durst.

Pyrog. Die Zunge ist sauber, *glatt, wie glasiert; feuerrot.*

Rhus-t. Die Zunge ist rot und eingerissen, belegt, außer einem roten dreieckigen Feld an der Zungenspitze. Die Zunge ist trocken mit roten Rändern. Gefühl, als ob die Zunge mit Haut bedeckt wäre. *Bitterer* oder kupferartiger Geschmack. Blutiger Speichel fließt in der Nacht während des Schlafs.

Rumx. Die Zunge ist belegt und schmerzt an den Rändern. Reichliche Anhäufung von süßlichem Speichel im Mund.

Sabad. Kann aufgrund des entzündeten Rachens die Zunge nicht herausstrecken. Die Lippen fühlen sich an wie verbrüht. Die Zunge wie verbrannt. Die Zunge fühlt sich an, als ob sie voller Blasen wäre. Schmerzhaftigkeit an der Zungenspitze. Trockenheit des Mundes ohne Durst. Geleeartiger Speichel.

Sang. Die Zunge ist weiß, fühlt sich verbrannt an. Der vordere Teil der Zunge sieht rot, aus wie rohes Fleisch. Der Gaumen fühlt sich an wie verbrüht. Geschwüre im Mund. Süße Speisen schmecken bitter.

Seneg. Trockenes, kratzendes Gefühl im Mund, schlimmer beim Sprechen. Metallischer Geschmack, wie Urin.

Spong. Die Zunge ist trocken und braun. Mund und Zunge sind mit Bläschen bedeckt, oder Bläschen an den Rändern der Zunge. Brennender Schmerz. Speichelfluss. Süßlicher Geschmack.

Stann. Die Zunge ist mit einem geblichen Schleim belegt. Die Zunge ist rot. Kitzeln an der Zungenwurzel. Der Geschmack ist bitter, sauer, süß, bei jeglicher Nahrung, außer bei Wasser.

Sulph. Die Zunge ist weiß mit roter Spitze und Rändern. Die Zunge ist trocken, zittert. Reichlich Speichel mit ekelhaftem Geschmack. Der Geschmack ist sauer, süßlich, faulig, *bitter* am Morgen. Das Essen schmeckt wie Stroh, oder zu salzig. Die

Lippen sind trocken, *hellrot,* brennend. Das Zahnfleisch schwillt an und blutet. Aphthen.

Verat.   Die Zunge ist kalt, blass, kühles Gefühl, als ob Pfefferminze eingeatmet wird. Pfefferminzartiger Geschmack. Wasser schmeckt bitter.

Nasensymptome sind vorherrschend

**Schnupfen – Rhinitis – Katarrh – Niesen
Nasensekret/Verstopfung**

Schnupfen – Rhinitis – katarrhalische Symptome

Acon.   Trocken, ohne Absonderungen, oder klar und wässrig. Schnupfen mit Kältegefühl und Fieber. Schlimmer am Morgen.

Aesc.   Die Nase fühlt sich beim Einatmen wund an, was Schnupfen und Niesen verursacht. Wundheit nach dem Schnäuzen. Trockene eingeatmete Luft fühlt sich kalt an.

All-c.   Schnupfen mit viel Niesen und reichlich *scharfem* Nasensekret. Farbloser Tränenfluss. Katarrh auf der linken Seite.

Am-c.   Trockener, verstopfter Schnupfen, *kann nicht durch die Nase atmen,* muss mit offenem Mund atmen. Die Nase ist *in der Nacht verstopft,* mit lang anhaltendem Schnupfen. Ausgeprägter wässriger Schnupfen. Absonderung von scharfem, brennendem Wasser aus der Nase.

Am-m. Freie, scharfe, heiße, wässrige Absonderung, macht die Lippen wund und verschließt ein Nasenloch. Die Nase schmerzt bei Berührung. *Verlust des Geruchssinns; blockiertes, verstopftes Gefühl;* dauernde und erfolglose Bemühung sich frei zu schnäuzen. Die Nase juckt.

Ant-t. Heftiger Fließschnupfen mit häufigem Niesen; vereiterte Nasenlöcher. Verlust des Geruchs- und Geschmackssinns. Trockenheit in der Nase. Die Nasenlöcher sind *erweitert und flattern*.

Arum-t. Akuter Schnupfen mit flüssiger, scharfer Absonderung, macht *die Nase innen, die Nasenflügel und die Oberlippe wund*. Die Nase fühlt sich verstopft an, obwohl viel flüssiges Sekret gebildet wird.

Arn. Nasenbluten nach jedem Hustenfall.

Ars. Scharfe, dicke, gelbliche, schleimig-eitrige oder dünne, wässrige Absonderung. Die *Absonderung hört im Freien auf*. Schnupfen mit Niesen beim Erwachen am Morgen.

Ars-i. Reizende, wund machende Absonderung, die die Membrane reizt, aus *denen sie fließt* und die *Bereiche, über die sie fließt*. Die Schleimhäute sind rot, sehen entzündet und geschwollen aus. Das Innere der Nase ist sehr trocken.

Bapt. Dicker Schleim aus der Nase. Dumpfer Schmerz an der Nasenwurzel.

Bell. Fließschnupfen aus nur einem Nasenloch. Trockenheit. Schnupfen mit widerwärtigem Geruch in der Nase, besonders beim Schnäuzen der Nase.

273

Brom. Schnupfen mit Niesen. Schlimmer Schnupfen; das rechte Nasenloch ist verstopft und wund, später das linke. Beißende Wundheit an den Rändern der Nasenlöcher und unter der Nase, mit Verstopfung. Hartnäckiger Schnupfen. *Kitzeln, Stechen* in der Nase, wie von einem Spinnennetz.

Bry. Schlimmer Schnupfen mit oder ohne Husten. Die Absonderung ist flüssig, wässrig oder grünlich. Der Katarrh breitet sich auf die vorderen Nebenhöhlen oder in die Brust hinein aus.

Calc. Die Nasenlöcher sind *trocken, wund, ulzeriert;* widerwärtige, gelbe Absonderung.

Camph. Die eingeatmete Luft *fühlt* sich in der Nase *kalt* an. Fließschnupfen bei plötzlichem Wetterumbruch. Die Nase ist kalt und zusammengekniffen.

Carb-v. Schlimmer Schnupfen, mit Heiserkeit und Wundheit in der Brust.

Carb-ac. Rhinitis; verstopfte Nase; *stinkende Absonderung aus der Nase.*

Caust. Trockener Schnupfen mit Stauung in der Nase; Fließschnupfen mit Schmerzen in der Brust und den Gliedmaßen.

Chel. Die Nase ist entweder trocken und verstopft, oder Fließschnupfen mit Niesen.

Chin. Wässrige Absonderung. Die Nase ist heiß und rot. Kalter Schweiß um die Nase herum. Ein wichtiges Heilmittel, wenn der Schnupfen unterdrückt worden ist.

Dros.   Reichlich Fließschnupfen, besonders am Morgen.

Dulc.   Trockenheit in der Nase in trockener Umgebung. Die Nase verstopft in kalter, feuchter Umgebung. Schon wenig kalte Luft lässt die Nase verstopfen, die Nase muss warm gehalten werden. Komplette Verstopfung der Nase. Dicker, gelber Schleim, blutige Krusten.

Eucal.   *Verstopfungsgefühl,* mit dünnem, wässrigem Schnupfen, die Nase hört nicht auf zu laufen, Enge über dem Nasenflügel. *Eitrige und stinkende Absonderung.*

Eup-per. Schnupfen mit Schmerzen in jedem Knochen der Nase und des Gesichts.

Euphr.   Reichlich farbloser Fließschnupfen; mit kochend heißen Tränen und Abneigung gegenüber Licht; schlimmer am Abend und während der Nacht; beim Hinlegen. Schmerz von rechts nach links über der Nasenwurzel. Die linke Hälfte von Gesicht und Stirn und das linke Auge sind entzündet.

Gels.   Wässriges, wund machendes Sekret; Gefühl, als ob vom Rachen nach oben in das linke Nasenloch ein Strom kochend heißen Wassers fließen würde; das rechte Nasenloch ist verstopft. Die Ränder der Nasenlöcher sind rot und wund. Völlegefühl an der Nasenwurzel; die Schmerzen breiten sich zum Hals und in die Schlüsselbeine aus.

Glon.   Schmerzen an der Nasenwurzel; plötzliches Niesen; Fließschnupfen.

Hep.   Schnupfen mit entzündlicher Schwellung der Nase, Schmerzen, wie von einer Verbrühung. Jucken in der Nase.

Hydr.	Wässriger Schnupfen, wund machend; Brennen in der Nase, stärker auf der rechten Seite; spärliche Absonderung innen, reichlich im Freien. Kitzeln, als ob ein Haar im rechten Nasenloch wäre. Die Luft fühlt sich in der Nase kalt an. Das Sekret kommt aus den hinteren Nasenhöhlen, dick, zäh.
Hyos.	Trockenheit der Nase. Geruchs- und Geschmacksverlust. Druck an der Nasenwurzel.
Iod.	Nasenkatarrh dünn, wund machend. Trockener Schnupfen, wird im Freien flüssig. Geruchsverlust. Stinkende Absonderung.
Ip.	Schnupfen mit Verstopfung der Nase und Übelkeit. Geruchsverlust.
Kali-bi.	*Fadenziehende, zähe, klebrige, geleeartige* Absonderung; harte Brocken. Fließschnupfen, macht die Nase und die Oberlippe wund; die Nasenlöcher sind empfindlich, ulzeriert. Die Absonderungen sind grünlich, gelb. Die Nase ist verstopft, unfähig, durch die Nase zu atmen.
Kali-c.	Stinkende gelbgrüne oder verkrustete Absonderung, häufig aus nur einem Nasenloch.
Kali-i.	Bei der geringsten Kälte heftiger, scharfer, wässriger Schnupfen.
Lach.	Schnupfen mit vorausgehendem Kopfweh; wässrige Absonderung, mit roten Nasenlöchern, Herpes an den Lippen. Eiter und Blut aus der Nase.

Lyc.	Katarrh in der Nase und den Stirnhöhlen; gelbe und dicke Absonderung; heftiger Schnupfen, geschwollene Nase; die Absonderung ist scharf, wund machend; die hinteren Nasenhöhlen sind trocken. Fächerartige Bewegung der Nasenlöcher.
Merc.	Fließschnupfen, wund machend; grünlich; stinkender Eiter aus der Nase; das Nasenbein ist geschwollen. Sehr widerwärtiger Geruch aus der Nase. Schlimmer in der Nacht; sowohl bei kalter wie auch bei warmer Luft; keine Linderung durch Schwitzen.
Merc-k-i.	Reichlich wässrige Absonderung aus der Nase.
Nat-s.	Schnupfen mit *dicker, gelber* Absonderung und salzigem Schleim. Die Nase ist verstopft.
Nux-v.	Fließschnupfen tagsüber, *verstopft in der Nacht* und im Freien oder die Nasenlöcher sind abwechselnd verstopft.
Phos.	Der Schnupfen ist abwechselnd flüssig und trocken und wechselt zwischen den Seiten. Bläst Blut aus der Nase. Reichlich Absonderung von grünem oder gelbem Schleim.
Phyt.	Dünne, wässrige Absonderung aus den Nasenlöchern, nimmt zu, bis die Nase verstopft ist. Der Schleim fließt aus einem Nasenloch, während das andere verstopft ist. Scharfe, wund machende Absonderung.
Psor.	Zäher Schleim in der Nase; fühlt sich an, als ob dort ein Stöpsel sitzen würde, der Übelkeit hervorruft, besser beim Bücken. Katarrh mit Husten; Auswurf von gelbgrünem Schleim.

Puls.	Fließschnupfen oder trockener Schnupfen; gelb oder gelb-grün, dick; stinkend; schlimmer innen, in einem stickigen, warmen Raum.
Rhus-t.	Absonderung aus der Nase von dickem, gelbem Schleim, grün; widerlicher Eiter. Die Nasenspitze ist rot und empfindlich. Die Nase ist geschwollen.
Rumx.	Die Nase ist verstopft mit einem trockenen Gefühl. Absonderung aus gelbem Schleim. Großes Verlangen, in der Nase zu bohren.
Sabad.	Reichlich flüssige, wässrige Absonderung aus der Nase. Schnupfen mit starken Schmerzen in der Stirn und geröteten Augen, mit Tränenfluss. Trocken, *Jucken,* Kitzeln in der Nase, so dass der Patient ständig daran reibt.
Sang.	Die Nase *fühlt sich verstopft an.* Reichlich wässriger Schleim mit brennendem Schmerz. Kleine Krusten in der Nase, die bluten, wenn sie entfernt werden. Trockene, brennende Nasenlöcher, zugestopft mit dickem, gelbem, blutigem Schleim.
Sarcol-ac.	*Grippe mit Rhinitis.*
Seneg.	Die Nase ist trocken. Schnupfen mit viel wässrigem Schleim und Niesen.
Spong.	Trockener Nasenkatarrh. Trockener Schnupfen, die Nase fühlt sich verstopft an. Fließschnupfen wechselt mit verstopften Nasenlöchern.
Stann.	Trockener Schnupfen nur auf einer Seite.

Stict.	*Schmerzhafte Trockenheit* der Schleimhäute in der Nase. Der Patient schnäuzt sich ständig, es kommt jedoch nichts heraus. Der Schnupfen trocknet schnell ab und bilden Verkrustungen, die schwer zu entfernen sind.
Sulph.	Reichlich Absonderung durch **brennenden** Schnupfen; flüssig im Freien, im Haus verstopft. Die Nasenlöcher sind abwechselnd verstopft.
Verat.	*Eisige Kälte* an der Nasenspitze.

Niessymptome

Acon.	Viel Niesen und Pochen in den Nasenlöchern.
Aesc.	Die Nase fühlt sich beim Einatmen wund an, was Niesen verursacht.
All-c.	Häufiges Niesen, mit reichlich *scharfer* Absonderung und farblosem Tränenfluss. Schlimmer **am Morgen, beim Erwachen;** in einem warmen Raum.
Am-br.	Niesen beim Herumlaufen in einem kalten Raum oder beim Betreten eines warmen Raumes; beim Hochheben der Arme. Husten wird durch Niesen gelindert.
Am-c.	Ständiges Kitzeln in der Nase, wodurch Niesen ausgelöst wird. Schon ein kleiner Atemzug kalter Luft verursacht Niesen. Ständiger Drang zu niesen. Schlimmer **am Morgen, im Bett.**

Am-m.	Das Niesen ist so stark, dass der Patient *aus dem Schlaf erwacht*. Niesen verursacht einen wunden Schmerz in der Nase.
Ant-t.	Heftiger Fließschnupfen mit häufigem Niesen; ulzerierten Nasenlöchern. Die Nasenlöcher sind *erweitert und flattern*.
Arn.	Niesen bei Überheben.
Ars.	Niesen ohne Linderung. Die Reizung in der Nase ist genau so lästig wie vor dem Niesen. Schnupfen und Niesen beim Erwachen am Morgen.
Ars-h.	Heftiges Niesen, wobei die Nase so kalt wird, dass sie warm eingewickelt werden muss. Kitzeln in der Nase verursacht Niesen.
Ars-i.	Häufiges Niesen mit Reizung, wund machende wässriger Absonderung. Stechende Reizung um die Nase herum.
Arum-t.	Das Niesen ist *schlimmer in der Nacht*. Niesen verursacht Wundschmerz im Innern der Nase, besonders auf der linken Seite.
Bell.	Häufiges Niesen. Niest nach dem Husten.
Brom.	Scharfer, brennender Schnupfen mit heftigem Niesen und Wundheit der Nase. Die eingeatmete Luft *fühlt* sich in der Nase *kalt* an.
Bry.	*Heftiges* Niesen. Niesen zwischen Husten.

Calc.	Niesen ohne Schnupfen. Schmerzhaftigkeit in der Nase aufgrund des Niesens.
Camph.	Die Nase ist verstopft, mit Niesen. Die eingeatmete Luft *fühlt* sich *kalt* an.
Carb-v.	Ständiges Niesen während der Nacht, ohne Schnupfen. Schnäuzen der Nase verschlimmert das Niesen.
Caust.	Häufiges Niesen, schlimmer *am Morgen*.
Chel.	Die Nase ist trocken, verstopft; Fließschnupfen mit Niesen.
Chin.	Viel Niesen. Heftiges, *trockenes* Niesen.
Dros.	Schmerzhaftes Niesen. Häufiges Niesen mit oder ohne Fließschnupfen.
Dulc.	Ständiges Niesen.
Eup-per.	Schnupfen mit Niesen und Schmerzen in jedem Knochen in der Nase und im Gesicht.
Euphr.	Niesen mit Schnupfen.
Gels.	Niesen mit Völlegefühl an der Nasenwurzel. Heftiges Niesen am frühen *Morgen*; Niesanfälle; Kitzeln in der Nase.
Glon.	Plötzliches Niesen; Fließschnupfen.
Hep.	Der Patient niest jedes Mal, wenn er einem kalten, trockenen Wind ausgesetzt ist. Niesen mit Absonderung, die aus der Nase läuft, später dicke, widerwärtige Absonderung. Niesen

beim *Aufdecken*, besonders wenn die *Hände* nicht unter der Bettdecke sind.

Hydr. Niesen mit einem Völlegefühl oberhalb der Augen.

Iod. Niesen am Abend. Plötzliches Niesen mit einer tropfenden, wässrigen Absonderung, schlimmer am Abend.

Ip. *Niesanfälle.*

Iris Ständiges Niesen. Die Nase ist ölig.

Kali-bi. *Heftiges* Niesen, schlimmer am Morgen und wenn der Patient nach draußen geht. Schlimmer beim Hinlegen.

Kali-c. *Heftiges* Niesen. Fließschnupfen, übermäßiges Niesen.

Kali-i. Heftige *Niesanfälle.* Schmerzhaftes Niesen. Linderung im Freien, an der kalten Luft.

Lach. Niesanfälle.

Merc. Wund machender, scharfer Fließschnupfen mit viel Niesen, schlimmer bei feuchtem Wetter. Niesen ohne Schnupfen; durch *Aufdecken*. Niesen bei **Sonnenschein**.

Nat-s. Die Nase fühlt sich verstopft an, Niesen mit Fließschnupfen.

Nux-v. *Heftiges* Niesen, schlimmer am *Morgen*. Das Niesen wird unterbrochen durch ein heftiges kribbelndes Gefühl in den Nasenlöchern, besonders auf der linken Seite.

Phos.	Niesen, schlimmer bei bestimmten Gerüchen. Niesen und Schnupfen, wenn die Händen in kaltes Wasser gehalten werden. Niesen verursacht Schmerzen im Rachen.
Psor.	Bohrender, stechender Schmerz im rechten Nasenloch, dann übermäßiges Niesen. Niesen mit Luftaufstoßen und Husten.
Puls.	Niesen am Abend; am *Morgen, im Bett;* der Patient erwacht durch das Niesen. Niesen in einem warmen Raum.
Pyrog.	Niesen, jedes Mal, wenn der Patient die Hände unter der Bettdecke hervor nimmt.
Rhus-t.	*Krampfartiges,* spasmodisches Niesen. Niesen mit Fließschnupfen; wenn der Patient nass geworden ist; beim *Aufdecken.*
Rumx.	Plötzliche Niesanfälle. Fließschnupfen mit Niesen. Schlimmer am Abend und in der Nacht; beim Abdecken der Hände.
Sabad.	*Anfallsartiges,* spasmodisches, anhaltendes Niesen.
Sang.	Fließschnupfen mit häufigem Niesen; schlimmer auf der rechten Seite.
Seneg.	Der Patient niest so häufig und so heftig, dass ihm schwindlig wird.
Sulph.	*Anfallsartiges;* erschütterndes, häufiges Niesen, **am Abend, am Morgen, im Bett**.
Verat.	Schnelles, hartnäckiges Niesen.

Symptome bei Nasensekret/Nasenverstopfung

Acon. Das Nasensekret ist klar und wässrig.

Aesc. Die trockene eingeatmete Luft fühlt sich kalt an. Druck an der Nasenwurzel. Verstopfte Nase mit Beteiligung der Leber.

All-c. Das Nasensekret ist *klar, wässrig,* reichlich, *blutig, scharf; brennend* und macht die Oberlippe und die Nase wund. Beginnt auf der linken Seite und wandert zur rechten. Die Nase läuft während des Tages und ist in der Nacht verstopft.

Am-br. Das Nasensekret ist *dick*.

Am-c. Das Nasensekret ist *scharf* und *blutig*. Die Nase ist *in der Nacht verstopft*.

Am-m. Das Nasensekret ist dick. Schwellung der Nase, die auf Berührung schmerzhaft reagiert; blutig, Krusten in den Nasenlöchern; verstopft. Ständiges erfolgloses Bemühen, die Nase zu schnäuzen. Jucken der Nase und an der Innenseite der Nasenlöcher.

Arn. Die Nase fühlt sich *kalt* und wund an.

Ars. Das Nasensekret ist *scharf* und *blutig*, *verkrustet*, macht die Oberlippe wund. Geschwüre und Schorf aus der Nase. Die Nase ist in der Nacht verstopft.

Ars-i. Hartnäckiger Nasenkatarrh, mit blutiger, scharfer, reichlich grünlicher, oder gelblicher, dicker und eitriger Absonderung. Die Nase verstopft in einem warmen Raum.

Arum-t.   Das Nasensekret ist dick, blutig. Die Nase fühlt sich verstopft an, obwohl viel flüssige Absonderung heraus kommt. Der Patient muss durch den Mund atmen. Große Verschorfungen in der Nase; der Patient bohrt ständig mit dem Finger in der Nase.

Bapt.   Dicker Schleim aus der Nase. Dumpfer Schmerz an der Nasenwurzel.

Bell.   Das Nasensekret ist *blutig*. Schleim vermischt mit Blut. Gerötete Nasenspitze mit einem brennenden Gefühl.

Brom.   Scharfe, brennende Absonderung mit *Verkrustungen* in der Nase.

Bry.   Das Nasensekret ist grünlich, wässrig, verkrustet.

Calc.   Das Nasensekret ist *farblos, stinkend* und eitrig, mit *gelben Verkrustungen*. Die Nase ist wund; am Morgen und in der Nacht verstopft.

Carb-v.   Das Nasensekret ist grünlich, blutig. Die Nase verstopft nach dem Schnäuzen der Nase.

Caust.   Das Nasensekret ist *scharf*, blutig und verkrustet. Die Nase verstopft am Abend und in der Nacht. Jucken im Innern der Nase und an der Nasenspitze.

Chin.   Das Nasensekret ist wässrig und *blutig*.

Dros.   Nasenbluten.

Dulc.   Die Nase ist bei kalter Luft verstopft. Nasenbluten, heißes, klares Blut. Druck oberhalb der Nase. Schlimmer bei Feuchtigkeit und wenn der Patient nass geworden ist.

Euphr.   Das Nasensekret ist *farblos und wässrig.*

Ferr-p.   Das Nasensekret ist eitrig.

Gels.   Die Nase verstopft abwechselnd auf beiden Seiten.

Hep.   Das Nasensekret *tropft* aus der Nase und ist *dick, eitrig,* grünlich-gelb, *blutig,* stinkend oder riecht wie alter Käse. Die Nase ist am Morgen verstopft.

Hydr.   Das Nasensekret ist eitrig, dick, klumpig, weiß oder *grünlich-gelb*, blutig; mit *gelben Verkrustungen.* Die Nase verstopft in einem warmen Raum.

Iod.   Das Nasensekret ist klar, stinkend, eitrig, *dünn und wässrig.* Die Nase verstopft am Abend. Eiweißhaltige; gelbe Verkrustungen. Die Nase *verstopft in einem warmen Raum.*

Ip.   Nasenbluten, hellrotes Blut.

Kali-bi. Reichlich Nasensekret, *dick, klumpig,* bläulich oder *grünlich und grünlich-gelb,* blutig, wie Kleister, eitrig. Gelbe blutige *Verkrustungen,* schwer zu lösen, es blutet, wenn sie gelöst werden, und sie bilden sich sofort neu. Die Nase fühlt sich verstopft an, trotzdem Absonderungen. Verstopft am Morgen und Abend. Verstopft abwechselnd auf der linken und der rechten Seite.

Kali-c.	Das Nasensekret ist eitrig, stinkend, grünlich bis grünlich-gelb. Gelbe, *braune Krusten.* Die Nase verstopft am Abend.
Kali-i.	Das Nasensekret ist *blutig,* grünlich-gelb bis *grünlich-schwarz*; eitrig, dick, farblos, kalt. Die Nase ist beim Erwachen am Morgen verstopft. Die Nase *verstopft in einem warmen Raum.*
Lach.	Das Nasensekret ist kalt, verkrustet, blutig am Morgen, *eitrig.* Die Nase ist verstopft, trotzdem Absonderungen.
Lyc.	Das Nasensekret ist *eitrig, verkrustest,* grau, blutig am Morgen. Die Nase verstopft am Morgen und am Abend und besonders *in der Nacht.*
Merc.	Das Nasensekret ist *eitrig, blutig, stinkend, grünlich bis grünlich-gelb,* bildet *Verkrustungen.*
Nat-s.	Das Nasensekret ist *dick,* grünlich-gelb.
Nux-v.	Das Nasensekret ist blutig. *Die Nase ist in der Nacht verstopft.*
Phos.	Das Nasensekret ist *blutig,* grünlich-gelb, *grünlich und blutgestreift,* eitrig. Bildet blutige Krusten, schwer zu lösen. Die Seiten sind abwechselnd verstopft. Die Nase ist am Morgen verstopft.
Phyt.	Verstopfte, *verkrustete* Nasenlöcher wecken den Patienten um 3.00 Uhr nachts.
Psor.	Das Nasensekret ist *blutig, stinkt,* wie Kleister und eitrig.

Puls.	Das Nasensekret ist stinkend, *dick,* eitrig, scharf und *wechselhaft,* grünlich, grünlich-gelb, farblos. Bildet Krusten, die sich neu bilden, wenn sie entfernt werden. *Die Nase verstopft am Abend, schlimmer in einem warmen Raum.*
Rhus-t.	Das Nasensekret ist grünlich, eitrig. Verstopft im Freien. Schlimmer bei feuchtem, nassem Wetter.
Sabad.	Das Nasensekret ist *weiß.*
Sang.	Das Nasensekret ist eitrig, gräulich.
Spong.	Der Nasenschleim ist zäh, dick.
Stict.	Das Nasensekret ist blutig.
Sulph.	Das Nasensekret ist scharf und blutig, wie Kleister, eitrig, verkrustet. Verstopft im Freien. Die Nase verstopft in einem warmen Raum.

Augensymptome sind vorherrschend

Schmerz – Tränenfluss/Absonderungen – Lichtscheu – Konjunktivitis

Acon.	*Entzündung* der Augen mit Tränenfluss, *äußerst schmerzhaft.* Die Augen fühlen sich *trocken und heiß* an, als ob Sand darin wäre. Konjunktivitis. Die Augenlider sind geschwollen, hart und *rot.* Die Augen sind sehr empfindlich gegenüber Licht. Schwarze Flecken und Nebel vor den Augen.
Aesc.	Die Augäpfel fühlen sich schwer, matt, heiß und wund an; Tränenfluss, mit *erweiterten Blutgefäßen.*

All-c.	Stechen und Brennen der Augen, als ob Rauch im Raum wäre. *Reichlich Tränenfluss* mit *farbloser* Absonderung. Katarrh mit ständiger Überproduktion von Tränen. Abneigung gegenüber Licht.
Am-br.	Brennen der Augäpfel, die sich groß anfühlen. Die Ränder der Augenlider sind rot und geschwollen. Die Augen sind rot und wund, mit Schleim in den Augenwinkeln. Schmerz um die Augen herum bis in den Kopf.
Am-c.	*Scharfe* Absonderung aus den Augen, löst Eiterbildung an den Augenlidern aus. Brennen der Augen mit Abneigung gegen Licht. Die Augen fühlen sich trocken an.
Am-m.	Gelbe Flecken vor den Augen.
Ant-t.	Flimmern vor den Augen. Funken vor den Augen.
Arn.	Husten verursacht blutunterlaufene Augen; Blutgefäße platzen in den Augen.
Ars.	*Brennen in den Augen.* Aggressive Tränen, machen die Wangen und Augenlider wund. Entzündete Augen mit Geschwüren in den Augenwinkeln. Die Augenlider sind ödematös, häufig sind die Augen komplett geschlossen. Extreme Lichtscheu.
Ars-h.	Die Augen sind gelb; tief eingefallen, mit großen blauen Ringen.
Ars-i.	Schmerzen in den Augen beim Lesen; Schmerzhaftigkeit der Augäpfel. Die Augen und die Ränder der Augenlider sind rot; die Lider sind geschwollen, aufgedunsen und zucken.

Arum-t. Die Augen tränen den ganzen Tag; die Ränder der Augenlider sind geschwollen. Abneigung gegenüber Licht.

Bapt. Die Augen sehen übernächtigt aus, matter, schlaffer, „betrunkener Blick". Schmerzen in den Augen.

Bell. Die Augen sind trocken und brennen. Erweiterte Pupillen; die Augen glänzen, strahlender, starrender Ausdruck; die Pupillen sind riesig *und schwarz*. Die Augen sehen heiß und fiebrig aus.

Brom. Tränenfluss mit Schwellung der Tränendrüsen. Die Pupillen sind erweitert. Lichtblitze vor den Augen. Gefühl wie von Pfeilen durch das linke Auge.

Bry. Schmerzen im linken Augapfel, besonders heftig beim Bewegen des Auges. Die Augen sind am Morgen mit Eiter verklebt.

Calc. Verklebung der Augenlider am Morgen. Erweiterte Pupillen. Übermäßige Lichtscheu.

Camph. Die Augen sind tief eingefallen. Die Pupillen sind erweitert. Empfindung, als ob alle Gegenstände zu hell und glänzend wären.

Carb-v. Brennen in den Augen; sichtbares Zucken der Lider. Neigung, die Augen zu schließen; sie schließen sich unwillkürlich. Gefühl von Schwere in den Oberlidern, als ob der Patient sie nicht leicht anheben kann oder als ob sie an den Unterlidern kleben und sich nicht leicht lösen lassen.

Caust. Lichtscheu mit dem ständigen Bedürfnis zu blinzeln. Flackern oder Flecken vor den Augen. Schmerzen in den Augen, als ob Sand darin wäre. Die Augen sind entzündet, brennen, rot, trocken und stechend. Neigung, die Augen zu schließen, weil sich die Lider schwer anfühlen.

Chel. Schmerzen in beiden Augäpfeln, schlimmer beim Bewegen der Augen. Die Bindehaut ist geschwollen, dunkelrot, bis zur Hornhaut. Das Weiße der Augen hat eine schmutzige gelbe Tönung. Die Pupillen sind erweitert. Die Lider sind geschwollen, rot, der Patient kann sie nur wenig öffnen; verklebte Lider am Morgen.

Chin. Die Augen sind erweitert, aber nicht besonders empfindlich. Druck, wie von Sand in den Augen; lichtscheu; die Augen sind heiß, rot, oder trübe und matt, wie wenn Rauch darin wäre. Besser im Dunkeln.

Cimic. Gefühl, als ob die Augäpfel vergrößert sind.

Dros. Starker stechender Schmerz in den Augen.

Dulc. Erkältungen setzen sich im Auge ab. Dicke, gelbe Absonderung; körnige Augenlider.

Ery-a. Die Augen werden von starkem Licht gereizt, was ein *stechendes-brennendes* Gefühl hervorruft, mit starkem Schmerz und einem großen Bedürfnis zu schlafen.

Eucal. Die Augen sind heiß, stechend, brennend; die Lider fühlen sich schwer an.

Eup-per. Schmerzhafte Wundheit der Augäpfel und Augenlider. Wunde, schmerzende Augäpfel; Kopfschmerzen. Große Abneigung gegenüber Licht.

Euphr. *Scharfer* Tränenfluss mit flüssigem, *farblosen* Nasensekret. Katarrhale Konjunktivitis mit Absonderung von *scharfem* Eiter. Starke Lichtscheu; *scharfer* Tränenfluss. Krämpfe der Augenlider.

Ferr-p. Die Augen sind entzündet, rot, brennend und wund. Der Patient kann beim Bücken nichts sehen, als ob das ganze Blut in die Augen laufen würde.

Gels. *Erschlaffen der Augenlider.* Schwierigkeiten, die Augen zu öffnen oder sie offen zu halten. Sie fühlen sich sehr schwer an. Trübung des Sehvermögens und Schwindel. Rauchige Erscheinungen vor den Augen, mit Schmerzen über den Augen. Gegenstände erscheinen doppelt.

Glon. Die Augen sind eingefallen, trocken. Schwarze Flecken, Funken oder Blitze vor den Augen. Der Patient sieht alles halb hell und halb dunkel.

Hep. Entzündung der Augen und Augenlider; schmerzhaft bei Berührung; Tränenfluss. Druck in den Augen, als ob Sand darin wäre. Vermeidet das Licht, die Augen schmerzen bei hellem Licht, sogar bei Tageslicht.

Hydr. Die Augen stechen und brennen, mit reichlich Tränenfluss. Dicke Schleimabsonderung.

Hyos. Die Pupillen sind erweitert; verändert, erweitert oder verengt; bebend. Spasmodisches Schließen der Augenlider; kann die Augenlider nicht öffnen.

Iod. Starren mit weit offenen Augen; die Lider scheinen zurückgezogen. Stechen in den Augen. Ständiger reißender Schmerz um das rechte Auge; Zittern der Lider. Erweiterung der Pupillen, mit ständiger Bewegung der Augäpfel. Das Weiße der Augen sieht schmutzig-gelb aus.

Ip. Heftige Entzündung der sklerotischen Bindehaut mit Ödem; reichlich Tränenfluss; Tränen strömen aus den Augen, Übelkeit. Starke schießende Schmerzen durch die Augäpfel. Zucken der Augenlider.

Iris Die Augen sehen eingesunken aus; rote Bindehaut.

Kali-bi. Katarrhale Entzündung mit zäher Absonderung oder spärliches Sekret, schlimmer am Morgen beim Erwachen. Brennen und Reißen beim Öffnen der Augen. Die Augen sind heiß und rot, mit geschwollenen Lidern und dem Verlangen, sie zu reiben, am Morgen verklebt.

Kali-c. Die Augen sind eingefallen; Kältegefühl in den Lidern. Die Augenlider sind geschwollen, rot; die Schwellung sieht aus wie ein Sack zwischen den oberen Lidern und dem Augenbrauen. Enorme sackartige Schwellung unter den Augen.

Kali-i. Brennen in den Augen, die einen eitrigen Schleim absondern. Ödem der Augenlider mit Tränenfluss.

Lach. Starke Schmerzen in und über den Augen. Rötung der Augen; das Weiße der Augen hat eine gelbe Tönung.

Lyc.	Die Augen sind entzündet, die Lider sind rot und geschwollen, schmerzhaft, wenn sie trocken sind. Pusteln und Gerstenkörner auf den Lidern. Lichtscheu; Funken vor den Augen in der Dunkelheit. Bindehautähnliches rohes Fleisch; reichlich Absonderung von Eiter; die Lider sind durch den Eiter aufgeschwemmt.
Merc.	Reichlich Tränenfluss, Brennen, Abschorfung; die Absonderungen sind schleimig-eitrig, dünn, scharf. Brennender, reißender, stechender Schmerz in und um die Augen; schlimmer in der Nacht: Viel schlimmer durch Hitze und grelles Licht.
Merc-k-i.	Wund machendes Wasser läuft aus den Augen.
Nat-s.	Brennender Tränenfluss, besonders am rechten Auge; Brennen an den Rändern der Augenlider. Die Augen sind empfindlich gegenüber Licht; mit Kopfschmerzen. Die Augenlider jucken am Morgen,
Nux-v.	Die Augenlider brennen, jucken, besonders an den Rändern. Lichtscheu, schlimmer am Morgen. Brennen und Stechen wie von Salz. Ausscheidung von Blut aus den Augen.
Phel.	Tränenfluss, mit Brennen in den Augen und Lichtunverträglichkeit. Die Augenlider sind nur halb offen und der Patient sieht aus, als ob er lange geweint hat.
Phos.	Schmerzen in den Augen, um die Augenhöhlen und die Stirn. Die Augenlider zittern und flattern. Konjunktivitis, die Augen füllen sich mit Tränen; Schwellung; Vereiterung der Augenlider.

Phyt. Brennender, stechender, beißender Schmerz in den Augen; Jucken; reichlich Tränenfluss; Gefühl von Sand in den Augen, mit Schmerzhaftigkeit und Brennen; Lichtscheu; rötlich-blaue Schwellung der Augenlider, schlimmer auf der linken Seite; am Morgen.

Psor. Feurige Funken vor den Augen; Gegenstände scheinen einige Momente zu zittern und dann dunkel zu werden. Die Augen tränen und sind entzündet; sie tun so sehr weh, dass der Patient sie kaum öffnen kann, er liegt auf dem Gesicht; Schmerzen über den Augenbrauen und an der Nase entlang; auch am Hinterkopf; klagt am meisten über die Schmerzen am Kopf.

Puls. Trockenheit der Augen und Lider, mit dem Gefühl, als ob sie durch Schleim verdunkelt oder verdeckt sind, er will den Schleim wegwischen. Die Augenlider sind geschwollen, jucken und brennen, sind aber nicht verschorft; besser nach dem Reiben.

Pyrog. Die Augäpfel schmerzen, schlimmer beim nach oben Sehen und beim Bewegen der Augen.

Rhus-t. *Große Lichtscheu,* reichlich scharfer Tränenfluss am Morgen und im Freien. Sackartige Schwellung der Bindehaut, mit gelber, eitriger Absonderung. Die Augen sind rot, am Morgen verklebt. Die Augenlider sind geschwollen, entzündet.

Rumx. Schmerzen aufgrund der Trockenheit; die Lider sind entzündet, schlimmer am Abend.

Sabad. Die Augen tränen beim Laufen im Freien, beim Blick ins Licht, beim Niesen, Husten oder Gähnen. Druck auf den

Augäpfeln beim Blick nach oben. Die Ränder der Augenlider sind rot, mit blaugrauen Ringen um die Augen.

Sang. Die Pupillen sind erweitert. Reichlich Tränenfluss; Brennen, Trockenheit; heiße Tränen mit Schnupfen. Die Augen werden trüb, mit dem Gefühl, als ob ein Haar im Auge wäre.

Seneg. Die Augen schmerzen, als ob sie herausgedrückt würden, oder als ob sich die Augäpfel ausdehnen würden, besonders am Abend.

Spong. Drücken und Stechen in den Augen; schwerer Druck auf den Augenlidern. Die Augen fühlen sich kalt an. Die Augen sind rot mit Brennen und Tränen. Doppeltsehen, besser beim Hinlegen.

Stann. Die Pupillen sind verengt; eingesunken, sehen matt aus, mit Erschlaffung der Augenlider. Brennen der Augenlider. Die Lider zucken und flattern. Jucken, Brennen, Stechen der Augen.

Stict. Brennen der Augenlider, mit Schmerzhaftigkeit der Augäpfel beim Schließen der Augenlider oder beim Drehen der Augen. Reichlich milde Absonderung; katarrhale Konjunktivitis.

Sulph. Entzündung der Augen oder Lider, Jucken, Stechen und *Brennen*, mit einem Gefühl, als ob Sand in den Augen wäre. Die Lider sind geschwollen, *brennen* und stechen, mit *Jucken*, wird verschlimmert durch Waschen der Augen. Trockenheit der Augen im Haus und Tränenfluss im Freien. Zusammenkleben der Augenlider in der Nacht. Die Augenlider zittern krampfartig am Morgen.

Verat. Schwarze Flecken vor den Augen beim Aufstehen aus dem Bett oder von einem Stuhl. Die Pupillen sind verengt oder erweitert, mit schwachem Sehvermögen; der Patient erkennt seine Umgebung nicht oder nur langsam. Die Augenlider sind schwer, der Patient kann sie kaum anheben, sie zittern und sind extrem trocken. Reichlich Tränenfluss, mit einem Gefühl von Trockenheit und Hitze.

Symptome der Skelettmuskulatur sind vorherrschend

Muskelschmerzen (Myalgie)
– Gelenkschmerzen und Steifheit (Arthralgie)
Schmerzen und Beschwerden an den Knochen

Die Schwere der Muskelschmerzen steht oft in Zusammenhang mit dem Schweregrad des Fiebers. Allgemein kann der Schmerz und die Empfindlichkeit ziemlich stark sein, besonders im Rücken und den unteren Gliedmaßen. Schmerzen in den Gelenken sind kein gewöhnliches Begleitsymptom einer Grippe und auch Knochenschmerzen gehören nicht unbedingt dazu. Wenn jedoch eines dieser Symptome vorhanden ist, ist es hilfreich, auf eine kleine Gruppe homöopathischer Heilmitteln hinzuweisen, die im jeweiligen Fall als Hinweise dienen können. Symptome bei Gelenkschmerzen sind seit dem Erscheinen des Hongkong-Grippevirus von 1968 (H3N2) häufiger mit der Grippe in Zusammenhang gebracht worden.

Anmerkung: Besondere Hinweise auf **Knochen** und **Gelenke** sind fett gedruckt. Alle anderen Hinweise beziehen sich auf Symptome in Zusammenhang mit der Muskulatur.

Acon. Schmerzen in den Extremitäten während der Grippe. *Heiße Hände, kalte Füße.*

Aesc.	Dumpfe Rückenschmerzen; Laufen ist fast unmöglich; kann sich kaum bücken, oder aus dem Sitzen aufstehen. Lähmungsgefühl in den Armen, Beinen und der Wirbelsäule. Schwere und Lähmung.
All-c.	Starke Schmerzen im Nacken. Schmerzen unter der rechten Schulter.
Am-c.	Schmerzen in allen Gliedmaßen in der Nacht, besonders im Rücken und im Lendenbereich. Der Körper fühlt sich an wie verletzt. Die Körperteile, auf denen der Patient liegt, werden gefühllos. Die Schmerzen in den **Gelenken** werden durch Bettwärme gelindert. Die Hände sind kalt und blau. Der Patient *muss die Gliedmaßen strecken.*
Ant-t.	Heftiger Schmerz in der Lumbosakralregion; der leichteste Versuch einer Bewegung verursacht Brechreiz und kalten, klammen Schweiß. Zittern der Hände.
Arn.	Wundes, verletztes Gefühl am ganzen Körper. Alle **Gelenke, Knochen** und Knorpel der Brust schmerzen beim Bewegen und Atmen, als ob sie *verletzt* wären. Schmerzen in allen Gliedmaßen und allen **Gelenken**, als ob sie durch *Schläge verletzt* worden wären. Schmerzen im Rücken, wie nach einem heftigen Sturz. Alles, auf was der Patient liegt, erscheint ihm zu hart. Er muss ständig seine Position ändern, um Linderung zu bekommen. Hat aufgrund der Schmerzen *Angst davor, berührt zu werden.*
Ars.	Übermäßige Schwäche und Erschöpfung der Gliedmaßen, was extreme Entkräftung und Angst erzeugt. Unbehagen in den unteren Gliedmaßen, kann in der Nacht nicht still liegen, muss die Position der Füße ständig wechseln.

Ars-i.	Schmerzen in den Wangen**knochen**.
Bapt.	Aufgrund der Muskelschmerzen fühlt sich das Bett zu hart an. Der Patient hat das Gefühl, er liegt auf einem Brett. Die **Gelenke** schmerzen und fühlen sich verstaucht an. Der Iliakalbereich auf der rechten Seite ist empfindlich. Die Schmerzen sind im **Kreuzbein** schlimmer. Keine Linderung bei Wechsel der Position.
Bell.	Sprechen verursacht Schmerzen in der Halsmuskulatur. Sie zuckt beim Sprechen. Reißen and Rucken an der Muskulatur kann Krämpfe auslösen.
Brom.	Kalte Hände und eiskalte Unterarme. Bohrender Schmerz in einem oder beiden **Schienbeinknochen**.
Bry.	Schmerzen in den Gliedmaßen während der Grippe, schlimmer bei der *kleinsten Bewegung*. Die Beine des Patienten sind so schwach, dass sie ihn kaum tragen können, wenn er zu laufen beginnt, und auch im Stehen zittert er.
Calc.	Druck zwischen und unter den Schulterblättern. Schwäche und Zittern in den Beinen, besonders ober- und unterhalb der Knie.
Camph.	Rheumatischer Schmerz zwischen den Schultern. Es fällt dem Patienten schwer herumzulaufen; Taubheit, Kribbeln und *Kälte* in den Gliedmaßen. *Eiskalte Füße.*
Carb-v.	Erwacht häufig aufgrund von *kalten Gliedmaßen*, besonders *kalten Knien*.

Caust.　Schmerzen in den Extremitäten während der Grippe. Die Gliedmaßen fühlen sich an, als ob sie geschlagen wurden, mit rheumatischen Schmerzen. Zittern der Hände.

Chel.　Schmerzen in den Extremitäten während der Grippe. Schmerzen im rechten Schulterblatt und unterhalb des rechten Schulterblatts. Die Gliedmaßen fühlen sich schwer, steif an; zittern und zucken.

Chin.　Schmerzhaftigkeit am ganzen Körper, besonders in den **Gelenken** und **Knochen** und der Knochenhaut, wie bei einer Verstauchung. Schlimmer in der **Wirbelsäule**, im **Kreuzbein**, den Knien und Oberschenkeln.

Cimic.　Rheumatische Schmerzen mit Steifheit in den Muskeln von Nacken und Rücken. Ausgeprägte Schmerzhaftigkeit der Muskulatur. Starke Schmerzen im Rücken, an den Oberschenkeln entlang und durch die Hüften, mit einem starken Druckgefühl nach unten. Der Patient kann aufgrund der zitternden Beinen kaum laufen.

Dros.　Schmerzen gleichzeitig in den Muskeln der oberen und unteren Extremitäten; in jeder Position. Schmerzen in allen Gliedmaßen, als ob sie verletzt wurden. Der Patient hat das Gefühl, dass alle Gliedmaßen gelähmt sind. Schmerzen in den **Knochen**schäften der Arme, Oberschenkel und Beine, besonders schlimm ist es in den **Gelenken**, mit starken Stichen in den **Gelenken**, weniger schmerzhaft in Bewegung als in Ruhe. Schmerzhaftigkeit in allen Gliedmaßen, auf denen der Patient liegt, als ob das Bett zu hart wäre.

Dulc.　Kälte in den Gliedmaßen. Schmerzen in den **Gelenken** bei Einfluss von Kälte. Der Nacken ist steif, der Rücken schmerzt und der Lendenbereich ist lahm. Ziehender Schmerz in Ruhe vom Kreuz ausgehend an den Oberschenkeln entlang; Stiche beim Bewegen werden durch Druck gelindert. Kaltes Gefühl im Kreuz. Das **Kreuzbein** fühlt sich kalt an. Schlimmer bei Kälte, Feuchtigkeit.

Eup-per. Schmerzen in den Extremitäten während der Grippe, wird als *deutlicher* Knochenschmerz wahrgenommen. *Tiefe harte* Schmerzen in den **Knochen**.

Euph. Schmerzen in den Extremitäten während der Grippe. Krampfartiger Schmerz im Rücken. Die Arme schlafen ein.

Ferr-p. Wunder Schmerz, wie verletzt, in den Schultern, mit Ausbreitung zur Brust und zu den Handgelenken. Die Handgelenke schmerzen und es geht die Kraft verloren, Gegenstände zu greifen. Zucken in den Gliedmaßen.

Gels. *Große Schmerzhaftigkeit in allen* Muskeln und starke Schmerzen in den Extremitäten während der Grippe. *Zittern* in allen Gliedmaßen. Der Patient verliert die Kontrolle über seine Gliedmaßen; kann seine Bewegungen nicht mehr steuern. Er braucht Unterstützung beim Laufen, weil er so schwach ist und so stark zittert. So *schwach*, dass er nicht stehen kann.

Glon. Der Nacken ist steif mit Kopfschmerzen. Schmerzen im Rücken und die ganze **Wirbelsäule** entlang, anschließend Einschnürung in der Brust; zittern an der **Wirbelsäule** nach unten. Die Arme zeigen eine nervöse Unruhe. Schwäche in den Gliedmaßen, so dass der Patient nicht ohne Hilfe aufstehen kann.

Hep. Empfindung, als ob das Kreuz und die Oberschenkel verletzt sind. Schmerzen wie von einer Verletzung, in den Muskeln der Oberschenkelvorderseite. Die Knie fühlen sich verletzt an. Kälte in den Füßen. Ziehende Schmerzen in den Gliedmaßen, besonders am Morgen, beim Erwachen.

Hydr. Die Muskeln am Hals sind schmerzhaft. Schmerzen vom Kopf zu den Schultern, es schmerzt auf beiden Seiten, schlimmer auf der linken Seite. Die Beine und Knie fühlen sich schwach an und schmerzen. Die Sohle des linken Fußes tut weh. Keine Linderung beim Wechsel der Position.

Hyos. Die Arme zittern, besonders am Abend und nach jeder körperlichen Anstrengung. Zittern der Arme und Hände. Kalte Hände und Füße. **Lazerierender** Schmerz in allen Gelenken, schlimmer bei Bewegung.

Iod. Schwäche der Arme, wie gelähmt; am Morgen; im Bett. Kälte an Händen und Füßen.

Ip. Schmerzen im Rücken und an den Gliedmaßen. Die eine Hand ist kalt, die andere heiß. Kalte Hände und Füße.

Kali-bi. **Knochen**schmerzen bei der Grippe. Schießende, stechende Schmerzen, schlimmer am Morgen. Überall steif, kann am Morgen kaum laufen.

Kali-c. Rücken und Hals sind steif; schießende Schmerzen durch die Brust. Schwäche in den Armen, am Morgen; die Arme fühlen sich taub, kalt an; sie schlafen ein, wenn der Patient darauf liegt. Die Schmerzen wecken ihn gegen 3.00 Uhr nachts, er muss aufstehen und herum laufen.

Kali-i.	Reißende, pfeilartige Schmerzen; die Gliedmaßen zucken; schlimmer in der Nacht, wenn der Patient auf einem betroffenen Körperteil liegt.
Lach.	Schmerzen im Kreuz mit Verstopfung.
Lyc.	Ziehende, reißende Schmerzen in den Gliedmaßen während der Nacht, schlimmer in Ruhe, die Muskeln und **Gelenke** sind starr, schmerzhaft, mit Taubheitsgefühl.
Merc.	Die Arme und Oberschenkel reagieren bei Berührung mit Schmerzen; der Patient kann sie kaum bewegen. Zucken der Arme und Beine. Arthritische Schmerzen, schlimmer in der Nacht in einem warmen Bett; mit reichlich Schweiß, der keine Linderung bringt. Die Unsicherheit oder die Schmerzen zwingen den Patienten dazu, die Gliedmaßen zu bewegen.
Merc-k-i.	Schmerzhaftigkeit in der Muskulatur am ganzen Körper.
Nat-s.	Schmerzhaftigkeit zieht am Rücken und am Hals entlang nach oben und nach unten. Schmerzen im Kreuz, wie von einer Verletzung, der Patient kann nur auf der rechten Seite liegen. Besser am Morgen und nach Verlassen des Bettes. Kribbeln in den Armen und Händen; sie fühlen sich wie gelähmt an. Die Hände zittern beim Erwachen.
Nux-v.	Schrecklich krankes Gefühl in allen Gliedmaßen. Schmerzen in den Gliedmaßen und **Gelenken**, wie von einer Verletzung, schlimmer bei Bewegung und in der Nacht. Taubheitsgefühl oder Zucken, schlimmer bei der geringsten Erschütterung oder bei Kälte. Der Rücken schmerzt so sehr, dass der Patient sich im Bett aufsetzen muss, um sich umzudrehen.

Phos.	Die Gliedmaßen *zittern* bei jeder körperlichen Anstrengung. Eisige Kälte der Gliedmaßen. Der Rücken schmerzt, als ob er gebrochen wäre, und verhindert jegliche Bewegung. Die Arme sind so schwach, dass er sie kaum bewegen kann; sie *zittern*.
Phyt.	Schmerzhaftigkeit am ganzen Körper, von Kopf bis Fuß; die Muskeln schmerzen und sind steif. Der Patient kann sich nur unter Stöhnen bewegen.
Psor.	Arthritische Schmerzen; die **Gelenke** fühlen sich gelockert an, als ob sie nicht zusammenhalten, um den Patienten zu stützen.
Puls.	Zuckende, reißende, ziehende Schmerzen in den Muskeln, *die rasch ihren Ort wechseln;* schlimmer gegen Abend, in der Nacht, bei Wärme; besser beim Aufdecken.
Pyrog.	Das Bett fühlt sich hart an, die Körperteile, auf denen der Patient liegt, sind wund und verletzt, er muss sich bewegen, um die Schmerzen zu lindern.
Rhus-t.	Schmerzhaftigkeit und Steifheit in den **Gelenken**, mit großer Schmerzhaftigkeit in den Muskeln. Schmerzen in den **Gelenken** bei der ersten Bewegung, um die Position zu wechseln, werden jedoch nach der Bewegung kurzzeitig besser. Das erzeugt eine *große Ruhelosigkeit*. Schmerzen in allen **Knochen** während der Grippe.
Rumx.	Die Beine schmerzen. Sie fühlen sich kalt an.
Sabad.	Zittern an Armen und Beinen. Paralytisches Ziehen in allen Gliedmaßen.

Sang.   Brennendes Gefühl in Händen und Füßen, schlimmer in der Nacht. Rheumatische Schmerzen. **Knochen**schmerzen.

Sarcol-ac.   Krampfartige Muskelschmerzen, werden schlimmer durch Bewegung. *Extreme Entkräftung.*

Spig.   Zittern der Arme. Beißende oder stechende Schmerzen in den **Gelenken**.

Spong.   Steifheit und Zittern in allen Gliedmaßen.

Stann.   Unerträgliche Schwäche, Schwere und Ruhelosigkeit in allen Gliedmaßen, schlimmer beim Benutzen der Arme oder beim Laufen.

Stict.   Pfeilartige Schmerzen in den Armen, Fingern, Gelenken, Oberschenkeln und Zehen.

Sulph.   Reißende Schmerzen in den Gliedmaßen, Muskeln und **Gelenken**, von oben nach unten. Steifheit im Hals und im Rücken. Kalte Hände und Füße, brennende Sohlen, will sie aufgedeckt haben. Schlimmer durch die Hitze im Bett; beim Zudecken.

Verat.   Schmerzen in den Gliedmaßen, und dem Kreuzbeinbereich, wie von einer Verletzung. Die Gliedmaßen schlafen ein, wenn sich der Patient hinlegt. Elektrische Zuckungen in den Gliedmaßen; schlimmer im Bett, der Patient muss sich aufsetzen und die Beine aus dem Bett heraushängen lassen; muss herumlaufen. Hände und Füße sind eiskalt. Die Arme fühlen sich kalt an, wenn sie angehoben werden.

Kopf- und Gesichtssymptome sind vorherrschend

Kopfschmerzen – Schwindel – Benommenheit – Ohnmacht – Gesichtssymptome

Symptome bei Kopfschmerzen

Kopfschmerzen in Zusammenhang mit einer Grippe können verschiedenen Ausprägungen annehmen, von ganz leicht bis äußerst schwer. Wie bei der Myalgie hängt der Kopfschmerz im weiteren Verlauf der Krankheit häufig mit dem Schweregrad des Fiebers zusammen. Der Kopfschmerz sitzt häufig hinter den Augen und grelles Licht kann die Kopfschmerzen verschlimmern.

Acon. Brennende Kopfschmerzen mit Fieber, Schwindel und *Schnupfen*. Große Angst.

Aesc. Kopfschmerzen mit Schnupfen. Stauungskatarrh.

All-c. Dumpfer Kopfschmerz *während des Schnupfens*, besonders wenn der wässrige Katarrh nachlässt oder ganz aufhört. Die Kopfschmerzen werden besser, wenn der Nasenkatarrh auftritt. *Blinzeln* verschlimmert Kopfschmerzen an den Schläfen. Gefühl, als ob der Kopf von Wasser umgeben wäre. Schlimmer *am Abend*.

Am-br. Rechtsseitige Kopfschmerzen, schlimmer beim Husten. Kopfschmerzen in der Nähe des linken Auges. Schmerzen um die Augen bis in den Kopf hinein.

Am-c. Kopfschmerzen mit Fieber. Der Kopfschmerz sitzt in der Stirn an der Nasen*wurzel*. Kopfschmerzen mit Übelkeit. Besser bei Druck und in einem warmen Raum.

Am-m.
Stauungskopfschmerz mit *errötetem Gesicht* und erweiterten Adern während des Fiebers.

Ant-t.
Kopfschmerzen mit Benommenheit und Fieber. Schlimmer *in der Nacht.* Besser, wenn der Kopf nach hinten gebeugt wird.

Arn.
Kopfschmerzen *mit Fieber, beim Husten.* Schlimmer bei *körperliche Anstrengung.* Gefühl, als ob der Kopf zu groß ist.

Ars.
Kopfschmerzen mit *Erschöpfung und Entkräftung; mit Fieber, nach dem Fieber; mit Schnupfen;* durch Flüssigkeitsverlust und Dehydration. Nervöse Ängstlichkeit und Ruhelosigkeit. Schlimmer *in der Nacht.* Der Schmerz wird besser durch Kälte. Der Kopf ist heiß und der übrige Körper ist kalt.

Ars-i.
Kopfschmerzen am Morgen und am Nachmittag; besser im Freien und schlimmer in einem warmen Raum; besser nach dem Essen und schlimmer bei Hunger. Schlimmer durch Bewegung, bei Lärm und beim Laufen.

Arum-t.
Kopfschmerzen, wenn es dem Patienten heiß wird und er zu warme Kleidung trägt und wenn er seinen Kopf in das Kissen bohrt.

Bapt.
Das Fieber beginnt zusammen mit den Kopfschmerzen. Gefühl, als ob die Haut an der Stirn nach hinten zum Hinterkopf hin gezogen würde.

Bell.
Sehr starke, *pochende Kopfschmerzen während des Schnupfens, schlimmer beim Husten.* Plötzliche pochende Kopfschmerzen, die plötzlich kommen und gehen oder allmählich zunehmen und schnell nachlassen. Der Kopf ist so empfindlich, dass die gerings-

te Berührung schon Schmerzen verursacht. Kopfschmerzen *mit hohem Fieber, mit Delirium.* Schlimmer bei *Erschütterung,* wenn der Kopf unbedeckt ist, beim Hinlegen; *am Abend; beim Bewegen der Augen* und der *Augenlider,* bei Lärm; bei Licht. Besser, *wenn der Kopf nach hinten gebeugt wird.*

Brom. Kopfschmerzen durch Überhitzung oder wenn der Raum zu warm ist. Schlimmer beim Bücken; *nach dem Trinken von Milch.*

Bry. Eines der wichtigsten Mittel bei *Kopfschmerzen mit Grippe.* Kopfschmerzen *mit Fieber,* mit Schwindel. Schlimmer bei der *kleinsten Bewegung, sogar beim Bewegen der Augen oder Augenlider.* Der Kopfschmerz beginnt am Morgen, beim ersten Öffnen der Augen und beim Bewegen der Augäpfel. Hört *gegen* Abend auf und ist um 11.00 Uhr abends besser.

Calc. Kopfschmerzen *mit Schnupfen*; mit Fieber, nach dem Fieber; durch Flüssigkeitsverlust und *Dehydration.* Kopfschmerzen *beim Husten.* Schlimmer bei *körperlicher Anstrengung.* Die Kopfschmerzen sind so schlimm, dass der Patient das Gefühl hat, sein Kopf würde zerspringen und er würde vor lauter Schmerzen verrückt werden. Ruft eine stark betäubende Verwirrung der Sinne hervor.

Camph. Kopfschmerzen mit katarrhalen Symptomen; Niesen. *Kalter Schweiß.* Der Kopf schmerzt. *Pochen im Hinterkopf. Synchron mit dem Pulsschlag,* besser im Stehen.

Carb-v. Kopfschmerzen mit Fieber, *nach dem Fieber,* mit *Flatulenz*; durch *Verlust lebenswichtiger Flüssigkeiten und Dehydration.* Dumpfer Kopfschmerz im Hinterkopf; heftiger Druckschmerz im unteren Bereich des Hinterkopfs. Gefühl, als ob ein Gewicht auf dem Kopf säße; der Kopf ist schwer wie Blei. Kalter Schweiß auf der Stirn. *Schlimmer am Abend.*

Carb-ac. Dumpfer Schmerz an der Stirn, wie von einem engen Stirnband; mit starker Entkräftung und **widerlichen Absonderungen.**

Caust. Übelkeit, Erbrechen oder vorübergehende Blindheit während der Kopfschmerzen. Schlimmer *am Abend*; beim Nicken oder Drehen des Kopfes; beim Drehen des Kopfes nach rechts. Der Schädel fühlt sich eng an.

Chel. Die Kopfschmerzen breiten sich nach hinten aus, mit deutlicher Lethargie, Benommenheit und allgemeiner Gefühllosigkeit. Eisige Kälte vom Nacken bis zum Hinterkopf. Verschlimmerung durch Schnäuzen der Nase. Schlimmer auf der rechten Seite, im unteren Bereich hinter den Ohren und ins Schulterblatt hinein.

Chin. Kopfschmerzen, *vor dem Fieber,* **mit Fieber,** *mit Schwindel; Erschöpfung* und Entkräftung; durch **Verlust lebenswichtiger Flüssigkeiten und Dehydration.** Schlimmer *beim Bewegen der Augen oder Augenlider.*

Cimic. Wellenartiges Gefühl. Gefühl, als ob sich der Kopf am Scheitel öffnet und schließt und dort kalte Luft eintritt. Es fühlt sich an, als ob der Oberkopf abspringt.

Dros. Kopfschmerzen mit Fieber, manchmal mit Übelkeit und Benommenheit. Besser bei Bewegung und in kalter Luft.

Dulc. Kopfschmerzen mit Fieber. Kopfschmerzen *durch Kälteeinwirkung.* Surren im Kopf; Gefühl, als ob ein Brett gegen die

Stirn gedrückt würde. Die Kopfschmerzen werden gelindert durch Gespräche. Schlimmer am Abend.

Eup-per. Eines der wichtigsten Heilmittel bei *Kopfschmerzen mit Grippe*. Kopfschmerzen *mit Fieber, nach dem Fieber,* mit *Schwindel;* mit innerlicher Wundheit; pochendem Wundschmerz. *Schmerzen im Hinterkopf nach dem Hinlegen mit dem Gefühl, als ob ein Gewicht auf dem Kopf läge;* mit Schmerzen und Wundheit der Augäpfel. Heftige Kopfschmerzen treten vor dem Frösteln auf und bleiben während allen Stadien bestehen und sind während der Schwitzphase am schlimmsten. Besser nach Erbrechen.

Euphr. Druckkopfschmerz mit Lichtscheu und Fieber, vor allem an der Stirn. *Katarrhale* Kopfschmerzen mit reichlich Absonderungen aus den Augen und der Nase; schlimmer beim Schnäuzen der Nase.

Eucal. Dumpfer Stauungskopfschmerz, migräneartig.

Ferr-p. Frontaler Kopfschmerz, gefolgt von und gelindert durch Nasenbluten. Kopfschmerzen *mit Fieber*. Kältegefühl am Oberkopf, schlimmer bei Lärm, Erschütterung und beim Bücken. Der Patient kann es nicht ertragen, wenn sein Haar berührt wird. Starke Kopfschmerzen mit heißem, rotem Gesicht und Erbrechen des Gegessenen.

Gels. Eines der wichtigsten Mittel bei *Kopfschmerzen mit Grippe*. Kopfschmerzen *mit Schnupfen; Schwindel; große Benommenheit, Schwäche, Zittern, Erschöpfung und Entkräftung.* Schlimmer bei körperlicher Anstrengung. Linderung beim Wasserlassen.

Glon.	Plötzliche, heftige, *pochende* Kopfschmerzen; mit Fieber und Schwindel. Pulsieren, als ob das Blut den Kopf zermalmen würde. Der Patient hält seinen Kopf mit beiden Händen. Der Schmerz kommt synchron mit jedem Pulsschlag. Schlimmer bei der *geringsten Erschütterung*, beim Schütteln des Kopfes, bei jeder Kopfbewegung von einer Seite zur anderen; keine Verschlimmerung durch Rückwärts- und Vorwärtsbewegungen; durch den Druck von einer Kopfbedeckung; durch körperliche Anstrengung. Die Schmerzen kommen und gehen **mit der Sonne**. Die Kopfschmerzen hören im Schlaf auf.
Hep.	Kopfschmerzen *mit Fieber*; durch Kälteeinwirkung. Jeden Morgen bohrender Schmerz an der rechten Schläfe und an der Nasenwurzel. Der Schädel ist empfindlich und schmerzhaft. Kalter Schweiß am Kopf. Verschlimmerung durch Schnäuzen der Nase. Schlimmer beim *Bewegen der Augen*.
Hydr.	Katarrhaler Kopfschmerz; über den Augen; dumpfer Druckschmerz an der Stirn, besonders in Zusammenhang mit einer Stauung. Besser, wenn die Hände gegen den Kopf gepresst werden.
Hyos.	Pulsierende Kopfschmerzen. Kopfschmerzen mit Stupor, Fieber, *Delirium* und Krämpfen. Der Kopf fühlt sich leicht und verwirrt an. Der Patient schüttelt den Kopf von einer Seite zur anderen; rollt den Kopf.
Iod.	Kopfschmerzen *mit Schnupfen*. Gefühl von Widerhall im Kopf. Pochen mit Blutandrang und einem Gefühl, als ob ein enges Band oder ein Streifen um den Kopf gewickelt wäre. Pochen im Kopf bei jeder Bewegung. Druck an einer kleinen Stelle oberhalb der Nasenwurzel. Schlimmer in warmer Luft.

Ip. Kopfschmerzen mit Fieber, *Übelkeit* und *Erbrechen.* Migräneartig. Hitze mit Pochen im Kopf, mit roten Wangen. Die Schädelknochen fühlen sich zerdrückt und verletzt an. Die Schmerzen breiten sich zu den Zähnen und der Zungenwurzel aus; Verletzungsschmerz in allen Knochen am Kopf. Kalter Schweiß an der Stirn. Schlimmer beim Erbrechen und während des Fröstelns.

Iris Kopfschmerzen mit *starker Übelkeit.*

Kali-bi. Kopfschmerzen mit Fieber; *mit Schnupfen; mit Übelkeit;* mit Sehstörungen; über den Augenbrauen, vorher verschwommenes Sehen. Der Schmerz wird **in einem kleinen Bereich oder an einer kleinen Stelle gespürt.** *Schlimmer am Abend,* oder kann auch *gegen Abend besser werden;* schlimmer bei Kälte, Bewegung. Besser bei Druck an der Nasenwurzel.

Kali-c. Kopfschmerzen mit Fieber; *mit Schnupfen; mit Übelkeit;* durch Verlust von Flüssigkeiten und Dehydration. Die Kopfschmerzen breiten sich in beide Augen aus. Erwacht durch die Kopfschmerzen. Die Kopfschmerzen kommen beim Gähnen. Schlimmer *beim Husten; am Abend;* beim Bewegen.

Kali-i. Kopfschmerzen mit Schnupfen. Heftiges, beidseitiges Kopfweh. Schlimmer **gegen 5.00 Uhr morgens,** bei Wärme und Druck.

Lach. Kopfschmerzen *mit Fieber, Schnupfen;* durch Flüssigkeitsverlust und Dehydration. Die Schmerzen breiten sich zum Nacken und in die Schultern aus. *Kleidung oder Bettzeug um den Hals verschlimmern die Symptome. Schlimmer beim Husten;* **nach dem Schlaf; beim Erwachen.**

Lyc. Kopfschmerzen mit Fieber; *mit Schnupfen*. Kopfschmerzen über den Augen bei schweren Atemwegsinfektionen. Der Schmerz beginnt auf einer Seite und wandert dann zur anderen – wo er schlimmer ist. Schlimmer *in der Nacht*; beim Husten und bei *Einwirkung von Kälte*.

Merc. Kopfschmerzen *mit Schnupfe*n; bei Flüssigkeitsverlust und Dehydration. Katarrhale Kopfschmerzen mit viel Hitze im Kopf; Gefühl, als ob ein enges Band um den Kopf liegen würde. Schlimmer beim *Husten*; am *Abend*; *in der Nacht*; bei körperlicher Anstrengung.

Merc-k-i. Dumpfer, schwerer, frontaler Kopfschmerz, nicht beeinflusst durch Bewegung.

Nat-s. *Berstender Kopfschmerz beim Husten.* Heißes Gefühl am Oberkopf. Schlimmer bei Lärm, beim Bücken, bei Licht, beim Essen. Besser in einem dunklen Raum, nach Erbrechen.

Nux-v. Kopfschmerzen *mit Fieber*, *mit Schnupfen;* Schwindel; durch Flüssigkeitsverlust und *Dehydration. Schlimmer beim Husten; bei körperlicher Anstrengung, beim Bewegen der Augen und Augenlider,* bei Einwirkung von Kälte. Besser *im Bett*.

Phel. Kopfschmerzen mit Augenschmerzen.

Phos. Kopfschmerzen *mit Schnupfen*; durch Flüssigkeitsverlust und Dehydration. Stauung zum Kopf. Kopfschmerzen über einem Auge. Schlimmer beim *Husten*; am *Abend*; bei *Einfluss von Kälte*.

Phyt.   Der Schmerz verläuft vom Stirnbereich nach hinten. Der Kopf schmerzt, als ob er geschlagen wurde. Übelkeit. Die Kopfschmerzen sind nach dem Essen besser, kehren aber sofort nach dem Erbrechen zurück.

Psor.   Kopfschmerzen *beim Husten*. Hämmernder Schmerz. Der Patient erwacht in der Nacht durch einen Schmerz, wie durch einen Schlag auf den Kopf. Die Kopfschmerzen folgen nach Sehstörungen; besser bei Nasenbluten. Empfindlich gegenüber Luftzug am Kopf, will den Kopf auch bei heißem Wetter bedeckt haben.

Puls.   Kopfschmerzen vor dem Fieber, *mit Fieber, mit Schnupfen;* durch Flüssigkeitsverlust und *Dehydration. Verschlimmerung beim Schnäuzen der Nase.* Schlimmer im Bett; *beim Husten;* in der Dämmerung, *am Abend;* in einem warmen Raum.

Pyrog.   Unerträgliche starke, berstende, pochende Kopfschmerzen mit großer Ruhelosigkeit. Heftige pochende Kopfschmerzen, besser durch Bandagieren oder Verbinden des Kopfes. Der Patient rollt den Kopf von einer Seite zur anderen. Dumpfer pochender Schmerz im Schläfenbereich.

Rhus-t.   Kopfschmerzen vor dem Fieber, *mit Fieber.* Schlimmer bei körperlicher Anstrengung, *trotzdem* ist der Patient *ruhelos*, muss sich ständig bewegen. *Schlimmer bei Einfluss von Kälte.*

Rumx.   Pfeilartige Schmerzen an der linken Kopfseite; nach dem Erwachen am Morgen. Katarrhalische Kopfschmerzen mit starker Reizung des Kehlkopfs und der Luftröhre.

Sabad. Kopfschmerzen *mit Fieber; beim Husten.* Nach körperlicher Anstrengung; wenn der Patient dann ins Bett geht, breiten sich die Kopfschmerzen über den ganzen Kopf aus.

Sang. Kopfschmerzen mit Erschöpfung; Schnupfen; Sehstörungen. *Der Schmerz kommt und geht mit der Sonne. Schlimmer beim Husten.*

Sarcol-ac. Kopfschmerzen und Erbrechen; der Schmerz sitzt in der Stirn und über den Augen, wird besser beim Entleeren des Darmes.

Seneg. *Berstender Schmerz* in der Stirn und bis in die Augen hinein, besser bei kühler Luft.

Spig. Kopfschmerzen mit Fieber; mit Schnupfen; *schlimmer beim Husten* und *bei Augenbewegungen.* Der Schmerz wird *allmählich schlimmer und geht dann rasch zurück; er kommt und geht mit der Sonne.*

Spong. Kopfschmerzen vor dem Fieber; beim Husten; mit Tränenfluss. Pochen und Pulsieren im Kopf. Beim Liegen spürt der Patient ein starkes Pulsieren, schlimmer im Bereich des Ohres, auf dem er liegt. Schlimmer bei körperlicher Anstrengung; auf der rechten Seite.

Stann. Kopfschmerzen *und Husten.* Schlimmer am Abend. Der Schmerz *nimmt allmählich zu und nimmt dann allmählich wieder ab.* Schlimmer bei Bewegung, die Erschütterung allein durch das Laufen erzeugt einen schmerzhaften Widerhall im Kopf. Besser nach Erbrechen.

Stict.	*Katarrhalische Kopfschmerzen bevor die Absonderungen auftreten.* Migräne, der Patient muss sich hinlegen; Übelkeit und Erbrechen fast bis zur Ohnmacht. Schlimmer bei Licht und Lärm.
Sulph.	Kopfschmerzen mit Fieber; *ohne Schnupfen;* durch Flüssigkeitsverlust und *Dehydration*; Erschöpfung. Schlimmer *am Abend; beim Husten; bei Bettwärme.* Die Kopfschmerzen werden schlimmer, wenn das Fieber zurückgeht. Der Schmerz *nimmt allmählich zu und geht dann rasch zurück. Verschlimmerung durch Schnäuzen der Nase.*
Verat.	Kopfschmerzen mit Fieber; Durchfall; durch Flüssigkeitsverlust und Dehydration. Kopfschmerzen mit Übelkeit; Erbrechen; blassem Gesicht; steifem Nacken; reichlich Wasserlassen; großer Entkräftung, Ohnmacht; großem Durst; Durchfall und Verstopfung. Kopfschmerzen mit Delirium. *Verschlimmerung bei Kälteeinwirkung.*

Symptome bei Schwindel – Benommenheit – Ohnmacht

Acon.	Übelkeit und Ohnmachtsgefühl *beim Aufstehen* oder *Aufsetzen;* während des Fiebers; nach dem Wasserlassen. Schwindel mit *Kopfschmerzen.* Schwindel gefolgt von Bewusstlosigkeit; große Angst und Beklemmung.
Aesc.	Schwindel beim Sitzen und Laufen.
All-c.	Ohnmachtsgefühl nach dem Wasserlassen.

Am-c.   Schlimmer am *Abend, bei Bewegung; in der Nacht.*

Ant-t.   Schwindel während dem Frösteln; mit Mattheit und Verwirrung; beim Schließen der Augen; beim Heben eines Gewichts. Beim Anheben des Kopfes vom Kissen. Schwindel im Wechsel mit Benommenheit.

Arn.   Beim *Schließen der Augen.* Schlimmer am Abend. Schwindel mit *Kopfschmerzen; beim Heben des Kopfes.*

Ars.   Beim *Schließen der Augen.* Schlimmer bei körperlicher Anstrengung; *am Abend.* Schwindel mit *Erbrechen; während der Kopfschmerzen.* Große nervöse Ruhelosigkeit. Der Patient hat das Gefühl, das Bett kippt um und er fällt auf den Boden.

Ars-i.   Schwindel mit Zittern.

Bapt.   Schwindel mit Schwächegefühl, vor allem in den unteren Gliedmaßen und Knien. Der Patient hat ein verworrenes, schwummriges Gefühl im Kopf.

Bell.   Schwindel während des Fiebers; mit *Blutandrang zum Kopf,* mit *erweiterten Pupillen.* Schwindel **während der Kopfschmerzen;** am Morgen **beim Aufstehen.** Schlimmer bei *Bewegung, Erschütterung.*

Brom.   Schwindel nach dem Zubettgehen am Abend.

Bry.   Schwindel mit *Erbrechen;* während des Fiebers; mit Ohnmacht, gefolgt von *Bewusstlosigkeit.* Schlimmer am *Morgen* **beim Aufstehen, durch Bewegung, beim Heben des Kopfes.**

Calc. Schwindel *während des Fröstelns*; mit Erbrechen; *während der Kopfschmerzen*. Schlimmer *am Abend, beim Heben des Kopfes* oder *bei schnellen Kopfbewegungen*; auch in Ruhe.

Camph. Schwindel wird zu Bewusstlosigkeit, so schlimm, dass der Patient das Gefühl hat, er würde sterben.

Carb-v. Schwindel; *Ohnmacht*; gefolgt von *Bewusstlosigkeit*; durch den *Verlust lebenswichtiger Flüssigkeiten*. Schlimmer *beim Erwachen am Morgen*, während der Patient noch im Bett liegt; nach dem Aufstehen; nach jedem Schlaf; am Abend; während des Fiebers; *durch Bewegung, Heben des Kopfes*.

Caust. Schlimmer am Morgen *beim Aufstehen*; am *Vormittag, Mittag* und Abend. Schwindel *während der Kopfschmerzen*.

Chel. Schwindel mit *Erbrechen*; mit Schmerzen in der Lebergegend; beim *Schließen der Augen*; *während der Kopfschmerzen*. Schlimmer am Abend; *beim Aufstehen aus dem Bett*.

Chin. Schwindel mit Erbrechen; *während des Fröstelns*. Schlimmer *beim Erwachen am Morgen*; beim *Erwachen im Bett in der Nacht*; *bei Bewegung*; *beim Heben des Kopfes* und *beim Aufstehen aus dem Bett*; durch den *Verlust lebenswichtiger Flüssigkeiten, mit großes Schwäch*e.

Dros. Schwindel beim Laufen im Freien mit der Neigung, auf die linke Seite zu fallen.

Dulc. Schwindel wird besser nach dem Essen. Mit Schwäche und Zittern. Schlimmer *am Morgen beim Erwachen und Aufstehen*.

Eup-per.	Schwindel mit dem Gefühl auf die linke Seite zu fallen; schlimmer am frühen Morgen; beim Liegen auf der rechten Seite, besser nach dem Erbrechen.
Ferr-p.	Schwindel *beim Aufstehen aus dem Bett*; beim Schließen der Augen.
Gels.	Ausgesprochen benommenes Gefühl. Schwindel mit *großer Schwäche, Zittern, Taumeln; verschwommenes Sehen oder Doppeltsehen. Schließen der Augen bringt Besserung.* Schlimmer *bei körperlicher Anstrengung* und *während des Fiebers, während der Kopfschmerzen.* Besserung durch Wasserlassen.
Glon.	Schwindel mit *Erbrechen; Verwirrung* mit Benommenheit, *Zittern* und Ohnmacht; gefolgt von Bewusstlosigkeit. Schwindel beim Einnehmen einer aufrechten Position, beim *Aufstehen aus dem Bett; während des Fröstelns; während der Kopfschmerzen.* Schlimmer durch *Bewegung;* beim Bücken oder beim Bewegen des Kopfes. Schwindelanfall beim Bewegen des Kopfes.
Hep.	Beim Schließen der Augen; *während der Kopfschmerzen.* Ohnmacht. Schlimmer am *Abend,* durch *Bewegung.*
Hyos.	Schwindel *mit Krämpfen.*
Iod.	Schwindel nur auf der linken Seite; schlimmer beim Bücken; mit zittriger Empfindung am Herzen und Ohnmacht.
Ip.	Schwindel mit *Übelkeit* und Erbrechen.
Iris	Plötzlicher Schwindel beim Laufen im Haus, mit sofortiger Benommenheit und Druck an der Stirn.

Kali-bi. Schwindel *nach dem Essen; während der Kopfschmerzen;* beim Erbrechen. Schlimmer am *Morgen beim Erwachen* und am Abend.

Kali-c. Schwindel *nach dem Essen; während der Kopfschmerzen. Schlimmer am Abend und während des Fiebers.*

Kali-i. Schwindel mit Übelkeit; beim Bücken; beim Aufstehen von einem Stuhl oder aus dem Bett.

Lach. Schwindel mit Ohnmacht; mit *Erbrechen;* **beim Schließen der Augen;** *nach dem Essen.* Schlimmer **am Morgen beim Erwachen**, am *Vormittag, am Abend,* und nach dem Zubettgehen am Abend.

Lyc. Schwindel **vor und nach Durchfall**; *während dem Trinken; nach dem Schlaf.* Schlimmer **am Morgen beim Aufstehen und nach dem Aufstehen**, am Vormittag und am Abend.

Merc. Schlimmer am Abend; *während der Kopfschmerzen;* nach dem *Erbrechen;* während des Fiebers.

Nat-s. Schwindel mit *Erbrechen; nach dem Essen; während der Kopfschmerzen;* am Abend.

Nux-v. Schwindel mit *Erbrechen;* mit Schwäche **und Ohmacht**, gefolgt von *Bewusstlosigkeit;* **während des Fröstelns;** *während des Essens* und/oder **nach dem Essen;** am Abend und nach dem *Zubettgehen am Abend;* während des Fiebers. **Schwindel während der Kopfschmerzen;** *beim Heben des Kopfes,* **beim Aufstehen aus dem Bett.**

Phel. Schwindel, Benommenheit beim Hinlegen.

Phos.	Schwindel mit Schwäche und Ohnmacht, gefolgt von Bewusstlosigkeit; während des Fröstelns; *während der Kopfschmerzen;* beim Schließen der Augen; *während oder nach dem Essen;* während des Fiebers. Schlimmer beim ***Aufstehen aus dem Bett, am Morgen beim Aufstehen und nach dem Aufstehen****; am Vormittag, Mittag, am Abend und nach dem Zubettgehen am Abend;* durch *Bewegung.*
Phyt.	Schwindel nach dem ***Aufstehen aus dem Bett.***
Psor.	Schwindel während der *Kopfschmerzen.*
Puls.	Während des *Fiebers,* Fröstelns, der *Kopfschmerzen;* beim *Erbrechen;* ***nach dem Essen.*** Benommen und schwach beim Aufenthalt in einem *warmen* Raum; beim ***Heben eines Gewichts.*** Schlimmer ***am Morgen beim Aufstehen und am Abend****;* durch Bewegung.
Pyrog.	Der Patient taumelt wie betrunken, wenn er am Morgen aus dem Bett aufsteht. Benommenheit und Ohnmachtsgefühl beim Aufrichten im Bett.
Rhus-t.	Schwindel *während des Fröstelns; nach dem Essen;* beim Schließen der Augen. Schlimmer beim *Aufstehen aus dem Bett,* beim ***Aufstehen am Morgen****,* am Abend und nach dem Zubettgehen am Abend.
Sabad.	Beim Schließen der Augen; beim Erbrechen; mit einem Schwächegefühl, gefolgt von Bewusstlosigkeit. Besserung nach dem Essen. Schlimmer am Morgen beim Aufstehen und am Abend.
Sang.	Schwindel *während des Schlafs.* Schwindel *mit Erbrechen.*

Spig.	Schwindel *während der Kopfschmerzen,* beim Heben des Kopfes im Bett am Morgen. Schlimmer *am Morgen beim Aufstehen.*
Spong.	Schlimmer am Abend und *in der Nacht, beim Erwachen im Bett in der Nacht;* durch Bewegung.
Stann.	Schwindel beim Hinsetzen, vergisst dabei die Gedanken. Alle Gegenstände scheinen zu weit weg zu sein. Benommenheit und Schwäche bei *Bewegung nach unten.*
Sulph.	Schwächegefühl; *beim nach vorne Beugen des Kopfes;* während des Fröstelns. Besserung durch Schließen der Augen. *Schlimmer beim Aufstehen aus dem Bett; nach dem Essen; am Vormittag, am Abend* und nach dem Zubettgehen am Abend.
Verat.	Schwindel *mit Erbrechen;* während des Fiebers und während des Fröstelns. Schlimmer am Morgen beim Aufstehen; durch Bewegen des Halses.

Gesichtssymptome

Eines der auffälligsten Symptome bei Grippe ist ein gerötetes Gesicht; ein Symptom, das besonders in den ersten Stadien der Infektion auffällt. Das Gesicht und alle sichtbaren Hautregionen können warm, heiß oder totenblass sein. Ausbrüche von Herpes sind bei Grippe charakteristisch für bestimmte Heilmittel, und dieses Symptom ist, sofern es vorhanden ist, eine Hilfe, um das entsprechende Mittel für diesen Fall zielgenau zu bestimmen. Sofern nicht durch Kälte bedingt, *können* markante oder *ausgeprägte* bläuliche, gräulich, schwarze oder purpurfarbene Farbtöne oder

Verfärbungen der Haut ein äußerst bedrohliches Zeichen sein und sollten sofort ärztlich abgeklärt werden.

Acon. Ängstlicher, besorgter Gesichtsausdruck; gerötet; wird totenblass beim Aufstehen.

All-c. Das Gesicht ist geschwollen; sieht entzündet aus. Die Oberlippe ist rot und wund durch das *scharfe* Nasensekret.

Am-c. Blaue Verfärbung der Lippen, über der Nase und an den Fingerspitzen. Die Nase ist kalt, trotzdem fühlen sich der Körper und die Füße warm an. Scharfer Speichel, *macht die Lippen wund,* sie springen in den Mundwinkeln und in der Mitte auf. Trockene Lippen mit wunden Stellen. *Herpes* im *Gesicht.*

Am-m. Das Gesicht ist entzündet, die Lippen brennen wie Feuer; Mund und Lippen sind schmerzhaft und wund. Die Lippen sind trocken, aufgesprungen und eingerissen. Der Patient muss sie ständig mit der Zunge befeuchten.

Ant-t. Das Gesicht ist ein Bild von Angst und Verzweiflung. Kalt, verzerrt, *blass,* mit bläulichen Flecken; gebadet in *kaltem Schweiß*, blassbläulich. Die Gesichtsmuskeln zucken; ununterbrochenes Beben von Kinn und Unterkiefer.

Arn. Das Gesicht ist glühend heiß, während die Nase und der übrige Körper kalt sind. *Eingefallenes* Aussehen; sehr rot oder auch blass. Fieberhafte Lippen; die Lippen brennen, sind geschwollen, aufgerissen. Die Unterlippe zittert beim Essen. Der Unterkiefer hängt locker herunter.

Ars. Das Gesicht drückt wahrlich einen *mentalen Todeskampf aus, große Angst und Unsicherheit*. Totenblass, zyanotisch.

Gesichtsschwellung oder ein eingefallener Gesichtsausdruck sind möglich. *Herpes* im Gesicht.

Ars-h. Blasses Gesicht; die Lippen sind verfärbt; die Augen eingefallen, mit tiefblauen Ringen.

Ars-i. Schmerzen in den Wangenbeinen im Gesicht.

Arum-t. Das Gesicht ist geschwollen, sieht aufgesprungen aus und fühlt sich heiß an. Die Lippen sind geschwollen, trocken und eingerissen, so dass der Patient daran herumkratzt. Die Mundwinkel sind wund, eingerissen und bluten. Schwellung der Unterkieferdrüsen.

Bapt. Das Gesicht ist fahl, dunkelrot, gerötet und düster. Der Patient hat ein ausgesprochen *„besoffenes" Aussehen*, als ob er sich in einem betrunkenen Stupor befinden würde. Die Lippen sind bläulich.

Bell. Das Gesicht ist gerötet und *rot*, mit einem verstörten, erröteten, starren Ausdruck. Die Pupillen sind *erweitert*; die Augen sind *glasig* und glänzend. Rotglühendes Gesicht, sieht fiebrig und heiß aus; die Ohren sind rot, wie entzündet.

Brom. Graue, erdige Gesichtsfarbe.

Bry. Rote, heiße, weiche Geschwollenheit des Gesichts.

Calc. Das Gesicht ist geschwollen; die Lippen sind aufgesprungen und eingerissen; die Mundwinkel sind vereitert. Ausbruch von Herpes *auf der Nase*.

Camph. Eisige Kälte im Gesicht mit Totenblässe; bläulich, die Lippen sind blass, farblos. Ängstlicher, ausgezehrter Gesichtsausdruck. Kalter Schweiß. Das Gesicht ist abwechselnd rot und blass.

Carb-v. Das Gesicht ist *blass, kalt,* bedeckt mit kaltem Schweiß. Das Gesicht hat einen „zusammengekniffenen" Ausdruck. *Herpes im Gesicht.*

Caust. Das Gesicht ist gelb und sieht krank aus. Gesichtsneuralgie auf der rechten Seite.

Chel. Gelber Schimmer auf dem Gesicht, besonders auf der Stirn, der Nase und den Wangen. Das Weiße der Augen hat einen gelben Schimmer. Das Gesicht hat einen gräulich-gelben, eingefallenen Ausdruck.

Chin. Blasses, krankhaftes Hippokrates-Gesicht. Die Augen sind eingefallen und von blauen Ringen umgeben.

Cimic. Ein verstörter, ängstlicher Gesichtsausdruck; blass und heiß, mit kalter Stirn.

Dros. Brennendes und beißendes Gefühl auf der Haut an den Wangen, unterhalb der Augen. Die Lippen sind eingerissen und trocken.

Dulc. Kalte, wunde Stellen an den Lippen. Zucken der Lippen bei kalter Luft. Gesichtsneuralgie bei der *geringsten Kälteeinwirkung.*

Eucal. Das Gesicht ist errötet und sieht gestaut aus.

Eup-per. Das Gesicht hat einen gelblichen Schimmer.

Euphr.	Miliarausbruch auf dem Gesicht mit Brennen und Röte, wenn das Gesicht nass wird.
Ferr-p.	Gerötete, leuchtende Hautfarbe.
Gels.	Schwerer, matter „besoffener" Gesichtsausdruck, wie bei einem Stupor, wie betrunken. Das Gesicht vermittelt einen Eindruck von „alles schwach, ohne Energie". Keine Kontrolle über den Unterkiefer, er kippt nach der Seite. Das Gesicht ist gerötet und fühlt sich bei Berührung heiß an.
Glon.	Verstörter, starrender Ausdruck. Die Unterlippe fühlt sich taub und geschwollen an. Empfindung von eiskaltem Schweiß auf der Stirn, aber es ist keiner da.
Hep.	Starke Schwellung der Oberlippe. Schmerzen in den Gesichtsknochen, besonders bei Berührung. Ausbruch von Herpes um den Mund.
Hydr.	Stark ermüdeter, matter Gesichtsausdruck; blasse Haut, oder gelb-weiß. Aphthen auf den Lippen. Zäher Schleim hängt in Fetzen aus dem Mund.
Iod.	Düsterer, fahler Gesichtsausdruck. Der Patient bietet einen elendigen Anblick. Ausbruch von Herpes auf der Nase ist möglich.
Ip.	Das Gesicht ist blass, blau um die Lippen oder die Augen, mit Rötung um den Mund. Die Lippen sind mit Aphthen bedeckt.
Iris	Das Gesicht hat einen schmerzgeplagten Ausdruck.

Kali-bi. Das Gesicht ist blass, gelblich oder rot, leuchtend und gefleckt. Schweiß auf der Oberlippe. *Herpes im Gesicht.*

Kali-c. Das Gesicht ist blass, krankhaft, fahl mit eingefallenen Augen; aufgedunsen, *Herpes im Gesicht.*

Kali-i. Am Morgen klebriger Schleim auf den Lippen. *Gesichtsneuralgie. Herpes im Gesicht.*

Lach. Das Gesicht ist aufgedunsen, geschwollen, aufgebläht, gefleckt, hat eine purpurfarbene Schattierung, gelbsüchtig. Starke Schwellung der Lippen. *Herpes im Gesicht.*

Lyc. Gräulich-gelbe Gesichtsfarbe mit blauen Ringen um die Augen. Juckender, schuppiger *Herpes* im Gesicht und in den *Mundwinkeln.* Das Gesicht kann verwelkt, verschrumpelt und ausgemergelt aussehen. Der Patient verdreht das Gesicht und den Mund, was zu einem dummen Gesichtsausdruck führen kann.

Merc. Das Gesicht ist blass, gelblich, unter den Augen aufgedunsen. Die Wangen sind geschwollen, rot und heiß. Die Wangenknochen schmerzen. Die Lippen sind trocken, in den Mundwinkelns eingerissen und Brennen bei Berührung. *Herpes im Gesicht.*

Nat-s. Das Gesicht ist blass, krankhaft, mit einer gelblichen Hautfarbe. Trockenheit der Oberlippe und Jucken im Gesicht. Bläschen auf der Unterlippe. *Herpes im Gesicht.*

Nux-v. Zucken der Gesichtsmuskeln am Abend beim Hinlegen. Schmerzhaftes Schälen der Lippen; Krusten auf den Lippen, oder Geschwüre, die brennen.

Phel.   Das Gesicht ist am Abend bläulich-rot.

Phos.   Blasser, krankhafter Gesichtsausdruck mit blauen Ringen unter den Augen. Hippokrates-Gesicht. Die Lippen sind blau, trocken, eingerissen und verschorft. Brennende Hitze und Rötung auf den Wangen.

Phyt.   Gelblich, krankhaft. Schmerzen in den Wangenknochen. Die Drüsen unterhalb des Kiefers sind geschwollen. Der Patient zieht das Kinn nach unten zum Brustbein.

Psor.   Krankhafter, schwächlicher, blasser, aufgeschwemmter Gesichtsausdruck. Schwellung der Oberlippe. Brennende Hitze und Rötung des Gesichts. Breite blaue Ringe um die Augen. *Herpes im Gesicht.*

Puls.   Das Gesicht ist am Abend rot; abwechselnd rot und blass; blass oder gelblich, mit eingefallenen Augen. Errötetes Gesicht. Die Haut im Gesicht ist schmerzempfindlich.

Pyrog.   Die Rötungen beschränken sich auf die Wangen. Das Gesicht brennt, ist gelb, tiefrot oder blass und eingefallen; gebadet in kaltem Schweiß; grünlicher Schimmer. Hektische Rötung gegen 3.00 bis 4.00 Uhr nachmittags, hält bis Mitternacht an, bedeckt mit kaltem Schweiß.

Rhus-t.   Feuerrot oder blass und eingefallen; blau um die Augen. *Geschwollenes Gesicht.* Die Wangenknochen schmerzen und sind empfindlich gegenüber Berührung. Gesichtsneuralgie mit Frösteln, schlimmer am Abend. Die Lippen sind trocken, bräunlich, in den Mundwinkeln eingerissen, verkrustet. *Herpes im Gesicht,* besonders um *den Mund, auf den Lippen.*

Rumx. Hitze und Röte im Gesicht. Blass beim Aufstehen. Schmerzen auf der rechten Kieferseite am Morgen.

Sabad. Das Gesicht fühlt sich heiß an; rotes Gesicht und Röte in den Augen. Die Lippen sind heiß; brennen, als ob sie verbrüht wurden. Blaue Ringe um die Augen.

Sang. Rote Wangen mit brennenden Augen. Neuralgischer Schmerz, breitet sich vom Oberkiefer aus in alle Richtungen aus. Das Gesicht ist *blass*, wenn der Patient anfängt, sich zu erbrechen; die Wangen und Hände sind totenblass.

Spig. Das Gesicht ist aufgedunsen, entstellt; blass; krankhaft; gelb um die Augen; rot; verschwitzt. Gesichtsneuralgie auf der linken Seite.

Spong. Blasses Gesicht, mit eingefallenen Augen, blauen Lippen. Ängstlicher, panikartiger Gesichtsaudruck. Kalter Schweiß auf dem Gesicht, besonders auf dem Kinn. Taubheit des Kinns.

Stann. Hitzewallungen im Gesicht bei jeder Bewegung, besser im Freien; eine Wange ist heiß und rot. Das Gesicht ist blass, eingefallene Augen, teilnahmslos. Schwellung der Unterkieferdrüsen. Gesichtsneuralgie, vor allem das Jochbein ist betroffen.

Stict. Pfeilartige Schmerzen an den Gesichtsseiten und im Unterkiefer.

Sulph. Das Gesicht ist blass und sieht krank aus, mit hellroten Lippen. Blaue Ringe um die eingefallenen Augen. Die Lippen sind trocken, rau, eingerissen, sie brennen, zucken oder zittern. *Herpes im Gesicht, in den Mundwinkeln und über der Nase.*

Verat. *Das Gesicht ist ganz blass, blau, kalt,* mit eingefallenen Gesichtszügen. Im Bett ist das Gesicht rot, wird aber totenblass beim Aufstehen; abwechselnd blass und rot. Blaue oder grünliche Ringe um die Augen. Bläuliche, herabhängende Lippen. Ruheloser, verstörter, panikartiger Blick.

Magen-Darm-Symptome sind vorherrschend

Appetit – Übelkeit – Erbrechen – Durchfall – Verstopfung

Magen-Darm-Symptome in Zusammenhang mit einer Grippe sind bei gewöhnlichen Gripparten nicht sehr verbreitet, und so etwas, wie eine „Darmgrippe" gibt es nicht. Die Grippe ist genau genommen eine Krankheit des Respirationstrakts. Bei einer epidemischen und pandemischen Grippe treten jedoch häufig Symptome auf, die mit dem Magen-Darm-System in Zusammenhang stehen, dazu gehören Appetitlosigkeit, Übelkeit, Durchfall (häufig schwerwiegend), Verstopfung und Erbrechen.

Acon. Großer Durst; heftiges Erbrechen. Weiße Stühle. Übelkeit und Schwitzen vor und nach lockerem Stuhl.

Aesc. Harter, großer, trockener, knotiger Stuhl; lässt sich nur schwer absetzen, mit Trockenheit im Rektum und Fieber. Dem Stuhl folgt ein Völlegefühl im Rektum. Der erste Teil des Stuhlgangs ist schwarz, dann wird er weiß und weich. Die Stühle weisen häufig mehrere Farben auf.

All-c. Saures Aufstoßen. Die Übelkeit kommt aus dem Magen hoch in den Rachen. Schwaches, leeres Gefühl oder Druck im Magen.

Am-br. Schmerzhaftes Gefühl im Magen. Der Magen fühlt sich wund an. Magenschmerzen nach kalten Getränken. Lockere Stühle mit plötzlichem Drang.

Am-c. Viel Durst, besonders beim Essen. Absonderung von Blut vor und nach dem Stuhlgang. Dunkler, scharfer Durchfall, brennt am Anus. Verstopfung mit schwieriger Entleerung.

Am-m. *Appetitverlust* und *Durstlosigkeit* infolge des vorherrschenden Fiebers. Kann bei vorherrschendem Fieber auch extremen Durst haben. Appetitverlust im Wechsel mit großem Hunger. Wunsch nach Limonadengetränken. Scharfe Empfindung, Brennen und Stechen im Rektum während und viele Stunden nach der Darmentleerung, macht den Anus wund. Die Stühle sind hart, knotig, trocken und *bröckelig* oder mit glänzendem Schleim überzogen, schwierig auszuscheiden.

Ant-t. Ekel vor dem Essen, häufig Übelkeit und Erleichterung durch Erbrechen. Aufstoßen bringt Linderung. Die Übelkeit erzeugt große Angst. Ständige Übelkeit mit Angst, große Anstrengung beim Erbrechen; Schweiß auf der Stirn. Der Patient erbricht unter großen Mühen. Auf das Erbrechen folgt große Mattigkeit, Benommenheit. Erbrechen in jeder Position, außer im Liegen auf der rechten Seite. Kein Durst. Ekel vor dem Essen und Wunsch, alles abzukühlen. Verstopfung wechselt mit Durchfall. Schleim im Stuhl. Grasgrüner Stuhl.

Arn. Erbrechen während des Fiebers. Magenschmerzen während des Essens. Starker Durst. Der Atem stinkt. Unwillkürliche Stuhlentleerung während des Schlafs, auch Urinabgang. Widerliche, schäumende, braune, *blutige,* eitrige, unwillkürliche Stühle. Sieht aus wie braune Hefe. Der Patient muss sich nach jedem Stuhlgang hinlegen.

Ars.	Übelkeit und Erbrechen werden durch alles ausgelöst, was in den Magen kommt, sogar durch Wasser. Der Patient erbricht sich nach jedem Trinken. Erbrechen bringt keine Linderung. Abscheu vor dem Essen. Der Geruch und nur der Gedanke an Essen rufen Ekel hervor. Brennen im Magen. Der Stuhl brennt. *Brennender, scharfer* Durchfall, macht die Haut um den Anus wund. Erbrechen von wässrigem Schleim.
Ars-h.	Der Gedanke, Wasser zu trinken erzeugt Übelkeit, der Patient hat das Gefühl, er muss sich erbrechen.
Ars-i.	Starker Durst; Erbrechen unmittelbar nach Wasseraufnahme. Der Appetit bleibt gut, trotz Abmagerung. Erbrechen eine Stunde nach dem Essen. Brühend heißer Durchfall. Die Stühle sind weiß.
Arum-t.	Die Stühle sind dunkelbraun, wässrig, dünn, wie Maisbrei; scharf, macht den Anus wund und brennend. Häufiger Durst nach kleinen Mengen Flüssigkeit.
Bapt.	Ständiges Verlangen nach Wasser. Flaues Gefühl im Magen, fühlt sich völlig energielos an. Stinkender, erschöpfender Durchfall, macht den Anus wund. Schrecklich widerwärtiger, stinkender Kot. Viel Schleim, Blut oder blutiger Schleim im Stuhlgang. *Widerwärtiger Durchfall* bei Tag und Nacht.
Bell.	Übelkeit und Erbrechen. Erbricht alles mit Blässe und Schwäche. Unkontrollierbares Erbrechen. Unwillkürliche, grüne, dysenterische Stühle; die kreideartige Klumpen enthalten. Schaudern während der Darmentleerung.
Brom.	Scharfer, brennender Schmerz von der Zunge bis in den Magen; besser beim Essen. Das Erbrochene sieht aus wie ge-

mahlener Kaffee. Schwarze Stühle. Verschlimmerung durch Saures; verursacht Durchfall.

Bry. Erbricht nur feste Nahrung. Schlimmer bei Bewegung und warmen Getränken, die erbrochen werden. *Der Magen ist sehr empfindlich gegenüber Berührung.* Schmerzloser, unwillkürlicher Stuhl während des Schlafs. Der Durchfall sprudelt richtig heraus, schlimmer am Morgen, beim Aufstehen.

Calc. Kompletter Appetitverlust. Saures Erbrechen. Verlangen nach gekochten Eiern. Der Durchfall riecht sauer. Wässrige Stühle.

Camph. Magenschmerzen mit Kälte, gefolgt von Brennen. Brennen im Magen und im Bauch. Erbrechen von Galle oder Blut. Erbrechen am Morgen. Unwillkürliche schwarze Stühle; „Reiswasser"-Stühle; mit *Kälte* am ganzen Körper. Der Mund und die Zunge sind *kalt*.

Carb-v. Erbrechen von Blut bei eiskaltem Körper und Atem. Viele Winde. Der Durchfall stinkt fürchterlich, mit stinkenden *Blähungen*.

Carb-ac. Erbrechen von dunkler, olivgrüner Flüssigkeit. Der Durchfall, die Stühle sind dünn, schwarz, unwillkürlich, mit einem *unerträglich widerwärtigen Geruch*.

Caust. Saures Erbrechen, gefolgt von *saurem* Aufstoßen. Die Stühle sind mit einem glänzenden Schleim überzogen, wie gefettet.

Chel. Appetitverlust mit Ekel vor dem Essen und Übelkeit. Durchfall im Wechsel mit Verstopfung. Dünne, teigige, hellgelbe, senffarbene oder weiße Stühle.

Chin.	Schmerzloser Durchfall; gelb, wässrig, bräunlich, unverdaut. *Blähungen, Aufstoßen* von bitterer Flüssigkeit.
Cimic.	Wechsel zwischen Durchfall und Verstopfung. Erbricht grün aussehendes Material, stöhnt und drückt den Kopf mit beiden Händen, um Erleichterung zu bekommen. Aufstoßen mit Übelkeit, Erbrechen mit Kopfschmerzen.
Dros.	Erbrechen in der Nacht und nach dem Abendessen. Erbricht Galle am Morgen. Erbrechen von Blut; schleimige Masse und Nahrung während des Hustens. Durst am Morgen.
Dulc.	Gelber, wässriger Durchfall, mit reißendem und schneidendem Schmerz vor jeder Darmentleerung. Schleimiger Durchfall, abwechselnd gelb und grünlich. Durchfall durch Kälte, oder bei Wechsel von warm zu kalt, besonders bei kaltem und feuchtem Wetter.
Eucal.	Übelkeit und Erbrechen mit Frösteln. Es kommen viele stinkende Gase heraus. Der Durchfall folgt auf einen scharfem Schmerz.
Eup-p.	Großer Durst nach kaltem Wasser, der Patient schaudert jedoch nach dem Trinken und erbricht Galle. Übelkeit durch den Geruch von Essen oder bei der Zubereitung von Essen. Erbricht große Mengen grüner Galle. Dem Erbrechen geht Durst voran. Die Stühle sind wässrig, weißlich, grün.
Euphr.	Erbrechen durch Schleimräuspern.
Ferr-p.	Häufige Stühle aus blutigem Wasser oder reinem Blut. Erbrechen von Blut.

Gels. Schmerzloser, unwillkürlicher Durchfall; reichlich gelbe Stühle; cremefarben; Farbe wie von grünem Tee. Gewöhnlich ohne Durst.

Glon. Durchfall aus reichlich schwarzen, bröckeligen Stühlen. Am Morgen Durchfall mit scharfem Brennen und Rumoren. Appetitverlust. Verlangen nach kaltem Wasser.

Hep. Brennen im Magen. Der Stuhl ist weich, kann aber trotzdem nur unter großer Anstrengung abgesetzt werden. Lehmfarbene Stühle.

Hydr. Erbricht das ganze Essen, kann nur Milch oder Wasser bei sich behalten. Wundes, stechendes Gefühl im Rektum beim Stuhlgang, das auch noch lange danach bestehen bleibt. Stinkende Winde. Die Stühle sind bröckelig, scharf, gelb oder grünlich.

Hyos. Übelkeit mit Schwindel. Erbrechen mit Krämpfen. Die Stühle gehen unwillkürlich im Bett ab. Unwillkürlicher Stuhl beim Urinieren. Abneigung gegenüber Wasser. Geschmacksverlust.

Iod. Trotz Krankheit hat der Patient einen riesigen Appetit, währenddessen er immer ausgezehrter wird. Besser beim Essen. Schnelle Abmagerung, fast bis aufs Skelett. Durchfall, weißlich, schäumend, fettig. Verstopfung wechselt mit Durchfall.

Ip. *Ständige, anhaltende Übelkeit, wird durch Erbrechen nicht besser.* Übelkeit mit reichlich Speichel. Erbricht Essen, Blut, Galle; nach dem Trinken von kalten Getränken. Durchfall mit Übelkeit. *Abneigung gegenüber jeglicher Nahrung.* Kein Durst.

Iris	Brennen im ganzen Verdauungstrakt, wird nicht besser durch kalte Getränke. Erbricht saure, blutige Galle. Anhaltende Übelkeit. Reichlich Speichelfluss.
Kali-bi.	Erbricht hellgelbes Wasser. Die Stühle sind geleeartig, gallertartig.
Kali-c	*Übelkeit,* besser beim Hinlegen. *Saures Aufstoßen.* Erbricht sauren Schleim. Verstopfung wechselt mit Durchfall.
Kali-i.	Durchfall mit Schmerzen im unteren Rücken. Wird verschlimmert durch kaltes Essen und kalte Getränke. Großer Durst. Abneigung gegenüber jeglicher Nahrung, sogar gegenüber Brühe.
Lach.	Übelkeit nach dem Zubettgehen; nach Trinken von eiskaltem Wasser. *Widerwärtiger* Stuhl. Die Symptome im Rachen werden schlimmer durch heiße Getränke. Durstig, hat aber Angst zu trinken.
Lyc.	Erbricht Essen und Galle, geronnenes Blut, dunkle grünliche Substanzen nach dem Essen und Trinken. Appetitverlust. Will, dass das Essen und die Getränke heiß sind. Abwechselnd Durchfall und Verstopfung.
Merc.	*Starker Durst nach kalten Getränken.* Der Magen ist empfindlich gegenüber Berührung. Die Stühle sind blutig, grünlich, schleimig, aschfarben-weiß, scharf und sie stinken.
Nat-s.	Übelkeit mit Schmerzen in den Augen. Erbrechen von grüner Galle. Gelber, schaumiger, wässriger Durchfall. Unwillkürliche Stühle, wenn Winde ausgestoßen werden. Rumoren, Gluckern in den Därmen, dann plötzlich geräuschvolle,

herausprudelnde Stühle am Morgen, oder der Patient wird durch die Stühle aus dem Bett getrieben. Verlangen nach Eis und eiskaltem Wasser. Durst nur zu Beginn des Fiebers. Appetitmangel und Abneigung gegenüber Essen.

Nux-v. *Übelkeit und heftiges Erbrechen* mit starkem Würgen; die Übelkeit wird besser, wenn sich der Patient erbrechen kann. Will sich erbrechen, kann aber nicht. Erbrechen mit dem dringenden Bedürfnis, gleichzeitig den Darm zu entleeren.

Phel. Abneigung gegenüber Wasser. Alles schmeckt süß.

Phos. *Verlangt nach eiskalten Getränken.* Erbricht die Getränke, sobald sie im Magen warm werden. Erbrechen von Galle und Blut. Übelkeit, wenn die Hände in kaltes Wasser getaucht werden. *Erschöpfender Durchfall;* große Schwäche nach der Entleerung des Darmes.

Phyt. *Heftiges* Erbrechen unter Würgen, wünscht sich den Tod, um von dem Erbrechen erlöst zu werden. Erbricht sich alle fünf Minuten, ohne Übelkeit. Ständiger Drang, den Darm zu entleeren, sogar im Schlaf. Starker Durst. Appetitverlust.

Psor. Saures, widerliches Aufstoßen, schmeckt und riecht wie verfaulte Eier. Durchfall, dringend am frühen Morgen; stinkt entsetzlich. Appetitverlust nach der Grippe, mit großem Durst.

Puls. Fast alle Beschwerden sind von *Durstlosigkeit* begleitet. Wechselhafter Stuhl, keine zwei Stühle sind gleich. *Blähungen.*

Pyrog. Der Durchfall ist fürchterlich widerwärtig, braun oder schwarz; schmerzlos, unwillkürlich. Kein Appetit oder Durst. Besser beim Trinken von ganz heißem Wasser. Großer Durst nach kleinen Mengen kalter Getränke, die kleinste Menge Flüssigkeit wird jedoch sofort wieder ausgeschieden. Besser nach Erbrechen.

Rhus-t. Übelkeit, Schwindel und aufgeblähter Bauch nach dem Essen. Erbricht aufgrund des Hustens, beim Liegen auf dem Rücken. Durchfall aus Blut, glitschigem, rötlichem Schleim. Die Stühle gehen unwillkürlich in der Nacht, während des Schlafs ab. Kein Appetit auf irgendwelche Nahrung. Großer Durst, mit trockenem Mund und Rachen. Verlangt nach kalten Getränken, obwohl diese den Husten und das Frösteln verschlimmern.

Rumx. Übelkeit nach Aufstoßen. Brauner, wässriger Durchfall *früh am Morgen* mit Husten, der den Patienten aus dem Bett treibt. Die Stühle kommen plötzlich, sind reichlich, stinken, sind schmerzlos, braunschwarz oder dünn und wässrig.

Sabad. Die Stühle brennen, sind schäumend, locker. Wunsch nach *Heißem.* Kein Durst.

Sal-ac. Übelkeit und Würgen. Die Stühle sind grünlich.

Sang. Brennendes Gefühl in Magen und Speiseröhre. Aufstoßen von stinkendem Gas. Wenig Appetit.

Sarcol-ac. Scharfe Stühle und reichlich Ausstoß von blähenden Gasen. Übelkeit. Unkontrollierbares Erbrechen, sogar von Wasser, gefolgt von extremer Schwäche.

Seneg. Ekel vor dem Essen und Übelkeit mit Brechreiz.

Spig.	Übelkeit mit einem Gefühl, als ob ein Wurm im Rachen herumkriechen würde. Die Stühle bestehen nur aus großen Schleimbrocken. Kein Appetit, aber starker Durst.
Spong.	Übermäßiger Durst. Übelkeit mit saurem Geschmack im Mund.
Stann.	Der Geruch durch das Kochen von Essen löst Übelkeit und Erbrechen aus. Heftiges Erbrechen von Blut und Galle am frühen Morgen.
Stict.	Durchfall; reichlich Stühle, schäumend und schlimmer am Morgen.
Sulph.	Kompletter Appetitverlust, oder es kann auch Heißhunger vorkommen. Brennender Durchfall, mit rotem, wundem Anus. Morgendlicher Durchfall treibt den Patienten aus dem Bett.
Verat.	*Durst nach kaltem Wasser,* es wird jedoch sofort nach dem Herunterschlucken wieder erbrochen. Sehnt sich nach Eiswasser, will, dass alles kalt ist oder saures, saftiges Obst. Nagender Hunger, trotz Übelkeit und Erbrechen. *Reichlich Erbrechen, mit Übelkeit.*

Mentale/emotionale Symptome sind vorherrschend

Geistige Verwirrung – Unwohlsein – Benommenheit – Entkräftung Reizbarkeit – Ängstlichkeit – Weinen – Wunsch nach Gesellschaft Wunsch, allein gelassen zu werden – Depression – Delirium – Wahnvorstellungen

Obwohl die Grippe als Atemwegserkrankung gilt, wirkt sie sich doch auch auf den ganzen Körper aus. Ein typisches, markantes Symptom bei Grippe ist ein allgemeines Krankheitsgefühl, Kraftlosigkeit und Unwohlsein. Zu Beginn der Infektion spürt der Patient vielleicht ein leichtes Unbehagen und hat das Gefühl, dass „etwas im Anmarsch ist". Im weiteren Verlauf der Krankheit können dann Ruhelosigkeit, Benommenheit, Schwindel (Vertigo) und Verwirrung auftreten. Der Patient kann geistig verwirrt werden und einen benebelten oder benommenen Eindruck machen, und es kann auch sein, dass er schwankt oder taumelt, wenn er versucht, ins Badezimmer zu gehen. In sehr ernsten Fällen kann sich, wenn die Krankheit fortschreitet, aus dem Unwohlsein Entkräftung und schließlich in relativ kurzer Zeit ein vollkommener Zusammenbruch entwickeln. Auch nach der Genesung leiden die Patienten häufig noch tage- oder wochenlang unter Müdigkeit und Erschöpfung. Auch eine Depression ist eine emotionales Symptom, das häufig in Zusammenhang mit einer Grippe beobachtet wird und das noch eine ganz Weile bestehen kann, nachdem sich der Patient körperlich wieder vollkommen erholt hat.

Leiden Grippepatienten an Delirium, so ist dieses Symptom von hohem Fieber begleitet und es kommt vor, dass sie weinen, lachen, schlagen, stoßen, beißen, murren, schreien und unter Krämpfen leiden. Auch Wahnvorstellung während einer Grippeerkrankung sind mit hohem Fieber verbunden und können viele Formen annehmen.

Acon. *Unermessliche Beklemmung und Angst. Der Patient denkt, er steht kurz davor zu sterben.* Große Besorgnis und Traurigkeit. Starke nervöse Ruhelosigkeit. Wirft sich ruhelos im Bett hin und her. Ruhelos und besorgt. Veränderliche Stimmung, fröhlich, dann wieder niedergeschlagen. *Weint während des Fiebers.* Nachts wütet das Delirium. Glaubt, dass das, was gerade passiert ist, ein Traum ist.

Aesc. Kopf und Geist sind träge. Der Patient ist nicht in der Lage, seine Aufmerksamkeit auf etwas zu richten. Erwacht mit verwirrtem Geist, ist völlig durcheinander, vor allem bei Kindern. Unwohlsein, bedrückt, gereizt und niedergeschlagen. Ruhelosigkeit, *Ängstlichkeit und Weinen.* Delirium, sieht Katzen, Hunde und Ratten. Will aus dem Bett springen.

All-c. Fürchtet, dass die Schmerzen unerträglich werden. Melancholie.

Am-br. Starke Angst mit Erstickungsgefühl. Der Patient muss herumlaufen, aus Angst vor Erstickung.

Am-c. Ängstlicher Gesichtsausdruck, als ob etwas Schlimmes bevorstehen würde. Besorgnis und Qualen am Abend; Schwäche und Alpträume. Schüchtern, Traurigkeit, mit Bereitschaft zu weinen. Enorme Erschöpfung und Entkräftung. Bei dem Versuch aufzustehen fällt der Patient unter Herzklopfen ins Bett zurück. Große Geistesabwesenheit und Gedächtnisschwäche. Er macht Fehler beim Sprechen, als ob er verwirrt wäre. Sehr heftiges Delirium, besonders in der Nacht, mit großer Ruhelosigkeit. Stellt sich vor, dass Diebe im Zimmer wären; sieht Wanzen auf sein Bett krabbeln. Glaubt, dass das Bett umkippt und dass er auf den Boden fallen wird.

Am-m.	Angst vor Dunkelheit. Der Patient will weinen, kann aber nicht.
Ant-t.	Stupor beim Erwachen. Mürrisch, wimmert und stöhnt. Besorgtheit und Weinen. Angst vor dem Alleinsein. Schon Kleinigkeiten jagen ihm Angst ein. Klammert sich an den Krankenpfleger. Oder kann auch unter Teilnahmslosigkeit leiden, ist leicht gereizt und will alleine gelassen werden. Große Ruhelosigkeit. Wirft sich ängstlich hin und her. Entkräftung und Zusammenbruch. Große Verzweiflung. Bemitleidenswertes Wimmern und Weinen vor, während und nach den Hustenanfällen. Hoffnungslos über seine Genesung. Melancholie; beklagt sich über sein Leiden. Schlechte Gemütsverfassung. Wildes Delirium. Krampfartiges Zucken in fast jedem Gesichtsmuskel. Das Kind heult, wenn es angesehen wird. Murmelt im Delirium mit Stupor.
Arn.	Vergesslichkeit; Geistesabwesenheit. Vergisst die Worte, die er gerade sagen wollte. Wenn er angesprochen wird, antwortet er richtig, wird aber sofort wieder bewusstlos. Sagt, es gehe im gut, es fehle ihm nichts, obwohl er in Wirklichkeit sehr krank ist. Abneigung gegenüber jeglicher Anstrengung. Will niemanden bei sich haben und von niemandem berührt werden. Angst vor Berührung. Hat plötzlich einen Horror vor einem sofortigem Tod. Will alleine gelassen werden. Will nicht einmal angesprochen werden. Unfähigkeit, sich zu konzentrieren oder die Aufmerksamkeit auf etwas zu richten. Die Kraft nimmt stark ab; kann kaum die Gliedmaßen bewegen. Stupor mit unwillkürlichem Abgang von Stuhl. Dreht und wendet sich ruhelos im Bett, weil sich das Bett zu hart anfühlt.
Ars.	Große Qual, nervöse Ängstlichkeit und Verzweiflung, treibt ihn auf der Suche nach Linderung von einem Ort zum ande-

ren. Spürt die Angst in der Magengrube. So ruhelos, dass er nicht mal eine Minute still liegen kann. Angst vor dem Tod. Große Angst mit kaltem Schweiß. Schlimmer nach Mitternacht bis 3.00 Uhr nachts. Fürchtet und graut sich vor der Nacht. Angst vor dem Alleinsein. Größte Angst und Beklemmung beim Alleinsein. Fürchtet, dass ihn der Tod holt, wenn er alleine ist. Braucht ständig Gesellschaft und Beruhigung. Stöhnt, ächzt und wimmert, glaubt, dass ihm niemand helfen kann, dass er sicher sterben wird. Nörgelt, ist gereizt und überempfindlich. Große Schwäche und Entkräftung. Die kleinste Schmerzattacke ist begleitet von einem übermäßigen Kräfteverlust. Der Patient ist so schwach, dass er kaum in der Lage ist, im Zimmer herum zu laufen, ohne zusammenzusinken.

Ars-h. Ruhelosigkeit; die Angst ist in ihrer Intensität eine Spur größer als bei Arsenicum. Der Patient glaubt, der Tod stehe ihm unmittelbar bevor.

Ars-i. Ängstlichkeit, Ruhelosigkeit und Furcht. Viel ängstliches Wimmern. Angst vor Unglück und Angst vor Menschen. Ruheloser als bei Arsenicum, bei dem eher eine körperliche Ruhelosigkeit im Mittelpunkt steht. Kann nicht in einer Stellung bleiben. Bei diesem Mittel beobachten wir die unruhige Angst von Arsenicum und die körperliche Ruhelosigkeit von Iodum. Zorn und Reizbarkeit. Lehnt Fragen ab und weigert sich, sie zu beantworten. Ungeduldig. Wahnvorstellungen über Verstorbene. Verwirrung am Morgen, am Abend und in der Nacht, mit Delirium während der Nacht. Extreme Abgeschlagenheit und fehlende Reaktion.

Arum-t. Nervös, ruhelos, gereizt. Sehr mürrisch und eigensinnig. Große Abgeschlagenheit. Zupft ruhelos an der Nase, den Lippen oder an seinen Kleidern oder der Bettdecke herum.

Wirft sich im Bett hin und her und bohrt den Kopf in das Kissen. Die Hände und Finger sind ständig in Bewegung. Der Patient wird bewusstlos und rutscht ins Bett hinein. Er fällt schnell ins Delirium, die Hände und Finger sind sehr aktiv. Großes ruheloses Delirium, wirft sich dabei im Bett hin und her. In ganz schlimmen Fällen wird auch noch der Urin unterdrückt.

Bapt. Schläfriger Stupor und Verwirrung, wie betrunken. Durch die Verwirrung fühlt sich der Patient wie zerstreut oder losgelöst. Verwirrt, in Bezug auf das, was zu ihm gesagt wird, wer mit ihm spricht usw. Schläft ein, während mit ihm geredet wird oder während er Antwort gibt. Schwerer Schlaf, bis er wach gerüttelt wird; wacht nur auf, um sofort wieder einzuschlafen, häufig mitten in einem Satz, den er unter größten Mühen beenden will. Stark benebelt und verstört. Melancholie mit Stupor. Hoffnungslos in Bezug auf seine Genesung und fürchtet den sicheren Tod. Gefühl, als ob der Körper losgelöst und im ganzen Bett verteilt wäre, und er denkt, er muss die einzelnen Teile wieder zusammenfügen. Stupor mit Delirium. Glaubt, vergiftet zu werden.

Bell. Rasendes, gewalttätiges, wütendes Delirium. Das Gesicht sieht wild und bedrohlich aus. Es ist möglich, dass er beißt, spuckt, zuschlägt oder seine Betreuer an den Haaren zieht. Bricht in Gelächter aus. Muss eventuell mit Gewalt festgehalten werden. Sieht Geister, scheußliche Gesichter, Tiere und Insekten. Glänzende, starrende, unbewegliche Augen mit erweiterten Pupillen. Durch Nahrungsaufnahme kann das Delirium häufig beruhigt werden.

Brom. Wahnidee, dass ihm eine fremde Person über die Schulter blickt und dass er beim Umdrehen jemanden sehen wür-

de. Traurig; gleichgültig, bedrückt und untröstlich; streitsüchtig.

Bry.   Große Erschöpfung. Schwäche beim Aufstehen. Er muss sich
selbst hochziehen. Anfall von Schwäche beim Aufstehen aus
dem Bett. Angst vor der Zukunft, ist während der Krankheit
besonders um seine Arbeit besorgt und beunruhigt. Redet
ständig über das Geschäft. *Sehr gereizt* und missgestimmt.
Alles verdirbt ihm die Laune. Sehr schwieriger Patient. Er ist
verärgert, weil er krank ist und von der Arbeit weg bleiben
muss. Plappert im Delirium über seine Arbeit und meint, er
müsse sich sofort darum kümmern. Denkt, er muss das Bett
verlassen und nach Hause gehen, obwohl er in Wirklichkeit
zu Hause <u>ist</u>.

Calc.   Ängstlichkeit, Schaudern und Grausen, sobald es Abend
wird, mit Angst vor dem Tod. Depression, Verzweiflung und
Hoffnungslosigkeit. Fürchtet, nie mehr gesund zu werden.
Die Kopfschmerzen rufen eine große betäubende Verwirrung der Sinne hervor. Große Schwäche mit Kräfteverlust
beim Laufen, besonders in den Gliedmaßen, mit erschöpfendem Schweiß. Sieht angsteinflößende Gesichter und hat
fürchterliche Visionen, wenn die Augen geschlossen sind.

Camph.   Fürchtet das Alleinsein. Hat das Gefühl zu sterben. Wird in
der Nacht von Qualen ergriffen. Aufgeregt, spricht ständig,
schimpft und benutzt dabei eine unanständige Sprache.
Delirium und Manie. Will aus dem Bett springen; Zustand
von Raserei; hysterisch, kratzt, spuckt, beißt, zerreißt seine
Kleider oder die Bettwäsche. Schreit und ruft nach Hilfe,
dann schließt er die Augen und weigert sich zu sprechen.

Carb-v.	Gleichgültigkeit oder Ängstlichkeit durch das beklemmende Gefühl und das heftige Verlangen nach Luft. Will angefächert werden. Angst, begleitet von Schaudern; beim Schließen der Augen; am Abend; nach dem Hinlegen; beim Erwachen.
Caust.	Schwäche und Zittern mit Nachlassen der Kräfte, als ob der Patient ohnmächtig werden würde. Geistig unaufmerksam, als wenn er abwesend – gar nicht da wäre. Hysterisches Weinen nach einem Hustenanfall. Übermäßige Ängstlichkeit. Voller Qualen am Abend. Melancholie, traurig und hoffnungslos. In der Nacht kann er keine ruhige Position finden; kann in keiner Position ruhig liegen. Schnell verärgert, *mürrisch,* gereizt und kritisierend.
Chel.	Mutlos, Traurigkeit und Weinen. Reizbar und missgestimmt. Keine Lust zu geistiger Anstrengung oder Gesprächen. Er möchte am liebsten weinen, aufgrund von Missstimmung oder ohne irgendeinen Grund.
Chin.	Teilnahmslos und gleichgültig, missgestimmt. Delirium durch den Verlust lebenswichtiger Flüssigkeiten, beim Schließen der Augen sieht er Gestalten. Fühlt sich gezwungen, aus dem Bett zu springen.
Cimic.	Muss die Position ändern, um das Zucken im Bett zu beruhigen. Muss herumlaufen, ruhelos und ungeduldig. Depression, mit dem Gefühl, als ob sich eine schwarze Wolke über ihm abgesetzt hätte und ihn in Dunkelheit und Verwirrung einhüllen würde. Selbstmordgefährdet. Komatöser Zustand. Unaufhörliches Reden, wechselt von einem Thema zum nächsten; ein anderes Mal gibt er überhaupt keine Antwort. Stellt sich vor, dass merkwürdige Gegenstände um das Bett herum sind; Ratten, Wanzen usw.

Dros.	Angst beim Alleinsein. Der Patient möchte, dass immer jemand bei ihm ist. Angst gegen 7.00 oder 8.00 Uhr abends; wenn er alleine ist. Sehr mürrisch; eine Kleinigkeit kann ihm die Stimmung verderben.
Dulc.	Geistige Verwirrung, kann sich nicht konzentrieren. Ruhelos und streitsüchtig; verlangt eine Sache nach der anderen und lehnt dann doch ab. Schimpft gerne, ohne wirklich wütend zu sein. Deprimiert. Fällt in der Nacht leicht ins Delirium, unter Schmerzen.
Eup-p.	Mutlos vor Fieber. Ängstliche Haltung, stöhnt, mit Ruhelosigkeit, kann sich nicht still verhalten, obwohl er es will; stöhnt vor Schmerzen.
Euphr.	Gleichgültigkeit, Melancholie, hat kein Interesse an seiner Umgebung und will auch keine Gespräche. Geistige Verwirrung.
Ferr-p.	Aufgeregt und gesprächig, oder es kann auch sein, dass der Patient nicht bereit ist zu reden und dass er auf Lärm mit Reizbarkeit reagiert. Geistige Verwirrung und Unfähigkeit, sich zu konzentrieren. Will niemanden um sich haben, wünscht alleine zu sein und fühlt sich dabei besser.
Gels.	*Große Teilnahmslosigkeit gegenüber der Krankheit,* geistig träge. Unfähigkeit zu denken oder sich auf etwas zu konzentrieren. Sehr lustlos und träge, als ob ihm alles egal ist. Die mentalen Fähigkeiten sind einfach abgestumpft und inaktiv, er kann nicht klar denken oder seine Aufmerksamkeit auf etwas richten, will daher nicht sprechen oder angesprochen werden, da ihm alles, was Denken erfordert, zu viel ist. All das ist auf die nervliche Entkräftung zurückzuführen. Delirium im Schlaf; halb wach; zusammenhanglos.

Glon.	Verwirrung. Kann nicht sagen, wo er ist. Alles sieht sonderbar aus. Erkennt niemanden. Tobt und schreit. Will von zu Hause weglaufen. Springt aus dem Bett, aber die Beine machen nicht mit. Keine Lust zu sprechen. Sehr reizbar und aufgebracht. Verliert die Sinne und sinkt bewusstlos zusammen.
Hep.	Depression, Mutlosigkeit und Traurigkeit. Große Angst und Beklemmung am Abend und in der Nacht; ist sich sicher, dass er sterben wird, und behauptet, das zu wollen. Überempfindlich und reizbar, so dass ihn jede Kleinigkeit aufregt.
Hydr.	Vergesslich, kann sich nicht erinnern, was er gerade liest oder über was er spricht. Bedrückt, reizbar und unangenehm. Stöhnt vor Schmerzen und Depressionen.
Hyos.	Unfähig zu denken. Kann seine Gedanken nicht auf etwas lenken oder sie kontrollieren. Beantwortet keine Fragen. Kann es nicht ertragen, angesprochen zu werden. Heftiges, rasendes Delirium, mit Ruhelosigkeit; er will nicht im Bett bleiben. Dummes, törichtes Lachen. Dummer Gesichtsausdruck. Macht lächerliche Gesten. Liegt im Bett und plappert. Entblößt sich. Zupft an der Bettdecke herum und murmelt. Will aufstehen, sich um sein Geschäft kümmern, nach Hause gehen.
Iod.	*Ruhelos* mit großer Angst; kann sich nicht ruhig verhalten. ***Hat Angst, wenn er in Ruhe ist.*** Melancholisch, mürrisch, weint dabei. Deutliche Verschlimmerung durch Wärme, sucht einen kühlen Platz. Starke Erschöpfung, magert schnell ab.

Ip.	Extreme Ungeduld und Reizbarkeit. Das Kind weint, schreit, heult und ist kaum zufrieden zu stellen. Verlangen nach etwas, weiß aber nicht, nach was. Traurigkeit und Niedergeschlagenheit.
Iris	Bedrückt, niedergeschlagen, verzweifelt und mental abgestumpft. Nervöse Unruhe. Verärgerte, gereizte Stimmung, will bei anderen Fehler finden. Schlechte Laune.
Kali-bi.	Beklemmung entsteht in der Brust. Antriebslosigkeit, Mattigkeit, hat keine Lust sich geistig oder körperlich anzustrengen. Gleichgültig, bedrückt, schlecht gelaunt.
Kali-c.	Wird plötzlich bewusstlos. Mürrisch, launisch. Der Patient weint und ist verzweifelt; voller *Angst und Vorstellungen*. Beklemmung mit Angst beim Alleinsein. Ist beunruhigt wegen seiner Krankheit und hat Angst zu sterben; Angst vor dem Alleinsein. Sehr schreckhaft, wenn er berührt wird. Gefühl, als ob das Bett sinken würde.
Kali-i.	Der Aufenthalt in einem warmen Raum und das ruhige Liegen erzeugt große Müdigkeit und Erschöpfung, während Spazierengehen im Freien große Linderung verschafft. Traurigkeit, Beklemmung und Angst bei jeder Kleinigkeit, jedes kleine Geräusch schreckt ihn auf. Ist abends über jeden kleinen Anlass beunruhigt und weint.
Lach.	Große Traurigkeit und Angst, schlimmer am Morgen beim Erwachen. Nervös, erregbar, sehr redselig, ausschweifend, springt von einem Thema zum nächsten, plappert, wiederholt das Gleiche immer wieder. Fürchtet den Tod, hat Angst schlafen zu gehen. Delirium in der Nacht, murmelt vor sich hin, schläfrig, rotes Gesicht; oder langsame, schwierige Spra-

che und hängender Unterkiefer. Wahnidee, als ob das Bett hin und her schwanken würde, dass er gestorben wäre und dass die Vorbereitungen für seine Beerdigung getroffen würden.

Lyc. Beunruhigt, ängstlich, als ob er jetzt bald sterben würde. Melancholie, Angst vor dem Alleinsein. Erwacht gereizt und zornig, traurig und ängstlich. Weint den ganzen Tag, kann nicht beruhigt werden.

Merc. Anhaltendes Stöhnen und Ächzen. Große Qualen und Ruhelosigkeit, wechselt ständig von einem Ort zum anderen. Langsam beim Beantworten von Fragen. Delirium.

Nat-s. Unfähig zu denken. Lehnt es ab, zu sprechen oder angesprochen zu werden. Gereizt, traurig und bedrückt, besonders am Morgen. Will alleine gelassen werden.

Nux-v. Nervös, *gereizt* und *sehr empfindlich* gegenüber Lärm, Licht und Gerüchen. Verbissen, zornig und *ungeduldig*, wird streitsüchtig, wenn er gestört wird, auch wenn man ihm viel Geduld entgegen bringt. Kann Gespräche nicht ertragen. Wird zornig, wenn er getröstet wird. Es handelt sich um einen ärgerlichen, aufbrausenden, unmöglichen Patienten – gewöhnlich ein Ehemann oder ein Teenager.

Phos. *Will Mitgefühl – braucht Mitgefühl* und ständige Aufmerksamkeit. Sehr ängstlich am Abend und wenn die Nacht beginnt. Furchtsam, braucht ständig Beruhigung und will nicht alleine gelassen werden. Ängstlich, ruhelos, zappelig, erschreckt leicht.

Phyt.	Melancholie, betrübt; will sich geistig nicht anstrengen. Hat das Gefühl, beim Aufstehen ohnmächtig zu werden. Große Angst, dass er sterben wird. Weigert sich zu essen. Ruhelos, gereizt; sehr schmerzempfindlich.
Psor.	Angst, Vorahnungen, unermessliche Traurigkeit, Verzweiflung und Hoffnungslosigkeit. Zweifelt an seiner Genesung und hat Angst vor dem Tod. Während seiner Krankheit ist alles von Pessimismus und Dunkelheit überschattet.
Puls.	Großes Bedürfnis nach *Aufmerksamkeit*, ist *verletzbar* und *bemitleidenswert* und *sehnt sich nach Mitgefühl.* Das Kind will ständig gehalten und getragen werden – und wenn es nicht so lächerlich wirken würden, würden die Erwachsenen dasselbe wollen. *Weint sofort* über jede Kleinigkeit, sehr empfindlich. Angst vor dem Alleinsein, vor der Dunkelheit, vor „etwas Bösem," besonders am Abend und in der Nacht.
Pyrog.	Ruhelosigkeit, empfindlich, ängstlich und verwirrt. Spricht und flüstert im Schlaf mit sich selbst. Redselig; denkt und spricht schneller als normal. Delirium und Wahnvorstellungen; er kann nicht sagen, ob er im Wachzustand oder im Schlaf träumt. Er erkennt, dass sein Kopf auf dem Kissen ruht, ist aber so verwirrt, dass er nicht weiß, wo sich der übrige Körper befindet. Er denkt, es sind so viele Arme und Beine auf dem Bett, dass er tatsächlich das ganze Bett einnimmt. Er hat das merkwürdige Gefühl, dass er, so lange er auf einer Seite liegt, eine bestimmte Person ist, und eine andere Person, wenn er auf der anderen Seite liegt.
Rhus-t.	Ängstlich, Traurigkeit, Gefühl der Hilflosigkeit mit großer Verzweiflung. *Extreme Ruhelosigkeit mit ständigem Wechsel der Position,* will von einem Bett zum nächsten gehen. Große

Angst und Qualen in der Nacht, kann nicht im Bett bleiben. Leichtes, schwaches Delirium, glaubt, dass er über die Felder wandert oder hart arbeitet. Weint, ohne zu wissen warum.

Rumx. Ängstlich und bedrückt, mit Niedergeschlagenheit. Traurig und melancholisch gegen Abend.

Sabad. Ängstlich und leicht zu erschrecken. Keine Antwort auf Fragen, Bewusstlosigkeit, dann springt er auf und rennt sorglos durch den Raum. Delirium während des intermittierenden Fiebers. Die Manie lässt nach, wenn das Gesicht und der Kopf mit kaltem Wasser gewaschen werden.

Sal-ac. Angst, macht sich Sorgen, ruhelos, doch nicht so schwerwiegend. Melancholisch, will es ruhig haben, fühlt sich schwach. Aufgeregte Verfassung. Delirium, macht einen dummen Eindruck; kann seine Gedanken kaum sammeln, lacht dann ohne ersichtlichen Grund. Ununterbrochenes und zusammenhangloses Reden.

Sang. Zornig, Reizbarkeit, griesgrämig und mürrisch, kann es nicht ertragen, wenn andere Leute in seinem Zimmer herumlaufen. Beklemmung, Angst, Gefühl von Bedrohung gehen dem Erbrechen und dem Delirium voraus.

Sarcol-ac. Schwäche, Reizbarkeit und Niedergeschlagenheit. Regt sich über jede Kleinigkeit sofort auf.

Seneg. Angst mit beschleunigter Atmung. Große Neigung zu Zänkereien. Leicht beleidigt.

Spig. Ruhelos, ängstlich und bedrückt. Große Niedergeschlagenheit am Abend, mit Traurigkeit und Mutlosigkeit.

Spong.	Angstanfälle, hervorgerufen durch erschwerte Atmung und Erstickungsgefühle.
Stann.	Traurigkeit, will am liebsten weinen, durch das Weinen geht es ihm aber noch schlechter. Mürrisch, antwortet widerwillig und kurz angebunden.
Stict.	Großes Gedankendurcheinander und Unfähigkeit, sich auf seine Gedanken zu konzentrieren, trotzdem starkes Bedürfnis zu reden, auch wenn niemand zuhört. Hat die Wahnvorstellung, als ob er durch die Luft schweben würde.
Sulph.	Mürrisch, gereizt und schnell erregbar, aber sofort reumütig. Eigensinnig, muss seinen Willen durchsetzen, weiß immer alles besser.
Verat.	Melancholie mit Stupor und Manie. Will alleine sein. Redseliges Delirium mit religiöser Manie, Zusammenbruch, kalter Schweiß auf dem Gesicht und der *Stirn*.

Genius Epidemicus

Auch wenn die große Anzahl der hier vorgestellten, potentiellen homöopathischen Heilmittel, die bei Grippe angezeigt sein könnten, auf den ersten Blick vielleicht etwas abschreckend wirken, sollte man doch bedenken, dass bei allen Grippeepidemien, auch bei der zerstörerischen Pandemie der Spanischen Grippe von 1918, man immer auf eine spezielle Gruppe, den „Genius Epidemicus" zurückgegriffen hat. Das heißt, es gab eine relativ kleine Gruppe von Heilmitteln, die zu den speziellen Symptomen jener besonderen Epidemie von 1918 zu passen schienen, egal wo auf der Welt die behandelnden Homöopathen auch waren; zu diesen Mitteln gehörten Gelsemium, Bryonia, Eupatorium perfoliatum und Rhus toxicodendron.

Dr. Mathurs Bemerkungen über den Nutzen dieses gemeinsamen Wissens, den Genius Epidemicus, sind eine Betrachtung wert. Er sagt folgendes:

„Der Begriff Genius Epidemicus wurde von Dr. Hahnemann geprägt, und er bezeichnet das homöopathische Heilmittel, das der Gesamtheit der Symptome, welche bei der Mehrheit der Personen, die an einer epidemischen Krankheit leiden, festgestellt worden sind, ähnlich ist und das, wenn es dem Patienten verabreicht wird, bevor die Krankheit ausbricht, die epidemische Krankheit verhindern wird oder das den Patienten heilen wird, wenn er es während der Krankheit einnimmt.

Die Gesamtheit der Symptome bei einer epidemischen Krankheit besteht aus den gewöhnlichen Symptomen der Krankheit sowie den ungewöhnlichen oder besonderen Symptomen, die bei der Mehrheit der Patienten, die an der epidemischen Krankheit leiden, beobachtet werden. Eine epidemische Krankheit kann auf eine Stadt oder einen Bezirk begrenzt sein, wo eine große Anzahl Personen von der gleichen Krankheit befallen werden. Jetzt hat man festgestellt, dass es sich bei epidemischen Krankheiten zum größten Teil um Viruserkrankungen handelt. Diese unterscheiden sich von den ansteckenden Krankheiten, welche durch direkten Kontakt von Mensch zu Mensch oder von Mann zu Frau übertragen werden. Bei einer pandemischen Krankheit sind etliche Länder oder sogar die ganze Welt betroffen.

Dr. Hahnemann konnte anhand seiner Experimente bestätigen, dass ähnliche Medikamente, die bei der Erprobung ähnliche Symptome bei einer bestimmten Krankheit zeigen, die Krankheit beseitigen. Auf der Grundlage dieses Prinzips probierte er das Mittel, das der epidemischen Krankheit ähnlich war, und war in etlichen Fällen erfolgreich. Zum Beispiel fand er, dass Belladonna bei epidemischem Scharlach ein heilende Wirkung zeigt;

Merc. cynatus bei der epidemischen Diphtherie; Pulsatilla bei den epidemischen Masern; Arsenicum alb, Rhus tox und Baptisia bei verschiedenen Grippeepidemien. Bei der letzten Pandemie der Asiatischen Grippe stellten wir fest, dass Influenzinum viele Patienten in Indien, Großbritannien und anderen Teilen der Welt heilen konnte."

Schließlich warnt Dr. Mathur, dass der Genius Epidemicus sich bei jeder neuen Epidemie verändert, weil sich die Gesamtheit der Symptome, wenn auch nur geringfügig, verändern, und dass wir daher nicht voreilig beurteilen können, welches die wirksamsten Heilmittel bei einer bestimmten Epidemie sein werden. Je größer also unsere Auswahl an bekannten wirksamen Heilmitteln bei Grippeepidemien ist, umso besser sind wir gerüstet, um das Genius Epidemicus bestimmen zu können, für den Fall, dass sich eine solche Notwendigkeit ergeben sollte.

Wichtige Grippemittel

Die Heilmittel sind alphabetisch aufgeführt, und **alle Angaben sind als Zitate** aus dem Buch, aus Artikeln oder anderen Veröffentlichungen oder Aufzeichnungen des jeweiligen Homöopathen **zu verstehen**. Der Leser wird daher viele ältere Ausdrücke finden, die in unserem heutigen Sprachgebrauch nicht mehr verwendet werden, Ausdrücke (und Interpunktionen), die auf das Herkunftsland des zitierten Autors beschränkt sind, sowie eine ziemlich altmodische Auswahl an Schreibweisen, die in keinem Fall als fehlerhaft betrachtet werden sollten. Die Zitate sind bei jedem Überbegriff alphabetisch nach den Autoren aufgelistet. Ich habe mich bemüht, in erster Linie den Blick darauf zu richten, wie die einzelnen Homöopathen die Krankheit und ihre Auswirkung auf den menschlichen Organismus analysiert haben, und daher nur Referenzen aufgenommen, die mit der Behandlung der Grippe und der damit verbundenen Symptomatologie in Zusammenhang stehen. Ich hoffe, dass diese Sammlung von Erfahrungen in der Behandlung der Grippe allen Homöopathen auf der ganzen Welt von Nutzen sein wird, wenn sich eine solche Notwendigkeit ergeben sollte. Ich bitte alle Praktiker, deren Arbeit ich möglicherweise nicht berücksichtigt habe, um Entschuldigung. Ich freue mich über alle Informationen über die erfolgreiche Behandlung der Grippe mit Hilfe der hier genannten Heilmittel oder auch anderer Mittel, die hier nicht aufgelistet sind, und werde die Informationen gerne in späteren Auflagen berücksichtigen.

Um eine unnötige Wiederholung der Symptome bei jedem Heilmittel zu vermeiden, habe ich mich bemüht, ausführlichere Betrachtungen nur auf ein paar wenige Autoren zu beschränken, und anschließend den Nutzen dieses Mittels bei Grippeerkrankungen mit ein paar „Schätzen" aus der praktischen Erfahrung weiterer Homöopathen „anzureichern". Ich habe auch bestimmte einzelne Wörter oder auch ganze Sätze und gelegentlich ganze Abschnitte aus verschiedenen Zitaten gestrichen, die für die Behandlung der Grippe nicht direkt relevant sind. Wenn einzelne Wörter eingefügt wurden, um den Text verständlicher zu machen, so habe ich diese in Klammern gesetzt. Ich habe außerdem Sätze oder Satzteile innerhalb bestimmter Textzitate neu angeordnet, um alles, was nicht zum Thema gehört oder überflüssig ist, wegzulassen. Ich hoffe, dass mir die Autoren diese redaktionelle Freiheit verzeihen.

Aconit (Acon)

Schlüsselmerkmale: Die Grippesymptome entwickeln sich, wenn der Patient einem trockenen, kalten Wind ausgesetzt war oder durch ihn unterkühlt wurde, besonders während oder nach dem Schwitzen. Plötzlicher Beginn der Infektion. Die Symptome brechen oft unerwartet abrupt gegen Mitternacht aus, besonders bei Kindern. Große Beklemmung und Angst, mit starker nervöser Ruhelosigkeit. Durst; hohes Fieber (kann auf über

40°C steigen) mit brennendem Gesicht, Schüttelfrost, die Haut ist heiß und trocken. Schwaches Gefühl beim Aufsetzen.

Schlimmer: in einem warmen Raum, am Abend *und in der Nacht*, beim Ausatmen. **Besser:** im Freien; durch warmen Schweiß.

Margery Blackie, M. D. – [Der Rachen] ist geschwollen und rot, manchmal dunkelrot, mit akutem brennendem Schmerz, der bei jeder Bewegung schlimmer wird, schlimmer beim Schlucken und schlimmer beim Umdrehen. Der Hals ist immer empfindlich gegenüber Berührung. Die Patienten bekommen einen kurzen, trockenen Husten, weil sie das Gefühl haben, das sich ihnen die Kehle zuschnürt und sie unter großen Qualen leiden. Das Fieber kann in verschiedenen Formen vorliegen, häufig ist es hoch, mit intensivem Durst, und die Zunge ist trocken und rot. Es besteht eine ruhelose Ängstlichkeit, eines der typischen Symptome von Aconit. Neben der ruhelosen Beklemmung haben die Patienten große Angst – Aconit beinhaltet genauso viel Angst wie jedes andere Mittel.

William Boericke, M. D. – Ein Zustand von Furcht, Angst; seelische und körperliche Qual. Physische und psychische Ruhelosigkeit … Akuter, plötzlicher und heftiger Krankheitsbeginn mit Fieber … Plötzlicher und starker Kräfteverfall … Erstes Mittel bei Entzündungen, entzündlichen Fiebern … Seröse Membranen und Muskelgewebe sind deutlich betroffen … *Grippe.*

J. Compton Burnett, M. D. – Hätten die Homöopathen in der praktischen Medizin nichts anderes getan, als nur den Einsatz von Aconit bei Entzündungen und Fieber entzündlicher Art zu bestimmen und zu präzisieren, so hätten sie mit Sicherheit den ewigen Dank der ganzen Menschheit verdient. Es ist allgemein bekannt und muss nicht weiter betont werden, dass sie den Einsatz von Aconit mit wissenschaftlicher Präzision bestimmt haben. Es ist erwiesen, dass Aconit, auch bei diesen fortgeschrittenen Fiebern kein gewöhnliches Mittel ist, dennoch wird es das Fieber nicht kupieren oder in seinem Verlauf verkürzen, obwohl es dieses *lindern* und auch einen großen Teil dazu beitragen wird, dass ein leichter Fall leichter verläuft, was auf die schweißtreibende Wirkung zurückzuführen ist.

Miranda Castro, F. S. Hom. – Aconit hilft, wenn es innerhalb der ersten 24 Stunden, nachdem sich die Grippe bemerkbar gemacht hat, eingenommen wird – besonders bei einer Wintergrippe, besonders wenn man durch einen kalten Wind unterkühlt worden ist. Sie können Aconit einnehmen, wenn Sie merken, dass Sie krank werden, wenn sie angefangen haben zu niesen und das Fieber beginnt, aber noch bevor sich ein klares, erkennbares Krankheitsbild zeigt. Nehmen Sie drei Dosen, alle zwei Stunden eine … und drücken Sie die Daumen!

John H. Clarke, M. D. – Fieber, Ruhelosigkeit; Angst vor dem Tod; Schmerzen in der Herzgegend, mit Blässe und Schwäche. Bei nächtlicher Ruhelosigkeit und Schlaflosigkeit kann Aconit in der Nacht als Ergänzung zu anderen Mitteln gegeben werden.

W. A. Dewey, M. D. – Aconit stellt sich manchmal bei Kindern als das bessere Mittel heraus, obwohl das Arzneimittel nie eines der wichtigsten bei Grippe sein wird. Dennoch kann es verschrieben werden, wenn es angezeigt ist; es wird vielleicht eine nachfolgende Attacke mildern und mäßigen, seine Wirkung ist hier jedoch nicht so schnell, wie bei einfachen Fiebern, weil in diesem Fall auch das Blut betroffen ist.

Jacques Jouanny, M. D. – Fieber mit *plötzlichem Beginn*, manchmal aufgrund eines *plötzlichen Kältegefühls*. Die Haut ist rot und trocken. Der Patient hat *starken Durst* auf große Mengen kalten Wassers. Er ist ruhelos und beunruhigt, bleibt dabei jedoch stark und kräftig.

Samuel Lilienthal, M. D. – Entzündliche Symptome, hohes Fieber, trockene Haut, Ruhelosigkeit; trockener, heftiger abgehackter Husten, mit oder ohne Beklemmung; Stiche in der Brust, nach Einfluss von kalten Westwinden.

Robin Murphy, N. D. – *Grippe.* Plötzlicher und starker Kräfteverfall.

Perko (Anmerkung des Autors): Viele Homöopathen teilen diese Meinung nicht, dass Aconit zu den herausragenden Grippemitteln gehört.

Noel Pratt, M. D. – In den ersten paar Stunden der Krankheit.

George Vithoulkas – Das Fieber beginnt ganz plötzlich und ist so hoch, dass der Patient (häufig ein Kind) buchstäblich zu verbrennen scheint.

Aesculus hippocastanum (Aesc)

Schlüsselmerkmale: Empfindlich gegenüber der *eingeatmeten kalten Luft.* Die eingeatmete Luft fühlt sich *kalt* an, verursacht Brennen, Wundheit, Niesen und Fließschnupfen. *Brennender und stechender* Schmerz im Rachen beim Schlucken. **Schlimmer:** am Morgen beim Erwachen, und bei jeder Bewegung, besonders beim Laufen.

Robin Murphy, N. D. – *Geschwollene Drüsen,* Hitze, Trockenheit, Steifigkeit und Rauheit in Rachen, Nase, Anus usw. Überall fliegende Schmerzen. Schmerzhafte Muskeln, am Morgen beim Erwachen und bei Bewegung. Die Schleimhäute sind *trocken, geschwollen, brennen und fühlen sich wund an.* Die Gelenke sind schwach, der Lumbosakral-Bereich schmerzt. *Laufen verschlimmert alle Symptome sehr deutlich.* Allgemeine Schmerzen in der Lenden- und Kreuzbeinregion mit Steifigkeit im Rücken, Laufen ist fast unmöglich.

E. B. Nash – Ich habe Aesculus mit sehr guten Ergebnissen bei Schnupfen und Halsentzündung eingesetzt. Der Schnupfen ist dem Arsenic-Schnupfen sehr ähnlich, dünn, wässrig und brennend; was aber hier für Aesc. typisch ist, ist ein Gefühl von Wundheit; *empfindlich gegenüber der eingeat-*

meten kalten Luft. Trockenheit der hinteren Nasenhöhlen und des Rachens, mit Niesen, gefolgt von einem starken Schnupfen. Überall zeigen sich seine besonderen Merkmale – Völlegefühl bis zum Platzen – ein dumpfer Schmerz im Rücken usw. verhindert jede Bewegung – und überall Stauung und die violette Farbe sowie Trockenheit und Brennen.

Noel Pratt, M. D. – Wenn das erste Symptom Rückenschmerzen sind.

George Vithoulkas – Dieses Mittel ist bei allen Arten von Brustbeschwerden geeignet, von Bronchitis bis Tuberkulose. Es werden verschiedene Arten von Schmerzen im ganzen Brustbereich beobachtet. Die Brust fühlt sich wund an. Enge in der Brust. Der Patient hat das Gefühl, als würde sich die rechte Brustseite beim Atmen schmerzhaft auf und ab bewegen. Schmerzen in der Brust wechseln mit Schmerzen im Bauch. Schmerzen in den Seiten der Brust beim Atmen.

Kopfschmerzen mit Schnupfen. Zu Beginn des Schnupfens, der von Niesen begleitet ist, fühlt sich die Nase beim Einatmen wund an. Stauungskatarrh. Schlimmer Fließschnupfen. Wundheit nach dem Schnäuzen, während des Schnupfens. Die Nase fühlt sich während des Einatmens wund an; dadurch wird eine Art Schnupfen mit Niesen ausgelöst.

Zäher gelber *Schleim*, mit *gelber Zunge*. Metallischer Geschmack, bitterer Geschmack, süßlicher Geschmack. Öliger Speichel. Übermäßige Speichelproduktion. *Brennender und stechender* Schmerz im Rachen beim Schlucken. Ein Gefühl, als ob etwas im Schlund säße, das ständiges Schlucken auslöst. Schmerzhaftigkeit der Halsdrüsen. Süßlicher, wässriger Schleim. Wundheit im Kehlkopf. Druck in der Halsgrube.

Allium cepa (All-c)

Schlüsselmerkmale: Nach Einfluss von kaltem, feuchtem Wind. Die ersten Symptome ähneln einer gewöhnlichen Erkältung, mit häufigem, heftigem Niesen, reichlich *scharfer* Absonderung, die brennt und die Nase und die Oberlippe wund macht; reichlich *farbloser* Tränenfluss. In Ruhe verschlimmern sich die Symptome; fühlt sich besser bei Bewegung. **Schlimmer:** am Abend, und in einem *warmen Raum*; am Nachmittag und Abend beim Hinlegen. **Besser:** im Freien, in einem kühlen Raum.

W.A. Dewey, M.D. – Reichlich katarrhaler Schnupfen; die Nase läuft stark, Niesen, Reizhusten, das Gesicht ist geschwollen und sieht entzündet aus.

Thomas Kruzel, N.D. – Nach Einwirkung von kaltem feuchtem Wind; *farblose, wässrige Absonderung aus den Augen, wund machendes Nasensekret;* Rachen und Kehlkopf sind wund, mit Ausbreitung in den Brustbereich; kitzelnder Husten und ziehender Schmerz; linksseitiger Nasenkatarrh.

Samuel Lilienthal, M.D. – Katarrh, mit Tränenträufeln, Brennen der Augen; heftiges Niesen; r*eichlich farbloser Tränenfluss; ausgeprägter scharfer Schnupfen, der die Oberlippe wund macht,* nach Betreten eines warmen Raumes; muss tief einatmen und dann entsprechend niesen; ständiger Reiz zu einem abgehackten Husten; sofort nach dem Aufstehen am Morgen heftiger Niesanfall; die Brust ist voller Schleim; Stiche; mit Brennen in der Mitte der linken Brustseite beim tiefen Einatmen; dumpfer stirnseitiger Kopfschmerz; intensiver Schmerz im Hinterkopf und an der Halswirbelsäule; trübe Augen, mit Abneigung gegenüber Helligkeit.

E. B. Nash, M. D. – Kälte breitet sich in die Bronchien hinein aus, mit reichlich Schleimabsonderung; Husten und starkem Rasselgeräusch.

George Vithoulkas – Beschwerden beginnen auf der *linken Seite und wandern nach rechts,* besonders das Sekret aus der Nase. Es wird *schlimmer in einem warmen Raum*, in einer warmen Umgebung, im August, im Frühling, bei feuchtem Wetter, und es wird *besser* im Freien und in einem *kühlen Raum.* Verschlimmerung tritt auch im Laufe des Tages ein, gegen Nachmittag und gegen *Abend*, und der Husten wird besonders schlimm beim Schlafengehen in der Nacht. Eine Besonderheit fällt auf: ein Schwächegefühl nach dem Urinieren; bei Aconit besteht dieses ebenfalls, sogar noch stärker. Der Schweiß hat einen aromatischen Geruch.

Während des Schnupfens besteht ein dumpfer Kopfschmerz, besonders wenn der wässrige Katarrh abklingt oder ganz aufhört. Verschlimmerung tritt in warmen Räumen und gegen Abend auf; Besserung in einem kühlen Raum. Der Kopfschmerz wird besser, wenn der Nasenkatarrh beginnt. Kopfschmerzen im Stirnbereich, oberhalb der Augen, mit Ausbreitung zur Nase. Kopfschmerzen im seitlichen Hinterkopf am Vormittag. *Blinzeln* verschlimmert die Kopfschmerzen an den Schläfen. Stechender Kopfschmerz an den Stirnseiten, mit Ausdehnung zum Kiefer, zu den Zähnen. Gefühl, als ob der Kopf von Wasser umgeben wäre.

Trotz der Tatsache, dass Allium cepa einen reichlichen farblosen Tränenfluss zeigt, kann es einen starken, brennenden, stechenden, beißenden Schmerz in den Augen auslösen, als ob Rauch im Raum wäre. Starkes und häufiges Niesen mit scharfer Absonderung aus der Nase, die die Haare auf der Oberlippe zerfrisst. Die Absonderung während des Schnupfens verschlimmert sich in einem warmen Raum... und wird besser im Freien und in einem kühlen Raum. Schlimmer gegen Abend.

Wund machendes Sekret aus dem linken Nasenloch. *Wund machendes Sekret aus der Nase mit farbloser Absonderung aus den Augen.* Jucken an der rechten Innenseite der Nase. Der Schnupfen wandert von links nach rechts. Der Schmerz im Rachen bewegt sich von rechts nach links. Süßlicher Schleim im Rachen.

Heiserkeit. Kalte Luft bessert den Schmerz, löst jedoch ein Kitzeln aus und verschlimmert den Husten. Schmerzen im Kehlkopf beim Husten, *wodurch sich der Patient an den Kehlkopf fasst*. Pochender Kehlkopf. Kitzeln im Kehlkopf. Gefühl, als ob der Kehlkopf gespalten oder gerissen wäre. *Kalte Luft verschlimmert* den abgehackten Husten. *Fasst* sich beim Husten an den Hals; fasst sich bei jedem Husten unwillkürlich an den Kehlkopf; fühlt sich an, als ob der Kehlkopf gerissen wäre. Verschlimmerung durch Wechsel von einem warmen in einen kalten Raum oder umgekehrt.

Unterdrückte Atmung durch einen Druck in der Mitte der Brust. Der Schmerz wandert in der Brust. Schmerzen beim Schlucken. Spürt beim Schlucken einen Schmerz hinter dem Brustbein, als ob dort Essen stecken geblieben wäre. Brennender Schmerz in den Seiten der Brust.

Ammonium bromatum (Am-br)

Schlüsselmerkmale: Große Angst und *Erstickungsgefühl*. Extremer Hustenreiz, wodurch das Atmen erschwert wird, so dass der Patient das Gefühl hat, er könne nicht atmen.
Schlimmer: in kalter Luft, im Freien; gegen 3.00 Uhr nachts.
Besser: durch Wärme und warme Getränke.

Samuel Lilienthal, M. D. – Der Rachen ist tagsüber mit klebrigem, weißem Schleim belegt; Stechen im Schlund mit Hustenreiz, wird jedoch beim Niesen besser; *beim Laufen hält der Patient wegen der Hitze im Rachen und den Lungen den Mund weit geöffnet;* muss herumlaufen, aus Angst zu ersticken.

Robin Murphy, N. D. - Plötzlicher, kurzer Husten, wie Strangulieren. Kitzeln in der Luftröhre und den Bronchien. Wacht um 3.00 Uhr in der Nacht auf und hustet. Hat das Gefühl zu ersticken, ständiger Husten beim

Hinlegen in der Nacht, scharfer Schmerz in der Lunge. Trockener, spasmodischer Husten beim Hinlegen. Niesen, dickes Nasensekret.

George Vithoulkas – Das wichtigste Merkmal ist ein Erstickungsgefühl oder Angst vor Erstickung – ein Schlüsselmerkmal dieses Mittels. Es besteht ein *plötzlicher Hustenreiz*. Dieser Reiz kommt so plötzlich, dass dem Patienten der Atem wegzubleiben scheint – er spürt, dass er nicht einatmen kann; er ist gezwungen, aufzuspringen und herumzulaufen, weil er Angst hat, dass er sonst *ersticken* würde. Selten wird Ammonium bromatum als erste Verordnung in Betracht gezogen, wenn Sie jedoch einen Fall vorliegen haben, bei dem ein schlimmer … Husten oder ein langwieriger Husten mit einem der obigen Merkmale besteht, sollten Sie an dieses Mittel denken. In der Vergangenheit galt es bei einigen Homöopathen als die *‚beste Hustenmedizin‘.* Eine solche Bezeichnung ist natürlich trügerisch, aber trotzdem zeigt sie deutlich, wie gut das Mittel hilft, wenn es indiziert ist. Husten am Morgen, nach dem Aufstehen; am Abend. *Ständiger*; tiefer; trockener Husten, der beim Hinlegen besser wird. Trockener abgehackter Husten am Abend. Husten, ausgelöst durch ein Kitzeln im Kehlkopf. Trockener, *spasmodischer* Husten, besonders in der Nacht; beim Hinlegen. Der Husten weckt den Patienten um 3.00 Uhr nachts.

Ammonium bromatum wird schlimmer beim Aufwachen aus dem Schlaf und um 3.00 Uhr nachts, der üblichen Zeit für eine *Verschlimmerung aller Ammonium-Merkmale*. Wir müssen lernen, nicht nur an die Kalis zu denken, sondern auch an die Ammoniums, wenn eine Verschlimmerung der Symptome zwischen 3.00 und 4.00 Uhr nachts auftritt.

Der Schnupfen von Ammonium bromatum, der durch die folgenden Merkmale gekennzeichnet ist – dicke Absonderung aus der Nase; rote Augenlider; Brennen der Augäpfel, die sich groß anfühlen; stechender Schmerz im Mund; und heftiges Niesen – hat immer eine Auswirkung auf den Kehlkopf und erzeugt einen klebrigen Kehlkopfschleim und plötzliches Husten mit Erstickungsgefühl. Rechtsseitiger Kopfschmerz, schlimmer beim Husten.

Neuralgische Kopfschmerzen in der Nähe des linken Auges, als ob dort ein Nagel hineingedrückt würde. Konjunktivitis. Brennen, als ob Sand in den Augen wäre. Die Augen sind rot und schmerzhaft, mit Schleim in den Augenwinkeln. *Niesen* beim Herumlaufen in einem kalten Raum oder beim Betreten eines warmen Raumes; beim Heben der Arme.

Der Rachen sieht gefleckt aus, als ob sich dort diphtherische Ablagerungen bilden würden. Der Rachen ist gefüllt mit zähem, dickem, blutgefärbtem Schleim. Schmerzen beim Ansatz zu schlucken, nicht beim Schlucken selbst. Blutiger Schleim im Rachen. Entzündeter Hals. Rote, schwarze Verfärbungen. *Kitzeln* im Rachen. Reizung der Atemwege. Schleim; Kitzeln im Kehlkopf.

Ammonium carbonicum (Am-c)

Schlüsselmerkmale: Erstickendes, anstrengendes Atmen, *laut und geräuschvoll*. Die Lippen sind blau. Alle Absonderungen sind *scharf*. **Schlimmer:** während oder nach dem Essen; bei kaltem, nassem Wetter, nassen Anwendungen, Waschen; am Abend, 3.00 bis 4.00 Uhr nachts. **Besser:** in Bauchlage oder beim Liegen auf der schmerzhaften Seite und durch Bettwärme; beim Essen; bei trockenem Wetter.

William Boericke, M. D. – Die Schleimhäute der Atmungsorgane sind besonders betroffen. Sehr empfindlich gegenüber kalter Luft. Nase – Absonderung von beißendem, brennendem Wasser. *Verstopfung bei Nacht, mit lang anhaltendem Schnupfen.* Kann nicht durch die Nase atmen. Nasenbluten *nach Waschen* und nach Essen.

Husten jeden Morgen gegen 3.00 Uhr, mit Atemnot, Herzklopfen, Brennen in der Brust; schlimmer beim Treppensteigen. Große Beklemmung beim Atmen; schlimmer nach jeder Anstrengung und beim Betreten eines warmen Raumes oder auch beim Treppensteigen, sogar von nur wenigen Stufen. Langsame, angestrengte, röchelnde Atmung, blasiges Geräusch.

Samuel Lilienthal, M. D. – Brennendes Wasser läuft tagsüber aus der Nase, trockener Schnupfen nachts; Husten nach Mitternacht mit Kitzeln im Kehlkopf und Kopfschmerzen; chronische Schwäche in der Brust; Schmerzen in allen Gliedmaßen in der Nacht, besonders im Rücken und im Lendenbereich, schlimmer in Bauchlage; ständiges Kitzeln in der Nase und Niesreiz; schon wenig eingeatmete kalte Luft verschlimmert die Symptome und löst das Niesen aus.

George Vithoulkas – Denken Sie nicht an *Carbo vegetabilis oder Antimonium tartaricum*, sondern an Ammonium carbonicum, wenn Sie einen Fall mit dem folgenden Krankheitsbild vor sich haben: Der Patient leidet stark unter Erstickungsgefühlen bei lauter, geräuschvoller Atmung. Die zyanotischen Verfärbungen zeigen sich an den Lippen, über der Nase und sogar an den Fingerspitzen; die Nase ist kalt, trotzdem fühlen sich sein Körper und seine Füße warm an. Der Puls ist extrem schnell, und die Stimme sehr schwach und heiser. Er zeigt einen ängstlichen Gesichtsausdruck und hat das Gefühl, als ob etwas Schlimmer passieren würde. Genau für solche Fälle ist Ammonium carbonicum in der Krankenhauspraxis von großem Nutzen.

Ein wichtiges Merkmal dieses Mittels ist, dass *alle Absonderungen scharf* sind. Schon Ammoniak selbst verströmt einen *stechenden* Geruch, und genauso sondert Ammonium carbonicum Schärfe ab, sowohl mental wie auch physisch. Der Speichel wird scharf und macht die Lippen wund, die in den Mundwinkeln und in der Mitte aufspringen. Die Augenlider eitern und werden durch die *wund machenden Flüssigkeiten* aus den Augen trocken. Der *Stuhl ist scharf* und macht den Anus wund.

Ein anderer wichtiger Aspekt dieses Mittels ist die *Entkräftung*, in Zusammenhang mit Herz- und Respirationsproblemen. Der Patient zeigt eine große Erschöpfung; er will aus dem Bett aufstehen, fällt aber wieder zurück, das Herz schlägt sehr stark. Es liegt eine unbeschreibliche Müdigkeit vor … Die Patienten leiden an Atemnot und sind nicht in der Lage, den Schleim aus den Lungen auszustoßen; das Atmen ist fast unmöglich, und die Erschöpfung ist enorm. In den Lungen hat sich viel seröse Flüssigkeit angesammelt, es sind rasselnde und röchelnde Geräusche zu hören; die Flüssigkeit kann nicht ausgeschieden werden, da der Patient allgemein zu schwach ist. Erschwerte Atmung in einem *warmen Raum*; der Patient wird totenblass und muss ruhig liegen bleiben. Trockener, abgehackter Husten, der sich nach Mitternacht und um *3.00 Uhr* nachts verschlimmert wird. Stechende Schmerzen in der rechten Brustseite beim Bücken.

Schlimme Kopfschmerzen, die sich auf den Stirnbereich konzentrieren, und genauer gesagt, auf den Bereich der Nasen*wurzel*. Die Kopfschmerzen sind so stark, dass der Patient das Gefühl hat, der Kopf würde explodieren.

Verschlimmerung bei *kaltem und nassem Wetter …,* mit Ausnahme der *Atemnot*, die besonders in einem *warmen Raum viel schlimmer wird*. In einem warmen Raum werden die Patienten blass und es geht ihnen so viel schlechter, dass sie sich hinsetzen und jede Bewegung vermeiden müssen. Am meisten verschlimmern sich die Symptome zwischen *3.00 und 4.00 Uhr nachts*, was leicht zu einer Verwechslung mit Kali carbonicum führen könnte, wenn die Lungen ebenfalls erkrankt sind. *Besserung tritt ein* beim *Hinlegen*, vor allem in *Bauchlage*, und durch *Bettwärme*. Besser beim Liegen auf der schmerzhaften Seite.

Ammonium muriaticun (Am-m)

Schlüsselmerkmale: Husten mit reichlich *glänzender* Schleimabsonderung, der Schleim kann nur unter Schwierigkeiten ausgestoßen werden.

Reichlich Speichelfluss während des Hustens. Pulsierende Empfindung in den betroffenen Bereichen. **Schlimmer:** Kopf- und Brustsymptome am Morgen; Bauchsymptome am Nachmittag; beim aufrechten Gehen; von 2.00 bis 4.00 Uhr nachts. **Besser:** im Freien; beim Gehen in gebeugter Haltung.

A.C. Cowperthwaite, M. D. – Wirkt stark reizend auf die Schleimhäute, entweder beim Einatmen oder beim Schlucken, und verursacht Ödeme und Geschwürbildung. Die Hauptsymptome sind ‚eine brennende, wund machende Absonderung aus der Nase' und ‚brennende Wundheit hinter dem Brustbein.' Es bewirkt auch eine große Entkräftung. Bei Vergiftungen erzeugt es Bronchitis mit reichlich Auswurf und stark erschwerter Atmung, fast schon Erstickung. Halsentzündung, mit zähem Schleim, so hartnäckig, dass er nicht heraufgeräuspert werden kann. Immer wenn die Brust befallen ist, besteht als typisches Merkmal ein Kältegefühl zwischen den Schulterblättern.

Samuel Lilienthal, M. D. – Wässrige Absonderung aus der Nase; Geruchsverlust, mit Schnupfen und Verstopfung der Nase, Heiserkeit und Brennen im Kehlkopf; häufiges Niesen; Reißen vom Nacken zu den Schultern; schmerzhaftes Zucken, mal hier, mal da, in allen Gliedmaßen; durstig in der Nacht.

Robin Murphy, N. D. – Befällt die *Schleimhäute* und erhöht die Absonderungen in der Lunge. Dieses Mittel ruft einen Entkräftungszustand hervor, der schon an einen typhusartigen Zustand grenzt. Viele Symptome sind von Husten oder *reichlich glänzenden Schleimabsonderungen* begleitet.

George Vithoulkas – Ammonium muriaticum hat viele Ähnlichkeiten mit *Ammonium carbonicum.* Die Auswirkungen auf die Schleimhäute sind bei beiden Mitteln fast identisch – reichliche Absonderungen von scharfer Beschaffenheit. Ammonium muriaticum ist gekennzeichnet durch eine besondere Empfindlichkeit der Schleimhäute, wodurch ein starker Katarrh ausgelöst wird und der Patient nicht in der Lage ist, die Absonderungen auszustoßen. Schleimrasseln mit Husten tritt auf, mit Beteiligung der Leber … zäher, *glänzender* Schleim, der nur unter großen Schwierigkeiten ausgestoßen werden kann.

Trockener, abgehackter, kratzender Husten; schlimmer beim Liegen auf dem Rücken oder der rechten Seite. Lockerer Husten am Nachmittag, mit reichlich Auswurf und Schleimrasseln. Ein Schlüsselmerkmal ist: *reichlich Speichelproduktion während dem Husten*. Der Husten ist nach dem Essen schlimmer. Husten beim tiefen Atmen und beim Liegen mit tiefer liegendem Kopf. Druck und Beklemmung auf der Brust mit erschwerter Atmung. Erschwerte Atmung, wenn die Hände nach oben und unten bewegt werden. Brennen an kleinen Stellen in der Brust. Druckschmerz in der Mitte der Brust am Nachmittag. Schmerzen in den Schulterblättern während des Atmens.

Stauungskopfschmerzen mit *errötetem Gesicht* und erweiterten Venen während des Fiebers. Ammonium muriaticum sollte häufig in den Fällen verschrieben werden, in denen stattdessen *Natrium muriaticum* gegeben wird, das aber nur teilweise wirksam ist – in Fällen von Grippe und gewöhnlicher Erkältung, die mit trockenen, wunden Lippen in Erscheinung treten. Es zeigt sich eine *scharfe*, heiße, wässrige Absonderung, die die *Lippen wund macht*. Das Niesen ist so stark, dass es den Patienten aus dem Schlaf weckt. Geschwollene Nase, die bei Berührung weh tut; blutige Krusten in den Nasenlöchern. Blockiertes, verstopftes Gefühl; ständige und vergebliche Versuche, die Nase zu schnäuzen. Jucken der Nase und der Nasenlöcher.

Eines der Schlüsselmerkmale dieses Mittels ist ein *Pulsieren,* das an *verschiedenen Stellen* im Körper zu spüren ist; wenn solche Symptome irgendwo im Körper auftreten, so sind diese ein deutliches Schlüsselmerkmal für Ammonium muriaticum. *Pulsieren in den Tonsillen und Halsschlagadern*. Es gibt da ein *Syndrom*, das man gewöhnlich bei Entzündungen des Rachens findet; eine allgemeine Halsentzündung, mit Brennen und Heiserkeit, zähem Speichel, Pulsieren in den Drüsen am Hals oder in den Tonsillen, Schwellung, Stichen im Rachen beim Schlucken, blassem Gesicht und Entkräftung. Geschwollener Hals mit **zähem, hartnäckigem** Schleim. Äußere Schwellung des Halses.

Antmonium tartaricum (Ant-t)

Schüsselmerkmale: *Rasselnder* Husten, *rasselnde* Atmung, mit Unvermögen, den Schleim auszustoßen. Große Schläfrigkeit während des Fiebers. **Schlimmer:** bei Schlaflosigkeit in der Nacht; durch *Wärme* und bei Überhitzung, in einem warmen Raum, durch warme Wickel, Bettwärme usw.; am Morgen. **Besser:** bei kalter Luft, beim aufrechten Sitzen, durch Aufstoßen und Heraufhusten von Schleim.

Douglas Gibson, F. F. Hom. – Fließender Nasenkatarrh ist häufig begleitet von Geschwürbildung und unkontrollierbarem Nasenbluten. In den Luftwegen sammelt sich viel Schleim an, der Husten ist jedoch schwach und neigt zu Verschlimmerung um 4.00 Uhr nachts. Der Patient hat Schwierigkeiten, das dicke, fadenziehende, weiße, kleisterartige Sputum heraufzubekommen. Die Atmung ist daher geräuschvoll, mit heiserem Rasseln und Blasgeräuschen. Der Husten verschlimmert sich bei Wut und Ärger. Das trifft vor allem auf Kinder zu; auch Essen verschlimmert tendenziell den Husten. Große Atemnot treibt den Patienten aus dem Bett oder bringt ihn dazu, sich aufzusetzen und sich anfächern zu lassen. Viel Keuchen, Rasseln und Blausucht. Nach dem Einschlafen sorgt schwere Atemnot für erneute Qualen.

Heftige Schmerzen können im Lumbosakralbereich auftreten, und der kleinste Versuch, sich zu bewegen, verursacht Würgen und Ausbruch von kaltem, klammem Schweiß.

Das Mittel ist gewöhnlich bei Krankheitsbeginn nicht angezeigt, sondern eher, wenn Schwäche und mangelnde Reaktionsfähigkeit dazu gekommen sind, es sei denn, der Patient befindet sich bereits in einem geschwächten Zustand, bevor sich die Krankheit deutlicher bemerkbar macht.

James Tyler Kent, M. D. – Das erste, was wir bei einem Ant-tart.-Patienten beobachten, äußert sich in seinem Gesicht. Das Gesicht sieht blass und krank aus – die Nase ist zusammengezogen und eingefallen – die Augen sind eingefallen und von dunklen Ringen umgeben – die Lippen sind blass und ausgetrocknet – die Nasenlöcher erweitert und flatternd und sehen innen dunkel und rußig aus. Das Gesicht hat einen leidenden Ausdruck. Ein stechender Geruch erfüllt den ganzen Raum. Man hat das Gefühl, als ob der Tod anwesend wäre. Wir hören ein *heiseres Rasseln* und Blasgeräusche in der Brust – heiser wie das ‚Rasseln des Todes'. Es bildet sich ständig neuer Schleim auf der Brust. Am Anfang ist der Patient vielleicht noch in der Lage, den Schleim auszuspucken, aber schließlich leidet er an Erstickungsanfällen durch den übermäßigen Schleim und weil Brust und Lunge nicht mehr in der Lage sind, diesen Schleim auszustoßen. Die Lungen sind wie gelähmt. Die ersten Tage der Krankheit deuten nicht auf Ant. tart. hin. So lange die Reaktionsfähigkeit in Ordnung ist und die Kraft erhalten bleibt, hat der Patient noch nicht das Hippokrates-Gesicht – ein eingefallenes Gesicht – begleitet von Kälte und kaltem Schweiß. Das Rasseln in der Brust ist nicht zu hören, weil diese Symptome auf einen passiven Zustand hindeuten. Antimonium tart. beinhaltet Schwäche und mangelndes Reaktionsvermögen.

Samuel Lilienthal, M. D. – Unterdrückte Atmung, die nach Auswurf besser wird; stark ermüdender Husten, am schlimmsten bei Nacht, die ganze Brust wird erschüttert und es entstehen Kopfschmerzen, vor allem im Stirnbereich; ständiger Hustenreiz, mit braunem Auswurf von seroalbuminöser Flüssigkeit; Aphthen um den Mund; fader oder bitterer Geschmack; ein dicker, weißer oder widerlicher Belag auf der Zunge, mit Würgen von

Schleim, Übelkeit und Erbrechen; Appetitverlust ohne viel Durst; leeres Gefühl im Magen.

E. B. Nash, M. D. – Auch wenn Antimonium tartaricum nur die eine Heilwirkung, nämlich auf die Atmungsorgane hätte, so wäre es doch ein unverzichtbares Mittel. Egal wie die Beschwerden auch *heißen*, seien es Bronchitis, Lungenentzündung, Keuchhusten oder Asthma, wenn sich viel Schleim angesammelt hat und ein heiseres Rasseln wahrnehmbar ist, oder wenn der Patient voller Schleim ist, aber gleichzeitig unfähig ihn auszustoßen, dann ist Brechweinstein das erste Mittel, an das man denken sollte. Ein bestimmtes Symptom ist in diesen Fällen sehr wahrscheinlich zu beobachten, und das ist die große *Benommenheit* oder Schläfrigkeit, manchmal schon fast bis zum Koma.

Margaret L. Tyler, M. D. – In den Händen der Homöopathen ist Antimonium tartaricum ein sehr wertvolles und unverzichtbares Mittel, und es hat schon vielen Menschen das Leben gerettet. Achten Sie bei der Beschreibung von Ant. Tart. auf Benommenheit – Übelkeit – Reizbarkeit; der Patient hasst es, angefasst oder angesehen zu werden; gewöhnlich ist kein Durst vorhanden; er hat ‚es auf der Brust', Atmen, Auswurf und Hinlegen sind fast unmöglich. Man erkennt, wie unbezahlbar das Mittel in hoffnungslosen Fällen ist, und dass es zusammen mit Carbo veg. die ‚letzte Rettung' bei Atemproblemen sein kann.

George Vithoulkas – Dieses Mittel wird am häufigsten eingesetzt, wenn die *Atemwege* betroffen sind. Antimonium tartaricum ist am wirkungsvollsten bei Erkrankungen im unteren Respirationstrakt – in der Luftröhre, den Bronchien und der Lunge. Entzündungen im unteren Respirationstrakt müssen von ernsthafter Natur sein, damit dieses Mittel indiziert ist. Es ist besonders wirkungsvoll in einem *fortgeschrittenen* Stadium von *Bronchitis*, *Bronchopneumonie* oder *Lungenentzündung*; ebenfalls bei kränklichen Kindern mit niedrigem bis mäßigem Fieber, Übelkeit und *hörbarem Schleimrasseln in der Brust*; und bei Lungenentzündung oder

Bronchopneumonie bei alten Patienten, die ‚am Ende sind‘, deren Immunreaktionsfähigkeit fast erloschen ist und die *keine Kraft* zu haben scheinen, um den *Schleim aus dem Respirationstrakt auszustoßen*, man hört deutlich ein Rasselgeräusch, wenn die Patienten unter großen Mühen zu atmen versuchen.

Arnica (Arn)

Schlüsselmerkmale: Extreme *Wundheit und Schmerzhaftigkeit* aller Muskeln. Der Kopf oder Kopf und Gesicht sind heiß; der Körper und die Extremitäten sind kalt. Der Patient *fürchtet*, von denen, die ihn pflegen, *angefasst* zu werden. Will alleine gelassen werden. Erklärt, dass es ihm gut geht, obwohl er in Wirklichkeit sehr krank ist.

William Boericke, M. D. – Neuralgien, die von einer Störung des Nervus vagus herrühren. *Grippe.* Heißer Kopf mit kaltem Körper. Stinkender Atem. Husten wird durch Weinen und Jammern ausgelöst. Trocken Husten durch Kitzeln tief unten in der Trachea. Blutiger Auswurf. Alle Knochen und Knorpel der Brust sind schmerzhaft. *Heftiger, spasmodischer Husten, mit Herpes im Gesicht.* Pleurodynie.

Douglas Gibson, F. F. Hom. – Ein sonderbares Merkmal ist ein heißer Kopf oder ein heißes Gesicht, verbunden mit einer kalten Nase und einem kalten Körper; oder der Oberkörper ist heiß und der Unterkörper kalt. Flecken, die aussehen wie Blutergüsse, sind an verschiedenen Stellen zu beobachten. Ruckartige Kopfbewegungen nach hinten können auftreten. Der Patient dreht und wendet sich ständig im Bett; dies ist jedoch nicht auf Ruhelosigkeit zurückzuführen, sondern auf das seltsame und typische Gefühl, dass das Bett unangenehm hart und voller Höcker ist. Der Patient ist missmutig, will alleine sein und in Ruhe gelassen werden, will nicht einmal angesprochen werden. Die Schmerzen sind unerträglich und der Patient hat große Angst, dass ihn jemand berühren oder sich ihm nähern könnte. Er ist unfähig, sich zu konzentrieren, und jede Anstrengung ist ihm zu viel, sogar das Sprechen. Das Selbstvertrauen ist verloren. Es kann ein Horror entstehen, dass der Tod möglicherweise unmittelbar bevorsteht. Typisch ist eine merkwürdige Einstellung, obwohl der Patient ernsthaft krank ist, sagt er: ‚Es geht mir gut. Warum soll denn der Arzt kommen?'

Der Patient hat das Gefühl, er wäre am ganzen Körper mit blauen Flecken übersät, als ob er mehrfach geschlagen und verprügelt worden wäre. Darüber hinaus ist dieses Gefühl von großer Erschöpfung und Müdigkeit begleitet. Es liegt eine ausgedehnte Überempfindlichkeit und Schmerzhaftigkeit vor, dazu Pochen und Brennen mit Muskelzuckungen. Dieser Zustand verschlimmert sich bei plötzlicher Bewegung oder einem Ruck.

Blutungen an verschiedenen Körperstellen, es kommt dunkles, venöses Blut; plötzliche Blutergüsse und Purpura sind typisch. Stuporöse Zustände kommen vor, mit Urininkontinenz. Ein starkes Kribbeln in der Nase kann gefolgt sein von Nasenbluten. Ein trockener, kitzelnder Husten ist begleitet von einem blutgestreiften Sputum; schlimmer am Morgen.

Jacques Jouanny, M. D. – Der Patient, der auf dieses Mittel anspricht, ist entkräftet, benommen. Es fällt ihm schwer, Fragen zu beantworten, er leidet aber weder an Delirium noch an Verwirrung. Aufgrund seiner Steifigkeit hat er den *Eindruck, dass das Bett zu hart ist*. Das Gesicht ist rot und heiß, während die Nase und der übrige Körper kalt sind. Der Atem hat einen faulen Geruch und der Patient hat starken Durst. Blaue Flecken und Purpura sind überall auf dem Körper des Patienten sichtbar. Falls ein besonders schweres Syndrom vorliegt und Blutungen dazu kommen, so wird das Mittel in Kombination mit einer klassischen Therapie angewandt.

George Vithoulkas – Schießende, *stechende Schmerzen auf beiden Seiten der Brust*, die das Atmen erschweren, sind ein deutliches Schlüsselmerkmal von Arnica. Stechende Schmerzen beim Laufen, die beim Niesen schlimmer werden. **Druck** lindert den Schmerz, Drücken verschlimmert aber auch eine Art Wundschmerz, wie von blauen Flecken, in der Brust. Der Patient muss während des Hustens mit beiden Händen die Brust halten, um die Schmerzen zu unterdrücken, sehr ähnlich wie bei Bryonia. Er spürt bei der Atmung einen wunden Schmerz in der Brust, wie von einer Verletzung. Husten verursacht blutunterlaufene Augen oder Nasenbluten. Trockener Husten am Morgen, der abends locker wird. Trockener kitzelnder Husten, der tief unten in der Luftröhre ausgelöst wird. Lärm verschlimmert den Husten. Spasmodischer Husten mit Herpes im Gesicht. Die Heiserkeit wird schlimmer bei Anstrengung oder bei Einwirkung von Kälte und Nässe. Der Auswurf ist glänzend. Schwärzlicher Auswurf mit Klümpchen in der Mitte. Blutiger Auswurf bei Nacht. Die Blutungen sind geronnen und dunkelrot. Blutungen nach Anstrengung. Die Blutungen sind von schaumiger und schäumender Beschaffenheit. Entzündung der Lunge bis hin zur Lähmung.

Das Fieber ist begleitet von Kälte, wenn der Patient sich aufdeckt. Kältegefühl bei der geringsten Bewegung der Bettdecke; wenn die Hände aus dem Bett genommen werden. Kältegefühl auf der Seite, auf der der Patient liegt. Er fröstelt, und gleichzeitig ist eine Wange heiß und gerötet. Er fühlt eine brennende Hitze an einer Stelle, die sich bei Berührung kalt anfühlt. Erbrechen während des Fiebers. Das Fieber kommt anfallsartig und wechselt seine Beschaffenheit. Das Fieber tritt nachts um 4.00 Uhr auf, ohne Frösteln. Vor dem Fieber macht sich in allen Knochen ein ziehender Schmerz bemerkbar. Saure Ausdünstung in der Nacht. Muffiger Geruch. Färbt die Bettwäsche rot.

Arsenicum album (Ars)

Schlüsselmerkmale: Große Entkräftung, schneller Verlust der Lebenskraft. Große *Angst, Ruhelosigkeit und brennende* Schmerzen, die betroffen

Bereiche brennen wie Feuer, wird jedoch durch Wärme besser. Tatsächlich drehen die Patienten die Heizung hoch, ziehen sich warm an, wickeln sich in eine Decke und ,kuscheln sich ans Feuer', als ob sie erfrieren würden. Starker Durst während des Fiebers, aber nur nach kleinen Mengen. Obwohl sich die körperliche Entkräftung ziemlich schnell bemerkbar macht, treibt die *geistige* Ruhelosigkeit die Patienten immer wieder aus dem Bett auf das Sofa und dann wieder zurück ins Bett. Sie wollen nicht alleine gelassen werden. Sie wollen Gesellschaft haben und legen sich daher lieber auf das Sofa im dem Raum, in dem auch alle anderen Familienmitglieder sind. Das ist ihnen lieber, als in einem bequemeren Bett zu liegen, aber von den anderen getrennt zu sein. **Schlimmer:** zwischen 10.00 Uhr abends und 3.00 Uhr nachts, besonders *nach Mitternacht*; bei Anstrengung, durch jede Form von Kälte, kalte Luft, kalte Getränke, kaltes Essen, den geringsten Luftzug, nasses Wetter. **Besser:** bei Gesellschaft und Beruhigung; durch eine warme Umgebung und warme Getränke; bei erhöhtem Kopf und beim aufrechten Sitzen, aufrechten Stehen; nach dem Schwitzen.

Miranda Castro, F. S. Hom. – Arsenicum album eignet sich für Grippefälle mit großer Entkräftung, bei gereizten, ängstlichen und kleinlichen Menschentypen. Aus den Augen und der Nase laufen wässrige, scharfe Absonderungen. Fieber ist begleitet von einem extremem Kältegefühl und Durst auf kleine Schlückchen (häufig) warmen Wassers.

John H. Clarke, M. D. – Reizhusten, schlimmer in der Nacht; Durst, Ruhelosigkeit, Beklemmung, Angst vor dem Tod, rheumatische Kopfschmerzen.

W. A. Dewey, M. D. – Dieses Mittel entspricht der typischen Form der Grippe. Es deckt mehr Phasen der Grippe ab, als vielleicht jedes andere Mittel. Hughes glaubt, dass es eine Erkrankung abkürzen kann, besonders wenn reichlich Sekret, Entkräftung und ein krampfartiger Fließschnupfen vorliegen. Durch seine Periodizität eignet es sich für Epidemien, und es passt zu den frühen Symptomen, wenn der obere Bereich des Respirationstrakts betroffen ist. Die brennende Trockenheit und das reichliche, wässrige, wund machende Sekret sowie die Beteiligung der Bindehaut sind unmissverständliche Indikationen. Mattigkeit und Entkräftung fallen als herausragende Symptome auf.

E. A. Farrington, M. D. – Die Nase fühlt sich verstopft an … trotzdem sondert sie eine dünne, wässrige Flüssigkeit ab, die die Oberlippe wund macht – dazu kommt ein dumpfer, pochender Kopfschmerz im Stirnbereich; wiederholte Anfälle dieser Art von Katarrh rufen die Absonderung einer dicken, gelblichen, schleimig-eitrigen Substanz hervor, und es bilden sich Geschwüre und Krusten in der Nase. Niesen ist ein vorherrschendes Symptom, das aber keine Linderung bringt; es scheint durch eine Reizung an einer Stelle in der Nase ausgelöst zu werden, die nach dem Niesen noch genauso lästig ist, wie vorher.

Douglas Gibson, F. F. Hom. – Das Krankheitsbild kann das eines Zusammenbruchs sein, mit blasser, klammer Haut und einem durchdringenden leichenartigen Geruch. Die Absonderungen sind scharf und von einem widerwärtigen Gestank.

Angst vor dem Alleinsein, vor der Dunkelheit, vor dem Tod. Die Hoffnungslosigkeit in Bezug auf Heilung kann die reale Angst auslösen, dass der Tod unmittelbar bevor steht, so dass sowohl Medikamente als auch Nahrung abgelehnt werden – ‚Was soll das noch?' Alle diese Ängste, Schrecken und Befürchtungen scheinen am Abend, wenn es dunkel wird, noch schlimmer zu werden. Wahnidee: Der Patient hat das Gefühl, als ob das Bett umkippen und er auf den Boden fallen würde. Wahnvorstellungen über Ungeziefer. Fürchterliche Träume.

Typisch ist die schnelle schwerwiegende Entkräftung, die in keinem Verhältnis zu den anderen Symptomen zu stehen scheint. Brennende Symptome. Wund machende Absonderungen und Ausscheidungen lösen Brennen und Rötung aus, mit einem widerwärtigen Geruch nach Fäulnis und

Verwesung. Die Entzündungen beginnen plötzlich und sind von heftiger und entkräftender Art.

Neigung zu Blutungen, jede Oberfläche fängt leicht an zu bluten, aber vor allem die Schleimhäute. Das Blut ist eher dunkel und widerlich. KN: Die Kopfhaut ist äußerst empfindlich – ein Kamm oder eine Bürste scheinen bis zur Gehirnoberfläche durchzudringen. Abscheuliches, pflaumensaftartiges Sputum, das Blutgerinnsel enthält.

Tomas Kruzel, N. D. – *Ruhelosigkeit,* Entkräftung, Schwäche, Schmerzen, Kopfschmerzen, *großer Durst nach kleinen Schlückchen warmer Getränke.* **Schlimmer:** nach Mitternacht.

Samuel Lilienthal, M. D. – Plötzlicher Katarrh löst in der Nacht Erstickungsanfälle aus; *Grippe bei Kindern mit plötzlichem Beginn und starker Entkräftung;* das Kind sieht aus, als ob es schon eine Woche krank ist; heftiges Niesen mit blutgefärbter Absonderung; reichlich wässrige Absonderung aus der Nase, die die Nasenlöcher zerfrisst und die Oberlippe wund macht, schlimmer in der Nacht und nach dem Essen; große Erschöpfung; spasmodischer Husten, mit dem Verlangen, sich zu erbrechen, oder mit Erbrechen und Auswurf von wässrigem Schleim; die Augen tränen, übermäßige Lichtscheu; entzündete Augen mit Geschwüren auf der Hornhaut.

Roger Morrison, M. D. – *Grippe mit Magen-Darm-Entzündung, Erbrechen und Durchfall.* Hohes Fieber (38,8 bis 40°C), gefolgt von einem zwei- bis dreitägigen Prodromalstadium. Während der akuten Phase werden die Beschwerden am Kopf *bei Kälte besser.* Zum Beispiel, Kopfschmerzen während der Grippe usw., und der Kopf fühlt sich heiß an, während der Körper weiter fröstelt. Während der akuten Phase ist das Gesicht heiß und der Patient verlangt nach frischer Luft, trotz der Kälte am Körper und dem Wunsch, sich warm zuzudecken. Ruhelos. Geht von einem Raum in den nächsten, vom Bett zum Sessel und zum Sofa. Grippe mit dem typischen akuten Krankheitsbild. *Ausgeprägte Angst.* Der Patient fürchtet, er könnte an diesem Zustand sterben. Muss die ganze Zeit jemanden um sich haben.

E. B. Nash, M. D. – Besonders wirksam bei vielen Erkrankungen der Lunge, wenn die Atmung stark unterdrückt ist. Keuchende Atmung mit Husten und schaumigem Auswurf. Der Patient kann sich nicht hinlegen; muss zum Atmen aufsitzen und ist nicht in der Lage, sich zu bewegen, ohne dabei vollkommen außer Atem zu geraten. Die Luftwege scheinen verengt zu sein. Auch wenn der Patient bei einer akuten oder chronischen Krankheit nicht ans Bett gefesselt ist, ist der doch so schwach, dass er schon bei der geringsten Anstrengung erschöpft ist; er muss sich hinlegen. Manchmal kommt diese extreme Entkräftung sehr rasch.

George Vithoulkas – Entkräftung ist ziemlich typisch für Arsenicum, sie steht jedoch nicht im Verhältnis zum Schweregrad der Beschwerden, in Verbindung mit *extremer Ruhelosigkeit und Verschlimmerung in der Nacht, besonders nach Mitternacht,* hält an bis 3.00 Uhr morgens. Bei akuten Beschwerden (Fieber) ist der *Körper kalt, aber der <u>Kopf fühlt sich sehr heiß an</u>.*

Während des Schnupfens fröstelt der Patient und bei Wärme geht es ihm besser. Die Absonderung ist wässrig, dünn, *brennend und scharf.* Gleichzeitig mit dem Schnupfen zeigen sich Absonderungen und Schwellungen an beiden Augen und der Nase. Die *Absonderung hört im Freien auf.* Häufiges heftiges Niesen ohne Linderung. Schnupfen mit Niesen beim Erwachen am Morgen. Die Absonderungen beginnen um 5.00 Uhr morgens.

Die katarrhalen Zustände in der Nase verbreiten sich rasch auf den Kehlkopf, begleitet von Heiserkeit, und dann noch weiter hinunter in die Luftröhre und die Bronchien. Zu diesem Zeitpunkt kommt dann Atemnot hinzu. Stechen in der Speiseröhre, wie von einem Splitter. Gefühl, als ob ein Haar im Rachen säße. Gefühl, wie von einem Schleimklumpen.

Arsenicum ruft Entzündungen sowohl im oberen wie auch im unteren Respirationstrakt hervor und zeigt eine Menge sonderbarer Symptome in diesem Bereich. Bei Entzündungen besteht das gewöhnliche Muster darin, dass die Nase anfängt zu laufen, dann wird die Stimme heiser, mit einem trockenen, kitzelnden Husten, und anschließend beginnt die Bronchitis und die Atmung wird erschwert, schwach und kürzer. Alle diese Entzündungen verschlimmern sich zwischen Mitternacht und 2.00 Uhr nachts, und gewöhnlich muss sich der Patient aufsetzen, um Erleichterung zu spüren. Zusammenschnürung, Enge der Brust. Die Atmung ist unterdrückt, ängstlich und keuchend und lässt den Patienten um Mitternacht in seinem Bett aufspringen. Kehlkopfentzündung, Stimmverlust. Husten aufgrund eines Kitzelns im Rachen, das Kitzeln wird jedoch durch den Husten nicht besser. Trockener, keuchender Husten. Husten oder Atemnot sind begleitet von *Angst, Ruhelosigkeit, Entkräftung, Blausucht im Gesicht* und Schweiß. Der Husten erzeugt einen schaumigen Auswurf. Brennen in der Brust und im Magen.

Arsenicum hydrogenisatum (Ars-h)

Schlüsselmerkmale: Große Angst und Ruhelosigkeit. Blutungen aus allen Schleimhäuten. Zusammenbruch. Kälte; Entkräftung. *Heftiges Niesen.* Muss in warme Kleider eingehüllt werden.

Samuel Lilienthal, M. D. – Heftiges Niesen und eine derart kalte Nase, dass sie in warme Tücher eingehüllt werden muss; Kitzeln oben in der Nase löst Niesen aus; die Augen sind gelb, tief eingefallen, mit großen, dunklen Ringen; das Gesicht ist blass, die Lippen verblasst, der Patient kann kaum laufen; flüsternde, quietschende Stimme; Einengung der Brust während des Fröstelns; Empfindung, als ob der ganze Brustkorb eng zusammengeschnürt wäre; mit schneller Atmung; Schwäche und Kälte in den Gliedmaßen.

George Vithoulkas – Versuchen Sie es mit diesem Mittel, wenn in einem Grippefall Arsenicum album angezeigt erscheint, jedoch nur teilweise oder nur über kurze Zeit wirkt. Ruhelosigkeit und Angst sind bei Arsenicum hydrogenisatum sogar noch deutlicher als bei Arsenicum album. Im Fall von Arsenicum hydrogenisatum hat der Patient Angst, dass er sterben wird, wenn er nachts aufwacht, und *beim Erbrechen*. Er *glaubt, dass sein Tod kurz bevor steht* und hat keine Hoffnung auf Genesung.

Erprobungen haben gezeigt, dass dieses Mittel gegenüber Arsenicum album eindeutig vorzuziehen ist, wenn *plötzlich eine Hämaturie* auftritt: ‚Sofort nach dem zweiten Einatmen tritt Schwindel mit Schwächegefühl auf, gefolgt von *Schaudern* und Darmentleerung sowie der schmerzlosen Ausscheidung von 60 ml Blut aus der Harnröhre.' Der Husten verschlimmert sich deutlich zwischen 9.00 und 10.00 Uhr morgens.

Arsenicum iodatum (Ars-i)

Schlüsselmerkmale: Extreme körperliche Ruhelosigkeit. Schüttelfrost mit Hitzewallungen und schwerem Fließschnupfen; reizende und wund machende Absonderungen; Niesen und Entkräftung. Wenn Sie einen Fall vor sich haben, der genau nach Arsenicum aussieht, der Patient aber nicht unter Appetitlosigkeit und Ekel vor dem Essen leidet, sondern stattdessen hungrig ist und sich nach dem Essen besser fühlt, wenn außerdem eine deutliche Beteiligung der Drüsen vorliegt, dann wäre dieses Mittel die bessere Wahl. **Schlimmer:** bei der kleinsten körperlichen Anstrengung; bei Bewegung, trotzdem besteht das Verlangen, sich zu bewegen; beim Baden und allgemein bei Kälte. **Besser:** nach dem Essen.

Anima Chakravarty, M. D. – Arsenic iod. ist ein tief wirksames, grundlegendes Mittel. Es verbindet die Symptome von Arsenic und Iodine. Die Beschwerden treten am Morgen, am Nachmittag, am Abend, in der Nacht und nach Mitternacht auf. Ars. iod. reagiert empfindlich sowohl auf Wärme wie auch auf Kälte und verlangt nach frischer Luft, wenn es nicht zu kalt ist. Es sollte eingesetzt werden bei hartnäckigen, wund machenden Absonderungen, die die Membrane reizen, aus denen sie austreten, sowie die Bereiche, über die sie fließen. Die Schleimhaut ist rot, entzündet und geschwollen. Ars. iod. reagiert empfindlich auf einen geschlossenen Raum, will dass die Fenster geöffnet sind, beim Baden werden die Beschwerden jedoch schlimmer. Es tritt Fieber auf, Schwitzen, Abmagerung und eine Neigung zu Durchfall. Dazu kommt ein heiserer, quälender Husten mit reichlich eitrigem Auswurf. Die Patienten leiden unter Herzklopfen mit Atemnot. Aber trotz der extremen Abmagerung haben sie einen guten Appetit.

John Henry Clarke, M. D. – Während der Grippeepidemie in diesem Land wurde Ars. iodatum speziell bei Bindehautentzündung eingesetzt, jener Form, die bei Pferden vorkommt, es hat sich jedoch bei Menschen allgemein als nicht so wirkungsvoll herausgestellt.

W. A. Dewey, M. D. – Schüttelfrost, Hitzewallungen und schlimmer Fließschnupfen, reizende und wund machende Absonderungen, Niesen und Entkräftung. Es entspricht der echten Grippe und wird von Hale sehr empfohlen.

E. A. Farrington, M. D. – Ähnelt sehr stark Arsenicum. Es weist die gleiche dünne, scharfe Absonderung auf, jedoch sind auch die Lymphdrüsen deutlich befallen.

Samuel Lilienthal, M. D. – Häufiges Niesen; schwerer Schnupfen mit Tendenz zu Katarrh; stechende Reizung oberhalb der Nase und der Augen sowie ein reizendes, wund machendes, wässriges Sekret; Wechsel zwischen Schüttelfrost und Hitzewallungen; kurzer, trockener Husten; Enge in der Brust, schlimmer im Freien; die Unterlider und das Gesicht sind aufgeschwollen; dicke, weiße Zunge, die Zungenspitze und die Ränder sind rot.

E. A. Neatby, M. D. und T. G. Stonham, M. D. – Das Jodit von Arsen hat fast den gleichen Wirkungsbereich wie Arsenicum album und seine Indikationen und Modalitäten sind die gleichen. Es hatte jedoch eine engere Verbindung zu entzündeten Drüsen, was zweifellos auf das Jodelement in dieser Struktur zurückzuführen ist. Es hat daher seinen Stellenwert in der Therapeutik gefunden, in erster Linie als Heilmittel bei katarrhalen Erkrankungen. Auch bei Grippe ist es sehr wirkungsvoll. In einer Hinsicht unterscheidet es sich von Arsenicum album, nämlich, dass sich der Patient hier nach dem Essen besser fühlt. Der Appetit ist besser (Iodum).

George Vithoulkas – Arsenicum ist eines der Mittel in unserer Materia Medica mit der größten *Ruhelosigkeit*. Es ruft eine körperliche und mentale Ruhelosigkeit hervor, die man als *physische Unruhe* beschreiben kann. Der Körper kommt nicht zu Ruhe, kann nicht ruhig oder für längere Zeit in der gleichen Stellung bleiben (ähnelt stark Iodum). Es handelt sich wirklich um eine Kombination aus der Ruhelosigkeit von Arsen und Jod; eine schlimmere Ruhelosigkeit kann es nicht geben.

Große Angst, Ruhelosigkeit und Furcht, schlimmer in einem warmen Bett. Verwirrung kann am Morgen, in der Nacht und am Abend einsetzen, mit Delirium während der Nacht. Wahnideen über Verstorbene, und Überempfindlichkeit, besonders gegenüber Lärm. Frauen weinen viel. Extreme Abgeschlagenheit; mangelndes Reaktionsvermögen.

Alle Absonderungen haben eine wund machende Eigenschaft; bei Durchfall ‚verbrühen' die Ausscheidungen die Haut. Bei der trachomatösen Einschlusskonjunktivitis mit Rötungen an den Lidrändern sollte als erstes Mittel Ars. iod. Ausprobiert werden. Äußerst hartnäckiger Nasenkatarrh mit reichlich *wund machender*, grünlicher oder *gelblich-grünlicher*, eitriger Absonderung. Die Absonderung sieht aus wie *Honig*. Die Nase ist ziemlich trocken, mit Nasenbluten. *Schwellung der Unterkieferdrüsen.*

Das Fieber steigt am Nachmittag. Durchnässender Nachtschweiß. Die Ausdünstungen färben die Kleider gelb. Der Puls ist schnell und unregelmäßig.

Arum triphyllum (Arum-t)

Schlüsselmerkmale: Die Nase ist vollkommen verstopft, *scharfe* Absonderung; große Krusten weit oben in der Nase; Schmerzen oberhalb der Nasenwurzel; *wund machender* Speichel, die Lippen sind eingerissen und schälen sich; die Mundwinkel sind eingerissen; wundes Gefühl am Gaumen; der Rachen ist rau und wund; heiser, räuspert viel Schleim herauf. Zupft sich an der Nase und an den Lippen; bohrt den Kopf in das Kissen. **Schlimmer:** durch Überbeanspruchung der Stimme, Reden; kalte Winde, kaltes, nasses Wetter; Hitze; beim Hinlegen.

Anima Chakravarty, M. D. – Dieses Mittel ist hauptsächlich angezeigt bei akutem Schnupfen mit fließender, scharfer *Absonderung, die die Innenseite der Nase, die Nasenflügel und die Oberlippe wund macht.* Die Nase fühlt sich verstopft an, obwohl viel flüssiges Sekret gebildet wird. Das Schlüsselmerkmal dieses Mittels ist nicht nur die Schärfe, sondern auch das ständige Nasenbohren, bis die Nase blutet. Der Patient bohrt mit dem Finger im Innern der Nase. Er zupft auch an der Lippe herum, bis sie blutet und die Mundwinkel wund und eingerissen sind und anfangen zu bluten. Das Merkwürdige ist, *dass der Patient ständig an verschiedenen Stellen herumzupfen und darin bohren muss, obwohl diese bluten und wund sind und so schmerzhaft, dass der Patient aufschreit.*

Samuel Lilienthal, M. D. – Scharfer Fließschnupfen und viel Niesen, schlimmer in der Nacht; die Nase ist feucht und fühlt sich trotzdem verstopft an, schlimmer auf der linken Seite, muss durch den Mund atmen; hat den ganzen Tag Wasser in den Augen, die Lidränder sind geschwollen;

häufiges Husten, mit viel Spucken; kitzelnder Husten durch den Schleim in der Luftröhre, schlimmer in der Nacht nach dem Hinlegen, kann nicht einschlafen, Heiserkeit; Abgeschlagenheit und schlechte Stimmung; die Absonderung macht beide Nasenlöcher und die Oberlippe wund.

A. D. Lippe, M. D. – Die Lippen sind geschwollen, eingerissen; die Mundwinkel sind wund, bluten und sind eingerissen. Der Mund brennt und ist so wund, dass der Patient nicht trinken will und aufschreit, wenn ihm etwas angeboten wird. Das Gesicht ist geschwollen. Übermäßige Speichelproduktion. Der Speichel ist scharf. Schwellung der Unterkieferdrüsen.

Robin Murphy, N. D. – *Schärfe* ist das charakteristische Schlüsselmerkmal für die Wirkungsweise von Arum. Die Schleimhäute des Mundes, des *Rachens* und des Kehlkopfs sind vorrangig betroffen. Besonders die *Nase und der Hals werden gereizt. Der Patient zupft an der Nase und an den Lippen,* bis sie bluten. Die Mundwinkel sind wund, eingerissen und bluten ebenfalls. Bohrt den Kopf in das Kissen. Zuckende, schießende Schmerzen. Der Patient wird bewusstlos und rutscht im Bett nach unten. Großes Delirium. Geistesabwesenheit.

George Vithoulkas – Gewöhnlich bildet sich eine wässrige, wund machende Absonderung, die ständig durch die Nase, vor allem durch das linke Nasenloch läuft und die Oberlippe wund macht. Diese Erscheinung tritt normalerweise bei Kindern auf, die an einer gewöhnlichen Erkältung oder Grippe erkrankt sind. Arum triphyllum beinhaltet alle Arten von Absonderungen aus der Nase; wässrige, dicke, blutige, *wund machende,* gelbe Absonderungen, während sich der Kopf verstopft und benebelt anfühlt. Die Nase ist *vollkommen verstopft,* und doch fließt ständig eine flüssige Absonderung heraus, die immer wieder abgewischt werden muss. Heftige Anfälle von Schnupfen mit Niesen, schlimmer in der Nacht. Absonderung mit Krusten und Schorf weit oben in der Nase. *Beim Trinken dringen die Flüssigkeiten in die Nase ein.*

Dieses Mittel sollte auch bei allen Arten von Fieber in Erwägung gezogen werden, wenn sich ein toxikämischer Zustand entwickelt und der Patient sofort ins Delirium fällt. In einem solchen **Delirium** sind die Hände und Finger ständig in Bewegung und zupfen an der Nase oder den Lippen herum. Man beobachtet die übliche Rötung und Trockenheit der Lippen mit Rissbildung. Delirium, wobei der Patient *sehr ruhelos* ist, sich im Bett herumwälzt, ständig seine Hände bewegt, als ob er an etwas herumzupfen würde, und versucht zu entwischen. Ein anderes Merkmal, das in so ernsten Fällen gewöhnlich auftritt, ist die Unterdrückung des Urins.

Es ist schwierig, dieses Mittel in den frühen Stadien zu erkennen, wenn die Schlüsselmerkmale nicht vorliegen. Denken Sie aber an dieses Mittel, wenn das Krankheitsbild keinem anderen Mittel entspricht, bei schwerwiegenden Grippefällen, wenn sich der Patient wirklich miserabel fühlt, wenn die Lymphdrüsen am Hals anschwellen oder sich eine Drüsenentzündung mit Fieber und vielerlei Schmerzen entwickelt. Der Patient ist entkräftet, aber trotzdem ist sein Kopf unaufhörlich in Bewegung; er bohrt den Kopf in das Kissen und bewegt ständig seine Gliedmaßen und Finger.

Baptisia (Bapt)

Schlüsselmerkmale: Muskelschmerzen, die Gliedmaßen fühlen sich schwer an. Starkes Gefühl von Vergiftung, unbeschreiblich krankes Gefühl. Grippe mit Magensymptomen oder Leberstörung. Schwere Entkräftung, schwach und zitternd. *„Berauscht,"* wie betrunken oder wie unter Drogen. Der Patient hat einen widerwärtigen Geruch nach einem „Krankenzimmer" an sich. Clarke betrachtete diesen fast schon als typisch für Grippe mit Magensymptomen. **Schlimmer:** im Freien, bei kaltem Wind, feuchter Hitze; Druck; beim Erwachen.

Margery Blackie, M. D. – Baptisia ist ein Mittel, das [bei Grippe] nicht einfach vergessen werden darf. Die Patienten sind gewöhnlich sehr krank. Es zeigt sich viel Widerwärtiges um den Mund herum, was bei Baptisia in allen Zuständen auftreten kann, bei Grippe ist dieses Merkmal noch schlimmer. Die Patienten haben die typische Zunge, mit einem weißen Belag und roten, durchscheinenden Papillen, und dann wird diese Zunge rasch trocken, mit einem roten Streifen durch die Mitte. Noch später wird sie trocken und eingerissen und fängt leicht an zu bluten. Die Patienten stinken aus dem Hals und es sieht aus, als müssten sie große Schmerzen haben, aber erstaunlicherweise erwidern die Patienten, dass sie keine Schmerzen haben. Manchmal ist der Rachen auch dunkelrot, fast purpurfarben, und dann leiden sie gewöhnlich unter Schmerzen.

Sie können Flüssigkeiten nur unter großen Schwierigkeiten schlucken, Gefühl, als ob der Hals von außen festgehalten und zusammengeschnürt würde. Neigung zu vergrößerten Drüsen, jedoch nicht so deutlich wie bei Baryta Carb. Die Patienten haben offensichtlich keinen Durst. Wenn sie jedoch ein Getränk bekommen, trinken sie es wahrscheinlich ganz gerne. Der Patient mit einer Halsentzündung vom Typ Baptisia leidet unter vielen Schmerzen, es tut ihm immer die Stelle weh, auf der er liegt. Die Patienten fühlen sich im Bett nicht wohl und laufen ständig herum. Wie es häufig bei Baptisia-Beschwerden vorkommt, haben sie häufig das Gefühl, als ob ein Teil von ihnen verloren gegangen ist, als ob vielleicht ein Bein abgetrennt irgendwo im Bett liegen würde, worüber sie sehr aufgeregt werden.

William Boericke, M. D. – Unbeschreiblich elendes Gefühl. *Große Schmerzhaftigkeit der Muskeln und faulige Erscheinungen sind immer vorhanden.* Alle Sekrete sind widerwärtig – Atem, Stuhlgang, Urin, Schweiß etc. Epidemische Grippe.

Douglas M. Borland, F. F. Hom. – Baptisia kommt in der Symptomatologie sehr nahe an Gelsemium heran. Ich persönlich betrachte Baptisia übertriebener, intensiver als Gelsemium. Im Gegensatz zu Gelsemium-

Patienten sind Baptisia-Patienten eindeutig düsterer. Sie vermitteln den Eindruck, als ob ihr Gesicht etwas aufgedunsen und angeschwollen ist; ihre Augen sind schwer, jedoch mit einem gestauten, benebelten Aussehen, stärker als bei den hängenden Lidern von Gelsemium; und die Stauung der Lippen, die bei Gelsemium zu finden ist, macht die Baptisia-Lippen eher blau.

Mental sind Baptisia-Patienten stärker toxisch als Gelsemium-Patienten; sie sind nicht so auf Draht; sind verwirrt, es fällt ihnen schwer, sich auf das zu konzentrieren, was sie gerade tun. Die Empfindungen in ihrem Körper verwirren sie etwas; es kann vorkommen, dass sie das Gefühl haben, ihre Beine sind nicht da, wo sie eigentlich ihrer Meinung nach sein sollten. Ihre Arme können eindeutig falsche Empfindungen vermitteln; manche Patienten haben das Gefühl, ihre Arme seien losgelöst, und sie versuchen, sie wieder anzubinden; andere behaupten, ihre Arme seien taub.

Damit in Zusammenhang steht die allgemeine Verwirrung von Baptisia. Den Patienten ist nicht ganz klar, warum sie da sind, wo sie gerade sind, über was sie reden oder zu diskutieren versuchen; und es ist ihnen nicht ganz klar, ob da noch jemand ist, der mit ihnen spricht, ob noch jemand anderes im Bett liegt. Sie sind ganz einfach stärker verwirrt als Gelsemium-Patienten.

Der Atem des Patienten riecht immer faulig. In diesem stark fauligen Mund bildet sich viel fadenziehender, zäher Speichel, der dem Patienten im Halbschlaf aus den Mundwinkeln heraustropft. Dadurch kommt es leicht zu eingerissenen Lippen, sie werden faulig und können sogar anfangen zu bluten.

Hier zeigen sich Widersprüche. Der Baptisia-Patient ist offensichtlich viel stärker krank. Er scheint viel stärker toxisch zu sein, und stärker betäubt [als bei Gelsemium]; gleichzeitig ist er aber viel empfindlicher, mit empfindlicheren Armen, Beinen, Rücken – er reagiert überall sehr empfindlich. Er beschwert sich, dass ihm das Bett weh tut; jeder Druck verursacht Schmerzen. Und trotz der Toxizität ist er häufig ruhelos, ständig in Bewegung, auf der Suche nach einer bequemen Lage.

Bei einer Baptisia-Grippe mit deutlichen Symptomen im Mastoid-Bereich – Empfindlichkeit und leichte bläuliche Verfärbung über dem Mastoid-Bereich – ist es erstaunlich, wie sich der Fall innerhalb zwei bis drei Stunden nach der Gabe von Baptisia komplett verändert. Der Patient, der offensichtlich schon toxisch war – so toxisch, dass sich schon erste Anzeichen eine Hirnhautreizung entwickelt haben –, erholt sich offensichtlich genauso schnell wieder, schon bei der ersten Gabe einer Dosis Baptisia.

Im Gegensatz zu Gelsemium sind Baptisia-Patienten immer durstig. Sie haben ständig den Wunsch nach Wasser, wenn sie jedoch zu viel auf einmal trinken, entsteht häufig ein Gefühl von Übelkeit. Wenn sie nur wenig auf einmal trinken, geht es ihnen gut, trotzdem ist der Durst immer eines ihrer beschwerlichen Merkmale.

Gewöhnlich ist der Husten in Baptisia-Fällen nicht so ausgeprägt. Atemnot kommt häufig vor, ein Gefühl von Zusammenschnürung in der Brust, das viel schlimmer ist, wenn sich der Patient hinlegt, viel besser dagegen bei einem Luftstrom; wenn ein Husten vorliegt, so wird dieser gewöhnlich eher durch eine Reizung im Rachen hervorgerufen, als durch eine Anhäufung von Sputum in der Brust.

Während einer Grippeerkrankung leiden Baptisia-Patienten sehr wahrscheinlich an einer Magen- oder Leberstörung. Sehr häufig tritt dabei ein akuter Durchfall auf, begleitet von schmerzhaftem Stuhldrang, starken Koliken und gallenfreiem Stuhl.

Baptisia-Patienten leiden immer an starken Schmerzen am ganzen Körper. Jede Stelle reagiert auf Druck schmerzhaft und empfindlich; sie haben auch akute Schmerzen in den Gelenken, ein Gefühl, als ob sie verstaucht oder verletzt worden sind; Bewegung verursacht starke Schmerzen.

Miranda Castro, F. S. Hom. – Baptisia eignet sich für plötzlich auftretende Grippeerkrankungen. Die Patienten fühlen sich am ganzen Körper wund und verletzt und klagen, dass sie sich ‚zerstreut und zerstückelt fühlen.‘ Und das sind sie wirklich. Sie schwitzen reichlich, mit hohem Fieber und großem Durst. Das Gesicht hat eine matte rote Farbe und die Patienten sehen „stuporös" aus – benommen und träge, als ob sie beim Sprechen jeden Moment einschlafen würden. Dieses Mittel eignet sich für eine Magen-Darm-Grippe, die von Erbrechen und Durchfall begleitet ist.

John Henry Clarke, M. D. – Eine andere Krankheit, bei denen sich das Mittel in vielen Fällen als das richtige herausgestellt hat, ist die epidemische Grippe. Das betrunkene Erscheinungsbild, trübe Augen, Kopfschmerzen, Halsentzündung, Schmerzen und Wundheit am ganzen Körper sowie starke Erschöpfung, alle diese typischen Symptome deuten in erster Linie auf Baptisia hin … Schmerzen in allen Gliedmaßen, Kopfschmerzen, Schmerzen in den Augen, faulige Zunge, Fieber, Ruhelosigkeit, mit allgemeiner Schmerzhaftigkeit am ganzen Körper, Schläfrigkeit und Benommenheit.

W. A. Dewey, M. D. – Dieses Mittel kann bei der Magen-Darm-Variante der Grippe erforderlich sein, speziell wenn eitrige Durchfälle vorliegen. Für Clarke ist dieses Mittel das präziseste für diese Krankheit; er bevorzugt die 30. Potenz. Auch Hughes schwört darauf, verwendet es jedoch in D1 und D2-Lösungen, über deren Wirksamkeit anscheinend umfassendere Bestätigungen vorliegen.

Douglas Gibson, F. F. Hom. – Der typische Baptisia-Fall ist offensichtlich eine verzweifelte, kranke Person. Sie ist benommen, träge und nachts häufig im Delirium. Sie sieht aus wie betäubt, fast betrunken, mit einem düsteren, gefleckten Gesicht, und die Schleimhautoberflächen haben eine merkwürdige dunkelrote Tönung. Während der frühen Stadien der sich schnell entwickelnden Krankheit kann der Patient einen ängstlichen, erschrockenen Gesichtsausdruck haben, mit Schweiß im Gesicht und auf der Stirn. Zittern fällt auf, sowohl der Zunge als auch der Gliedmaßen, sowie eine fortschreitende Schwäche, aufgrund derer der Kranke im Bett nach unten rutscht. Und das, obwohl der Patient sich ständig im Bett hin und her wälzt, um eine bequemere Position zu finden.

Ein auffallendes Merkmal ist der stechende, penetrante, ekelhafte Geruch aller Absonderungen, ja sogar des ganzen Körpers, ein Gestank, den man beim Betreten des Hauses sofort riecht und der im Krankenzimmer fast unerträglich ist. Die Zunge ist geschwollen, wund, hart und lässt sich nur unter Schwierigkeiten herausstrecken. Auf den Zähnen bildet sich ein schmutziger Belag. Extremer Mundgeruch. Der Kiefer fällt herunter, der Mund geht auf und Speichel tropft auf das Kissen. Bläuliche Flecken können am Rumpf und an den Gliedmaßen auftreten.

Ein weiteres Merkmal ist die extreme Ruhelosigkeit von Geist und Körper; die Gedanken des Kranken sind wirr und schweifen umher; es fällt ihm schwer oder ist ihm unmöglich, einem Gedankengang zu folgen. Aber das typischste Merkmal ist das merkwürdige Durcheinander der körperlichen Wahrnehmung; der Patient hat das Gefühl, als ob da zwei Personen im Bett liegen würden oder als ob sein Körper überall verteilt wäre und er versuchen muss, die Stücke wieder zusammenzusetzen. Andere haben die Empfindung, dass das Bett zu hart ist, als ob es voller Höcker wäre oder wie ein hartes Holzbrett. Auch haben manche das Gefühl, dass sie am ganzen Körper wund und verletzt sind. Und manche denken, sie seien mit der Nahrung oder der Medizin vergiftet worden.

Obwohl der Patient tagsüber friert, wird es ihm in der Nacht heiß und er bekommt Fieber. Er ist ständig benommen und wenn er geweckt wird, schläft er sofort wieder ein, auch wenn man ihm Fragen stellt. Er hat die Tendenz, zwischen 2.00 und 3.00 Uhr nachts aufzuwachen und sich herumzuwälzen, kann dann nicht mehr einschlafen und versucht, diese verteilten Gliedmaßen wieder zusammen zu setzen. Der Durst ist ausgeprägt. Der Schweiß riecht widerwärtig.

Der Patient wird plötzlich krank, sein Zustand ist beängstigend und verschlimmert sich zusehends. Schon früh tritt Stupor auf, früh zeigen sich schmutzige Beläge auf den Zähnen, früh bläht sich der Bauch auf, früh fällt der Patient ins Delirium und beklagt sich über Schmerzen und einem Gefühl von Verletzungen am ganzen Körper. Die Pulsfrequenz wird mit jedem Temperaturanstieg schneller. Es kann sein, dass die Symptome hauptsächlich auf der rechten Körperseite auftreten.

Es bildet sich viel Schleim in der Nase und dem Rachen, der eitrig und sehr widerlich ist. Der Hals ist geschwollen, dunkelrot, ulzeriert, aber merkwürdigerweise nicht schmerzhaft. Die Brust fühlt sich eng und zusammengeschnürt an; die Atmung ist erschwert und es besteht ein Hunger nach Luft.

Das Zahnfleisch blutet und ist dunkelrot oder purpurfarben. Die Zunge hat in der Mitte einen gelben oder braunen Belag mit rot glänzenden Rändern; sie ist häufig mit aphthösen Geschwüren überzogen und kann auch geschwollen und hart sein; sie fühlt sich an, als ob sie aus Holz oder aus vertrocknetem, verbrannten Leder wäre. Es wird reichlich Sekret aus dickem, fadenziehendem Speichel abgesondert, das überall auf das Kissen tropft. Ein auffallendes Merkmal ist das absolute Unvermögen, feste Nahrung zu schlucken, was auf eine Verkrampfung der Schluckmuskulatur zurückzuführen ist. Es können nur Flüssigkeiten aufgenommen werden.

Jacques Jouanny, M. D. – Bei diesem Mittel ist der kraftlose, fieberhafte Zustand von *geistiger Verwirrung* oder Delirium begleitet. Atem und Stuhlgang riechen besonders faul, mit Empfindlichkeit der rechten Darmbeingrube. Starker Durst. Dieses Mittel ist besonders bei Darmgrippe angezeigt.

Tomas Kruzel, N. D. – Plötzlicher Beginn, Entkräftung, Benommenheit, geflecktes Gesicht, Blutungen und fauliger Mund; der Patient sieht betrunken aus; verwirrt, im Delirium; abgetrennt; hat das *Gefühl, er ist zweimal vorhanden;* die Gliedmaßen sind verstreut, ruhelos, dreht und wendet sich; *septische Zustände; große Schmerzhaftigkeit der Muskeln und faulige Erscheinungen sind immer vorhanden;* widerwärtige Sekrete; epidemische Grippe; unfähig zu denken, Verwirrung; Druck an der Nasenwurzel; die Haut über der Stirn fühlt sich gespannt an, der Kopf fühlt sich zu groß an, *schwer, taub;* die Augäpfel sind schmerzhaft, das Gehirn ist schmerzhaft; *betrunkener Ausdruck;* dunkelrotes Gesicht; *kann nur Flüssigkeiten schlucken,* weil ihn feste Nahrung zum Würgen bringt; bedrückt, benommen mit errötetem Gesicht und abschweifendem Geist. Schlimmer bei feuchter Hitze; Nebel; im Haus; bei Druck; beim Erwachen, kaltem Wind, wenn der Patient an die Schmerzen denkt.

Roger Morrison, M. D. – *Fortgeschrittene Grippe mit geistiger Abgestumpftheit bis zum Stupor. Der Patient schläft mitten im Satz ein.* Der Kehlkopf und die Zunge sind trocken und belegt oder voller Eiter und sehr widerlich, trotzdem schmerzlos. ‚Magengrippe' mit fauligem Durchfall und Aufstoßen. Schmerzhaftigkeit am ganzen Körper, das Bett fühlt sich zu hart an; der Patient fühlt sich nicht wohl.

Roger Murphy, N. D. – Eine andere Krankheit, bei der sich das Mittel in vielen Fällen als wirksam herausgestellt hat, ist die *epidemische Grippe.* Betrunkenes Aussehen, trübe Augen, Kopfschmerzen, Halsentzündung, Schmerzen und Wundheit am ganzen Körper und starke Entkräftung. Diese Symptome weisen, vor allen anderen Mitteln, erst einmal auf Baptisia hin. Die *Entkräftung zeigt sich schnell,* das Bett fühlt sich, aufgrund der Schmerzhaftigkeit der Muskeln, zu hart an, trotzdem fühlt sich der Patient zu schwach, um sich zu bewegen. Lebloser Körper, aber ruheloser Geist.

Dumpfer und verwirrter Geist. Ist nicht in der Lage zu denken. Die Gedanken sind verwirrt. Gleichgültigkeit. Abneigung gegenüber geistiger und körperlicher Anstrengung. Keine Hoffnung auf Genesung und ist sich sicher, dass er sterben wird. Melancholie mit Stupor. Schläft ein, während er antwortet, oder kann seinen Satz nicht beenden. Verwirrt.

Delirium, irrt umher, murmelt vor sich hin. *Glaubt, er sei auseinander-gebrochen oder doppelt, und wälzt sich im Bett herum, weil er meint, die Teile zusammenfügen zu müssen.* Stellt sich vor, dass seine Gliedmaßen miteinander reden.

E. B. Nash, M. D. – Baptisia ist häufig angezeigt, nachdem das Gelsemium-Stadium bei Fieber vorüber ist. Die Symptome, die auf Baptisia hindeuten, sind im ersten Stadium eine große Nervosität, Frösteln, Schmerzen am ganzen Körper, aber vor allem im Kopf, im Rücken und in den Gliedma-ßen, sowie ein *Gefühl von Wundheit am ganzen Körper*, fühlt sich an wie von Verletzungen. Dann wird der Patient zunehmend schwächer, entkräf-tet, benommen, verwirrt, das Gesicht und die Augen sind blutunterlaufen und vermitteln einen ‚betrunkenen Eindruck' das Bewusstsein ist derart abgestumpft, dass der Patient einschläft, bevor er überhaupt auf eine Frage antworten kann oder während er noch mitten im Satz ist.

Noel Pratt, M. D. – Bei Delirium und Verwirrung.

Belladonna (Bell)

Schlüsselmerkmale: Plötzlicher, heftiger Beginn. Die Symptome (Schmer-zen, Fieber etc.) erscheinen plötzlich und verschwinden plötzlich wieder. Pochen – Rötung und Blutstauung im Gesicht und im Kopf. Erweiterte Pupillen und sichtbares Klopfen und Pochen in den Halsschlagadern, als ob das Blut plötzlich zum Hals und zum Kopf geströmt wäre. Das Fieber erreicht um 9.00 Uhr abends und 8.00 Uhr morgens seine Höchstwerte. **Schlimmer:** bei Zugluft, unterdrücktem Schweiß, *Licht, jeglicher Art von Lärm und der geringsten Erschütterung;* Druck, beim Liegen auf dem be-troffenen Körperteil, bei Bewegung, beim Hinlegen, gegen 3.00 Uhr nach-mittags und um 3.00 Uhr nachts. **Besser:** bei leichter Bedeckung; beim Rückwärtsbeugen des Kopfes; beim halb-aufrechten Sitzen, bei Bettruhe.

Margery Blackie, M. D. – Der Patient kann Erschütterung nicht ertragen, und er bekommt beim Versuch zu schlucken einen richtigen Krampf im Hals. Es ist, als ob ihm jemand die Gurgel zudrücken würde, ein schreckliches Gefühl, das auch dann auftritt, wenn der Patient ganz ruhig daliegt. Es dauert nur ein paar Sekunden und vergeht dann wieder. Zur gleichen Zeit, so merkwürdig das auch ist, haben die Patienten das ständige Verlangen zu schlucken – egal was passiert, sie wollen schlucken, trotz diesem Erstickungskrampf, und dabei werden sie noch röter im Gesicht.

Häufig haben die Patienten erweiterte Pupillen und sind außerdem durstig, haben aber trotzdem gar kein starkes Verlangen nach Wasser – was sie wirklich wollen, ist Zitronensaft. Gelegentlich ist der vordere Bereich der Zunge in der Mitte belegt und um den Belag herum ist die Zunge rot. Manchmal haben Sie eine Erdbeerzunge vor sich … Der Hals ist empfindlich auf Berührung, und Reden macht die Schmerzen noch schlimmer. Sie können sehen, wie der Patient zusammenzuckt, wenn er mit Ihnen spricht.

John H. Clarke, M. D. – Kopfschmerzen, Halsentzündung, reizender, kitzelnder Husten, schlimmer beim Hinlegen, Delirium, Neuralgie, besonders an der rechten Seite des Kopfes und des Gesichts, Entzündung der Ohren.

Douglas Gibson, F. F. Hom. – Das Gesicht ist feuerrot, die Pupillen sind riesig, schwarz und starrend, wie schwarze, leuchtenden Beeren. Die anfänglich leuchtend rote Farbe kann sich in einen düsteren Farbton verwandeln und das Gesicht bekommt ein geflecktes Aussehen. Es drückt eher Wut als Angst aus, was der Fall wäre, wenn Aconit angezeigt wäre. Ein hellrotes Erythem überzieht die ganze Gesichtshaut und die Oberfläche fühlt sich bei Berührung brennend heiß an.

Der Puls ist voll und hüpfend und an den Halsschlagadern ist ein deutliches Pochen zu erkennen. Die entzündeten Stellen sind stark erhitzt, gerötet, geschwollen und reagieren bei der geringsten Berührung mit großer

Empfindlichkeit. Rucken und Zucken der Muskulatur an einzelnen Stellen, oder kann auch ausgedehnt auftreten und Krämpfe auslösen.

Unaufhörliches, unverständliches Gerede kann ein auffallendes Merkmal sein. Alle Sinne sind im Alarmzustand – reagieren auf den kleinsten Impuls, Lärm, Berührung, helles Licht, Erschütterung oder ein Ruck. Der Patient regt sich schnell auf und daraufhin steigt die Temperatur. Er kann ein wütendes, streitsüchtiges Delirium erreichen und neigt dann zum Beißen, Kratzen, Zerreißen von Gegenständen oder versucht zu fliehen. Auf diese Phase folgt dann vielleicht ein Zustand geistiger Trägheit und Semi-Stupor. Halluzinationen sind an der Tagesordnung, die noch verstärkt werden durch den Verlust der normalen Sehschärfeneinstellung, was zu einer bildlichen Verzerrung der betrachteten Gegenstände führt.

Der aufgewühlte Blutkreislauf kann ein Gefühl hervorrufen, als ob das Bett auf und ab schwingen würde (Ars. beinhaltet die Empfindung, dass das Bett umkippt, bei Lach. schwingt es hin und her und bei Lach-c. hat der Patient das Gefühl, das Bett bewegt sich). Merkwürdigerweise fühlt sich die Belladonna-Person in kalter Luft, bei kalten Anwendungen, beim geringsten Luftzug schlechter, obwohl sie sich anscheinend in einem Zustand von kochender Hitze befindet. Das ist vermutlich auf die Tatsache zurückzuführen, dass die Körperoberfläche auf jeden Reiz überempfindlich reagiert. Der ungleichmäßige Blutstrom kann zu kalten Gliedmaßen in Verbindung mit einem brennend heißen Kopf führen.

Manchmal hilft es, etwas zu essen, um das Delirium zu beruhigen. Durst ist normalerweise nicht besonders ausgeprägt, es kann jedoch der Wunsch bestehen, die trockenen, richtig ausgedörrten Schleimhäute im Mund zu befeuchten. Eine seltsame Scheu vor fließendem Wasser kann ein Merkmal sein.

Der Schlaf ist sehr ruhelos, häufig gestört durch Schreien. Zähneknirschen im Schlaf, der Patient wird ruckartig wach, nachdem er gerade eingeschlafen ist, redet oder stöhnt im Schlaf. Schweiß entsteht an den bedeckten Körperteilen, aber ohne dass die Symptome dadurch gelindert werden. Während des Fiebers sind Kopf und Haut bei Berührung brennend heiß. Die Schmerzen kommen und gehen ganz plötzlich. Nasenbluten kann vorkommen, mit heißem Blut und rotem Gesicht.

Die Nase kann geschwollen sein, mit einer glänzenden roten Nasenspitze, und sie kann sehr empfindlich und wund sein. Häufiges heftiges Niesen kann vorkommen. Große Trockenheit im Rachen, der wie ein Feuer brennt, und plötzliche Heiserkeit oder sogar kompletter Verlust der Stimme. Der Patient hat ständig das Verlangen zu schlucken, trotz der Schmerzen und Beschwerden.

Ein trockener, spasmodischer, bellender Husten neigt zu Verschlimmerung bei Nacht, beim Hinlegen, beim tiefen Einatmen. Er verschlimmert sich ebenfalls beim Reden und beim Weinen. Er kann vorübergehend besser werden, wenn Schleimklümpchen ausgestoßen werden können. Ein heftiges Kitzeln im Kehlkopf kann einen Hustenanfall von mehreren Minuten auslösen. Typische ,Erdbeerzunge'. Starke Vergrößerung der Lymphknoten am Hals, ein gewöhnliches Begleitsymptom bei einer Halsentzündung, mit lokaler Hitze und Rötung.

Jacques Jouanny, M. D. – *Plötzlich einsetzendes* Fieber mit heftigem *Blutandrang zum Kopf*. Das Gesicht ist rot und der *Schweiß* ist *reichlich*. Der Patient ist allgemein erschöpft, aufgrund pochender Kopfschmerzen. Er ist überempfindlich gegenüber Lärm, Licht und Stößen, wodurch ein Delirium ausgelöst werden kann.

Samuel Lilienthal, M. D. – Heiße Haut mit Tendenz zum Schwitzen; spasmodischer Husten, der die Kopfschmerzen verschlimmert; schläfrig, kann aber nicht schlafen; beginnt im Schlaf; häufiges Niesen; Trockenheit der Nase, mit dumpfem, frontalem Kopfschmerz.

Roger Morrison, M. D. – *Grippe mit plötzlichem Beginn und erschreckend hohem Fieber.* Das Fieber steigt häufig bis auf 40,5°C. *Verschlimmerung um 3.00 Uhr nachmittags.* Delirium. Das Frösteln beginnt in den Armen und Händen. *Das Gesicht ist errötet, die Pupillen sind erweitert, die Augen glänzen.* Hände und Füße sind eiskalt, aber Gesicht und Körper sind heiß. Sehnt sich nach Zitronen und Limonade. Kopfschmerzen auf der rechten Seite, Augenschmerzen und Halsentzündung. Rasch einsetzendes Delirium oder Halluzinationen.

E. B. Nash, M. D. – Im Delirium ‚bildet sich der Patient ein, Geister, scheußliche Gestalten, Tiere und Insekten zu sehen'. Hat Angst vor allem, was er sich vorstellt, und will davor weglaufen; bricht in Gelächter aus oder fängt an zu schreien und knirscht mit den Zähnen; beißt oder schlägt die Menschen um ihn herum; kurz, er vollführt alle Arten gewalttätiger Handlungen und kann nur unter großen Schwierigkeiten unter Kontrolle gehalten werden. Kein anderes Mittel zeigt ein derartig hartnäckiges *heftiges Delirium* wie Belladonna. Ein charakteristisches Merkmal von Belladonna im Delirium ist der übermäßige Blutandrang im Gehirn. Sobald das Pochen in den Halsschlagadern, die Hitze, Röte, der Blutandrang im Gesicht und die Konjunktivitis verschwinden, geht auch das Delirium entsprechend zurück. Bei Belladonna ist auch ein Delirium mit Blässe im Gesicht möglich, das ist aber die Ausnahme. Sogar die Oberlippe ist gestaut und geschwollen. Kein anderes Mittel hat einen größeren Bezug zum Hals. Brennen, Trockenheit, Gefühl der Einschnürung sind manchmal sehr heftig.

Bromium (Brom)

Schlüsselmerkmale: Kaltes Gefühl in der Brust beim Einatmen. Jedes *Einatmen* erzeugt Husten. Die Grippe entwickelt sich, *nachdem der Patient überhitzt worden is*t. **Schlimmer:** von Abend bis Mitternacht; bei

Hitze und bei Kälte, bei heißem Wetter, in einem warmen Raum, in einer stickigen Umgebung, bei zu viel Bekleidung; durch Wärme, *feuchte Wärme*, durch Überhitzung; in Ruhe; beim Liegen auf der linken Seite; bei Staub; kalter Luft; kaltem Wasser, kalter Nahrung, warmem, feuchtem Wetter. **Besser:** bei jeder Bewegung; durch Nasenbluten.

Douglas Gibson, F. F. Hom. – Die allgemeine Schwäche erzeugt Gleichgültigkeit, Traurigkeit und Desinteresse an Haushaltsangelegenheiten. Der Patient hat das Gefühl, als ob 'da jemand hinter oder neben ihm steht' oder als ob 'ihm Spinnweben ins Gesicht hängen würden, die nicht weggewischt werden können.' Eiskalte Gliedmaßen zusammen mit einem heißen Kopf. Wenn der Patient fröstelt, während er überhitzt ist, und dann nur den geringsten Luftzug bekommt, so 'friert er bis auf die Knochen'. Gleichzeitig verursacht jede Überhitzung, vor allem im Haus, großes Unbehagen.

Auffallende Merkmale sind Schwäche, Abgeschlagenheit, Zittern, Gähnen, Wunsch sich zu Strecken und Zittrigkeit. Die Entkräftung wird allmählich schlimmer. Die Symptome treten vorwiegend auf der linken Seite auf. Ein heftiger Schnupfen ist begleitet von viel Niesen, mit reichlich wässriger, wund machender Absonderung aus der Nase.

Ein rauer, trockener Husten quält den Patienten am Abend, mit viel Schleimrasseln, aber ohne Auswurf. Stimmritzenkrämpfe können vorkommen, wodurch eine keuchende, rasselnde, kratzende Atmung und spasmodischer Pseudokrupp hervorgerufen werden. Der Erkrankte springt auf und schnappt nach Luft, der Kehlkopf fühlt sich an, wie 'mit Flaum bedeckt', die Luftwege scheinen 'voller Rauch' zu sein, die eingeatmete Luft fühlt sich kalt an, als ob sie 'vom Eis käme'. Warme Getränke bringen etwas Erleichterung. Die Atemwegssymptome werden schlimmer durch Einfluss von Staub sowie in einer heißen, stickigen Umgebung. Der Patient hat das Gefühl, als ob er nicht genug Luft in die Lungen bekommen könnte. Die Lymphdrüsen sind vergrößert und verhärtet. Eine starke Verschlimmerung zeigt sich als *Abwehrreaktion auf Staub, was sich besonders auf die Atemwegsproblemen auswirkt.*

Elizabeth Wright Hubbard, M. D. – Bromium zeichnet sich aus durch Heiserkeit und einem Gefühl, als ob Dämpfe im Hals wären. Haben Sie schon einmal Blausäure gerochen? Sie riechen das ganz hinten – das heißt, im Nasenrachenraum, und genau das passiert bei Bromium, es brennt und tut weh.

Samuel Lilienthal, M. D. – Fließschnupfen, zuerst ist das rechte Nasenloch verstopft, dann das linke; Schmerzen in der Stirn, besonders auf der rechten Seite, mit Druck nach unten, als ob das Gehirn nach unten durch die Nase gepresst würde; kurzer, trockener, abgehackter Husten, mit erschwerter Atmung, die sich kurz und hektisch anhört.

Robin Murphy, N. D. – Trockener Husten mit Heiserkeit und brennenden Schmerzen hinter dem Sternum. Spasmodischer Husten mit Schleimrasseln im Kehlkopf, erstickend. Starke Heiserkeit, wenn der Patient erhitzt ist. Erschwerte und schmerzhafte Atmung. Dicker, weißer Auswurf. Die Lungen fühlen sich an, als wären sie von Flaum bedeckt. Jedes Einatmen erzeugt Husten. Der Patient will tief einatmen, aber das löst den Husten aus. Erstickungsanfälle, der Patient schreckt hoch und hat einen erstickenden oder pseudoartigen oder keuchenden Husten oder Herzklopfen. Hat Mühe, Luft *in* die Lungen zu bekommen. Nase – Kitzeln, wie von *Spinnweben*. Viele Erkrankungen sind von Nasenbluten begleitet, vor allem im Bereich der Brust. Es tritt ein eigenartiger Kopfschmerz mit Schnupfen auf.

Bryonia (Bry)

Schlüsselmerkmale: Alle Schleimhäute sind *trocken*. Trockener Husten. Zäher Schleim, muss sich aufsetzen, um zu husten. Große Verschlimmerung wird durch *Laufen und Bewegungen* hervorgerufen. Die Schmerzen werden bei Druck und beim Liegen auf der schmerzhaften Seite besser. Ausgeprägte *Reizbarkeit*, will alleine gelassen werden. **Schlimmer:** durch Bewegung, tiefes Atmen, trockene Hitze, Kälte, Bücken, Erwärmung, in einem heißen Raum, Essen, Ärger, Berührung, früh am Morgen, Gemüse. **Besser:** durch Anwendung und Aufrechterhaltung von Druck, bei Ruhe, im Liegen auf der schmerzhaften Seite, bei kühler Luft im Freien, an bewölkten, feuchten Tagen, durch Anziehen der Knie, bei Hitze an den entzündeten Bereichen.

Douglas M. Borland, F. F. Hom. – Die typische Bryonia-Grippe entwickelt sich, genau wie bei Gelsemium, über einen Zeitraum von sechs bis zwölf Stunden. Und das Erscheinungsbild von Bryonia-Patienten unterscheidet sich nicht groß von dem der Gelsemium-Patienten. Sie vermitteln den Eindruck, als seien sie ziemlich träge, schwerfällig, leicht gestaut, mit einem ziemlich aufgeschwollenen Gesicht. Obwohl sie ein ausgesprochen schwerfälliges Aussehen haben, vermitteln sie nicht den schläfrigen Eindruck, den Sie bei Gelsemium vorfinden, und auch nicht den betrunkenen Eindruck des Baptisia-Patienten – Bryonia liegt irgendwo dazwischen.

Bryonia-Patienten sind [genau wie Gelsemium-Patienten] eindeutig träge und wollen nicht gestört werden – aber wenn sie gestört werden, sind sie gereizt. Reizbarkeit stellt sich bei Bryonia-Patienten immer ein. Sie wollen nicht sprechen und wollen nicht angesprochen werden. Sie wollen nicht antworten, weil das Sprechen ihnen lästig ist, nicht weil sie dazu zu müde sind.

In der Regel sind Grippefälle von Bryonia sehr niedergeschlagen; die Patienten sind mutlos und ganz schön ängstlich über das, was mit ihnen geschieht; sie spüren, dass sie krank sind und machen sich über ihren Zustand Sorgen. Zu ihrer Sorge um ihre bestehende Krankheit, kommt noch eine deutliche Besorgnis über ihre Arbeit. Sie reden darüber; wenn ihr Zustand noch toxischer wird, dann träumen sie sogar davon, und während der ganzen Krankheit haben sie diesen Gedanken immer im Hinterkopf.

Es ist auch typisch für Bryonia, dass man es diesen Patienten nie recht machen kann. Sie fragen immer wieder nach etwas und lehnen es ab, wenn sie es dann bekommen. Sie wollen etwas trinken, und wenn es dann kommt, wollen sie es nicht mehr. Oder sie bitten vielleicht um einen Obstsaft, und, und wenn man ihnen dann einen bringt, meinen sie, sie hätten jetzt lieber reines kaltes Wasser – sie sind nur sehr schwer zufrieden zu stellen.

Typisch ist, dass sie viele Schmerzen am ganzen Körper haben. Sie sagen Ihnen, dass es ihnen weh tut, wenn sie sich bewegen, und doch sind Bryonia-Patienten häufig ständig in Bewegung. Sie sind ruhelos und unbequem und laufen herum, obwohl die Schmerzen durch Bewegung verschlimmert werden. Merken Sie sich diese Tatsache gut, weil es immer wieder klar in den Fachbüchern steht, dass der Zustand von Bryonia-Patienten sich verschlimmert, wenn sie sich bewegen. Anscheinend haben sie Schmerzen, aber sie kommen in diesen ruhelosen Zustand, weil sie sich einfach nicht ruhig verhalten.

Wenn die Patienten ruhelos sind, sollten Sie herausfinden, ob sie sich dadurch entspannen oder nicht. Wenn nicht, dann handelt es sich wahrscheinlich um einen Fall von Bryonia. Wenn sie sich jedoch entspannen, dann sollten Sie eines der anderen Mittel in Betracht ziehen – möglicherweise Baptisia oder eines der ruhelosen Mittel, wie zum Beispiel Rhus Tox. Dieser Punkt muss frühzeitig geklärt werden.

Alle Bryonia-Grippefälle sind von sehr starken Kopfschmerzen begleitet. Gewöhnlich ein pochender Stauungskopfschmerz; meistens in der Stirn. Häufig sagen die Patienten, sie hätten das Gefühl, als ob sie eine Geschwulst in der Stirn hätten, die genau über den Augen sitzt. Es handelt sich um einen Schmerz, der durch Druck deutlich gelindert werden kann – ein fester Druck gegen die schmerzhafte Stirn bringt bei Bryonia-Kopfschmerzen große Erleichterung.

Wie zu erwarten ist, verschlimmert sich das Kopfweh bei jeglicher Anstrengung – Reden, Bücken oder bei Bewegungen jeder Art. Es ist schlimmer, wenn der Kopf des Patienten tiefer liegt; die angenehmste Stellung ist eine halbaufrechte Sitzposition im Bett, einfach auf halber Höhe abgestützt. Manchmal treten in Bryonia-Fällen deutlich neuralgische Kopfschmerzen auf; allgemeine neuralgische Schmerzen im Kopf, mit extremer Empfindlichkeit bei Berührung. Die ganze Kopfhaut scheint gereizt zu sein; und dies kann sich bis ins Gesicht, zu den Wangenbeinen hin ausdehnen, auch hier mit extremer Übererregbarkeit.

Alle Bryonia-Grippefälle neigen zu einer mehr oder weniger starken Stauung in den Augen, die sich bis zu einer Konjunktivitis ausweiten kann. Die Augäpfel selbst sind empfindlich auf Druck; die Patienten erzählen manchmal, dass es schon weh tut, wenn sie nur ihre Augen nach oben rollen – kein ungewöhnliches Grippesymptom. In der Regel produzieren Bryonia-Patienten nicht sehr viel Nasensekret. Häufiger beklagen sie sich, dass sie ein intensives Brennen und ein Hitzgefühl in der Nase spüren, oder auch ein Gefühl von Völle und Stauung.

Der katarrhale Zustand kann sich schon sehr früh auf den Kehlkopf ausbreiten, mit einem sehr lästigen, kitzelnden, brennenden Gefühl und ausgeprägter Heiserkeit – manchmal bis zum Verlust der Stimme. Außerdem ein Wundheitsgefühl sowie ein enges, erstickendes Gefühl etwas unterhalb des Kehlkopfs, mit einem berstenden, explosionsartigen Reizhusten.

Bei Bryonia-Fällen konnte ich keine Tendenz zu heftigen Ohrenerkrankungen beobachten. Es liegt eher das Gefühl einer Blockierung oder Verstopfung der Ohren vor, möglicherweise ein etwas gedämpftes Hörvermögen, aber weiter nichts.

Bryonia-Grippefälle neigen eher nicht zu einer Ausbreitung auf den Verdauungstrakt. Selbstverständlich gibt es bei anderen Zuständen Symptome im Bauchbereich, aber ich habe noch nie gesehen, dass Bryonia bei einem Grippefall mit deutlichen Bauchsymptomen angezeigt war. Es liegen fast immer eine beschwerliche Verstopfung und ein deutlicher Appetitverlust vor, wenn man den Zustand des Bryonia-Mundes betrachtet, ist das nicht verwunderlich. Die Patienten wollen nichts essen, und wenn sie dazu gezwungen werden, geht es ihnen danach sehr oft noch schlechter. Aber in der Regel habe ich keine heftigen Magenstörungen in Verbindung mit einer Bryonia-Grippe beobachten können. Viel eher liegen Beschwerden im Brustbereich vor, bis hin zu einer richtigen Lungenentzündung, dann erst folgen Erkrankungen im Magenbereich.

Miranda Castro, F. S. Hom. – Bryonia ist bei einer Grippe angezeigt, die sich langsam entwickelt. Es tut am ganzen Körper weh, besonders in den Gelenken, und die Schmerzen sind viel schlimmer bei Bewegung, schon bei der kleinsten Bewegung. Daher liegen die Patienten vollkommen ruhig im Bett. Sie sind äußerst erregbar und wollen alleine gelassen werden. Sie leiden unter einem merkwürdigen Durst – nach großen Mengen kalten Wassers, aber in unregelmäßigen Zeitabständen (aufgrund der vielen Bewegungen, die mit dem Trinken zusammenhängen!). Sie haben einen trockenen, schmerzhaften Husten, der Kopfschmerzen verursacht.

John H. Clarke, M. D. – Der Husten wird schon bei der kleinen Bewegung schlimmer wird, Kopfschmerzen mit Husten; Schmerzen in den Gliedmaßen oder im Körper, schlimmer durch Bewegung; faulige, waschlederartige Zunge; Durst.

Stephen Cummings, F. N. P. & Dana Ullmann, M.P.H. –Patienten, die Bryonia benötigen, wollen nicht gestört werden, sind aber auch wirklich schnell gereizt. Ein solcher Patient will keine Fragen beantworten. Möglicherweise macht er sich Sorgen um seine Arbeit oder um sonstige alltägliche Angelegenheiten. Außerdem fühlen sich Bryonia-Patienten schlechter, wenn sie sich bewegen, und es geht ihnen besser, wenn sie ruhig liegen. Der Patient bleibt ruhig liegen, weil er Schmerzen hat, wenn er sich bewegt, nicht weil er müde ist.

W. A. Dewey, M. D. – Die Beschwerden betreffen hier weitgehend die Bronchien und den Bereich weiter unten.

Douglas Gibson, F. F. Hom. – Extreme Trockenheit der Schleimhäute in den Luftwegen; die Tendenz zur Austrocknung äußert sich auch dadurch, dass die Absonderungen sich nicht lösen und nicht abfließen können, was zum Beispiel zu einem Gallenstau und einer Schädigung des Lebergewebes führen kann. Bei Fieber ist das Gesicht geschwollen, aufgedunsen, purpurfarben und vermittelt einen betrunkenen Eindruck. Die Pupillen sind erweitert, es fehlt jedoch der Glanz und das Starren von Belladonna. Die Lippen sind trocken, eingerissen und bluten. Auch wenn der Patient Angst hat, sich zu bewegen, ist es möglich, dass er mit den Armen und Beinen herumzappelt. Manchmal fällt eine ständige Kaubewegung des Unterkiefers von einer Seite zur anderen auf.

Der Patient macht sich Sorgen über seinen Zustand, und auch über aktuelle Probleme, er ist reizbar, mürrisch, wütend, wenn ihm etwas in die Quere kommt, seine Körperhaltung und sein Gleichgewichtssinn sind durcheinander. Er hat eine Abneigung gegenüber jeglicher Anstrengung, will auch mit niemandem sprechen – geistige Trägheit und körperliche Unbeweglichkeit.

Es besteht der Wunsch, still in einem ruhigen Zimmer zu liegen und nicht gestört oder belästigt zu werden. Aber gleichzeitig fühlt er sich unbehaglich, unzufrieden – weiß nicht, was er eigentlich will. Häufig äußert er den Wunsch, ,nach Hause zu gehen', obwohl er zu Hause in seinem eigenen Bett liegt. Der Schweiß ist reichlich, besonders gegen 2.00 Uhr in der Nacht, und er hat einen sauren Geruch. Deutliche Benommenheit während des Tages, der Schlaf lässt jedoch nachts oft auf sich warten und ist nicht sehr erholsam. Neigt dazu, aus dem Schlaf hochzuschrecken, nachdem er gerade eingeschlafen ist, oder auch mitten in der Nacht.

Die Symptome entwickeln sich allmählich und eher heimtückisch als plötzlich und abrupt, und können auch erst ein bis zwei Tage nach Krankheitsbeginn auftreten. Darüber hinaus schreitet die Krankheit eher langsam als heftig und schnell voran. Die Symptome treten eher auf der rechten Seite auf.

Die Kopfschmerzen verschlimmern sich beim Bücken, nach dem Essen, bei jeder Anstrengung und bei der Darmentleerung. Besser bei kühler Luft, durch kühle Anwendungen, durch festen Druck und beim Hinlegen. Auch die Kopfhaut ist schmerzhaft und empfindlich.

Trockener Husten mit viel Würgen und Erbrechen, wird schlimmer beim Betreten eines warmen Raumes. Beim Husten hält sich der Erkrankte gerne eine Hand an die Brust und die andere an den Kopf. Stiche in der Brust beim Atmen oder beim Husten.

Durchfall treibt den Patienten am Morgen aus dem Bett oder tritt gleich nach dem Aufstehen auf. Reichliche Darmentleerung in Verbindung mit großer Erschöpfung. Aufgrund dieser Erschöpfung muss sich der Patient hinlegen; aber wenn er sich im Liegen nur leicht bewegt, muss er sofort wieder zur Toilette rennen.

Jede Muskelanstrengung führt zu Verschlimmerung, auch wenn sich der Patient nur gerade hinstellen oder hinsetzen will, so extrem, dass die Beine anscheinend den Körper kaum noch tragen können. Wenn die Lungen betroffen sind, ist es von Vorteil im Anschluss an Aconit Bryonia einzunehmen und anschließend dann zu Kali carb. überzugehen. Später, wenn sich die Symptome weiter entwickeln, sind Pulsatilla oder Phosphorus angezeigt.

Jacques Jouanny, M. D. – In diesem Fall kommt noch Schwitzen hinzu, und der Patient bleibt auch hier unbeweglich. Das ist jedoch darauf zurückzuführen, dass schon die *geringste Bewegung die Schmerzen oder das Kopfweh verschlimmern*. Alle Schleimhäute sind trocken, was den intensiven Durst nach großen Mengen kalten Wassers erklärt.

Tomas Kruzel, N. D. – Der Schlaf ist schwer, lethargisch, mit errötetem, zerquetschtem Gesicht; hasst es, gestört zu werden; dick belegte Zunge, *durstig nach großen Mengen kalten Wassers,* Rückenschmerzen, Kopfschmerzen,

Augenschmerzen, die Glieder schmerzen; *Trockenheit der Schleimhäute; stechende, reißende Schmerzen; Schwäche;* Kinder wollen nicht getragen werden; *sehr reizbar;* verbissen; will alleine gelassen werden, will nach Hause gehen; *der Kopf scheint zu zerspringen, die Kopfschmerzen scheinen den Kopf zu zertrümmern; schlimmer bei Bewegung,* Gefühl, als ob alles herausgedrückt würde, setzt sich im Hinterkopf fest; Schmerzen in der Stirn; Nase – *häufiges Nasenbluten,* wenn die Menses einsetzen sollte; Schnupfen mit Schmerzen in der Stirn; Augen; Mund – *trockene, ausgedörrte Lippen, eingerissen; Trockenheit mit übermäßigem Durst;* die Zunge hat einen gelben, dunkelbraunen Belag; Rachen – trocken, dicker Schleim; Atemwege – Wundheit, Heiserkeit, trockener Husten in der Nacht, *muss sich aufsetzen; schlimmer nach den Essen oder Trinken; Stiche in der Brust werden schlimmer beim Betreten eines warmen Raumes.* Extremitäten – die Knie sind steif, schmerzhaft; *die Gelenke sind geschwollen, heiß; der Puls ist voll, hart, schnell, gespannt;* Frösteln mit äußerer Kälte, innerer Hitze; saurer Schweiß nach der kleinsten Anstrengung; der Patient spürt, dass er 'nicht ganz in Form' ist, schon bevor die Krankheit richtig ausbricht; *Abneigung gegen die kleinste Bewegung; sehr trockene, harte Stühle.*

Samuel Lilienthal, M. D. – nach jedem Husten stellen sich Kopfschmerzen ein; beim Bücken fühlt es sich an, als ob der ganze Kopfinhalt durch die Stirn gepresst würde; Abneigung gegenüber Licht, besonders Sonnenlicht; häufiges Niesen, häufig zwischen den Hustenanfällen; Fließschnupfen, wässrig oder grünlich; Mund und Lippen sind sehr trocken, mit Durst; trockener; abgehackter Husten, schlimmer beim Rauchen oder Sprechen, beim Wechsel vom Freien in einen warmen Raum; Zusammenschnürung der Brust; Gliederschmerzen.

Roger Morrison, M. D. – Langsam fortschreitende Grippe mit starken Schmerzen. Typischerweise ist der Patient gereizt und will alleine gelassen werden. Möglicherweise lehnt er es ab, auf Fragen zu antworten und gibt deutlich zu verstehen, dass er es vorzieht, nicht zu sprechen und sich nicht zu bewegen. Es kann auch sein, dass er dem Behandelnden den Rücken zukehrt, wenn dieser ihm am Krankenbett Fragen stellt. Häufig hat der Patient hohes Fieber, das sich im Allgemeinen langsamer entwickelt, als das Fieber bei Aconit oder Belladonna, und es kann mehrere Tage anhalten. Die Krankheit kann sich langsam im Laufe von mehreren Tagen entwickeln. Im akuten Zustand leidet der Patient oft unter starken Schmerzen. Die Schmerzen werden praktisch immer durch Bewegung verschlimmert, auch schon bei leichten Bewegungen und in geringerem Maße auch durch Erschütterung. Daher findet man den Patienten gewöhnlich vollkommen ruhig im Bett liegend, er versucht so, eine Verschlimmerung zu verhindern; in manchen Fällen jedoch wird er durch die Schmerzen eher ruhelos, obwohl Bewegung die Schmerzen wiederum verschlimmert. Die Zunge ist oft belegt, besonders in der Mitte, entweder weiß oder gelblich-braun.

E. B. Nash, M. D. – Delirium, über alltägliche Angelegenheiten. Schlimmer beim Aufsitzen aus dem Liegen. Egal, wie die Krankheit auch heißt, wenn sich der Patient deutlich besser fühlt, wenn er still daliegt, und bei der geringsten Bewegung stark leidet, und wenn er umso mehr leidet, je mehr und je länger er sich bewegt, dann ist Bryonia das erste Mittel, an das man denken sollte, und es muss schon sehr starke Kontraindikationen in anderen Bereichen geben, um dieses Mittel auszuschließen. Es spielt auch keine große Rolle, in welchem Organ oder Gewebe die Krankheit sitzt, ob in den Schleimhäuten, den Seren oder der Muskulatur, die Regel ist immer die gleiche.

Eine weitere wertvolle Modalität von Bryonia lässt sich wiederum in drei Worten zusammenfassen – *Besserung durch Druck*. Das ist der Grund, warum der Patient, sehr zum Erstaunen der Pfleger, *auf der schmerzhaften Seite* oder dem schmerzhaften Körperbereich *liegen* will. Niemand kann die Bedeutung dieser beiden Modalitäten so richtig erfassen, solange sie ihm nicht häufig am Krankenbett begegnet sind und er die schnelle Linderung durch den Einsatz von Bryonia nicht erfahren konnte.

Bei Bryonia beginnt [die] *übermäßige Trockenheit* oder die mangelnde Sekretbildung [der Schleimhäute] an den Lippen, die *ausgedörrt, trocken und eingerissen* sind. Der gleiche Zustand stellt sich in der Lunge und den Bronchien ein, wodurch ein *harter, trockener Husten* mit wenig oder gar keinem Auswurf erzeugt wird, und mit *Wundheit und Schmerzen in der Brust*, wenn der Patient hustet.

Noel Pratt, M. D. – Wenn Schmerzen in der Brust vorliegen und das Rippenfell betroffen ist, wie es bei der Bornholmer Krankheit [Epidemische Pleurodynie –Coxsackie-B-Virus] der Fall ist.

Margaret L. Tyler, M. D. – Wenn Sie einen Patienten mit starken stechenden Schmerzen vor sich haben; die sich bei der geringsten Bewegung verschlimmern; schlimmer beim Aufsitzen; besser durch Druck; wenn der Patient einen starken Durst auf viel kaltes Wasser hat; sehr gereizt ist; zornig, und nicht nur zornig, sondern dessen Leiden noch schlimmer werden, wenn er geistig oder körperlich belastet wird; mit weißer Zunge; der im Delirium ,nach Hause gehen will' (auch wenn er zu Hause ist); der sich in seinen Träumen und im Delirium mit seinen alltäglichen Angelegenheiten beschäftigt, so können Sie ihm *Bryonia* geben und – auf die Ergebnisse gespannt sein!

Michael Weiner, Ph. D. – Wenn der Patient ins Delirium fällt, über seine Arbeit spricht und nach Hause gehen will, obwohl er schon zu Hause ist. Gefahr einer Rippenfellentzündung.

Calcarea carbonica (Calc)

Schlüsselmerkmale: Deckt sich während des Fiebers auf. **Schlimmer:** nach Mitternacht und früh am Morgen, beim Erwachen; bei Kontakt mit kalter Luft, durch Luftzug, bei Wechsel von warmem zu kaltem Wetter, bei nassem Wetter und bei Kontakt mit kaltem Wasser. **Besser:** warmes, trockenes Wetter, beim Liegen auf der schmerzhaften Seite oder auf dem

Rücken; Niesen; Einatmen von frischer Luft und, so merkwürdig das auch klingen mag, bei Verstopfung.

Douglas Gibson, F. F. Hom. – Ein ständiger kitzelnder Husten ist wahrscheinlich besonders lästig in der Nacht, oder der Husten kann produktiv sein, mit reichlich dickem, gelbem, süßlich schmeckendem Sputum, möglicherweise mit Blut gefärbt. Die Atmung kann durch den übermäßigen Schleim rasselnd sein, und die Brust fühlt sich möglicherweise an, als wäre sie voller Blut.

Die Lymphknoten schwellen beidseitig an und sind verhärtet, mit brennenden und stechenden Schmerzen. Knotenartige Verdickungen können ertastet werden, vor allem in der Halsregion und im Mesenterium.

Robin Murphy, N. D. – Die Patienten sind *anfällig für Kälte.* Gefühl, als ob sie *kalte, feuchte Strümpfe an den Füßen hätten.* Kalte, feuchte Luft dringt durch und durch; der Patient friert leicht, vor allem in der Brust. Die Brust ist sehr empfindlich auf Berührung, Stoß oder Druck. Schwaches Gefühl in der Brust, kann nicht einmal sprechen. Starkes Schwitzen, reichlich Schweiß am Kopf, durchnässt das Kissen. Frösteln mit Durst. Fröstelt um 2.00 Uhr nachmittags. Das Frösteln beginnt innerlich in der Magenregion. Kälte, eiskalt in verschiedenen betroffenen Körperbereichen. *Fieber mit Schweiß.* Innere Hitze mit extremer Kälte und Schweiß. Der Puls ist voll und regelmäßig. *Nachtschweiß, besonders am Kopf,* im Nacken und an der Brust. Hektisches Fieber. Der Schweiß ist kalt, tritt stellenweise auf.

Schmerzlose Heiserkeit, schlimmer am Morgen. Kitzelnder Husten, wie von Staub oder von einer Feder im Rachen. Der Husten wird schlimmer beim Einatmen, Essen. *Erstickungsanfälle,* Enge, Brennen und Schmerzhaftigkeit in der Brust. Auswurf nur während des Tages, dicker, gelber, saurer Schleim. Eitriger, lockerer, süßer Auswurf. Blutiger Auswurf mit saurer Empfindung in der Brust. Spärlicher, salziger Auswurf.

Margaret L. Tyler, M. D. – Abwechselnd Schüttelfrost und Hitze; ständiges Schaudern am Abend; mit roten Wangen; das Frösteln beginnt im Magen; kalte Füße nachts im Bett; schwitzt schnell, im Nacken; an der Brust; an den Händen. Verlangt nach Eiern. Hat schreckliche Visionen, wenn er die Augen schließt.

Camphora (Camph)

Schlüsselmerkmale: *Kälte.* Wertvoll während der ersten Stadien der Grippe, mit Niesen und *Frösteln; kalter Atem;* trockener, abgehackter Husten; will aufgedeckt sein, trotz der Kälte. **Schlimmer:** Bewegung; in der Nacht; bei Berührung; durch *kalte Luft; durch Luftzug;* im Halbschlaf; bei geistiger Anstrengung. **Besser:** wenn sich die Absonderungen lösen, Schweiß; wenn er daran denkt, Trinken von kaltem Wasser; durch Wärme.

John H. Clarke, M. D. – Die Symptome wandern zum Herzen, mit Schmerzen und Zusammenbruch.

W. A. Dewey, M. D. – Dieses Mittel ist bei Beginn der Krankheit häufig ausreichend, um einen Ausbruch zu verhindern oder ihn zumindest in seiner Schwere zu mildern.

James Tyler Kent, M. D. – Die Hinweise zu den mentalen Symptomen sollten unbedingt in Betracht gezogen werden. Der Patient erreicht einen Zustand, der schon an Schwachsinn grenzt. Er schließt die Augen, scheint zu schlafen und beantwortet keine Fragen. Fällt aufgrund der Hitze, Raserei und Manie in ein Delirium, will aus dem Bett springen oder aus dem Fenster. Schreit und ruft um Hilfe. Wirft sich ängstlich im Bett hin und her. Hat Angst und verliert fast das Bewusstsein.

Der Patient muss sich sogar in einem kalten Raum aufdecken. Kälte, Wahnsinn und Hitze vermischen sich häufig. Wenn der Camphor-Patient zu frieren beginnt, kommen Hitzeanfälle über ihn; fliegende *Hitze*, vermischt mit reißenden, ziehenden, brennenden Schmerzen, entweder im entzündeten Organ oder an den Nervenbahnen entlang. Der Patient ist sehr schwer zu pflegen; niemand und nichts passt ihm. Es wird ihm kalt und er will aufgedeckt sein, will kalte Luft; will das Fenster geöffnet haben; aber bevor man ihm diese Wünsche erfüllen kann, kommt wieder eine Hitzewallung und er will die Bettdecke wieder haben, und das gleiche geht wieder von vorne los, er will einen heißen Backstein oder eine Wärmflasche; aber dann geht dieses Stadium vorüber, und während die Krankenschwester die Wärmflasche bringt, will der Patient, dass sie die Fenster öffnet und dass alles kühl ist. Sie erkennen sofort, dass es sich hier um schwierige Fälle handelt.

Es besteht das Verlangen zu trinken, obwohl kein Durst vorhanden ist. Auch kann ein unstillbarer Durst vorhanden sein; der Patient ist mit den unglaublichen Mengen an kaltem Wasser nicht zufrieden. Kann es nicht kalt genug bekommen und kann auch nicht genug bekommen, erbricht aber bald alles wieder. Die Magenstörung ist sehr deutlich. Alles wird erbrochen. Die Zunge ist blau und kalt und der Atem ist kalt. Alles, was aus dem Körper kommt, ist kalt. Die Luft, die aus der Brust kommt, fühlt sich an, als käme sie aus einem Keller, wie bei Carbo v. und Verat. Die Zunge ist kalt und zittert. Die ganze kalte Phase ist von Brennen gekennzeichnet. Das Innere des Körpers scheint zu brennen, oder der Patient spürt einen inneren Schmerz, wie durch Wundheit, oder ein brennendes Gefühl ohne Hitze.

Samuel Lilienthal, M. D. – Grippe im Frühjahr, eher von schwacher Ausprägung, sie beginnt mit mehr oder weniger starkem Frösteln oder Schüttelfrost, mit Totenblässe im Gesicht, häufig besteht gleichzeitig der Wunsch, sich aufzudecken.

Roger Morrison, M. D. – Eines der wichtigsten charakteristischen Zeichen ist ‚kalt, aber kann Zudecken nicht ertragen‘. *Kälte und Zittern, aber*

Widerwille gegen Zudecken. Zustand eines Zusammenbruchs, mit Kälte und aufgebrauchter Lebenskraft, ‚der Puls ist kaum spürbar'.

Robin Murphy, N. D. – Der Patient wird *eiskalt, trotzdem will er keine Decke über sich haben,* oder will sich abwechselnd auf- und zudecken, bei innerer brennender Hitze und Ängstlichkeit. Es ist ein charakteristisches Merkmal von Camphor, dass sich der Patient *nicht zudecken will,* trotz der eisigen Kälte am ganzen Körper. Sehr empfindlich gegenüber Kälte und Berührung. Ein kaltes Gefühl in der Brust, gefolgt von kaltem Atem. Gefühl, als ob ein kalter Wind über den Körper ziehen würde. Trockenes Gefühl an der Luftröhrengabelung. Die Atmung ist ängstlich, unterdrückt, seufzend. *Kalter Atem.* Schneidendes, kaltes Gefühl tief unten in der Luftröhre, löst einen leichten Husten aus. Heisere, quietschende Stimme. Ausgesetzte Atmung. Heftige Hustenanfälle. Asthma.

Kopf – Grippe, Kopfschmerzen mit katarrhalen Symptomen, Niesen usw. Kalter Schweiß. Der Kopf tut weh. *Pochen im Hinterkopf, synchron mit dem Puls,* besser im Stehen. Der Puls ist schwach, langsam. Schüttelfrost mit kalter Haut, will nur während der heißen Phase bedeckt sein. Plötzliches entzündliches Fieber mit schnellem Wechsel zwischen heiß und kalt, gefolgt von schneller Entkräftung. Der Patient schwitzt, wenn er zugedeckt ist, fröstelt am ganzen Körper, wenn er aufgedeckt ist.

Noel Pratt, M. D. – Wenn das Stadium des Fröstelns andauert.

Carbo vegetabilis (Carb-v)

Schlüsselmerkmale: *Kälte* ist typisch. Verminderte Lebenskraft durch den *Flüssigkeitsverlust,* zum Beispiel aufgrund von Erbrechen, Durchfall, Blutungen, längerem starkem Schwitzen usw. Der Körper wird eiskalt und blau. Zustand eines Kollapses, wobei der Patient fast leblos ist. **Schlim-**

mer: durch den Verlust lebenswichtiger Flüssigkeiten; bei Kälte, besonders bei kaltem, frostigem Wetter, aber auch in heißer, stickiger Umgebung und bei feuchtem Wetter, in beiden Fällen fehlt dem Patienten genügend Sauerstoff; bei Bewegung; am Abend; durch eiskalte Getränke; beim flachen Liegen, muss sich aufsetzen. **Besser:** bei kühler Luft, wenn dem Patienten kräftig Luft zugefächert wird; nach dem Schlafen; wenn die Füße erhöht liegen.

Douglas Gibson, F. F. Hom. – Diese Mittel äußert sich durch einen extremen Schwächezustand, sowohl körperlich wie auch psychisch. Das Fehlen einer lebenswichtigen Reaktionsfähigkeit ist offensichtlich. Brennende Schmerzen sind typisch, und es besteht ein großes Verlangen nach Luft, besonders nach Luft, die in Bewegung ist. Blutungen aus dunklem, flüssigem Blut können auftreten, in häufigen kleinen Mengen oder auch durch ständiges Heraussickern aus entzündeten oder ulzerierten Oberflächen von Nase, Lunge, Magen, Rektum, Gebärmutter oder Haut. Die Erschöpfung und Schwächung, die sich am deutlichsten in den Morgenstunden und bei der geringsten Anstrengung bemerkbar machen und die mit Strecken, Gähnen und kalten Gliedmaßen verbunden sind, zeigen das Krankheitsbild einer Hypoxie. Die Schwächung und Hypoxie des Blutkreislaufs äußert sich in der purpurfarbenen, düsteren Verfärbung des Gesichts oder auch durch Blässe in Verbindung mit bläulichen Lippen. Das Krankheitsbild kann das eines richtigen Kollapses sein – das Gesicht ist zusammengekniffen, die Lippen sind blau, bedeckt mit kaltem Schweiß, Zunge und Atem sind kalt, deutlicher Hunger nach Luft, Stimmverlust, leichenartiges Aussehen.

Die Kraftlosigkeit äußert sich durch Zucken der Oberlippe, die häufig geschwollen ist. Die Absonderungen stinken. Der Betreffende ist lustlos, faul, benommen, gleichgültig, zu träge, um an irgendetwas Interesse zu zeigen, auf der anderen Seite kann er aber auch gereizt und erregbar sein und schnell seine Stimmung wechseln – dies ist eher am Abend zu beobachten.

Es besteht eine Abneigung gegenüber Dunkelheit. Die Angst bei Nacht kann so heftig werden, dass der Erkrankte sich nicht traut, sich hinzulegen und die Augen zu schließen. Angst vor Geistern ist ein herausragendes Merkmal. Das Denken bereitet Schwierigkeiten. Der Kopf ist verwirrt, die Gedanken kommen langsam, das Gedächtnis ist schwach, der Patient vergisst alles fast sofort wieder. Seine Betrübtheit ist so stark, dass er nicht mehr leben will, sogar schon an Selbstmord denkt.

Beim Carb-vegetabilis-Patient fällt besonders das Frösteln auf, er ist ein richtiger Eisklotz – kalte Hände, kalte Füße, kalte Nase, kalte Ohren, kalte Zunge, kalter Atem und vor allem kalte Knie. Aber trotz dieser Kälte an der Oberfläche kommt es vor, dass die Patienten über eine innere Hitze klagen, vor allem in der Brust – ausgelöst durch einen verlangsamten Blutkreislauf und mangelhafte Versorgung mit Sauerstoff. In kalten Räumen fängt der Patient an zu zittern und wird äußerst unruhig.

Während der heißen Fieberphasen scheint kein Durst vorhanden zu sein, bei Schüttelfrost verlangt der Patient jedoch nach kaltem Wasser. Reichlich kalter Schweiß kann auftreten, besonders im Gesicht und an den Gliedmaßen, er bringt aber keine Besserung.

Der Schlaf wird von Ängsten und Schrecken geplagt und ist begleitet von reißenden und zuckenden Bewegungen. Häufig wacht der Patient auf, weil er beunruhigt und in kaltem Schweiß gebadet ist; hat Angst, wieder schlafen zu gehen, und wenn er es doch tut, wacht er morgens auf, ohne erfrischt zu sein.

Pochende Kopfschmerzen an den Schläfen, mit dem Gefühl, als ob ein ‚enges Band' um den Kopf wäre, durch festen Druck kann dieses Gefühl etwas gebessert werden. Die Kopfhaut ist häufig schmerzhaft und juckt.

Schnupfen mit viel Niesen und einer wässrigen Absonderung, bei Tag und Nacht. Nasenbluten aus dünnem, dunklem, fast schwarzem Blut, das kaum gerinnt. Reizhusten und stinkendes Sputum, das zuerst dünn, später dann dick und gelblich-grün wird. Der Husten kann anfallsartig auftreten, mit viel Würgen und Erbrechen, in Verbindung mit einem geröteten Gesicht, wird besser durch Einfluss von kalter Luft. Asthma kann vorkommen, wobei es dem Patienten nicht mehr möglich ist, sich hinzulegen.

Der Patient spürt ein besorgniserregendes Schwächegefühl in der Brust und hat den Wunsch, angefächert zu werden. Wie bei Antimonium tart. kann der Husten rasselnd sein, mit zähem, schleimig-eitrigem Sputum, das nur schwer heraufzubekommen ist; wenn das erste Mittel keine Besserung bringt, kann Carbo-veg. angezeigt sein, besonders wenn das Sputum stinkt. Eine weitere Indikation ist ein Lungenödem mit Blausucht.

Viele kleine Geschwüre können in Mund und Rachen auftreten, die beim Versuch zu schlucken heftige Schmerzen verursachen. Morgendlicher Durchfall mit wässrigen Stühlen unter großer Anstrengung. Die Gase können nicht nach außen.

Die Gliedmaßen können sich ,verletzt' oder wund anfühlen, und der Körperteil, auf dem der Patient liegt oder auf den er drückt, ,schläft sehr leicht ein.'

Samuel Lilienthal, M. D. – Grippe, mit Heiserkeit am Morgen oder in der Nacht, schlimmer bei feuchtem, kaltem Wetter, bei feuchter Luft am Abend und beim Reden: Reizung des Kehlkopfs verursacht Niesen; Schmerzhaftigkeit der Brust und Hitze im Körper beim Husten.

Robert Morrison, M. D. – Carbo Vegetabilis sollte bei geschwächten oder kollapsartigen Zuständen in Betracht gezogen werden. Carbo Vegetabilis kann sogar Patienten aus dem Totenbett wiederbeleben; es stellt die Lebenskräfte von Grund auf wieder her. Zwei unterschiedliche Merkmale treten häufig im Zusammenhang mit dem Carbo Vegetabilis Zustand auf; 1) Das erste Merkmal ist eine Art ,Lufthunger', aufgrund dessen der Patient um frische Luft bittet oder angefächert werden will, oder er schaltet in

416

unserer hoch technisierten Welt einfach einen elektrischen Ventilator oder die Klimaanlage ein. Dies verwundert umso mehr, da der Patient stark fröstelt. 2) Sehr häufig ist die Verdauung schlecht, was Aufgeblähtheit, Magenverstimmungen und heftige Flatulenzen sowie Aufstoßen hervorruft. Die Aufgeblähtheit und das Aufstoßen sind oft auch typisch für kardiale und pulmonale Fälle, die von Carbo Vegetabilis profitieren.

Robin Murphy, N. D. – *Die Lebenskraft sinkt* aufgrund des Verlustes lebenswichtiger Flüssigkeiten bei schwerwiegenden und ernsthaften Erkrankungen. *Der Körper wird blau, eiskalt.* Der Patient kann schon *fast leblos* sein, aber sein Kopf ist heiß, Kälte, kalter Atem, der Puls ist nicht wahrnehmbar, unterdrückte und beschleunigte Atmung. *Braucht Luft, muss stark angefächert werden, muss alle Fenster geöffnet haben.* Dies ist ein typischer Zustand von Carbo veg. Der Patient wird *leicht ohnmächtig*, ist erschöpft und muss frische Luft haben. Blutungen aus jeder Schleimhautoberfläche. Sehr stark geschwächt. Große Schwäche, wenn sich der Patient nur ganz leicht anstrengt. Der Patient scheint zu schwach zu sein um durchzuhalten.

Blutungen aus den Augen, mit Blutandrang zum Kopf. Das Gesicht ist blau, kalt mit kaltem Schweiß. Aufgedunsen, zyanotisch, blass, *Hippokrates-Gesicht,* zusammengekniffen. Braun oder schwarz aussehende, eingerissene Lippen. Kalter Schweiß auf der Stirn. Der Kopf ist heiß mit kalten Gliedmaßen.

Die Atmung ist mühsam, schnell und kurz. Will tief einatmen. Der Atem ist kalt, *muss angefächert werden.* Husten mit *Brennen in der Brust*, schlimmer am Abend im Freien, nach dem Essen und nach dem Reden. Spasmodischer Husten, bläuliches Gesicht, widerwärtiger Auswurf. *Heiserkeit, schlimmer am Abend,* beim Reden, unterdrückte Atmung am Abend, schmerzhafte und wunde Brust. Keuchen und Rasseln durch den Schleim auf der Brust. Der Auswurf ist sehr dick, klebrig, gelb und reichlich. Schlimmer durch Wärme: auf der anderen Seite wird der Husten schlimmer, wenn der Patient aus einem warmen Raum in kalte Luft kommt. Blutungen aus den Lungen. Abwechselnd Frösteln und Hitze. Das Frösteln beginnt im Unterarm. Hektisches Fieber, erschöpfender Schweiß.

E. B. Nash, M. D. – Die Lebenskräfte sind fast erschöpft; völliger Zusammenbruch. Die Schwäche von Carbo vegetabilis wird von keinem anderen Mittel übertroffen. Dieses bildet zusammen mit Arsenicum und Salzsäure ein Heilmitteltrio, das, aufgrund bekannter Indikationen, viele Patienten den Klauen des Todes entrissen hat.

Krankheitsbild von Carbo veg; *die Lebenskräfte sind fast erschöpft, kalte Hautoberfläche, besonders von den Knien zu den Füßen; liegt bewegungslos da, wie tot; kalter Atem, der Puls ist intermittierend, schwach; kalter Schweiß an den Gliedmaßen.* Es handelt sich wirklich um einen hoffnungslosen Zustand, *Verzweiflung kommt auf.* Zu diesen Symptomen kommt dann noch hinzu, dass das *Blut in den Kapillaren ins Stocken gerät, Kälte und kleinflächige Hautblutungen;* der Patient ist so schwach, er kann nicht atmen, wenn er nicht ständig angefächert wird. Keuchend bittet er: ‚Fächer mir Luft zu! Fächer mir Luft zu!‘ Solche Fälle konnten mit Hilfe von Carbo veg. gerettet werden. In der Brust spürt der Patient manchmal ein ‚Brennen wie von glühenden Kohlen,‘ und auch hier wieder ‚ein schwaches, ermüdetes Gefühl in der Brust‚‘. In diesem Fall steht dieses Mittel zusammen mit Phosphoric acid, Stannum und Sulphur zur Auswahl.

Ich möchte die ausgezeichnete Wirkung von Carbo veg. bei Blutungen hervorheben, bei Blutungen aus Lunge, Nase, Magen, Darm, Blase oder aus den Schleimhäuten. Kein anderes Mittel kann dieses ersetzen, wenn es um solche vollkommen erledigte, äußerst geschwächte Zustände geht, wobei die Oberflächen, aus denen das Blut heraussickert, offensichtlich so schwach und schwammartig sind, dass sie das Blut nicht mehr halten können. Ihre Lebenskraft ist zusammen mit der nervlichen Kraft des Patienten verloren gegangen. Sein Gesicht ist *äußerst blass,* schon bevor die

Blutung begonnen hat. China und Carbo vegetabilis ergänzen sich hier hervorragend.

Natürlich kann kein Mittel die Toten zum Leben erwecken, egal wie stark die Indikationen vor dem Tod waren; aber kein Mittel kann mehr erreichen als dieses, und die Schulmedizin weiß wenig oder gar nichts darüber, und wird auch niemals mehr wissen, so lange sie nicht bereit ist, das Mittel in homöopathischer Form und entsprechend den homöopathischen Indikationen zu verwenden.

Carbolicum acidum (Carb-ac)

Schlüsselmerkmale: Plötzlicher Beginn. Alle Absonderungen haben einen faulen und widerwärtigen Geruch.

H. C. Allen, M. D. – Die Schmerzen sind schrecklich; sie *kommen plötzlich*, halten kurze Zeit an, und verschwinden dann plötzlich (Bell., Mag-p.). Starke Erschöpfung, Zusammenbruch; die Hautoberflächen sind blass und in kaltem Schweiß gebadet (Camph., Carbo-v., Verat.). Eitrige Absonderungen aus Mund, Nase, Rachen, Nasenlöchern, Rektum und Vagina. Erbrechen von dunkler, olivgrüner Flüssigkeit. Durchfall, die Stühle sind dünn, unwillkürlich, schwarz, von unerträglichem Geruch. Verstopfung mit *schrecklich widerwärtigem Atem.*

John Henry Clarke, M. D. – Für Cooper ist dieses Mittel ein spezielles Grippemittel, als D3-Potenz beim Ausbruch der Grippe und als C30-Potenz, wenn sich der Schwächezustand eingestellt hat. Der Patient kann sich nicht hinlegen, ringt ständig nach Luft. Kurzer, abgehackter Husten mit Kitzeln im Rachen, kann kaum etwas im Magen behalten. Röchelnde Atmung. Enges Gefühl, besonders in der Mitte der Brust. Stechen wie von

Nadeln im ganzen Körper. Stechen und Brennen im Rachen und in der Speiseröhre.

Roger Morrington, M. D. – Wertvolles Mittel bei schwerwiegendem Kollaps. Eitrige Absonderungen und widerwärtiger Geruch. Frontale Kopfschmerzen, gewöhnlich dumpf und schmerzhaft oder wie wenn ein Band um den Kopf wäre. Rhinitis mit Verstopfung der Nase und eitrigem Nasensekret. Kehlkopfentzündung mit rotem Rachen, widerwärtigem Atem, Durst.

Causticum (Caust)

Schlüsselmerkmale: Schwäche und *Lähmungsgefühl* in den Muskeln, Verlust der Muskelkraft. Brennen, Schmerzhaftigkeit, Wundheit; Schnupfen mit Heiserkeit, Stimmverlust; der Schleim hinter dem Brustbein ist nur schwer heraufzubekommen; schluckt den spärlichen Auswurf. Unwillkürlicher Urinabgang beim Husten. **Schlimmer:** am Abend von 6.00 bis 8.00 Uhr, allgemeine Verschlimmerung um 4.00 Uhr nachmittags; bei trockener, kalter Luft, Wind, Luftzug, extremen Temperaturschwankungen, Wetterwechsel, beim Wechsel aus einer kalten Umgebung in einen warmen Raum; beim Bücken. **Besser:** durch kalte Getränke, auch während des Fröstelns; bei feuchtem, nassem Wetter; nach einem Bad, bei Bettwärme; bei schonender Bewegung.

W. A. Dewey, M. D. – Bei Causticum, wie auch bei Rhus und Eupatorium, zeigt sich am ganzen Körper ein müdes, schmerzhaftes Gefühl, wie von Verletzungen, sowie Schmerzhaftigkeit in der Brust beim Husten, dazu kommt jedoch hier unwillkürlicher Urinabgang beim Husten.

E. A. Farrington, M. D. – Dieses Mittel ist bei Grippe nach trockener Kälte im Winter angezeigt, mit Schmerzen am ganzen Körper (Eup-per.), mit Brennen und Wundheit in der Brust. Heiserkeit, schlimmer am Morgen.

Douglas Gibson, F. F. Hom. – Die Symptome entwickeln sich langsam und stufenweise, in Verbindung mit allgemeinem Verfall und zunehmender Schwäche – der Patient muss sich hinlegen. Zäher Schleim wird vom Kehlkopf hochgeräuspert. Heiserkeit tritt auf und manchmal ein kompletter Stimmverlust. Ein lästiger, trockener, hohler Husten wird durch anfallsartiges Kitzeln im Rachen ausgelöst. Dieser ist morgens und bei Bettwärme schlimmer. Der Husten kann Schmerzen in der Hüftregion auslösen. Die Brust fühlt sich eng an, mit einem ständigen Drang tief durchzuatmen, um dadurch Erleichterung zu bekommen. Das Sputum rutscht zurück, wenn der Patient versucht, es auszuspucken, er muss es hinunterschlucken.

Elizabeth Wright Hubbard, M. D. – Sie können das Causticum [den Husten] direkt hören – sie hören, wie es in der Luftröhre kratzt, es hört sich an, wie ein Kratzen im Inneren einer Röhre.

Tomas Kruzel, N. D. – Die Symptome kommen bei kaltem, trockenem Ostwind; neuralgische Schmerzen, das Gesicht tut weh; hohler Husten, der Urinabgang auslöst (Puls.); kleine Schlückchen kalten Wassers lindern den Husten; die Gliedmaßen fühlen sich wie geschlagen an; Frösteln während des Fiebers verursacht Schwitzen ohne Hitze; die Tonsillen und der weiche Gaumen sind dunkelrot; bitterer Geschmack; *Verengung, Einschnürung, der Speiseröhre, schmerzhafter, wunder Rachen;* ständiger Wunsch nach Wasser; kein Appetit; die Lunge fühlt sich zusammengedrückt an; erschwerte Atmung; hat Angst, schlafen zu gehen, weil er unter Alpträumen leidet und das *Gefühl hat zu ersticken;* der Nacken fühlt sich müde an; Steifigkeit, Schmerzen, die bis in die Arme und Beine ziehen; *wundes und verletztes* Gefühl; Frösteln mit rheumatischen Schmerzen und Schmerzhaftigkeit am ganzen Körper; Frösteln um 11.00 Uhr vormittags, *Fieber mit Kraftlosigkeit;* Lufthunger, besser im Stehen.

Samuel Lilienthal, M. D. – *Von Anfang an Schwäche und Lähmung in allen Extremitäten;* kompletter Appetitverlust; einseitiger, nervöser, frontaler Kopfschmerz; die Augen sind empfindlich gegenüber Licht und Hitze; Tränenfluss im Haus, schlimmer im Freien; häufiges Niesen; schlimmer am Morgen; die Nase ist nachts verstopft, läuft am Tag; Trigeminusneuralgie; Husten, mit einem Gefühl, als ob der Husten nicht tief genug ist, um den Schleim zu lösen, daher wacht der Patient am Abend und am Morgen auf, schlimmer bei Luftzug; müdes Gefühl, die Gliedmaßen fühlen sich an wie geschlagen; rheumatische Schmerzen; unerträgliche Beschwerden in den Gliedmaßen, abends; die Brust fühlt sich rau und wund an.

Roger Morrison, M. D. – Husten und Atemwegssymptome bei Grippe. Wundes und verletztes Gefühl am ganzen Körper. *Durstig nach kalten Getränken, die das Fieber bessern.* Dumpfer Druckkopfschmerz. Tränenfluss während der Grippe. Scharfer Schnupfen. Heiserkeit. Wenig produktiver Husten; der Patient hat das Gefühl, er muss immer noch etwas tiefer husten, um Erleichterung zu bekommen. Wunde Brust durch den Husten. Unwillkürlicher Urinabgang aufgrund des Hustens. Steifer Hals während des Fiebers.

E. B.- Nash, M. D. – Im Falle von Influenza oder *La Grippe*, wie man sie heute nennt, kämpft dieses Mittel mit Eupatorium perfoliatum und Rhus toxicodendron um den ersten Rang. Alle drei äußern sich durch ein müdes, wundes, verletztes Gefühl am ganzen Körper, und alle weisen beim Husten eine Schmerzhaftigkeit in der Brust auf, wenn allerdings unwillkürlicher Harnabgang hinzu kommt, dann siegt Causticum. Jeder Homöopath sollte über die Wirkung von Causticum auf die Atemwegsorgane unterrichtet sein.

Chelidonium (Chel)

Schlüsselmerkmale: Grippe mit Befall der Leber. Gelbsucht. Schmerzen unter dem rechten Schulterblatt. **Schlimmer:** durch Hitze, im Freien, bei Wind; Bewegung; Wetterumbruch; Ärger, Berührung, und um 4.00 Uhr morgens und 4.00 Uhr nachmittags. **Besser:** bei warmem, nassem Wetter; wenn der Patient getragen wird, beim Essen, heißen Getränken, besonders heißer Milch und in Ruhe.

Samuel Lilienthal, M. D. – Kurzatmigkeit und Enge in der Brust; lautes Schleimrasseln in den Bronchien; heftige Schmerzen in der Stirn oberhalb der Augen; Angst und Ruhelosigkeit; *Ziehen im Nacken und Hinterkopf;* Lichtscheu; Tränenfluss; Nase, Zunge und Rachen sind trocken; große, trockene Hitze im Gesicht; Durst, mit trockenem Mund oder Durstlosigkeit; kein Appetit; Delirium, vor allem in der Nacht, gefolgt von Lethargie, die den ganzen Tag anhält.

Douglas Gibson, F. F. Hom. – Die allgemeine Lethargie und der Widerwille gegenüber jeder Art von Anstrengung sind herausragende Merkmale. An Haut und Bindehaut kann sich Gelbsucht zeigen. Die Symptome betreffen eher die rechte Körperseite.

Ein krampfartiger Husten ist vor allem um 4.00 Uhr nachmittags beschwerlich. Es kann ein Würgegefühl im Rachen spürbar sein, als ob ein zu großer Bissen geschluckt worden wäre; dazu kommt ein ständiger Drang zu schlucken. Heiserkeit kann vorhanden sein, mit einem Gefühl wie von Staub in der Luftröhre, wodurch ein krampfartiger Husten ausgelöst wird, der Husten kann hohl, trocken oder mit einem klümpchenartigen Sputum verbunden sein, dass nur unter Schwierigkeiten hochgebracht werden kann. Der Husten ist begleitet von Schmerzen in der rechten Seite der Brust, besonders in der Nähe der Schulterblattspitze, schlimmer beim Einatmen. Durchfall und Verstopfung wechseln sich ab. Die Stühle sind teigig und hell, oder goldgelb.

Roger Morrison, M. D. – Grippe in Kombination mit Lungen- und Verdauungssymptomen. Allgemein: Durstig, hauptsächlich auf warme Getränke. Muskelschmerzen, schlimmer bei Bewegung. Örtlich: Starke Kopfschmerzen im Hinterkopf oder über dem rechten Auge. Trockene Hitze im

Gesicht. Trockenheit in Nase, Mund und Rachen während der Grippe. Die Zunge ist trocken, braun und eingerissen. Aufstoßen und Verdauungsstörungen. Atemnot und Enge in der Brust, besonders auf der rechten Seite.

China officinalis (Chin)

Schlüsselmerkmale: Schwäche durch den Verlust von Flüssigkeiten während der Grippe, durch Erbrechen, Durchfall, *Blutungen,* längeres übermäßiges Schwitzen usw. **Schlimmer:** durch *Verlust lebenswichtiger Flüssigkeiten;* Einfluss von kalter Luft, Luftzug, auch durch Bewegung oder *bei der kleinsten Berührung;* nach dem Essen; beim nach vorne Beugen; in der Nacht; besonders etwa gegen Mitternacht; durch Erschütterung; Lärm; jeden zweiten Tag. **Besser:** bei Wärme, Trinken von heißem Tee; bei Ruhe und festem Druck; bei doppelter Körperkrümmung; lockerer Kleidung; im Freien.

Douglas Gibson, F. F. Hom. – Die mentalen und emotionalen Merkmale sind in erster Linie auf die extreme Müdigkeit und Schwäche zurückzuführen. Der Patient ist ganz offensichtlich angespannt und gereizt, will niemanden um sich haben, Wunsch nach Einsamkeit, und Abneigung gegenüber jeder geistigen Anstrengung. Der Betroffene ist ängstlich und bis zum Äußersten besorgt und voller Ängste in der Nacht. Er kann Lärm überhaupt nicht ertragen. Er nörgelt herum und kann mit nichts etwas anfangen.

Frösteln ist sehr ausgeprägt, mit einer Neigung zu Hitzewallungen und Zitteranfällen. Hier zeigt sich das Wechselhafte; zu manchen Zeiten besteht ein großer Durst nach Wasser, das gewöhnlich bitter schmeckt, aber während Schüttelfrost und Fieber ist überhaupt kein Durst vorhanden. Es tritt reichlich entkräftender Schweiß auf, besonders während des Schlafs.

Die körperliche Schwäche folgt direkt auf den Flüssigkeitsverlust durch Blutungen, heftige Darmentleerung, übermäßige Harnausscheidung; starkes Schwitzen. Passive Blutungen treten aus jeder Körperöffnung, häufig in Verbindung mit gestauten oder entzündlichen Zuständen.

Fieber tritt in Verbindung mit heftigem Schüttelfrost auf; vor dem Frösteln hat der Patient Durst, der Durst fehlt während der heißen Phase und ist während der folgenden Schwitzphasen nicht zu löschen. Alle Sinne befinden sich in einem seltsamen akuten Zustand, mit Überempfindlichkeit schon bei der kleinsten Berührung oder einem Luftzug, besonders bei kalter Luft.

Schwindel ist begleitet von einem Flimmern vor den Augen, Die Kopfschmerzen sind pochend, häufig parietal, und begleitet von extremer Empfindlichkeit der Kopfhaut und sogar der Haare. Die Kopfschmerzen werden durch Bewegung schlimmer und auch durch die Erschütterung bei jedem Schritt während des Laufens, ebenso durch einen kalten Luftzug, durch Berührung und in der Nacht. Linderung kann teilweise in einem warmen Raum und durch festen Druck erreicht werden. Häufiges Nasenbluten ist typisch und es kann die Kopfschmerzen lindern.

Ein spasmodischer Husten wird durch Essen schlimmer, ebenso durch Lachen; besser wird er, wenn sich der Patient aufrecht hinsetzt. Ein Erstickungsgefühl kann auftreten, als ob der Kehlkopf vor lauter Schleim zugestopft wäre.

Ein schmerzloser Durchfall nimmt dem Patienten viel Kraft; die Stühle sind reichlich, wässrig, scharf und enthalten unverdaute Nahrungsteile; sie stinken fürchterlich und sind häufig in der Nacht schlimmer; am Tag treten die Durchfälle gewöhnlich nur nach dem Essen auf.

Reißende Schmerzen sind in den Knochen der Gliedmaßen zu spüren, die bei jeder Bewegung schlimmer werden. Die unteren Gliedmaßen sind schwach und zittrig, der Patient hat beim Laufen wacklige Knie. Die Gliedmaßen können sich taub anfühlen, besonders bei Druck.

Das Mittel ist besonders wertvoll, wenn die Symptome durch übermäßigen oder anhaltenden Verlust von Körperflüssigkeiten ausgelöst wurden.

Jacques Jouanny, M. D. – Dieses Mittel entspricht der *körperlichen Kraftlosigkeit* mit Blässe und niedrigem Blutdruck, die als Folge von übermäßigem Schwitzen oder dem Verlust von Körperflüssigkeiten (Erbrechen, Durchfall, Blutungen) auftreten kann.

Roger Morrison, M. D. – Grippe mit Überempfindlichkeit während des Fiebers. *Besonders die Haut ist äußerst empfindlich.* Ausgeprägtes Kopfweh, das durch harten Druck besser wird. Das Gesicht ist während des Fröstelns totenblass (oder errötet). Deutliche Schwäche mit Schwindel bei dem Versuch, aus dem Bett aufzustehen. Aufgeblähtheit und Durchfall mit Grippe. Typischerweise beginnt das Fieber mit Frösteln, dann kommt der Durst, dann die Hitze, dann wieder der Durst.

Robin Murphy, N. D. – Frösteln und Hitze ohne Durst, der Durst kommt entweder vor oder nach dem Frösteln. Auf das Frösteln folgt eine länger anhaltende Hitze, gewöhnlich mit dem Wunsch, sich aufzudecken, das Gesicht ist feuerrot, häufig Delirium, darauf folgt reichlich entkräftender Schweiß. Periodizität ist eines der wichtigsten Kennzeichen, sowohl bei Fieber als auch bei Neuralgien. *‚Jeden zweiten Tag schlimmer'* ist ein Kennzeichen. *Reizbar, sensibel und sehr empfindlich.* Kann nicht atmen, wenn der Kopf tiefer liegt. *Asthma, Rasseln in der Brust,* heftiger, abgehackter Husten *nach jedem Essen.* Blutungen aus den Lungen. Atemnot, stechender Schmerz in der linken Lunge.

Cimicifuga (Cimic)

Schlüsselmerkmale: Die Schmerzen in den Muskeln wandern von einer Stelle zur anderen. Verschlimmern sich hauptsächlich auf der linken Seite. **Schlimmer:** durch Kälte und Feuchtigkeit; bei der ersten Bewegung nach Ruhephasen; während der Monatsblutung; in der Nacht. **Besser:** durch Wärme in jeder Form; im Freien; während einem Essen.

Douglas Gibson, F. F. Hom. – Es kann ein richtiges Delirium mit stark erweiterten Pupillen vorliegen, ständiges Gemurmel und Halluzinationen von Ratten oder Mäusen unter dem Bett, Dämonen usw. Beklagt sich eventuell über ein wellenartiges Gefühl im Kopf.

Der Schlaf ist gestört durch ruheloses Herumwälzen, weil der Patient vergeblich nach Erleichterung sucht, sei es nach Linderung des Gefühls von Verletztheit, sei es nach Besserung des Taubheitsgefühls. Die Muskelzuckungen lassen den Patienten nicht einschlafen. Die Schlaflosigkeit kann begleitet sein von Schwermut, die den Patienten aus dem Bett treibt und ihn ruhelos hin und her laufen lässt.

Wechselhaftigkeit ist ein Merkmal dieses Mittels. Es liegt ein ständiger Wechsel zwischen körperlichen und psychischen Symptomen vor. Die Muskelschmerzen verlagern sich von einer Seite auf die andere, und sie sind begleitet von starker Wundheit und einem Verletzungsgefühl; die betroffenen Muskeln reagieren bei Berührung mit Schmerzen. Die Symptome sind auf der linken Seite deutlicher ausgeprägt.

Starke Kopfschmerzen, mit einem Gefühl, als ob etwas von innen nach außen drücken würde; es fühlt sich an, als ob der Kopf abspringen würde; oder als ob bei jeder Einatmung kalte Luft über das Gehirn geblasen würde, die Schmerzen werden schlimmer bei der geringsten Bewegung oder bei Lärm und auch während der Monatsblutung; sie werden besser durch Druck und in frischer kalter Luft. Schmerzen im Hinterkopf breiten sich nach oben oder unten in den Hals hinein aus; sie werden schlimmer, wenn der Patient den Kopf nach vorne beugt, werden dagegen gelindert, wenn der Kopf wieder zurückgezogen wird oder wenn ein fester Druck im Nacken angewandt wird.

Die Kopfschmerzen sind häufig von heftigen Schmerzen in den Augäpfeln begleitet; schlimmer bei Kopf- oder Augenbewegungen; gelindert durch Druck. Es kann ein Gefühl vorhanden sein, als ob die Augäpfel mit Nadeln durchstochen würden.

Zäher Schleim sammelt sich im Rachen und löst Räuspern aus. Ein trockenes Kitzeln im Kehlkopf erzeugt einen nervösen Husten, der schlimmer wird, wenn der Patient versucht zu sprechen; schlimmer in der Nacht. Schmerzen in der rechten Seite der Brust; schlimmer durch Bewegung; kann den Patienten zum Aufschreien bringen.

Widerwärtiger Atem. Mund und Zunge fühlen sich warm und trocken an. Der Speichel ist dick und zäh. Die Zunge kann geschwollen sein. Der Rachen ist wund, besonders auf der linken Seite; schlimmer beim Erwachen und beim ersten Versuch zu schlucken, wird jedoch besser beim wiederholten Schlucken oder gegen Ende eines Essens.

Von der Schmerzhaftigkeit der Muskeln mit schießenden Schmerzen sind verschiedene Körperbereiche betroffen, aber vor allem der Nacken, die Schultern und die Achillessehne. Die Schmerzen verschlimmern sich bei Kälte und Nässe, werden aber durch ständiges Bewegen irgendwie besser; die Schmerzen verlaufen an den Oberschenkeln entlang nach unten, besonders auf der linken Seite. Die unteren Extremitäten können so schwach und zittrig sein, dass das Laufen schwer fällt; wenn auf irgendein Körperteil gedrückt wird, beginnt es zu zucken; davon ist zum Beispiel die ganze Körperseite, auf der der Patient liegt, betroffen; das Zucken ist begleitet von Schmerzhaftigkeit und einem Taubheitsgefühl in dem betroffenen Bereich.

Samuel Lilienthal, M. D. – Rheumatische, katarrhale Anfälle, mit Schmerzen in den Gliedmaßen, dem Kopf, dem Gesicht, den Augäpfeln; Schüttelfrost; Hitze und wässriger Fließschnupfen; verstopfte Nasenlöcher, mit großer Empfindlichkeit gegenüber kalter Luft, als ob die Hirnbasis freigelegt wäre, und bei jedem Atemzug mit kalter Luft in Berührung kommen würde.

Drosera (Dros)

Schlüsselmerkmale: Schwindel, Übelkeit; trockener Reizhusten, der einem *Keuchhusten ähnelt*, Nasenbluten; heiser, wunder Rachen; kein Durst. **Schlimmer:** beim *Hinlegen*; beim Trinken; Reden, Singen oder Lachen; gegen Abend und in der zweiten Hälfte der Nacht; *nach Mitternacht;* bei Wärme, warmen Getränken, Bettwärme. **Besser:** durch Druck; im Freien.

H. C. Allen, M. D. – Husten; heftige Paroxysmen, die schnell aufeinander folgen, kann kaum atmen. Wacht um 6.00 – 7.00 Uhr morgens auf und hört nicht auf zu husten, bis eine große Menge zähen Schleims heraufkommt; starkes Nasenbluten bei jedem Paroxysmus. Tief klingender, heiserer, bellender Husten, schlimmer nach Mitternacht; spasmodisch, mit Mundsperre, Würgen und Erbrechen. Ständiger kitzelnder Husten, beginnt sofort, wenn am Abend der Kopf das Kissen berührt.

Während des Hustens wird Wasser und Schleim erbrochen und häufig blutet der Patient aus Nase und Mund. Ein Gefühl, als ob eine Feder auf dem Kehlkopf wäre, löst Husten aus. Wunder Hals mit einem rauen Kratzen, trockenes Gefühl tief unten im Rachen; die Stimme ist heiser, tief, klanglos, brüchig, das Sprechen ist anstrengend.

Douglas Gibson, F. F. Hom. – Steifigkeit, Lahmheit und deutliche Abneigung gegenüber aktiver Bewegung werden beobachtet. Trotzdem zeigt sich eine beklemmende Ruhelosigkeit beim Hinlegen, aufgrund der Beschwerden und der Empfindung, dass das Bett zu hart ist. Der Patient unterstützt die betroffenen Bereiche mit seinen Händen, besonders während des Hustens.

Dem Kranken ist es immer zu kalt; er fröstelt sogar wenn er im Bett liegt; zittert und schaudert, wenn er in Ruhe ist. Kopf und Gesicht können heiß und der übrige Körper kann kalt sein. Durst tritt vor allem sehr deutlich während der heißen Fieberphase auf.

Druckkopfschmerzen oder stechende Schmerzen verschlimmern sich bei Bewegungen der Augen; eine leichte Besserung kann erzielt werden, wenn der Kopf fest zwischen beiden Händen gehalten wird. Ein merkwürdiges Symptom ist ein Kältegefühl in der linken Gesichtsseite, mit stechenden Schmerzen, in Verbindung mit trockener Hitze auf der rechten Seite.

Nasenbluten kommt vor, besonders am Abend. Fließschnupfen ist begleitet von viel Niesen. Beim Schnäuzen der Nase erscheint Blut auf dem Taschentuch. Starkes Brennen und Kratzen mit stechenden Schmerzen im Rachen, der dunkelrot oder purpurfarben aussehen kann. Ein kribbelndes oder kitzelndes Gefühl im Kehlkopf ist verbunden mit Blässe und Lähmung der Stimmbänder, Rötung der Schleimhaut über den Aryknorpeln und teilweisem Stimmverlust; die Stimme ist schwach und heiser; es bildet sich gelbes, schleimiges Sputum. Die Heiserkeit ist verbunden mit Erstickungsanfällen beim Sprechen oder Husten. Ein heftiger, kitzelnder Husten tritt anfallsartig auf und ist verbunden mit Würgen, Erbrechen und kaltem Schweiß; er verschlimmert sich in dem Moment, in dem der Patient sich hinlegt – Kinder fangen an zu husten, sobald der Kopf das Kissen berührt; auch nach Mitternacht wird der Husten schlimmer, besonders gegen 2.00 Uhr nachts, außerdem beim Sprechen, Essen oder beim Trinken kalter Flüssigkeiten. Der Patient hält sich oft die Brust, um sie beim Husten zu unterstützen. Das Sputum ist gelb, blutgestreift oder eitrig und von bitterem oder fauligem Geschmack. Das Mittel ist von herausragendem Nutzen bei … jedem Husten, der im Wesentlichen krampfartiger Natur ist.

Robin Murhpy, N. D. – Drosera steht deutlich mit den Atmungsorganen in Verbindung. Das Hauptmerkmal, auf das Drosera wirkt, ist ein *spasmodischer Husten, ähnlich einem Keuchhusten, die Anfälle folgen sehr schnell aufeinander,* der Patient kann kaum atmen, er würgt. Die typische Hustenform ist ein bellender Husten, der häufig anfallsartig auftritt, er ist schlimmer am Abend und nach Mitternacht, der Patient hält sich an den Seiten. Er erbricht sich, wenn er den Schleim nicht nach oben bekommen kann, jede Bemühung, etwas Schleim hoch zu husten, löst Würgen und Erbrechen aus, blutige Stühle können vorkommen. Durch den Husten treten die Augen hervor. Spasmodische, katarrhale und blutende Auswirkungen.

Gelbe Auswürfe mit *Blutungen aus Nase und Mund, Würgen, tiefe, heisere Stimme.* Lästiger und kitzelnder Husten, der während des Tages überhaupt nicht vorhanden ist, beginnt aber, sobald der Kopf am Abend das Kissen berührt. Schmerzhaftes Niesen. *Heiserkeit,* Kehlkopfentzündung. Tiefe, heisere Stimme, macht das Sprechen anstrengend. Die Stimme ist hohl, klanglos. Schwierigkeiten beim Schlucken von fester Nahrung, als ob der Rachen verengt wäre. Trockenes Gefühl im Rachen. Empfindung im Rachen, als ob dort Brotkrümel stecken geblieben wären. Heraufräuspern von gelbem oder grünem Schleim. Schwindel beim Laufen im Freien, der Patient hat die Tendenz auf die *linke Seite* zu fallen.

Dulcamara (Dulc)

Schlüsselmerkmale: Die Grippe beginnt nach einem plötzlichen Wechsel von trockenem, warmem Wetter oder hohen Temperaturen zu *nassem* *und kaltem* Wetter. **Schlimmer:** bei jedem Wetterumbruch, von warm zu kalt, trocken zu nass, besonders bei plötzlichem Wechsel, wenn zum Beispiel auf einen heißen, schwülen Tag eine kalte und feuchte Nacht folgt, bei Feuchtigkeit; in Ruhe, in Rückenlage, beim Bücken; gegen Abend, während der Nacht, bei abnehmendem Mond und im Herbst; wenn der Patient fröstelt, obwohl es warm ist. **Besser:** durch Wärme, bei trockenem Wetter mit gleichmäßigen Temperaturen, häufigem Wechsel der Körperhaltung oder wenn der Patient ständig in Bewegung ist, wenn er aufrecht steht oder auf der Seite liegt.

Margery Blackie, M. D. – Die Patienten sind äußerst empfindlich, wenn sie von einer heißen in eine kalte Umgebung kommen, wodurch häufig das Frösteln verursacht wird. Sie bekommen Herpes um den Mund sowie eine trockene, raue Zunge, und sie verlangen nach großen Mengen kalter Getränke. Häufig bekommen sie dazu noch ein steifes Genick und es bildet sich schon früh Nesselsucht – ich würde dieses Mittel nicht geben – wenn keine Nesselsucht vorhanden ist.

Der Dulcamara-Patient kann in einen verwirrten Zustand geraten, was für dieses Mittel nicht typisch ist, er ist durcheinander und findet nicht die richtigen Worte. Wenn Sie den Patienten vorher gekannt haben, sind Sie sicher ganz schön überrascht. Bei vielen Patienten kommen zu der Halsentzündung noch Ohrenschmerzen hinzu, und sie klagen über eiskalte Füße, verspüren aber allgemein eine brennende Hitze. Ich stelle mir Dulcamara immer als Calc. carb. mit roten Gesicht vor.

W. A. Dewey, M. D. – Dieses Mittel ist eines unserer besten für akute Fälle; die Augen sind blutunterlaufen, der Rachen ist wund und der Husten tut weh, weil die ganze Muskulatur schmerzhaft ist. Wenn die Krankheit durch einen Wetterumschwung zu feuchtem, kaltem Wetter hervorgerufen wurde, dann ist Dulcamara mit großer Sicherheit das angezeigte Mittel; blutunterlaufene Augen, Halsentzündung, der Husten tut weh aufgrund der Schmerzhaftigkeit der Muskulatur. Fieberhitze und Ruhelosigkeit sind nicht sehr ausgeprägt.

Douglas Gibson, F. F. Hom. – Die Haut neigt zu Trockenheit und ist sehr empfindlich gegenüber Kälte. Sie kann krankhaft blass aussehen, oder das Gesicht und die Hände können eine trübe, purpurfarbene Tönung annehmen. Die Lippen zucken leicht bei kalter Luft, und der Mund kann zu einer Seite verschoben sein. Es kann ein unstillbarer, brennender Durst nach kalten Getränken auftreten. Benommenheit und viel Gähnen kommen gewöhnlich am Tag vor, aber in der Nacht ist der Schlaf oft durch schreckliche Träume gestört oder weil der Patient nicht lange in der gleichen Position bleiben kann.

Die Schmerzen lassen bei Bewegung nach. Die Symptome konzentrieren sich oft auf die linke Seite. Ruhelos, gereizt, sogar verwirrt, hat Schwierigkeiten, beim Sprechen die richtigen Worte zu finden. Es kann auch ein ungeduldiger Wunsch nach etwas vorhanden sein, das der Patient aber dann, wenn er es bekommen hat, überhaupt nicht mehr will. Er verspürt einen Zwang, ständig in Bewegung zu sein.

Ein Frösteln am ganzen Körper kann von einem Gefühl begleitet sein, als ob ‚sich die Haare sträuben würden'. Häufig bildet sich übermäßig viel Schweiß von widerwärtigem Geruch. Kopfschmerzen können von einem trockenen Schnupfen begleitet sein, der jedoch durch die flüssigen Absonderungen schnell gelindert wird – eigentlich sofort, wenn das Sekret zu fließen beginnt.

Der Nasenkatarrh ist gekennzeichnet durch dicke, gelbe, schleimige Absonderungen und eventuell Krusten aus vertrocknetem Blut. Der Katarrh wird schlimmer in einem kalten Raum und im Freien und ist in der Wärme besser; der Kranke will, dass seine Nase warm eingehüllt ist. Das Betreten eines kalten Raumes löst einen Niesanfall aus, verbunden mit Schmerzen im Nasenbein und freiem Abfluss des wässrigen Sekrets. (bei All-c. und Nux-v. beginnt das Niesen in einem warmen Raum und lässt im Freien nach). Nasenbluten aus heißem, hellrotem Blut.

Unterdrückte Atmung, die Atmung wird durch Schleim behindert, vielerlei Schmerzen in der Brust, vor allem hinter dem Brustbein, und eventuell stechende, schießende Schmerzen in der linken Seite der Brust. Der Husten wird schlimmer bei nassem Wetter, beim tiefen Einatmen, sofort beim Hinlegen, nach dem Essen. Merkwürdigerweise verschlimmert er sich auch in einem warmen Raum und wird besser bei Aufenthalt im Freien.

E. B. Nash, M. D. – Dulcamara ist angezeigt, wenn die Erkrankung durch *feuchte Kälte* ausgelöst wurde, so wie Aconit für die gleichen Symptome bei *trockener Kälte* das richtige Mittel ist.

Eryngium aquaticum (Ery-a)

Schlüsselmerkmale: Wenn die Symptome in einem Fall auf Gelsemium oder Sticta hindeuten, der Patient aber keine Besserung spürt, sollten Sie dieses Mittel in Betracht ziehen. Die wichtigsten Merkmale sind *stechende und brennende* Schmerzen.

Timothy F. Allen, M. D. – Die Augen werden durch starkes Licht gereizt, es entsteht ein *stechendes-brennendes* Gefühl, mit heftigen Schmerzen, trüben Augen, der Patient will am liebsten die meiste Zeit schlafen. Ständiges Heraufräuspern von Schleim. **Stechender,** wunder Schmerz an der linken Seite des Rachens entlang, mit trockener Zunge und dickem, gelbem Schleim, der über den Mund ausgestoßen wird und die *stechenden Schmerzen* im Rachen noch verstärkt. *Stechendes-brennendes* Gefühl im Schlund.

John Henry Clarke, M. D. – Eryngium wirkt auf die Schleimhäute und produziert dicke, gelbe Schleimabsonderungen aus Augen, Ohren, Nase, Mund, Darm, Harnröhre und Vagina. Die Anfälle sind von schwerem, nervösem Zittern begleitet. Kennzeichnend für Eryngium ist ein Husten mit einem Gefühl, als ob der Rachen zugeschnürt wäre. Hale hielt es bei der epidemischen Grippe für ein wertvolles Mittel, wenn die Grippe zusammen mit einem wunden *Stechen und Brennen* in Rachen und Kehlkopf auftrat, verbunden mit einem Reizhusten und Auswurf von gelbem Schleim. Eryngium kann man bei Grippe mit Gelsemium und Sticta vergleichen.

Eucalyptus (Eucal)

Schlüsselmerkmale: Brennende Schmerzen und Empfindungen sind für dieses Mittel typisch. **Schlimmer:** in regelmäßigen Abständen; in der Nacht.

Edward P. Anshutz, M. D. – Die Siebbeinzellen und die Stirnhöhlen können betroffen sein, mit Schmerzen oberhalb der Augen und der Nase, und ein Druck über der Region der Siebbeinzellen ruft starke Schmerzen hervor. Das Mittel ist auch hilfreich, wenn diese Zustände chronisch geworden sind und die Absonderungen aus Nebenhöhlen und Nasenhöhlen eitrig und übel riechend sind. In solchen Fällen kann das Mittel sowohl inhaliert als auch innerlich angewandt werden. Die Wirksamkeit des Mittels bei Grippeepidemien, sowohl prophylaktisch als auch zur Desinfizierung, konnte von allen bestätigt werden, die es auf eine der genannten Methoden angewandt hatten.

John Henry Clark, M. D. – Während der Grippeepidemie ist dieses Mittel jedem als Prophylaktikum und Desinfektionsmittel vertraut geworden. Die Erprobungen zeigen, dass es die meisten der gewöhnlichen Grippesymptome auslöst. Homöopathisch kann es daher die Krankheit heilen. Es löst Schnupfen aus, erzeugt dumpfe Stauungskopfschmerzen, Halsentzündung, Verdauungsstörungen, mit übermäßiger Produktion von stinkenden Gasen, und Fieber. Das Fieber kann ein Wechselfieber oder intermittierend sein. Das Mittel hat sich auch als wirksam bei der Genesung von intermittierendem Fieber gezeigt.

Roger Morrison, M. D. – Grippe mit erschöpfendem Schweiß. Wässriger Schnupfen und Verstopfung der Nase; später bildet sich ein eitriges Sekret. Aphthen in Mund und Rachen. Schweregefühl oder Pochen im Oberbauch. Schlimmer Reizhusten.

Robin Murphy, N. D. – Eucalyptus wirkt auf die Schleimhäute und bildet reichlich katarrhale Absonderungen, die scharf und faulig sind und Schmerzen hervorrufen, Steifigkeit und Mattigkeit wie bei einer Erkältung. Ein Mittel mit deutlichen Wirkungen bei katarrhalen Prozessen, Malaria und Darmstörungen. *Grippe*; man sagt, es soll vorbeugend gegen Grippe wirken. Bei *Wechselfieber*. Atonische Verdauungsstörungen, Magen- und Darmkatarrh. Das Mittel ruft eine auffallende körperliche Erschöpfung hervor, keinerlei Antrieb sich zu bewegen.

Die Augen sind heiß, sie brennen und stechen. Auswurf: weißer, dicker, schaumiger Schleim. Reichlich Auswurf widerwärtigen eitrigen Schleims. Die Atmung ist beschleunigt. Reizhusten. Grippehusten. Aphthen, der Mund brennt. Übermäßige Speichelabsonderung. Leicht brennender Geschmack breitet sich in den Rachen und in die Speiseröhre aus, begleitet von Durst.

Nase – verstopftes Gefühl, dünner, wässriger Schnupfen, die Nase hört nicht auf zu laufen, Enge über dem Nasenrücken. Fieber mit Schmerzen. Frösteln, dann Übelkeit und Erbrechen. Schwindel während aller Fieberstadien.

Eupatorium perfoliatum (Eup-p)

Schlüsselmerkmale: Der Patient *spürt* die Grippeschmerzen eher *in den Knochen* als in den Muskeln, die Schmerzen zwingen den Patienten, sich zu bewegen, aber Bewegung bringt keine Besserung; im Gegensatz zu Rust-t., hier kann durch Bewegung vorübergehende Besserung erzielt werden.

Erbricht Galle am Ende einer Fröstelphase. **Schlimmer:** *in kalter Luft;* bei Bewegung, von 7.00 bis 9.00 Uhr morgens; am 3. oder 7. Tag; beim Liegen auf einzelnen Körperteilen; bei Husten; beim Geruch oder Anblick von Essen. **Besser:** durch Erbrechen von Galle; Schwitzen; Liegen auf dem Gesicht; Gespräche, beim Abstützen auf Händen und Knien.

Douglas M. Borland, F. F. Hom. – Der wesentliche Grund für die Wahl von Eupatorium ist das Ausmaß der Schmerzen, unter denen die Patienten leiden. Hier treten sehr starke Schmerzen am ganzen Körper auf – anhaltende Schmerzen – alle Knochen des Skeletts, Arme, Beine, Schultern, Rücken, Hüfte scheinen betroffen zu sein und vor allem die Schienbeinknochen.

In der Regel entwickelt sich eine Grippe vom Typ Eupatorium eher etwas schneller als andere Formen der Grippe, und die Schmerzen treten ziemlich schnell auf. Die Patienten sagen, es fühle sich an, als ob die verschiedenen Gelenke ausgerenkt wären – sie spüren einen sehr intensiven, tief gehenden Schmerz. In Verbindung mit den Schmerzen, tritt eine ständige Ruhelosigkeit auf; die Patienten sind immer in Bewegung, weil sie hoffen, dadurch die Schmerzen in dem einen oder anderen Knochen lindern zu können.

Ein wertvolles Unterscheidungsmerkmal ist, dass der Patient bei der Eupatorium-Grippe nur ganz wenig schwitzt. Alle anderen Mittel, mit einer ähnlichen Form von Knochenschmerzen, neigen zu deutlichem Schwitzen.

Die Patienten sind immer niedergeschlagen, die Depression ist aber anders als bei Bryonia. Sie sind extrem niedergeschlagen und beklagen sich ganz entschieden; sie jammern bitterlich über die Heftigkeit der Schmerzen, wenn sie nicht klagen, dann bewegen sie sich im Bett hin und her, ächzen und stöhnen; und bemitleiden sich selbst.

Vom Aussehen her zeigt sich gewöhnlich eine starke Errötung sowie eine leicht trockene Haut, mit ziemlich blassen Lippen, im Gegensatz zu den stark gestauten Erscheinungen bei anderen Mitteln. Häufig hat die Zunge einen dicken weißen Belag, und statt dem bitteren Geschmack von Bryonia, ist er hier einfach fade und geschmacklos.

Sie leiden gewöhnlich an ziemlich starken Kopfschmerzen. Typisch für dieses Mittel. Sie beklagen sich über extreme Schmerzhaftigkeit im Kopf, sehr häufig ist der Bereich am deutlichsten betroffen, der auf dem Kissen aufliegt. Es gibt aber eine Ausnahme: Sie klagen über eine extreme Schmerzhaftigkeit in der Stirn, wenn gar kein Druck vorhanden ist, sowie über ein pochendes Gefühl im Hinterkopfbereich, begleitet von einem starken Hitzegefühl oben auf dem Kopf. Manchmal spüren sie ein merkwürdig wogendes Gefühl im Kopf, und seltsamerweise scheint sich dieses wogende Gefühl von einer Seite auf die andere über den Scheitel hinweg zu bewegen.

Der Schnupfen ist bei Eupatorium sehr markant. Der Patient verspürt ein starkes Verstopfungsgefühl – als ob die Nase komplett verstopft wäre, dazu kommt eine vorwiegend flüssige Absonderung mit heftigem und unaufhörlichem Niesen. Auch die Augen sind hier stark in Mitleidenschaft gezogen. Die Ränder der Augenlider sehen rot und entzündet aus, mit starkem Tränenfluss und allgemeiner Schmerzhaftigkeit. Die Augen sehen gestaut aus; und es liegt ein gewisses Maß an Lichtscheu vor, das aber nicht so ausgeprägt ist.

Die Patienten leiden an einem äußerst trockenen Rachen, der allgemein gewöhnlich ist. Dazu kommt ein starker Durst, mit dem Wunsch nach eiskalten Getränken. Es ist jedoch Vorsicht geboten; wenn Eupatorium-Patienten zu viel Eiswasser, Eiscreme oder kalte Getränke zu sich nehmen, besteht die Gefahr von Magenverstimmungen. Auf jeden Fall neigen sie zu verstärktem Luftaufstoßen; Magenreizungen aufgrund kalter Flüssigkeiten können zum Erbrechen von Galle führen.

Gewöhnlich ist der Kehlkopf nicht von den katarrhalen Zuständen betroffen, die Patienten beschweren sich jedoch über intensive Hitze und Brennen in der Luftröhre. Sie leiden außerdem an einem sehr stark austrocknenden Husten, der wiederum von einer starken Schmerzhaftigkeit in den Brustwänden begleitet ist. Alle Brustmuskeln tun weh, es fühlt sich an, als ob die Schmerzen genau genommen in den Rippen sitzen würden. Der Husten ist bei Eupatorium sehr heftig, mit wenig Sputum, und er scheint den Patienten von Kopf bis Fuß Schmerzen zu bereiten. Sie haben das Gefühl, ihr Kopf würde zerspringen, auch die Brustschmerzen werden durch den Husten schlimmer, so die Patienten versuchen, den Husten zu unterdrücken, oder die Bewegung der Brust während des Hustens unter Kontrolle zu halten, um so die Schmerzen zu verringern. Hier treten anhaltende Schmerzen am ganzen Körper auf, als ob die Betreffenden auseinandergebrochen würden; im Gegensatz zu den scharfen, stechenden Schmerzen wie sie bei Bryonia auftreten, ein Mittel, das sich ähnlich äußert.

Miranda Castro, F. S. Hom. – Eupatorium perfoliatum eignet sich für die gefürchtetsten unter den Grippearten. Die Schmerzen sind so schlimm, dass es sich anfühlt, als wären die Knochen gebrochen. Die Muskeln schmerzen und fühlen sich wund und geschlagen an. Die Patienten ächzen und stöhnen vor Schmerzen. Es tut ihnen alles weh, sie leiden unter berstenden Kopfschmerzen und wunden, schmerzenden Augäpfeln. Die Nase läuft und sie müssen ständig niesen, die Brust schmerzt und fühlt sich wund an, und beim Husten tut der Kopf weh. Die Patienten wollen (eis)kaltes Wasser, obwohl sie dadurch vom Kreuzbein aus heftig zu frösteln beginnen. Sie schwitzen nicht sehr stark, aber wenn sie schwitzen, dann geht es ihnen in jeder Beziehung besser (außer am Kopf).

John H. Clarke, M. D. – Schüttelfrost im Rücken, Knochenschmerzen sind vorherrschend. Der Patient zittert mehr, als durch die vorhandene Kälte eigentlich gerechtfertigt ist. Das Frösteln wird ausgelöst oder beschleunigt durch Trinken von kaltem Wasser. Erbrechen von Galle nach dem Frösteln.

Das Fieber vergeht durch Schwitzen und Schlafen. Beim Schwitzen werden alle Symptome gelindert, außer den Kopfschmerzen.

Das Hauptmerkmal für den Einsatz in der Homöopathie sind die quälenden Knochenschmerzen, die durch dieses Mittel ausgelöst werden, wie sie zum Beispiel bei Malaria und Grippe auftreten. Bei der Erprobung zeigt sich überall eine Schmerzhaftigkeit: Kopfschmerzen mit innerer Schmerzhaftigkeit, die seitlichen Knochenvorsprünge sind wund; mit Schmerzen und Wundheit in den Augäpfeln; Husten mit extremer Wundheit die Luftröhre entlang, Schmerzhaftigkeit der Brust, Gliederschmerzen am ganzen Körper. Der Patient kann nicht im Bett liegen, weil er ein Gefühl hat, als ob jeder Knochen verletzt wäre, was ihn zur Verzweiflung bringt und ihn stöhnen und aufschreien lässt.

Typisch für Eupatorium ist, dass der Husten besser wird, wenn sich der Patient auf die Hände und Knie stützt; besser beim Knien mit dem Gesicht Richtung Kissen; schlimmer in Rückenlage. Das Frösteln beginnt bei Eupatorium perfoliatum im Kreuz, mit Gliederschmerzen, als ob jeder Knochen des Körpers gebrochen wäre; hohes Fieber mit Verschlimmerung der Schmerzen, gefolgt von spärlichem oder reichlichem Schweiß; das Schwitzen bessert alle Schmerzen, außer den Kopfschmerzen, die durch das Schwitzen schlimmer werden. Husten mit Wundheit, der Patient muss sich mit beiden Händen die Brust halten.

W. A. Dewey, M. D. – Dieses Mittel ist mit viel Wundheit und Schmerzen am ganzen Körper verbunden; Heiserkeit und Husten, mit großer Schmerzhaftigkeit im Kehlkopf und dem oberen Respirationstrakt. Schnupfen mit Durst, Trinken löst Erbrechen aus. Der Husten ist sehr anstrengend, dem Patienten tun der Kopf und die Brust weh, und wie bei Drosera, hält er die Brust mit den Händen fest. Diese Schmerzen, die an gebrochene Knochen erinnern, sind für dieses Mittel charakteristisch. Kommen zu diesen Symptomen noch heftige Gallenstörungen hinzu, dann ist dieses Mittel noch deutlicher angezeigt. Viele Ärzte verlassen sich in den frühen Stadien der Grippe fast ausschließlich auf Eupatorium.

E. A. Farrington, M. D. – Es sollte bei Grippe in Betracht gezogen werden, wenn Heiserkeit auftritt, die am Morgen schlimmer ist, sowie Husten mit extremer Schmerzhaftigkeit in der Brust, entlang der Luftröhre. Der ganze Körper tut weh, als ob die Schmerzen in den Knochen sitzen würden, wodurch der Kranke gezwungen wird, sich zu bewegen, allerdings bringt Bewegung keine Besserung.

Jacques Jouanny, M. D. – Dieses Mittel passt zu Steifigkeit ohne Schmerzhaftigkeit und mit einem Gefühl, *als ob die Knochen brechen würden*. Die typischsten Symptome sind: *Schmerzen, auf den Augäpfeln Druck angewandt wird*. Der Patient hat einen starken Durst auf kaltes Wasser.

Tomas Kruzel, N. D. – Grippe bei warmem, mildem Wetter; *extreme Schmerzen tief in den Knochen;* der Rücken und die Beine fühlen sich an, als ob die Knochen auseinanderbrechen würden; Ruhelosigkeit; das Bett ist unbequem, fühlt sich hart an; größere Hitze und kein Schweiß; Schwäche; Kopf – pochende Schmerzen, *Schmerzhaftigkeit der Augäpfel; Schmerzen im Hinterkopf nach dem Hinlegen, mit einem schweren Gefühl;* Atemwege – Schnupfen mit Niesen; *Heiserkeit und Husten mit Schmerzhaftigkeit der Brust; chronischer,* lockerer Husten ist *schlimmer in der Nacht*; der Husten wird gelindert, wenn sich der Patient auf die Hände und Knie stützt; er muss sich die Brust halten (Bry.); Extremitäten – *Schmerzen im Rücken* und den Muskeln; *Wundheit der Haut; Schmerzen in Armen und Handgelenken;* Schwitzen lindert alle Symptome, außer den Kopfschmerzen; Frösteln zwischen 7.00 und 9.00 Uhr morgens, *folgt auf Durst sowie Schmerzen und Wundheit in den Knochen;* der Patient weiß, dass er zu frösteln anfängt, weil er nicht genug trinken kann; *durstig.*

Samuel Lilienthal, M. D. – Fließschnupfen; Niesen; Heiserkeit mit Rauheit der Stimme; abgehackter Husten am Abend, mit Schmerzhaftigkeit in der Brust; Ruhelosigkeit; Schmerzen und Beschwerden in den Gliedmaßen; ständiger Wechsel der Position, obwohl die Schmerzen in Ruhe nicht schlimmer werden; Abgeschlagenheit, die Hautoberfläche ist blass und krankhaft empfindlich.

Roger Morrison, M. D. – Hohes Fieber, im Allgemeinen über 38,8°C. Das Frösteln setzt um 9.00 Uhr morgens ein. Es beginnt im Lendenbereich. Frösteln mit ausgeprägter, richtig heftiger Starre. *Schüttelfrost ist schlimmer nach dem Trinken. Durst nach kalten Getränken, trotz und auch während des Fröstelns.* Unmittelbar vor dem Frösteln kommt der Durst auf. Der Patient wünscht sich kalte Nahrung und Eiscreme. Der Schweiß ist spärlich. Starke Kopfschmerzen während der Phasen mit hohem Fieber. Schwerer, schmerzender Kopf, der Patient nimmt seine Hände hinzu, um ihn vom Kissen anzuheben. Viel wässriger Schnupfen während der Grippe. Übelkeit und Erbrechen; schlimmer vor dem Frösteln; schlimmer durch Bewegung. Erbrechen von Galle zwischen der heißen Phase und dem Fröstelstadium. Quälende Schmerzen im unteren Rücken. Der Patient ist verzweifelt und stöhnt vor Schmerzen.

Robin Murphy; N. D. – Bekannt als ‚Boneset' (wörtlich übersetzt: Knocheneinrichter, Knochenheiler), aufgrund der schnellen Art und Weise, in der dieses Mittel die Schmerzen in den Gliedmaßen und Muskeln lindert, die bei einigen fieberhaften Erkrankungen, wie Malaria und Grippe, auftreten. Clarke hielt Eupat. für ein äußerst wertvolles Mittel bei der Behandlung der Grippe.

E. B. Nash, M. D. – Schmerzhafte Wundheit des Augäpfel; Schnupfen; jeder Knochen tut weh; Entkräftung bei der epidemischen Form der Grippe – *La Grippe.* Tiefe, heftige Schmerzen, als ob sie in den *Knochen* stecken würden, mit wundem, verletztem Gefühl am ganzen Körper, Rücken, Arme, Handgelenke, Beine. Heftige Schmerzen in den Gliedmaßen und im Rücken, als ob die Knochen gebrochen wären. Schmerzen in den Knochen der Extremitäten, mit Schmerzhaftigkeit der Muskeln; Schmerzhaftigkeit der Knochen. Wundheit und Schmerzen in den Armen und Unterarmen; schmerzhafte Wundheit in beiden Handgelenken, als ob sie gebrochen oder verrenkt wären. Die Waden fühlen sich an, als ob sie geschlagen worden wären. All diese Symptome sind ganz typisch und können bei Influenza, biliösem oder intermittierendem Fieber, Bronchitis und vielen anderen Krankheiten auftreten.

Aufgrund dieser Erfahrungen gab man Eupatorium auch den Namen ‚bone set‘. Wenn bei einer epidemischen Form von intermittierendem Fieber heftige Schmerzen auftraten, als ob die Knochen gebrochen wären, so war Eupatorium das Mittel, welches die Knochen heilen oder ‚einrichten‘ konnte (set the bones). Man nannte diese Epidemie *Knochenbrecher-Fieber*. Dieses Mittel ist sehr wirksam bei Krankheiten der Atemwegsorgane. Bei der so genannten ‚la grippe‘ der letzten Jahre, habe ich sehr wertvolle Erfahrungen damit gemacht; wenn ‚Schmerzen am ganzen Körper, als ob die Krankheit in den Knochen stecken würde‘, das Hauptsymptom war. [Andere Mittel, wie zum Beispiel] Rannuculus beinhalten ebenfalls Schmerzen in den Knochen, vor allem bei Grippe oder *la grippe*, aber Eupatorium zeigt dieses Merkmal am deutlichsten.

Michael Weiner, Ph. D. – Schwitzen lindert alle Symptome, außer den Kopfschmerzen.

Euphrasia (Euphr)

Schlüsselmerkmale: Am Anfang treten Symptome wie bei einer gewöhnlichen Erkältung auf, mit ausgeprägtem Niesen und Tränen der Augen. Das Nasensekret ist *farblos*; der Tränenfluss *scharf*. Der Husten ist tagsüber schlimmer. **Schlimmer:** die allgemeinen Symptome am Abend, im Haus, bei Wärme, Licht, nach dem Schlaf. **Besser:** im Freien; beim Blinzeln; im Dunkeln.

Anima Chakravarty, M. D. – Aufgrund seiner Wirkung auf das ganglionäre Nervensystem steht der Charakter von Euphrasia mit den Schleimhäuten in Zusammenhang, besonders mit den Augen und Augenlidern, sowie dem oberen Respirationstrakt. Sehr wirkungsvoll ist es bei katarrhalen Entzündungen, die durch übermäßige wässrige Absonderungen gekennzeichnet sind, welche das Hauptmerkmal dieses Mittels sind.

Die wichtigste Indikation für dieses Mittel sind die Augensymptome mit scharfer, wässriger Absonderung, mit oder ohne Schnupfen. Es treten schneidende Schmerzen in den Augen auf, die sich in den Kopf ausbreiten, Druckgefühl in den Augen, als ob Sand darin wäre, Gefühl von Trockenheit, Brennen und Beißen in den Augen, heftiges Jucken der Augen, mit dem Bedürfnis, die Augen zu reiben oder zu blinzeln, mit reichlich scharfem Tränenfluss. Das Nasensekret, sofern vorhanden, ist bei Euphrasia immer farblos. Der Schnupfen ist immer mit viel Niesen und einem flüssigen farblosen Sekret verbunden das typische Merkmal, die Absonderungen aus den Augen muss vorhanden sein.

Der Husten von Euphrasia hat eine typische Ausprägung, er ist tagsüber schlimmer und in der Nacht, nach dem Hinlegen fast nicht mehr vorhanden. Sowohl die Augenbeschwerden als auch der Schnupfen werden im Freien schlimmer, aber im Gegensatz zum Husten, verschlimmert sich der Schnupfen auch in der Nacht und beim Hinlegen. Die kalte Luft verursacht Tränenfluss, und der Patient fröstelt und hat das Bedürfnis sich warm einzuhüllen.

Robin Murphy, N. D. – Euphrasia officinalis äußert sich vor allem durch eine Entzündung der Bindehaut, wodurch reichlich Tränenfluss ausgelöst wird. Dieses Mittel wirkt auf die Schleimhäute der *Augen*, der Nase und der Brust und erzeugt einen heftigen Katarrh mit frei fließenden, scharfen, wässrigen Absonderungen. *Die Augen tränen die ganze Zeit.* Dicke, scharfe, gelbe Absonderungen aus den Augen. *Reichlich heiße oder scharfe Tränen,* schlimmer im Freien, im Liegen oder beim Husten, die Tränen hinterlassen einen Abdruck, der wie lackiert aussieht. Brennen und Schwellung der Lider. Häufige Neigung zu blinzeln. Reichlich Absonderung einer scharfen Substanz. Klebriger Schleim auf der Hornhaut, der Patient muss blinzeln, um ihn zu entfernen. Druck in den Augen.

E. B. Nash, M. D. – Die Wirkungen von Euphrasia scheinen sich auf die Augen zu konzentrieren. Ein besonders hervorstechendes Merkmal dieses Mittels bei Augenbeschwerden ist die Tendenz, *klebrigen Schleim* auf der Hornhaut *abzulagern*, der durch Blinzeln beseitigt werden kann. In allen Fällen, die von Lichtscheu und Tränenfluss begleitet sind, ob mit oder ohne Schnupfen, sollte auf dieses Mittel zurückgegriffen werden oder zumindest sollte man es im Hinterkopf haben. Bei den Augenerkrankungen von Euphrasia sind häufig die Lider betroffen. Der Husten, manchmal ein trockener, aber im Allgemeinen von lockerer Art, *ist tagsüber schlimmer,* aber nicht so beschwerlich in der Nacht. Das ist ein wichtiger Aspekt, denn normalerweise ist Husten nachts eher schlimmer.

Ferrum phosphoricum (Ferr-p)

Schlüsselmerkmale: Wenn in einem Fall die Symptome unklar sind und nicht genau zu dem Bild anderer Mittel passen. Im Allgemeinen tritt zu Beginn nur leichtes Fieber auf, vielleicht mit einer leichten Rötung im Gesicht. Ein charakteristisches Merkmal sind Symptome auf der rechten Körperseite. **Schlimmer:** in der Nacht und von 4.00 bis 6.00 Uhr morgens, bei Berührung, Erschütterung, Bewegung, auf der rechten Seite, bei Lärm, kalter Luft, kalten Getränken. **Besser:** bei kalten Anwendungen, beim Hinlegen.

Anima Chakravarty, M. D. – Bei Fieber steht dieses Mittel zwischen der kraftvollen Wirkung von Aconit und Belladonna und der kraftlosen Trägheit und Benommenheit von Gelsemium. Es passt zum ersten Fieberstadium und anderen entzündlichen Zuständen, bevor die Ausscheidungen einsetzen. Es zeigt sich eine Hitze, mit einem weichen, vollen, schnellen Puls, Durst und Schweiß, der keine Linderung bringt. Das Frösteln tritt um 1.00 Uhr nachmittags auf. Ferr-phos. passt zu allen katarrhalen und entzündlichen Fiebern im ersten Stadium. Es kommt auch Fieber ohne Frösteln vor; trockene Hitze mit Durst. Große Schwäche bei der geringsten Anstrengung folgt auf das Fieber.

Die Stauung und Entzündung des Respirationstrakts ist begleitet von großer Beklemmung und Atemnot, einem trockenen, abgehackten Husten, blutgestreiftem Auswurf, Husten mit Kitzeln in der Luftröhre und den Bronchien, einem schmerzhaften Gefühl in der Lunge, dem Kehlkopf, den Bronchien, Lungenentzündung und Rippenfellentzündung. Auch hier zeigen sich die irreführende Blutüberfüllung und die leichte Errötung von Ferrum. Die Röte nimmt nie die düstere Tönung von Gelsemium an, und es liegt auch keine ängstliche Ruhelosigkeit wie bei Aconit vor.

Der Patient lehnt die Anwesenheit von anderen Personen ab und fühlt sich besser, wenn er alleine ist. Er leidet unter geistiger Verwirrung und kann sich nicht konzentrieren. Auch stellen sich abends und in der Nacht Angstgefühle und Aufgeregtheit ein. Manchmal zeigt sich eine extreme Gleichgültigkeit und Sturheit. Der Patient ist nicht bereit zu sprechen und reagiert auf Lärm sehr empfindlich mit Reizbarkeit.

Jacques Jouanny, M. D. – Dieses Mittel ist angezeigt, wenn die Krankheit eher allmählich beginnt. *Das Fieber ist nicht sehr hoch.* Die Haut ist feucht. Das Gesicht des Patienten ist abwechselt blass und gerötet, mit *örtlichen Blutungen oder mit Tendenz zu Stauungen* (Nasenbluten, Ohrenschmerzen aufgrund von Blutstau in den Ohren, Luftröhrenentzündung). Bei den Patienten handelt es sich gewöhnlich um asthenische Personen mit einem schwachen Abwehrmechanismus.

Roger Morrison, M. D. – Grippe mit deutlichem Fieber, das tagelang anhält. Hohes Fieber, Entkräftung, aber nur wenig Symptome, die sich genau lokalisieren lassen. Symptome auf der rechten Seite – Kopfschmerzen, Schmerzen in der Brust, Rachenkatarrh. Kopfschmerzen und errötetes

Gesicht während des Fröstelns. Trockene Hitze ohne nachfolgendes Frösteln.

Robin Murphy, N. D. – In den frühen Stadien bei fieberhaften Zuständen. Pochende Kopfschmerzen mit empfindlicher Kopfhaut. Die Kopfschmerzen werden besser nach *kalten Anwendungen*. Kurzer, schmerzhafter, kitzelnder und abgehackter, quälender, spasmodischer Husten, schlimmer am Morgen und am Abend. Harter, trockener Husten mit schmerzhafter Brust.

Gelsemium (Gels)

Gelsemium zeigt in seiner Gesamtheit ein Krankheitsbild, das für die Grippe typischer ist als jedes andere Mittel der Materia Medica. Es war das erfolgreichste Heilmittel während der Spanischen Grippepandemie von 1918-1919. Douglas Borland sagte 1939 über dieses Mittel: „Stellen Sie sich den gewöhnlichen, typischen Grippefall vor, der sich wahrscheinlich über sechs bis acht Stunden entwickelt. Der Patient fühlt sich am Vortag nicht ganz auf dem Damm, hat vielleicht leichte Kopfschmerzen, etwas Fieber, kleine, unbestimmte Beschwerden, leidet wahrscheinlich an einem leichten Katarrh; er legt sich ins Bett, schläft nicht besonders gut und fühlt sich am nächsten Morgen richtig elend. Glücklicherweise gibt es in der Materia Medica ein Mittel, das genau dieses Krankheitsbild hervorruft und das einen großen Prozentsatz der unkomplizierten Grippefälle abdeckt. Dieses Mittel ist Gelsemium."

Schlüsselmerkmale: *Extreme Muskelschwäche und Zittern.* Der ganze Körper tut weh. *Apathisch.* Apathisch in Bezug auf die Krankheit. Wund machende Absonderungen. Jucken am weichen Gaumen und im Nasenrachenraum. **Schlimmer:** durch *Gemütsbewegungen; Furcht,* Überraschungen, Schock; Bewegung, in einem heißen Raum oder durch direktes

Sonnenlicht; wenn Fieber vorliegt, wird es durch einen kalten Luftzug verschlimmert; um 10.00 Uhr morgens. **Besser:** im Freien, am Nachmittag, beim Zurücklehnen, wenn der Kopf oben gehalten wird, beim nach vorne Beugen, bei kontinuierlicher Bewegung; nach dem Schwitzen und nach Ausscheidung von viel blassem Urin.

H. C. Allen, M. D. – Vollständige Erschlaffung und Entkräftung des ganzen Muskelapparates, mit vollständiger motorischer Lähmung. *Schwäche und Zittern,* der Zunge, Hände, Beine; des ganzen Körpers. Wünscht sich Ruhe, Alleinsein; will nicht sprechen, will niemanden um sich haben, auch nicht, wenn die betreffende Person sich still verhält. Schwindel, *breitet sich vom Hinterkopf aus;* mit Doppeltsehen, getrübter Sicht, Sehverlust; der Patient scheint berauscht zu sein, wenn er versucht sich zu bewegen. Kinder; Angst zu fallen, greifen nach dem Kinderbett und halten sich an der Krankenschwester fest. Die Kopfschmerzen werden besser nach reichlich Wasserlassen. *Mangelhafte Muskelkoordination; verwirrt;* die Muskel wollen dem Willen nicht gehorchen.

Douglas M. Borland, F. F. Hom. – Bei Gelsemium ist der Krankheitsbeginn etwas langsam, und es entsteht vor allem ein Gefühl von Lustlosigkeit auf. Die Patienten sind träge und müde, sehen schwerfällig aus und die Augen sind schwer und schläfrig; sie wollen nicht gestört werden, wollen in Ruhe gelassen werden, und doch, – und das ist das erste hervorstechende Merkmal – wenn sie sich über irgendetwas aufregen, können sie die ganze Nacht nicht schlafen, und das trotz ihres offensichtlich trägen und betäubten Zustands.

Sie fühlen sich heiß und klebrig, haben aber trotzdem das Gefühl, als ob ein leichtes Frösteln ihren Rücken hinauf- und hinunterlaufen würde – kein richtiger Schüttelfrost, sondern eher ein Gefühl, als ob die Kälte den Rücken entlang rieseln würde, als ob ihnen jemand mit der kalten Hand über den Rücken streichen oder ihnen kaltes Wasser über den Rücken gießen würde.

Durch die allgemeine Unbeweglichkeit stellt sich bei Gelsemium-Grippe-patienten immer ein gewisses Zittern ein, ihre Hände werden viel schneller unsicher, als man es aufgrund der Schwere ihrer Erkrankung erwarten würde; sie zittern ganz deutlich, wenn sie eine Tasse hochheben, um zu trinken. Häufig ist die Zittrigkeit mit Gleichgewichtsstörungen verbunden, und die Patienten haben das Gefühl, sie würden hinfallen. Sie meinen, aus dem Bett zu fallen, vor allem, wenn sie gerade halb eingeschlafen sind; sie erwachen durch einem plötzlichen Ruck und haben das Gefühl, sie wären aus dem Bett gefallen. Der Gelsemium-Patient will sich überhaupt nicht anstrengen; alle Beschwerden werden durch Bewegung schlimmer.

Eine Gelsemium-Grippe ist immer mit sehr unangenehmen, starken Kopfschmerzen verbunden. Typischerweise besteht ein heftiger Schmerz in der Hinterhauptregion, der sich zum Nacken hin ausbreitet, mit einem Steifheitsgefühl in den Halsmuskeln; und da es sich um einen Stauungs-kopfschmerz handelt, kommt gewöhnlich noch ein Pochen hinzu.

In der Regel sind Mandelentzündungen bei der Gelsemium-Grippe nicht sehr ausgeprägt, man beobachtet im Allgemeinen eher einen aufgeschwollenen, roten, gestauten Rachen. Die Mandeln können etwas geschwollen sein, aber der pickelige Rachen, wie er bei anderen Mitteln auftritt, ist hier nicht zu finden.

Margery Blackie, M. D. – Hier haben Sie den trägen, leicht bläulich und schwerfällig aussehenden Patienten vor sich, der abwechselnd von Hitze- und Kältewellen heimgesucht wird. Die Patienten klagen, dass sie total müde sind, und manchmal ist ihnen auch ganz schön schwindlig, dazu kommen die allgemeinen Schmerzen, wie sie bei einer akuten Gelsemium-Erkrankung auftreten. Wenn Sie das Gesicht des Gelsemium-Patienten berühren, so werden Sie feststellen, dass es ganz feucht ist. Die Patienten sind vor allem wegen ihrer Halsentzündung beunruhigt – diese macht ihnen mehr Sorgen als jedes andere Leiden, das bei Gelsemium auftreten kann. Manchmal stellt sich plötzlich eine Angst vor dem Tod ein, eine solche

Angst ist mir bisher nur in Zusammenhang mit den Halssymptomen begegnet, ansonsten noch nicht. Sie haben einen scheußlichen Geschmack im Mund und die Zunge fühlt sich taub an. Wenn sie die Zunge herausstrecken, so erkennt man eine zittrige Zunge mit einem dicken, gelben Belag.

Gelsemium-Patienten leiden unter den schlimmsten Kopfschmerzen, die man sich vorstellen kann. Sie treten fast immer als Begleitsymptom der Grippe auf. Es können alle Arten von Augenproblemen damit verbunden sein und manchmal klagen die Patienten, dass sie fast blind sind. Es kann sein, dass sie doppelt sehen, bevor die Kopfschmerzen beginnen. Sie spüren einen bohrenden Schmerz über dem rechten Auge und klagen fast immer über ein Kältegefühl am Hinterkopf, begleitet von einem Schaudern die Wirbelsäule hinunter, sowie den üblichen Gelsemium-Symptomen. Möglicherweise fühlen sie sich ziemlich schwach und sind ganz schläfrig.

Die Symptome werden bei Bewegung und Licht schlimmer und sie bessern sich durch Schlaf und nach dem Erbrechen. Sehr typisch bei Gelsemium-Patienten ist auch, dass ihre Kopfschmerzen erst einmal unerträglich werden, wenn sie sich hinlegen. Sie wissen nicht, wie sie liegen sollen. Sie überlegen, was sie tun sollen, und plötzlich merken sie, dass sich die Schmerzen etwas lösen. Und wenn sie dann nachlassen, muss der Patient eine größere Menge Urin lassen und spürt dadurch eine große Erleichterung.

Miranda Castro, F. S. Hom. – Gelsemium ist für Grippearten angezeigt, die dann auftreten, wenn ein Wetterumschlag von kaltem zu warmem Wetter stattfindet. Es eignet sich für die ganz gewöhnlichen Formen der Grippe, die langsam beginnen und von schwachen, schmerzhaften Muskeln begleitet sind. Es tritt ein dumpfer Kopfschmerz und ein deutliches Schweregefühl auf … alles, vor allem die Augenlider, der Kopf und die Gliedmaßen sind schwer. Die Patienten haben keinen Durst, auch nicht während des Fiebers, das sich mit Frösteln und Schaudern abwechselt,

Frösteln und Schaudern verlaufen an der Wirbelsäule entlang nach oben und unten. Die Patienten sind apathisch, träge und benommen.

John H. Clarke, M. D. – Schüttelfrost verläuft an der Wirbelsäule entlang nach oben und unten, rotes Gesicht, Schwäche, Erschlaffung, kein Durst. Erschwerte und beunruhigende Atmung; extreme Ruhelosigkeit durch die drohende Erstickungsgefahr. Stiche in der Brust im Bereich des Herzens. Lähmung der Lungen. Der Puls ist langsam, bei Bewegung beschleunigt. Die Gliedmaßen sind kalt, mit unterdrückter Atmung. Nervöses Frösteln, die Haut ist warm; der Patient will gehalten werden, weil er dann vielleicht nicht mehr so stark zittert. Frösteln gefolgt von Hitze [Fieber] und später von Schwitzen.

W. A. Dewey, M. D. – Dieses Mittel entspricht dem Beginn der Beschwerden, wenn der Patient schwach und müde ist und ihm der ganze Körper weh tut. Es beseitig ganz schnell die intensiven Schmerzen und die Wundheit in den Muskeln. Das Frösteln bleibt die ganze Zeit bestehen und der Patient setzt sich ans Feuer; das Fieber ist weniger heftig als bei Aconit, und der Husten ist mühsam und schmerzhaft. Es treten Niesanfälle auf mit wund machender Absonderung sowie eine große Trägheit und Apathie. Der Nutzen dieses Mittels konnte durch umfangreiche Erfahrungen während der großen Epidemie von 1918 bewiesen werden. Einfache Fälle wurden ganz schnell geheilt. Es waren nur die Fälle, die anfänglich mit Aspirin behandelt worden waren, bei denen sich gefährliche Komplikationen einstellten.

Douglas Gibson, F. F. Hom. – Das Gesicht nimmt bei Gelsemium eine rote oder purpurfarbene Tönung an; was auf eine venöse Stauung zurückzuführen ist, die Augen haben einen glasigen Blick. Auffällig sind Zuckungen an den Muskeln der Augenlider und auch der Zunge, und das Sprechen kann erschwert und die Stimme belegt sein. Der Unterkiefer kann herunterhängen und von einer Seite zur anderen schwanken. Die muskuläre Schwäche zeigt sich durch Kräfteverlust in den Gliedmaßen oder der Augenmuskulatur, und die Gliedmaßen fühlen sich so schwer an, dass der

Patient sie kaum bewegen kann. Er taumelt, wenn er das Bett verlässt. Die Nackenmuskulatur kann steif sein. Am meisten betroffen sind die Schultern und die unteren Extremitäten.

Ein weiteres auffälliges Merkmal ist das Zittern und Zucken, das häufig zu beobachten ist. Das Zittern der Hände fällt besonders auf, wenn der Patient eine Tasse zum Mund führen will. Es kann so heftig und ausgebreitet sein, so extrem, dass der Patient sich wünscht, dass man sich zu ihm setzt und ihn festhält, um das Zittern dadurch etwas unter Kontrolle zu bekommen. Die Lippen sind häufig sehr trocken und sogar eingerissen. Der Speichel nimmt eine gelbe Färbung an. Die Zunge hat einen gelblichweißen Belag und der Atem stinkt. Der Puls wird schwach, weich, schnell und ist schwer zu ertasten.

Der Geist scheint erstarrt zu sein. Der Kranke wird teilnahmslos, träge, will alleine gelassen werden, kann auch apathisch sein. Er hat eine Abneigung gegenüber Lärm oder hellem Licht, neigt jedoch im Dunkeln zu Ängsten und bittet dann um Licht. Auffallend sind Depressionen, auch Angst vor dem Tod (vielleicht aufgrund der Schwäche in den Atemwegen, da die Atmung lebenswichtig ist). Es besteht eine große Abneigung gegenüber jeder Art von Anstrengung, was wahrscheinlich eine Folge der verminderten Sauerstoffversorgung in den Geweben ist. Ganz deutlich ist der Wunsch sich hinzulegen.

Das Wärmegefühl ist irgendwie widersprüchlich – ein heißer Raum wird als unangenehm empfunden, der Patient fühlt sich heiß und klebrig und ist in großer Not, weil er mit der Atmung nicht genug Sauerstoff bekommt, zur gleichen Zeit beklagt er sich aber, dass ihm Kälteschauer die Wirbelsäule hinauf- und hinunterlaufen – kein wirkliches Schaudern, eher ein Gefühl, als ob ihm jemand mit der kalten Hand über den Rücken fahren,oder ihm kaltes Wasser den Rücken hinunter rieseln lassen würde. Auch hier können Gesicht und Kopf heiß sein, während die Extremitäten kalt sind. Das Fieber kann remittierend oder intermittierend sein.

Mangel an Durst ist ein wichtiges Merkmal, und es kann sogar eine richtige Furcht vor Flüssigkeiten bestehen. Auch wenn die Patienten tagsüber benommen sind, ist der Schlaf in der Nacht häufig gestört, häufig wachen die Patienten durch einen Ruck auf und haben das Gefühl, dass sie aus dem Bett gefallen sind. Der Schweiß kann reichlich und erschöpfend sein, trotzdem trägt er oft dazu bei, die Schmerzen zu lindern.

Der Schnupfen beginnt häufig nach ein paar Tagen und ist begleitet von heftigem Niesen am frühen Morgen, in Verbindung mit reichlich brühend heißen, wässrigen Absonderungen aus Nase und Rachen, bei gleichzeitiger Wundheit der Nasenlöcher und Nasenflügel. Häufig besteht auch ein Gefühl von extremer Verstopfung an der Nasenwurzel, und auch Nasenbluten kommt nicht selten vor. Durch den entzündeten Hals sieht alles rot, aufgeschwollen und gestaut aus; auch das Schlucken kann sehr schwierig werden, der Patient hat das Gefühl, als ob der Hals zugeschnürt wäre, oder als ob ihm etwas ‚im Hals stecken geblieben wäre.' Es kann eine richtige Lähmung der Schluckmuskulatur vorliegen, wodurch es passieren kann, dass Flüssigkeiten über die Nase wieder hochkommen. Stimmverlust kann vorkommen, die Ursache kann nervöser Art sein oder er kann durch den Katarrh ausgelöst werden. Ein heftiger, spasmodischer Husten ist begleitet von Schmerzhaftigkeit in der Brust und der Neigung zu einem Stimmritzenkrampf. Es wird von plötzlich auftretender beängstigender Atemnot berichtet, in Verbindung mit einem Erstickungsgefühl und einer äußerst flachen Atmung, gefolgt von extremer Ruhelosigkeit, aufgrund des Sauerstoffmangels und dem ständigen Wunsch nach mehr Luft.

Jacques Jouanny, M. D. – Dieses Mittel ist besonders bei der enzephalitischen Grippe geeignet. Das Gesicht ist fleckig, was auf den heftigen, schmerzhaften *Blutandrang zum Kopf* und der damit verbundenen *Benommenheit* zurückzuführen ist. Der Patient schwitzt, fühlt sich steif, die

Beine fühlen sich schwer an, und er macht den Eindruck, als ob er sehr müde ist. Er *zittert* oft. Und *der Durst fehlt immer vollständig.*

Tomas Kruzel, M. D. – Grippe in einem warmen, milden Winter oder im Sommer; in Verbindung mit Nervenschock, Angst, Furcht, Aufregung, großer Erschöpfung, Mattigkeit, Entkräftung; *benommen, träge, erschlafft, schläfrig;* kann sich nicht aufraffen, sich zu bewegen oder umzudrehen; will alleine gelassen werden, das Gesicht ist gerötet und gestaut; kein Durst; *zittrig,* klagt über *Muskelschwäche* bei Kälte und Feuchtigkeit; *apathisch gegenüber seiner Krankheit;* Angst ist nicht vorhanden; Kopf – fühlt sich schwer an; *Gefühl, als ob ein Band* um den Kopf wäre; dumpfer Schmerz mit Schwere der Augenlider; fühlt sich wie verletzt an; *Schmerzen in der Schläfe bis zum Ohr;* besser, wenn der Kopf oben gehalten wird; Augen – kann kaum die Augen öffnen; verschwommenes Sehen; *orbitale Neuralgie mit Kontraktion und Zucken der Muskeln;* eine Pupille ist erweitert, die andere verengt; Nase – Niesen; Trockenheit der Nasengänge; wässrige, wund machende Absonderung; Schnupfen mit dumpfen Kopfschmerzen und Fieber; Gesicht – *heiß, schwer; betäubtes Aussehen, errötet;* Neuralgie; das Kinn bebt; der Unterkiefer hängt herunter; Mund – fauliger Geschmack und Atem; taube, *zitternde* Zunge, mit dickem gelblichem Belag; Schwierigkeiten beim Schlucken, besonders von warmem Essen; Schmerzen im Hals; Atmung – langsames Atmen; Entkräftung; trockener Husten mit wunder Brust und Fließschnupfen; Stimmverlust; *kein Durst;* große Mengen an klarem Urin, worauf die Symptome gelindert werden; *Schwindel; Angst* hinzufallen; will wegen des Zitterns *festgehalten* werden; das Frösteln verläuft am Rücken entlang nach oben und unten.

Samuel Lilienthal, M. D. – Entzündeter Hals, die Wundheit ist im oberen Bereich der linken Tonsille zu spüren und breitet sich von da über den weichen Gaumen und am linken Nasenloch entlang aus, bei jedem Einatmen hat der Patient das Gefühl, als würde auf dieser Seite brühend heißes Wasser durch den Nasengang fließen; gleichzeitig ist das andere Nasenloch verstopft; ständige Anhäufung von wund machendem Schleim im ganzen

Rachenraum, begleitet von einem heftigen, schmerzhaften Husten; schießende Schmerzen im Ohr beim Schlucken; das Hörvermögen ist beeinträchtigt; kein Durst während des Fiebers; schlimmer in der Nacht.

E. B. Nash, M. D. – Der Puls wird schwach und langsam, er beschleunigt sich aber bei der kleinsten Bewegung. Wenn der Patient dann zu laufen versucht, *zittern* die Beine oder es *zittern* die *Hände*, wenn er versucht, sie anzuheben, die Zunge *zittert* beim Versuch, sie herauszustrecken; das alles ist auf die *Schwäche* zurückzuführen, objektiv und auch subjektiv. Wenn ich ein Adjektiv vor dieses Mittel setzen sollte, um sein wichtigstes Merkmal hervorzuheben, dann würde ich es das *zitternde* Heilmittel nennen.

Noell Pratt, M. D. – Mit Schüttelfrost, der an der Wirbelsäule entlang nach oben und unten verläuft, und mit schweren Augenlidern.

Glonoinum (glon)

Schlüsselmerkmale: Plötzliche, starke, *pochende* Kopfschmerzen, die vom Nacken auszugehen scheinen. **Schlimmer:** beim Zurückbeugen des Kopfes, bei der geringsten Erschütterung oder beim Schütteln des Kopfes. Besser: Wenn der Kopf nicht bedeckt ist, im Freien und beim Heben des Kopfes.

John H. Clarke, M. D. – Heftiges Pochen, berstende Kopfschmerzen; berstende Kopfschmerzen mit Husten.

Constantine Hering, M. D. – Pochen: in den Schläfen; auf dem Scheitel; im ganzen Kopf. Dumpfer Kopfschmerz in der Stirn, mit warmem Schweiß. Gefühl, als ob das Gehirn zu groß wäre; berstendes Gefühl; Völlegefühl, Pochen in den Arterien; das ganze Blut scheint nach oben gepumpt zu werden; der Patient hält seinen Kopf mit beiden Händen. Schlimmer durch Schüttelbewegungen und bei Erschütterung des Kopfes; beim Bücken; beim Rückwärtsbeugen; nach dem Hinlegen; beim Treppensteigen; bei feuchtem Wetter; nach Überhitzung, mit reichlich Schweiß; durch kaltes Wasser – was sogar Krämpfe auslösen kann. Die Kopfschmerzen breiten sich zur Nase aus. Plötzliches Niesen: Fließschnupfen.

Das Gesicht ist gerötet, heiß, besonders um die Augen herum und an der Stirn, mit Kopfschmerzen; blau, purpurfarben; oder auch gerötet und blass; blass bei Hitze. Die Brust fühlt sich an wie zugeschnürt. Flaues Gefühl in Kopf und Brust, wie beim Arbeiten in einem warmen Raum. Abwechselnd Blutandrang in der Brust und im Kopf. Frösteln: nachdem es dem Patienten heiß geworden ist; im Wechsel mit Schweiß; mit Erbrechen; der Kopf fühlt sich an, als ob er in einem Schraubstock stecken würde; intermittierendes Fieber. Schweiß: bringt Erleichterung; am meisten im Gesicht und auf der Brust; Kälte im Gesicht während Blutandrang; nach dem Schlaf.

E. B. Nash, M. D. –Dieses Mittel ist eines unserer besten für den Kopf. Es äußerst sich durch starke Schmerzen im Kopf, mit starkem Pochen und einem Gefühl von Fülle und Stauung in den Gefäßen am Hals. Die pochenden Kopfschmerzen, *die vom Hals auszugehen scheinen,* sind sehr typisch, und der Patient spürt das Pochen nicht nur, sondern man sieht es sogar an den Halsschlagadern.

Robin Murphy, N. D. – Einschnürung und Beklemmung der Brust. Beklemmung der Brust im Wechsel mit Kopfschmerzen. Schweres, mühsames Atmen. Als ob eine Last auf der Brust sitzen würde. Wunsch, lang und tief einzuatmen. Reichlich Schweiß, vor allem im Gesicht und auf der Brust. *Verwirrung* mit Schwindel. Schwindelanfall beim Bücken oder beim Bewegen des Kopfes im Freien. Schwindel bei Bewegungen des Kopfes.

Aufgrund der großen Empfindlichkeit gegenüber der geringsten Erschütterung, was ein sehr markantes Merkmal bei Glonoinum-Kopfschmerzen ist, bewegt der Patient seinen Kopf sehr vorsichtig, um jegliche Erschütterung zu vermeiden. Die Kopfschmerzen sitzen im ganzen Kopf, in jedem einzelnen Teil, Stirn, Scheitel, Hinterkopf.

Hepar sulphuris (Hep)

Schlüsselmerkmale: *Überempfindlichkeit* bei Berührung, Schmerzen und kalter Luft. Überempfindlich, reizbar, zornig und emotional überempfindlich; beim geringsten Anlass gereizt. Dicke, gelbe, fadenziehende Absonderungen. **Schlimmer:** bei kalter, auch schon bei kühler Luft, durch kalte, trockene Winde, bei Luftzug, durch kaltes Essen oder Flüssigkeiten; bei leichter Berührung; Druck; beim Liegen auf der betroffenen Seite; am Morgen und noch einmal am Abend; im Winter. **Besser:** bei Wärme, warmem, nassem Wetter; nach einem Essen.

H. C. Allen, M. D. – *Äußerst empfindlich gegenüber kalter Luft,* der Patient bildet sich ein, er kann die Luft spüren, wenn im Raum nebenan eine Tür geöffnet wird; muss auch bei heißem Wetter bis zum Kopf eingehüllt sein. Kann es nicht ertragen, unbedeckt zu sein. Husten, wenn *irgendein Körperteil unbedeckt ist*; kruppartig, würgend, strangulierend. Tiefer, rauer, bellender Husten, mit Heiserkeit und Schleimrasseln; schlimmer in kalter Luft, bei kalten Getränken, vor Mitternacht und gegen Morgen. Gefühl wie von einem Splitter, einer Fischgräte oder einem Kloß im Hals. Die Haut ist *sehr empfindlich gegenüber Berührung,* kann es nicht einmal ertragen, wenn die betroffenen Bereiche von der Kleidung berührt werden.

Margery Blackie, M. D. – Es handelt sich um überempfindliche Menschen, die es nicht ertragen können, gestört oder berührt zu werden. Sie sind leicht gereizt und frösteln – dieses Mittel ist eines derer, die am meisten mit Frösteln zu tun haben. Die Patienten bekommen außerdem dieses schreckliche Grätengefühl im Hals – als ob eine Gräte an verschiedenen Stellen in den Hals stechen würde, nicht notwendigerweise an einer einzelnen Stelle.

Ich finde, dieses Mittel wird bei Grippeepidemien immer benötigt. In einem Jahr habe ich einmal nach einer Epidemie festgestellt, dass ich es in der Hälfte aller Fälle eingesetzt hatte, obwohl das schon ungewöhnlich war. Man benötigt dieses Mittel immer bei einer Luftröhrenentzündung, wie sie bei Grippe vorkommen kann. Der Patient kann vielleicht mit der Grippe in Kontakt gekommen, aber verschont geblieben sein. Er wird dann von einer Kälte erfasst und erkrankt an einer äußerst schmerzhaften Luftröhrenentzündung. Die Patienten berichten von einem Fischgrätengefühl oder von stumpfen Nadeln oder etwas Ähnlichem, das ihnen in den Rachen sticht und einen trockenen, abgehackten, schmerzhaften Husten auslöst. Wenn man einen solchen Hustenanfall einmal mitbekommen hat, weiß man, wie schmerzhaft er sein muss. Auf die Luftröhrenentzündung folgt in der Regel eine etwas wunde Brust im oberen Bereich, nicht im ganzen Brustraum, wie bei anderen Mitteln.

Gewöhnlich bildet sich Eiter – Hepar sulphuris ist auch ein altbewährtes Mittel bei Halsentzündungen. Häufig bekommt der Hepar-Patient kleine Vereiterungen in den Mundwinkeln und einen schmerzhaften Riss in der Mitte der Lippe. Beim Sprechen bilden sich noch mehr Risse, und dann werden die Schmerzen schlimmer, und der Patient bekommt einen richtig widerwärtigen Mund. Diese Patienten können Schmerzen überhaupt nicht ertragen. Alles tut weh – sie können den Mund nicht öffnen, sie können den Kopf nicht bewegen, sie können nicht einmal die Zunge herausstrecken, ohne dass es weh tut. Beim Schlucken leiden sie unter stechenden Schmerzen. Der Mund sieht verfault und vereitert aus und der Atem ist sehr widerlich. Die Patienten schwitzen leicht, und der Schweiß hat den sauren, typischen Hepar-Geruch, und das Schwitzen bringt keinerlei Erleichterung.

Sie fühlen sich viel wohler, wenn sie etwas Angenehmes und Warmes um ihren Hals haben. Das Frösteln ist so stark, dass ich bei einigen Hepar-Patienten die größten Schwierigkeiten hatte, als ich sie untersuchen wollte. Wenn man sie aufdeckt, um ihnen die Brust abzuhören, ziehen sie die Hälfte der Decke gleich wieder über sich, bevor man überhaupt anfangen kann. Am liebsten nehmen sie die Hände überhaupt nicht unter der Bettdecke hervor. Sie sind schweißbedeckt und ziehen die Decke bis zum Hals. Dies sind auch die aggressivsten Patienten, die mir je begegnet sind.

Douglas Gibson, F. F. Hom. – Alle Absonderungen haben einen stinkenden Geruch. Dieser wird manchmal mit einem alten Käse verglichen. Der Kranke ist überaus empfindlich gegenüber Berührung, Schmerz, anderen Menschen und der Umgebung. Schmerz wird überhaupt nicht ertragen und kann als so schlimm empfunden werden, dass der Patient ohnmächtig und starr wird; dabei spielt es keine Rolle, ob die Ursache der Angst physischer oder psychischer Natur ist. Der Betroffene ist äußerst gereizt, empfindlich, streitsüchtig und es ist nur schwer mit ihm auszukommen; er wird über Kleinigkeiten wütend; will ständig etwas anderes, ist aber nie zufrieden; man kann es ihm nie recht machen.

Die Hepar-Person friert grundsätzlich fast zu Tode, reagiert empfindlich auf den kleinsten kalten Luftzug; kann es nicht ertragen, aufgedeckt zu sein, will warm eingehüllt sein, auch in einem warmen Raum und im Sommer; will vor allem den Kopf warm bedeckt haben; genießt es in einer warmen Umgebung zu sein. Der Durst kann heftig sein.

Neigt zu reichlich Schweiß, besonders in der Nacht; der Schweiß ist oft sauer oder von widerwärtigem Geruch und bringt keine Linderung der Symptome. Reagiert extrem empfindlich auf Berührung, und die entzündeten Bereiche fühlen sich verletzt oder wund an, ‚wie ein Furunkel'.

Auch der Kopf reagiert schon bei der geringsten Kälte empfindlich. Es wird von bohrenden oder berstenden Kopfschmerzen über der Nasenwurzel berichtet. Beim geringsten Einfluss von Kälte fängt der Patient an zu niesen, und die Nase verstopft. Die Halsentzündung ist begleitet von Schmerzen, die beim Schlucken in die Ohren ausstrahlen. Heiße Getränke bringen Linderung. Ein ‚Fischgrätengefühl' kann sich im Hals bemerkbar machen. Gewöhnlich entwickelt sich ein Kehlkopfkatarrh mit großer Empfindlichkeit gegenüber Kälte, besonders trockener Kälte, und normalerweise geht die Stimme verloren.

Ein geräuschvoller Husten wird schon durch Einatmung von wenig kalter Luft verschlimmert, ebenso bei kaltem Wind und auch schon, wenn die Arme oder Füße aufgedeckt werden. Ein heißes Getränk bringt Besserung. Die Bronchitis ist begleitet von einem rasselnden Husten mit Neigung zu Erstickungsanfällen, wenn der Kranke zur Erleichterung den Kopf heben und zurückbeugen muss. Es sammelt sich viel Schleim an, der nur unter Schwierigkeiten nach oben gebracht werden kann, und die Anstrengungen beim Auswurf verursachen leicht Übelkeit und Schwitzen.

Hepar eignet sich gut für den Einsatz im Anschluss an Belladonna, und bei Atemwegserkrankungen kann man nach Verabreichung von Aconit und Spongia auf dieses Mittel zurückgreifen.

Tomas Kruzel, N. D. – Kaltes, trockenes, windiges Wetter; Nord- und Nordostwinde; der Patient spürt ein Kältegefühl im Nacken, wenn er sich bewegt; stechende Schmerzen im Rachen; *sehr schmerzempfindlich;* reizbar, übel gelaunt, bedeckt den Nacken, auch im Bett; starkes Schwitzen.

Samuel Lilienthal, M. D. – Der Husten ist eng oder locker oder schlimmer am Morgen und nach Einfluss von kaltem Westwind; Schnupfen mit *entzündlicher Schwellung der Nase, schmerzhaft wie von einem Furunkel;* Husten, gefolgt von Niesen; ziehende Schmerzen in den Gliedmaßen, besonders am Morgen, beim Erwachen; nächtliches Frösteln im Bett, zu diesem Zeitpunkt sind alle Symptome schlimmer; starkes Frösteln im Freien; rheumatische Schwellung, mit Hitze, Röte und einem Gefühl, wie von einer Verstauchung.

E. B. Nash, M. D. – Ein Merkmal darf nicht vergessen werden: ‚Hustet, wenn irgendein Körperteil aufgedeckt wird', und es wird nicht nur der *Husten* schlimmer, sondern der ganze Zustand verschlimmert sich.

Hydrastis (Hydr)

Schlüsselmerkmale: Die Absonderungen sind gekennzeichnet durch eine *dicke, gelbe, fadenziehende, zähe und scharfe* Beschaffenheit. **Schlimmer:** durch Einatmen von Luft und bei kalter Luft, im Freien; bei Berührung, Bewegung; beim Waschen; in der Nacht. **Besser:** durch Druck und bei Ruhe.

Anima Chakravarty, M. D. –Hydrastis wirkt in erster Linie auf die Schleimhäute, z.B. von Augen Ohren, Nase, Mund und Anus, und auch im Magen und den Bronchien. Bei Befall dieser Schleimhäute bildet sich eine zähe, klebrige, gelbe Absonderung. Die Gesamtheit der Symptome, einschließlich der vorhandenen Wünsche und Abneigungen deuten auf dieses Mittel hin. Das gleichzeitige Vorhandensein von zwei gegensätzlichen Merkmalen – *ein leerer Magen, nachlassender Hunger und eine Abscheu vor dem Essen, ist ein merkwürdiges, sonderbares und seltenes Symptom.* Die klebrige, zähe, gelbe Absonderung erinnert an Kali bichrom.; der Charakter dieser beiden Mittel ist aber so unterschiedlich, dass man kaum einen Fehler in deren Gebrauch und Anwendung machen kann.

Samuel Lilienthal, M. D. – Grippe bei kalten, schwachen, entkräfteten Personen; trockener, geräuschvoller Husten durch Kitzeln im Kehlkopf; Rauheit, Wundheit und Brennen in der Brust; dicke, gelbe, zähe, klebrige Auswürfe; Niesen, mit Fülle über den Augen, dumpfer, frontaler Kopfschmerz, der Schleim tropft aus den hinteren Nasenhöhlen in den Rachen, Schmerzen in der rechten Seite der Brust und am Arm entlang; Verstopfung, ausgelöst durch Kraftlosigkeit und Untätigkeit der Eingeweide.

Robin Murphy, N. D. – Schmerzen strahlen von der Brust in die linke Schulter. Katarrh in der *eustachischen Röhre* mit hoher Stimme. Die Gliedmaßen sind müde, schmerzhaft, mit Schnupfen. Verlagerung der Schmerzen in den rechten Arm und das rechte Bein, dann in das linke Bein. Bronchialkatarrh mit *dickem, gelbem, zähem Auswurf.* Trockener, geräuschvoller Husten. Lockerer Husten, blutiges oder dickes, gelbes, zähes Sputum, es kommt viel Schleim hoch. Die Atmung ist erschwert, schlimmer beim Liegen auf der linken Seite. Häufige Schwächeanfälle mit kaltem Schweiß am ganzen Körper. Hat das Gefühl zu ersticken, wenn er auf der linken Seite liegt. Kehlkopf- und Bronchialkatarrh. Trockener, geräuschvoller, rasselnder Husten durch Kitzeln im Kehlkopf. Mund – *bitterer,* pfefferartiger Geschmack. Aphthen.

Der Schleim tropft durch den hinteren Nasengang. *Dickes, zähes, gelbes Sekret.* Der Schnupfen ist wässrig, macht die Umgebung *wund*, Brennen, Stechen, Wundheit. Nasenbluten mit brennender Wundheit, gefolgt von Jucken. Ständige Absonderung von dickem, weißem Schleim, Schmerzen in den Nebenhöhlen. Die Luft fühlt sich in der Nase kalt an. Kitzeln, wie von einem Haar im rechten Nasenloch.

Hitze im Wechsel mit Frösteln. Neigung zu starkem Schwitzen. Frösteln am Morgen oder am Abend, Schüttelfrost, besonders im Rücken oder in den Oberschenkeln, mit Schmerzen; der Puls ist langsam.

Hyoscyamus (Hyos)

Schlüsselmerkmale: Die Grippe befällt das Nervensystem und das Gehirn und ruft *Manie und Delirium* hervor. Krämpfe und Muskel*zucken.* **Schlimmer:** bei *Berührung*, Kälte und kalter Luft; beim Hinlegen; nach dem Essen; am Abend und in der Nacht. **Besser:** beim Aufsitzen, Bewegung, Wärme, Bücken.

John Henry Clarke, M. D. – Wenn die Grippe eine typhusartige Ausprägung annimmt, dann ist Hyoscyamus oft die richtige Wahl. Ich habe damit einen Jungen ganz schnell heilen können, bei dem die Grippe auf die Hirnhaut übergegriffen hatte, mit Schmerzen im Kopf, besonders an der Stirn, stechenden Schmerzen im Gehirn. Zucken ist eines der großen Kennzeichen von Hyoscyamus. Jeder Muskel im Körper zuckt, von den Augen bis zu den Zehen, klonische Spasmen; Zucken von Muskelgruppen; allgemeine Krämpfe; mit Bewusstlosigkeit. Ein Delirium bei Hyoscyamus ist durch heftige Ausbrüche gekennzeichnet, die jedoch nicht lange andauern können (wie bei Bell.), weil sie mit großer Schwäche verbunden sind.

Das Bewusstsein ist so stark getrübt, dass der Patient, wenn er wachgerüttelt wird, um zu antworten, gleich wieder in den Stupor fällt. Das Sehvermögen ist gestört; Gegenstände erscheinen zu groß oder zu nah und der Patient greift danach; zupft an der Bettwäsche herum und murmelt vor sich hin. Zucken, Sehnenhüpfen, und Zupfen an der Bettwäsche. Unwillkürlicher Abgang von Urin und Kot.

Der typische Husten verschlimmert sich beim Hinlegen und verschwindet fast vollständig beim Aufsitzen; ständiger Husten beim Hinlegen, der aufhört, wenn sich der Patient aufsetzt; schlimmer in der Nacht (nach Mitternacht), bei Ruhe, während des Schlafs, in kalter Luft; nach dem Essen, Trinken oder Sprechen. Trockener, erschütternder, schluchzender Husten mit Schmerzen, wie durch Wundreiben, in den Bauchmuskeln. Der Husten bringt einen grünlicher Auswurf hervor; kurz aufeinander folgendes Husten, ausgelöst durch ein kitzelndes Gefühl im Rachen, als ob dort Schleim stecken würde; tagsüber Auswurf von salzig schmeckendem Schleim oder von hellrotem Blut, vermischt mit Blutklümpchen. Spasmen in der Brust, mit Kurzatmigkeit, die den Patienten zwingt, sich nach vorne zu lehnen.

E. B. Nash, M. D. – Hyoscyamus ist genauso so stark mit Delirium verbunden wie Belladonna, aber das hochgradige Delirium wechselt mit einem schwächeren. Bei Belladonna steht die heftige Form im Vordergrund, während die ruhige oder stuporöse Variante eher die Ausnahme ist. Bei Hyoscyamus ist es genau umgekehrt. Die stuporöse Form, bei der der Patient vor sich hinmurmelt, kommt häufiger vor und ist gelegentlich von heftigen Ausbrüchen begleitet. Das Gesicht des Belladonna-Patienten ist rot, bei Hyoscyamus ist es blass und eingefallen. Der Hyoscyamus-Patient ist schwach und die Schwäche verschlimmert sich noch. Die heftigen Ausbrüche im Delirium können aufgrund dieser Schwäche nicht lange anhalten. Bei Hyoscyamus-Patienten kann das Delirium am Anfang von heftiger Art sein, es wird dann jedoch ruhiger und tritt weniger häufig auf, und die milde oder stuporöse Form wird vorherrschend, bis der Patient dann vollkommen bewusstlos wird, so dass es manchmal schwierig wird, die richtige Wahl zwischen diesem Mittel und Opium zu treffen.

Die Zunge wird trocken und schwerfällig, das Bewusstsein ist so stark getrübt, dass der Patient, auch wenn Sie ihn wecken können und er Ihre Fragen richtig beantwortet, sofort wieder in den Stupor abgleitet. Dieser bewusstlose Zustand kann auch bei weit offenen Augen bestehen bleiben, der Patient starrt im Raum herum, sieht aber nichts als Flecken, nach denen er sich ausstreckt und die er greifen will; *zupft an der Bettdecke herum*, murmelt undeutlich vor sich hin oder sagt stundenlang kein einziges Wort. Die Zähne sind mit einem schmutzigen Belag überzogen; der Unterkiefer fällt herunter; Stühle und Urin gehen unwillkürlich ab; es stellt sich das vollständige Bild einer großen Entkräftung von Körper und Geist dar.

Hyoscyamus ist sehr wirksam bei einer bestimmten Art von trockenem Husten, der *beim Hinlegen* schlimmer und beim Aufsitzen besser wird.

Influenzinum (Influ)

Schlüsselmerkmale: Schnupfen und Nebenhöhlenentzündung bei Grippe, Ohrenentzündung bei Grippe, Konjunktivitis bei Grippe. Rachenkatarrh und Kehlkopfentzündung bei Grippe, Bronchitis und Bronchopneumonie bei Grippe.

Robin Murphy, N. D. – Für viele Praktiker ist inzwischen die Nosode der Grippe als routinemäßiges Mittel bei Epidemien an die Stelle von Baptisia getreten. Es kann in einer C12- oder C30-Potenz verabreicht werden, entweder in Form von [einer Lösung], Pillen, oder es können zehn Globuli in ca. 175 ml Wasser aufgelöst werden.

Davon gibt man einen Teelöffel als Dosis und wiederholt diese Dosis gegebenenfalls alle zwei Stunden. Diese Behandlung sollte ausreichen, um einen Großteil der Fälle zu behandeln.

Trevor Smith, M. F. Hom. – Der Extrakt der Epidemie von 1918/19. Verwenden Sie die 30. Potenz und wiederholen Sie die Gabe bei schweren Fällen jede Stunde. Als Symptome zeigen sich Schwäche, Zusammenbruch, Muskel- und Gelenkschmerzen, Halsentzündung, Katarrh und Husten. Bei einer Epidemie kann es prophylaktisch gegeben werden, sei es um den Patienten vor der Krankheit zu schützen oder um den Verlauf der Krankheit abzuschwächen.

Iodium (Iod)

Schlüsselmerkmale: Ein Bärenhunger, trotz Krankheit. Verliert während der Krankheit an Gewicht, trotz größerem Appetit. *Schlimmer bei Wärme* ist eines der wichtigsten Kennzeichen von Iodium. **Schlimmer:** auf der rechten Seite; durch Hitze, in einem *warmen Raum*, bei zu warmer Kleidung, wenn das Wetter feucht ist; wenn sich der Patient in einer warmen Umgebung ruhig verhält; durch Fasten; Anstrengung; in der Nacht, besonders zwischen 3.00 und 4.00 Uhr morgens. **Besser:** in *kalter Luft*, durch Baden und Waschen in kaltem Wasser; beim Essen; Aufsitzen.

Anima Chakravarty, M. D. – Die Reaktionen auf Temperaturen unterscheiden dieses Mittel von anderen, ähnlichen Mitteln. Der Patient wird immer heißer. Es handelt sich aber nur um eine Hitzeempfindung, ohne dass dabei die Temperatur ansteigt. Der Patient sehnt sich danach, sich mit kaltem Wasser abzuwaschen, und nach einem kühlen Ort, wo er sich bewegen, wo er denken und wo er arbeiten kann. Es handelt sich um einen heißblütigen Patienten, was bei Hitze noch schlimmer wird. Erstickungsgefühle und Husten werden in einem warmen Raum ausgelöst. Dem Patienten graut vor der Hitze, weil sie Schwitzen und Erschöpfung hervorruft.

Iodine löst einen heftigen, kruppartigen Husten mit stark erschwerter Atmung und Atemnot aus und kann diesen auch heilen. Der Husten ist trocken, heiser, wird in einem warmen Raum und bei nassem Wetter schlimmer, mit keuchender und schnarchender Atmung.

Das Leiden wird schlimmer, wenn der Patient längere Zeit ohne Nahrung ist. Anhaltender Hunger. Die sonderbare Angst, die der Patient körperlich und geistig empfindet, kann nur durch Bewegung und Lageänderung beseitigt werden. Stillhalten verschlimmert diesen ängstlichen Zustand, aber Anstrengung löst reichlich Schweiß und einen Erschöpfungszustand aus.

Douglas Gibson, F. F. Hom. – Linksseitige Kopfschmerzen sind begleitet von einem Gefühl, als ob ein ‚Band eng um den Schädel gebunden wäre‘. Der Tränenfluss macht die Umgebung wund. Der Nasenkatarrh ist verbunden mit viel Niesen und reichlich heißer, wässriger Absonderung, die die Umgebung wund macht; diese wird noch schlimmer, wenn der Patient nach draußen geht. In einem warmen Raum verstopft die Nase durch plötzliche Stauung und Anschwellen der Schleimhaut. Stimmritzenödeme können ganz plötzlich auftreten.

Ein trockener, erstickender Husten ist äußerst erschöpfend und ist häufig von Würgen, Erbrechen und Schmerzen in der Stirn begleitet. Die Patienten leiden unter starkem Kitzeln und Jucken in den Atemwegen, was in einem warmen Raum und beim Hinlegen noch schlimmer wird. Bei körperlicher Anstrengung setzt eine schnelle, oberflächliche Atmung und Atemnot ein.

Die Leber oder die Milz können vergrößert, schmerzhaft und verhärtet sein. Gelbsucht kann auftreten. Durchfall ist am Morgen schlimmer. Auch Verstopfung kann vorkommen, mit lehmartigen Stühlen, die nur unter Schwierigkeiten abgesetzt werden können.

Samuel Lilienthal, M. D. – Fließender und heißer Schnupfen, mit allgemeiner Hitze der Haut; mürrisch und schlecht gelaunt, hasst es, angefasst zu werden.

Robin Murphy, N. D. – *Große Schwäche, die kleinste Anstrengung erzeugt Schwitzen.* Starker Katarrh aller Schleimhäute, rasche Abmagerung, bei gutem Appetit. Der Geist ist erregt und ruhelos. Wird in *Ruhephasen von Angst* ergriffen. Kitzeln in der ganzen Brust. *Wundes und kitzelndes* Gefühl, das einen trockenen Husten hervorruft. Das Einatmen ist erschwert. Trockener Husten am Morgen, ausgelöst durch ein Kitzeln im Kehlkopf. *Kruppartiger Huste*n mit erschwerter Atmung, keuchend. Die *Kälte breitet sich nach unten aus*, vom Kopf zum Hals und in die Bronchien. Der Husten ist schlimmer im Haus, bei warmem, nassem Wetter und in Rückenlage.

Die Nase ist rot und geschwollen, häufiges und plötzliches Niesen, es tropft heißes Wasser aus der Nase. Plötzliche, heftige Grippe. Trockener Schnupfen wird im Freien flüssig. Ein *flüssiger, heißer Schnupfen* mit allgemeiner Hitze der Haut. Schmerzen an der Nasenwurzel und in den Stirnhöhlen. Die Nase ist verstopft. Geruchsverlust. Hitzewallungen am ganzen Körper, die Hitze verläuft wellenartig bis zum Kopf. Ausgeprägtes Fieber, Ruhelosigkeit, rote Wangen, apathisch. Reichlich Schweiß. Hektisches Fieber.

Ipecacuanha (Ip)

Schlüsselmerkmale: Anhaltender Übelkeit, nichts hilft. Kein Durst.
Schlimmer: beim Hinlegen, Bücken; bei kaltem Wetter, aber auch große
Hitze wird nicht vertragen. **Besser:** im Freien oder in Ruhe, mit geschlossenen Augen.

H .C. Allen, M. D. – Übelkeit *mit reichlich* Speichelproduktion; Erbrechen von großen Mengen weißem, glänzendem Schleim, *ohne Linderung,*
gefolgt von Schläfrigkeit. Blutungen – aktiv oder passiv, *aus allen Körperöffnungen tritt hellrotes Blut.* Große Atemnot mit Keuchen, macht
sich Sorgen um den Magen. Husten mit Schleimrasseln in den Bronchien
beim Einatmen; bedrohliche Erstickungsanfälle durch den Schleim; wird
atemlos, blass, steif und blau; Gefühl von Strangulieren, mit Würgen und
Erbrechen von Schleim; Blutungen aus Nase und Mund. Im Anschluss an
dieses Mittel sollte bei Grippe vorzugsweise Arsenicum gegeben werden.

Douglas Gibson, F. F. Hom. – Bei Fieber kann das Gesicht gerötet und
leuchtend rot sein. Oder, wenn der Patient unter starken Würge- und Erstickungsanfällen leidet, kann das Gesicht blutunterlaufen und dunkelrot
werden, was auf eine Blockierung des venösen Rückflusses aus dem Kopf
und dem Gesicht zurückzuführen ist. Wenn die Lungen in Mitleidenschaft
gezogen sind und die Sauerstoffzufuhr dadurch behindert ist und sich eine
Hypoxie einstellt, so tritt auch wieder die bläuliche Verfärbung im Gesicht
auf, mit blauen Lippen und Fingernägeln.

In der Regel wird der Patient von einem starken Frösteln ergriffen; der
Körper kann überhaupt nicht warm bekommen; schon die geringste Kälte ist unerträglich. Der Patient empfindet kalte Schauder, wie bei einem
Schrecken oder Terror; er kann richtig erstarrt sein. Der Appetit ist ernsthaft beeinträchtigt; Appetitlosigkeit ist begleitet von Abneigung gegenüber
dem Essen, und dazu kommt eine fürchterliche Übelkeit, die durch nichts
gebessert werden kann.

Ein vorrangiges Merkmal kann Durstlosigkeit sein, wenn man eigentlich das Gegenteil erwarten würde. Der Schlaf ist ruhelos und von lebhaften Träumen gestört. Der Patient neigt dazu, plötzlich mit einem Ruck aufzuwachen.

Das besondere Merkmal dieses Mittel ist, dass alle Beschwerden von Übelkeit begleitet sind, häufig auch von Schaudern, Gähnen und Unwohlsein. Die Krankheit beginnt plötzlich und schreitet rasch voran ... plötzliche Erschöpfung ist charakteristisch. Das Fehlen eines ausgeprägten Dursts unterscheidet dieses Mittel hier von der Erschöpfung, die für Arsenicum alb. so typisch ist.

Fieber ist verbunden mit starken Schmerzen zwischen den Schulterblättern und einem Gefühl, als ob der Rücken auseinanderbrechen würde. Blutungen sind bei diesem Mittel ein vorrangiges Kennzeichen, die Blutungen können aus allen Schleimhautoberflächen heraustreten und sind verbunden mit Übelkeit, einem flauen Gefühl, sogar mit richtiger Ohnmacht. Bei diesen Blutungen handelt es sich eher um ein Heraussickern von Blut, zeitweise strömt aber auch hellrotes Blut richtig aus dem Körper heraus.

Es werden Schmerzen im Hinterkopf beschrieben, in Verbindung mit einem Gefühl, als ob die Knochen des Schädels verletzt oder zerquetscht wären, als ob ,etwas vom Scheitel zum Gesicht, den Zähnen oder der Zungenwurzel durch den Schädel gebohrt würde'.Der ganze Kopf tut weh. Die Entkräftung tritt anfallsartig auf, auch hier besteht ein Unterschied zu Arsenicum alb., wo sich diese eher allmählich entwickelt.

Ein heftiger Schnupfen ist verbunden mit viel Niesen und entweder mit einer Verstopfung der Nase oder reichlich Absonderung von blutgestreiftem Schleim. Reichlich Nasenbluten aus hellrotem Blut kann vorkommen. Ein trockener Reizhusten wird ausgelöst durch ein sehr hartnäckiges Kitzeln im Kehlkopf oder die ganzen Atemwege entlang. Ein plötzlicher, erstickender, spasmodischer Husten ist begleitet von schlimmer Atemnot, viel Keuchen und Rasseln in der Brust, verbunden mit Würgen und Erbrechen. Die Brust fühlt sich wie eingeschnürt an und der Kranke muss sich aufsetzen, um atmen zu können. Neigung zu Atemstillstand während des Hustens, der Patient wird blass oder blau und ganz steif.

Elizabeth Wright Hubbard, M. D. – Haben Sie schon mal einen Ipeca-cuanha-Patienten husten gehört? Der Husten ist mit einem pfeifenden Atemgeräusch verbunden, es besteht eine Art Spannung oder Enge.

Samuel Lilienthal, M. D. – Rasseln wie von großen Blasen; krampfar-tiger Husten, mit Ausspucken von Schleim; Atemnot, Übelkeit, Erbrechen, Durchfall; das Gesicht ist blass, fast bläulich.

E. B. Nash, M. D. – Ipecacuanha ist bei Übelkeit das führende Mittel. Alle Be-schwerden sind begleitet von hartnäckiger Übelkeit. Wenn der Patient durch Erbrechen keine Erleichterung erfährt, sich genauso schlecht fühlt wie zu-vor, dann sprechen wir von *hartnäckiger* Übelkeit. In diesem Fall sollte man sofort an dieses Mittel denken. Wir stellen fest, dass Übelkeit zusammen mit Husten auftritt, wenn die Atmungsorgane betroffen sind. Auch in Zusam-menhang mit Blutungen und bei Fieber ist das Mittel häufig angezeigt.

Ipecacuanha wirkt auf die Schleimhäute der Atmungsorgane genauso stark wie auf die des Verdauungskanals. Es sammelt sich viel Schleim, der die Luftbläschen und die Bronchien belastet, bis schließlich eine große Er-stickungsgefahr eintritt. Beachten Sie die Symptome: ‚Starke Atemnot, mit Keuchen, großem Druck und Beklemmung in der Herzgegend.‘ Drohende Atemnot durch Anhäufung von Schleim.‘ ‚Erstickender Husten, wobei das Kind ganz steif und blau im Gesicht wird.‘

Iris (Iris)

Schlüsselmerkmale: Der Schweiß schmeckt wie Essig. Schleim hängt in Fäden aus dem Mund des Patienten. **Schlimmer:** am Abend und in der

Nacht, bei Ruhe; in sehr kalter Luft. **Besser:** durch ständige Bewegung; frische Luft.

Margery Blackie, M. D. – Kopfschmerzen – vorausgehende Blindheit oder Sehstörungen. Die Patienten spüren einen bohrenden Schmerz über dem rechten Auge und klagen fast immer über Kälte am Hinterkopf mit einem Schaudern, das die Wirbelsäule hinunter läuft, sowie über die üblichen Gelsemium-Symptome ... sie können sich ziemlich schwach und äußerst schläfrig fühlen. *Die Schmerzen sind schlimmer, wenn sich die Patienten nicht bewegen, oder auch bei starker Anstrengung.* Besser an der frischen Luft und wenn der Patient ruhig herumläuft. Schlimmer bei richtig kalter Luft. Erbrechen.

William Boericke, M. D. – Mund und Zunge fühlen sich verbrüht an. Hitze und Schmerzen im Rachen. *Brennen.* Reichlicher Speichelfluss; fadenziehend.

Samuel Lilienthal, M. D. – Ständiges Niesen; scharfe, bohrende Schmerzen in der Mitte der Schläfen; leichter, breiiger, schmerzloser Durchfall; trockener, kitzelnder Husten, mit stechendem Brennen im Rachen.

Constantine Hering, M. D. – Schüttelfrost am ganzen Körper, auch wenn der Patient gut zugedeckt ist; Fieber und mussitierendes Delirium und gallenartiger Durchfall. Auf die Hitze folgt Frösteln, mit kalten Händen und Füßen. Frösteln mit Schlaflosigkeit. Die Haut ist heiß; trocken. Schweiß am ganzen Körper, vor allem in der Leistengegend. Geschmacks- und Appetitverlust. Brennen in Mund und Rachen, wie von einem Feuer. Geschwüre auf der Schleimhaut der Wangen. Der Speichel schmeckt fettig, schleimig.

Kopfschmerzen, schlimmer gegen Abend; durch Ruhe, kalte Luft oder Husten; besser durch gemäßigte Bewegung. Es beginnt mit verschwommenem Sehen. Übelkeit und Erbrechen von saurer Flüssigkeit, die den Hals wund macht; saures Erbrechen zusammen mit den Kopfschmerzen. Erbrechen des Gegessenen eine Stunde nach dem Essen; von Galle, mit großer Hitze und Schweiß.

Schmerzen in der linken Brustseite, als ob die Rippen gegen die Lungen gepresst würden. Kurzer, trockener Husten, durch Kitzeln im Kehlkopf. Schmerzen, Brennen im Rachen. Niedergeschlagen. Angst vor nahender Krankheit.

Robin Murphy, N. D. – Der Puls ist beschleunigt. Frösteln während der ganzen Nacht. Schweiß am ganzen Körper, aber hauptsächlich in der Oberbauchregion.

E. B. Nash, M. D. – Erbrechen von klebrigem, glänzendem, fadenziehendem Schleim; zieht sich in Fäden bis in die Behälter auf dem Boden.

Kali bichromicum (Kali-bi)

Schlüsselmerkmale: Absonderungen von *zähem, fadenziehendem, strähnigem, geleeartigem, klebrigem Schleim,* der in langen Fäden herauskommt. Schmerzen an *kleinen Stellen*; die Schmerzen kommen und gehen plötzlich; verlagern sich schnell von einer Stelle zu einer anderen. **Schlimmer:** bei Einfluss von kalter Luft, kalten Winden, sogar im Freien; bei nassem Wetter; Berührung, beim Bücken; wenn der *Katarrh unterdrückt* wird; beim Ausziehen; von 2.00 bis 5.00 Uhr morgens, nach dem Erwachen. **Besser:** Wärme, besonders, wenn der Patient im Bett warm zugedeckt ist; Bewegung; fester Druck; durch nach vorne Neigen; bei Schwindel im Freien, Frösteln und Magensymptome werden dadurch jedoch schlimmer.

H. C. Allen, M. D. – Erbrechen von fadenziehendem Schleim und Blut. Druckschmerz an der Nasenwurzel; *Absonderungen von Klümpchen, ‚Schlacken‘;*

zäher, fadenziehender, grüner, flüssiger Schleim; in einer klaren Masse, der Patient spürt einen heftigen Schmerz vom Hinterkopf zur Stirn, wenn die Absonderungen aufhören. Heftiger Husten, Rasseln mit Würgen von klebrigem Schleim im Rachen; schlimmer beim Ausziehen. Kopfschmerzen: verschwommenes Sehen oder Blindheit gehen der Attacke voraus (Gels., Iris); muss sich hinlegen; Abneigung gegenüber Licht und Lärm; das Sehvermögen kehrt zurück, während Kopfschmerzen schlimmer werden.

Douglas M. Borland, F. F. Hom. – Der typische Grippepatient von Kali bichromicum ist ziemlich blass, mit roten Flecken im Gesicht. Die Absonderungen reizen die Umgebung, und die Lippen sind aufgrund des Schnupfens geschwollen und rötlich.

Eine Grippe vom Typ Kali bichromicum ist im Allgemeinen ganz deutlich mit Frösteln verbunden; die Kälte ‚unterscheidet' sich hier ganz deutlich. Sie konzentriert sich besonders auf den Nacken. Die Patienten hassen es, wenn ihr Nacken unbedeckt ist. Es geht ihnen viel besser, wenn man ihnen eine Wärmflasche ins Genick steckt. Die Kälte verbreitet sich manchmal den Rücken hinunter, und dann beklagen sich die Patienten, dass sie im Kreuz kalt haben.

Der geistige Zustand des typischen Kali bichromicum Grippepatienten äußert sich als leichte Entmutigung. Sie haben Schwierigkeiten im Denken. Jeder Versuch einer geistigen Anstrengung ist fast unmöglich, und die Patienten sind ziemlich entmutigt und verzweifelt. Sie fühlen sich sehr schwach, müde und lustlos und wollen in Ruhe gelassen werden.

Die Patienten leiden unter vielerlei wandernder rheumatischer Schmerzen am ganzen Körper – das Wandern dieser Schmerzen ist hierbei ein wichtiges Kennzeichen – zuerst sitzen die Schmerzen in der Schulter, dann im Ellbogen, dem Rücken oder den Knien usw. Diese Schmerzen verschlimmern sich, wenn die Patienten frieren. Im Bett, mit genügend Wärmflaschen, geht es ihnen ganz gut. Ein typisches Kennzeichen für eine Kali bichromicum

Grippe ist die wirklich üble Phase, die die Patienten am Morgen durchmachen. Am Morgen ist ihre Temperatur um etwa 2 bis 3 Grad erhöht. Am schlechtesten geht es ihnen jedoch zwischen 6.00 und 8.00 Uhr morgens – viel später als man es von einem Kali-Salz erwarten würde.

Es bildet sich reichlich Nasensekret, das heiß ist und brennt. Gewöhnlich ist es weiß oder leicht gelb; ziemlich klebrig, und es ist immer mit einem Gefühl von extremer Verstopfung an der Nasenwurzel verbunden. Der Patient hat das Gefühl, als ob die Nasenwurzel komplett verschlossen, geschwollen, voll und heiß wäre. Er leidet unter heftigen Niesanfällen, mit Schmerzen, die sich von der Nasenwurzel zum äußeren Augenwinkel ausbreiten. Auch die Stirnhöhlen sind verstopft, auch hier mit einem Gefühl von Spannung. Die Kopfschmerzen, oder die Schmerzen im Gesicht, werden durch Bewegung stark verschlimmert, durch Druck jedoch deutlich gelindert. Sie beschränken sich gewöhnlich auf eine Seite. Gelegentlich trifft man auf einen Fall, wo der Schmerz an einer kleinen Stelle, genau oberhalb einer der Stirnhöhlen sitzt. Das ist schon fast eine Diagnose für Kali bichromicum.

In der Regel ist der Mund trocken und die Zunge hat einen leichten Belag, entweder weiß oder gelblich. Es kann sich etwas fadenziehender Speichel bilden, aber viel wahrscheinlicher entsteht ein Sekret im hinteren Nasenraum, das von zäher Beschaffenheit ist. Der Rachen ist gewöhnlich sehr rot und geschwollen, mit einem deutlich ödematösen Erscheinungsbild. Der Rachen ist immer sehr schmerzhaft, und – ein Kennzeichen von Kali bichromicum – der Patient hat große Schmerzen, wenn er die Zunge herausstrecken will; der Zug an den Muskeln der Zungenwurzel tut weh. Ein weiteres Kennzeichen ist das merkwürdige Gefühl, als ob ein Haar am weichen Gaumen kleben würde.

Die Heiserkeit beginnt bei der Grippe von Kali bichromicum schon sehr frühzeitig, es sammelt sich Schleim im Kehlkopf. Es ist der gleiche klebrig weiße oder weißlich-gelbe Schleim, und er kann nur unter großen Schwierigkeiten hoch gehustet werden. In der Regel findet eine Ausbreitung vom Kehlkopf nach unten statt, mit einem großen Engegefühl in der Brust. Sehr häufig sammelt sich Schleim in den größeren Bronchien, der sich dann in die kleineren Bronchien ausbreitet und sich zu einer richtigen Bronchitis entwickelt und von einem Keuchen begleitet ist. Der Husten ist sehr heftig und schwierig, und die Auswürfe bestehen aus großen Mengen sehr strähnigem, klebrigem Schleim.

Abgesehen davon löst die Schleimanhäufung auf dem Kehlkopf ein äußerst lästiges, kitzelndes Gefühl aus, das einen starken spasmodischen Husten, fast wie einen Keuchhusten, hervorrufen kann. Die Patienten berichten fast immer, dass sie durch die Anstrengung beim Husten sehr erschöpft sind; häufig sind sie nassgeschwitzt und leiden unter extremem Herzklopfen.

Auch die Ohren sind etwas betroffen, die eustachische Röhre ist verstopft und die Patienten spüren eine Fülle in den Ohren; es kann ein richtiger Mittelohrabzess daraus entstehen. Wenn das bei Kali bichromicum geschieht, schwillt das äußere Ohr gewöhnlich stark an, und auch das Mittelohr kann betroffen sein.

Bei den meisten Grippefällen vom Typ Kali bichromicum kommt ein Magenkatarrh hinzu. Es kann eine akute Gastritis bestehen mit lästiger Übelkeit und Erbrechen von reichlich widerwärtigem, glänzendem Schleim. Dieser ist nur schwer heraufzubringen, und durch die Anstrengung beim Erbrechen können sich sehr starke Kopfschmerzen einstellen. Der Magenkatarrh kann sich nach unten verlagern und zu einem Zwölffingerdarmkatarrh werden, und es kann auch eine Gelbsucht entstehen.

Einige Kali bichromicum Patienten haben erstaunlich empfindliche Hände; sie haben ein Gefühl, als ob ihre Hände verletzt wären. Händeklatschen bereitet Schmerzen. Das gleiche Gefühl beschreiben sie von ihren Füßen, sie haben den Eindruck, die Sohlen sind verletzt, wenn sie darauf stehen.

Douglas Gibson, F. F. Hom. – Äußerst charakteristisch für dieses Mittel ist die Art der Absonderungen; welche klebrig und strähnig sind und in lange Fäden gezogen werden können. Manchmal sind die Schleimabsonderungen eher klumpig und geleeartig als strähnig. An einer ganz kleinen Stelle kann ein sehr starker Kopfschmerz auftreten. Auch in den Wangenknochen können sich die Schmerzen äußern.

Die Halsentzündung tritt zusammen mit einer geschwollenen, ödematösen Uvula auf. Die Wundheit im Rachen kann durch Schlucken heißer Flüssigkeiten etwas gebessert werden. Ein blecherner Husten ist begleitet von Atemnot und Würgen, in dem Bemühen, das zähe, klebrige Sputum loszuwerden; schlimmer beim Erwachen am Morgen; begleitet von einer Reizung tief unten, im unteren Teil des Sternums, und der Schmerz breitet sich von der Mitte des Brustbeins bis in den Rücken aus. Der Husten verschlimmert sich sowohl beim Essen als auch beim Trinken und ebenfalls beim Aufdecken; er wird gelindert durch Wärme und beim Hinlegen. Nachdem das Sputum ausgeworfen wurde, besteht der Wunsch, die Nase zu schnäuzen. Ein Hustenanfall kann während eines Essens auftreten, wobei die ganze aufgenommene Nahrung wieder hochkommt. Druck und ein Schweregefühl in der Brust; der Patient erwacht in der Nacht mit diesem Gefühl, das dann nach dem Aufstehen wieder besser wird.

Kali carbonicum (Kali-c)

Schlüsselmerkmale: Stechende Schmerzen; Schmerzen im Rücken und den Oberschenkeln; Verschlimmerung um 3.00 Uhr nachts. Aufsitzen und nach vorne Neigen lindern die Symptome in der Brust. *Überempfindlich* gegenüber Schmerzen, Lärm und Berührung. **Schlimmer:** bei Einfluss von *kalter Luft*, beim geringsten Luftzug, bei Wetterwechsel; von 3.00 bis 5.00 Uhr morgens; beim Liegen auf der linken und auf der schmerzhaften

Seite. **Besser:** bei warmem, feuchtem Wetter; *durch nach vorne Neigen,* mit Händen, Armen und Ellbogen auf den Knien; tagsüber; beim Herumlaufen; im Freien.

Douglas Gibson, F. F. Hom. – Dem Patienten ist immer kalt, oft so sehr, dass er anfängt zu zittern … ein gut geheizter Raum ist ihm sehr angenehm. Hände und Füße sind fast immer eiskalt. Die Kälteempfindlichkeit ist so groß, dass die Kälte als richtiger Schmerz empfunden wird. Der Durst ist wechselhaft, aber oft ist der Patient überhaupt nicht in der Lage zu schwitzen, nicht einmal bei großer Hitze. Umgekehrt kann er, wenn er total geschwächt ist, beim kleinsten Anlass zu schwitzen beginnen, vor allem in der Nacht. Der Schweiß ist eher kalt und klamm, und kann auf einzelne Bereich begrenzt sein.

Die Nase kann geschwollen und sehr rot sein und die Nasenlöcher unangenehm trocken. Die Nasengänge sind häufig mit stinkendem Schleim und Krusten verstopft, begleitet von einer dicken, flüssigen, gelben Absonderung. Nasenbluten kann gegen 9.00 Uhr morgens auftreten oder beim Waschen des Gesichts. Halsentzündungen sind gekennzeichnet durch stechende Schmerzen und einem Gefühl, als ob eine Fischgräte im Hals stecken würde. Es wird viel Schleim von den Absonderungen im hinteren Nasenraum hochgeräuspert. Beim Schlucken spürt der Patient einen stechenden Schmerz, und er hat ständig das Gefühl, als ob ein ‚Kloß im Hals sitzen würde‘.

Die unteren Atemwege werden häufig in Mitleidenschaf gezogen und es stellt sich ein trockener, heftiger, quälender Husten ein, der sich von 3.00 bis 5.00 Uhr morgens verschlimmert und der mit einer sackartigen Schwellung über dem oberen Augenlid verbunden ist, die beim Husten noch deutlicher erkennbar wird. Die Brust fühlt sich kalt an. Der Husten kann anfallsartig sein, mit viel Keuchen, Würgen und Erbrechen. Das Sputum ist spärlich, klebrig und wird leicht geschluckt; oder es werden bei einem Hustenanfall kleine graue Klümpchen eingedickten Schleims ausgestoßen. Es treten stechende Schmerzen in der Brust auf, die bei Bewegung schlimmer werden, aber auch in Ruhe vorkommen. Diese Schmerzen sitzen hauptsächlich im unteren Drittel der rechten Lunge und breiten sich in den Rücken aus. Das Sputum kann einen scharfen Geruch haben, wie von reifem Käse.

Ein auffallendes Merkmal ist die deutliche Muskelschwäche. Die Beine geben plötzlich nach, der Rücken versagt, und der Kranke ist gezwungen, sich hinzulegen; beim Versuch zu laufen, hat der Patient das Gefühl, der Rücken würde ‚durchbrechen.' Die Schmerzen treten häufig im Rücken auf und breiten sich nach oben und unten aus, es ist jedoch vor allem der Sakralbereich betroffen, von dort ziehen die Schmerzen häufig durch die Hüften bis in die Oberschenkel hinein.

Robin Murphy, M. D. – Mürrisch. Sehr leicht gereizt. Weint viel. Will nie alleine gelassen werden. Starke Rückenschmerzen. Brust – *stechende Schmerzen*. Die Lungen scheinen an den Rippen zu kleben. Schneidender Schmerz in der Brust, schlimmer beim Liegen auf der rechten Seite. Dolchartige Schmerzen. *Die ganze Brust ist während des Hustens sehr empfindlich.* Trockener, heftiger Husten gegen 3.00 Uhr nachts, mit stechenden Schmerzen und Trockenheit des Rachens. Nach vorne Neigen lindert die Symptome in der Brust. Der Auswurf muss geschluckt werden, käseartiger Geschmack, reichlich, widerwärtige Klumpen. Der Auswurf ist spärlich und zäh. Unaufhörliches heftiges Würgen oder Erstickungsanfälle, vergeblicher Husten, dann Erbrechen. Gefühl, als ob das Bett absinken würde. Gefühl, als ob sich beim Husten ein Kloß bewegen würde, als ob er von der rechten Bauchseite nach oben steigen und dann wieder zurückfallen würde. Schwindel beim Drehen.

Kali iodatum (Kali-i)

Schlüsselmerkmale: Der Patient ist während der Krankheit hungrig. Mäßiger Durst. Alle Symptome verschlimmern sich zwischen 2.00 und 5.00

Uhr nachts. Der Auswurf sieht aus wie schäumende Seifenlauge. *Das Herausstrecken der Zunge ist sehr schmerzhaft.* **Schlimmer:** bei Hitze, in einem warmen Raum, bei warmer Kleidung; bei Druck, Berührung und Erschütterung; feuchtem Wetter, Wetterwechsel; in der Nacht; von Sonnenuntergang bis Sonnenaufgang. **Besser:** in kalter Luft, im Freien; bei Bewegung; kaltem Essen, kalter Milch und Eiscreme.

Margery Blackie, M. D. – Es handelt sich um niedergeschlagen Patienten, die sehr schnell entmutigt sind. Sie sind missgestimmt und gereizt, und wenn man sie aufregt, sind sie schnell beleidigt. Außerdem sind sie ruhelos, was noch deutlicher wird, wenn sie aufgeregt sind, und wenn sie das Gefühl haben, man will sie kontrollieren, brechen sie schnell in Tränen aus. Wenn sie versuchen, Ihnen etwas klar zu machen, und merken, dass sie nicht die richtigen Worte finden, so regen sie sich dermaßen auf, dass sie vor lauter Verzweiflung in Tränen ausbrechen, weil sie sich so viel Sorgen um ihre Gesundheit machen.

Früh am Morgen, von 2.00 bis 5.00 Uhr, stellt sich die übliche Verschlimmerung ein, die für Kali typisch ist, und auch beim Erwachen am Morgen zeigt sich eine Verschlimmerung. Diese äußert sich als Kopfschmerzen, trockenem Hals und einer allgemeinen Depression.

Augen – Stark eitrige Entzündung. Eiter unter den Lidern, die geschwollen sowie innen und außen rot sind, schlimmer unter dem Oberlid. Schmerzen und Empfindlichkeit sind sehr ausgeprägt. Starke Konjunktivitis mit Lidkrampf. Empfindlichkeit der periorbitalen Knochen. Starkes Brennen. Ausgeprägte Kopfschmerzen. Besser bei Wärme, schlimmer durch Kälte und Feuchtigkeit.

Entzündung der Nasennebenhöhlen. Anschwellung der Stirn, mit Ausbreitung zu den Augen. Berstende Schmerzen an der Nasenwurzel, die sich bis in den Schädel ausbreiten. Scharfer, wässriger Schnupfen. Brennen in den Augen mit starkem Tränenfluss. Die Nase ist wund und rau. Die Oberlippe ist geschwollen. Kleine Geschwüre an der Zungenspitze. Starker Schmerz an der Zungenwurzel beim Versuch, die Zunge herauszustrecken.

Robin Murphy, N. D. – Die Wirkung von Kali-i. auf das Atmungssystem ist von großer Wichtigkeit. Kali-i. steht in Verbindung mit einem serösen Erguss im Gehirn, ausgelöst durch Hepatisation der Lungen. Der Schnupfen von Kali-i. ist wohl bekannt. Die Absonderungen sind scharf, wässrig, die Augen schmerzen, sind geschwollen und tränen. Die Absonderungen können dick, grün und widerwärtig werden. Ein tiefer, hohler, heiserer Husten mit Schmerzen in der ganzen Brust. Ein typisches Merkmal sind Stiche durch die Lunge in der Mitte des Brustbeins, durch das Brustbein zum Rücken oder tief in der Brust beim Laufen. Der Auswurf ist grünlich, reichlich und sieht aus wie Seifenlauge.

Das Frösteln beim intermittierenden Fieber wird bei Wärme nicht besser. Im Allgemeinen besteht eine Abneigung gegenüber Hitze. Bei Hitze werden die Kopfschmerzen schlimmer. Schlimmer bei Berührung ist ebenfalls ein deutliches Kennzeichen von Kali-i.

Lachesis (Lach)

Schlüsselmerkmale: Die Symptome beginnen auf der linken Seite und wandern nach rechts. Der Patient schläft ein, wenn sich die Symptome verschlimmern. **Schlimmer:** durch Schlaf, während des Schlafs und *nach dem Schlaf;* am Morgen; durch die Hitze in einem Raum; beim *leeren Schlucken,* beim Schlucken von Flüssigkeiten; durch die Berührung oder den Druck der Kleider; wenn die *Absonderungen unterdrückt* werden; bei Bewegung, Schließen der Augen; heißen Getränken und heißem Essen. **Besser:** bei warmen Anwendungen; hartem Druck; *im Freien,* durch Essen, *kalte Getränke;* freien Abfluss der Absonderungen.

Margery Blackie, M. D. – Die Schmerzen sind bei Lachesis immer auf der linken Seite und sehr heftig. Eines der Lachesis-Symptome verschlimmert sich bei flüssiger Nahrung, besonders bei warmer Nahrung. Die Patienten können es nicht ertragen, wenn sie in einem warmen Raum sitzen oder wenn ihnen zu warm wird. Sie sind ruhelos und zittrig, mit viel heißem Schwitzen.

E. A. Farrington, M. D. – Wenn es wahr ist, dass Lachesis einen Einfluss auf das Atemzentrum hat und das Medikament eine schwächende Wirkung hat, dann verstehen wir, warum sich die Symptome im Schlaf verschlimmern sollen. Während wir wach sind, haben wir bis zu einem gewissen Maß die Kontrolle über unsere Atmung. Während des Schlafs geht diese willkürliche Kontrolle verloren. Genau wenn dieser Wechsel stattfindet, setzt sich die schwächende Wirkung von Lachesis durch.

Nervös, ängstlich, redselig, springt von einem Thema zum nächsten; manchmal besteht eine Angst vor Vergiftung, aufgrund derer der Patient die angebotene Medizin ablehnt. Das Delirium ist von schwacher, mussitierender Art, nicht von der heftigen Art wie bei Belladonna. Ein anderes Mal scheint der Patient tiefer und tiefer in einen benommenen Zustand zu gleiten, mit kalten Extremitäten und Zittern an den Händen und am Körper. Wenn man den Patienten bittet, die Zunge herauszustrecken, so kommt sie zitternd hervor, mit Pusteln an der Zungenspitze. Die Lippen reißen ein und es tritt dunkles Blut aus. Durchfall ist gewöhnlich vorhanden, und die Stühle sind äußerst widerwärtig, ein wichtiges Merkmal von Lach.

Wenn sich der Patient in einem Stupor befindet und der Unterkiefer heruntergefallen ist und andere Symptome auf eine bevorstehende Lähmung des Gehirns hinweisen. Kitzelnder, lästiger Husten, der vor allem dann auftritt, wenn der Patient gerade eingeschlafen ist und ihn nach Luft ringend aus dem Schlaf weckt.

Douglas Gibson, F. F. Hom. – Große Empfindlichkeit gegenüber allen Auslösern, aber vor allem gegenüber Berührung und Lärm. Lärm ist unerträglich, auch entfernter Lärm. Der Patient hat das eigenartige Gefühl, als ob ‚das Bett von einer Seite zur anderen schwanken würde'. Der Durst kann unersättlich sein, und heiße Flüssigkeiten werden nicht vertragen. Es kann sich reichlich Schweiß bilden, wodurch das Fieber zurückgeht. Der Patient fürchtet sich vor der Nacht, weil er in der Nacht schwer zu leiden hat. Er hat Angst vor dem Schlaf, weil er sich, immer wenn er aufwacht, schlechter fühlt als bevor er sich schlafen gelegt hat und allgemein verwirrt und desorientiert ist.

Die Beschwerden konzentrieren sich häufig auf die linke Seite oder, wenn sie links begonnen haben, wandern sie anschließend zur rechten Seite. Die Schmerzen sind häufig mit übermäßiger Erschöpfung verbunden, wie es auch bei Arsenicum alb. und Phosphorus der Fall ist, vermutlich ist dieses Symptom auf die plötzliche schwere Hypoxie in den Geweben zurückzuführen. Leichte Blutungen kommen vor oder Blutungen in regelmäßigen Abständen; das Blut ist eher dunkel, und es gerinnt nicht, und man erkennt kleine schwarze Flecken, die darin herumschwimmen.

Pochende Kopfschmerzen über dem linken Auge können sich zur Nasenwurzel ausbreiten; sie werden nach dem Schlaf und im Laufe des Vormittags schlimmer, und sie werden besser durch Wärme, Hinlegen, bei freiem Abfluss des Nasensekrets oder auch nach Nasenbluten. Eine neuralgische Form der Kopfschmerzen tritt im Hinterkopfbereich auf, wenn der Patient der Kälte oder einem Luftzug ausgesetzt war; damit verbunden ist eine große Schmerzhaftigkeit bei Berührung, sogar der Druck durch das Kissen ist dem Patienten lästig; auch die Kopfhaut ist so empfindlich, dass der Kranke nicht mal einen Kamm benutzen kann.

Vor allem die Halssymptome treten deutlich hervor. Die morgendliche Heiserkeit kann sehr hartnäckig sein. Der Patient spürt ein ständiges Kitzeln im Rachen oder ein Gefühl, als ob dort eine Fischgräte stecken würde. Sehr häufig leiden die Patienten unter diesen quälenden Erstickungsanfällen, ausgelöst durch ein Gefühl, als ob ein Kloß im Hals sitzen würde, den sie nicht hinunter schlucken können, oder auch weil der Hals richtig zugeschnürt ist. Der Versuch, trocken zu schlucken oder eine heiße Flüssigkeit zu trinken, verstärkt dieses Gefühl noch, und es wird auch schlimmer, wenn sich der Patient anstrengt, besonders wenn die Arme über Schulterhöhe bewegt werden. Merkwürdigerweise wird das Gefühl aber beim Schlucken fester Nahrung gelindert. In Zusammenhang mit diesem Einschnürungsgefühl im Hals oder der Brust besteht häufig der Wunsch, tief einzuatmen, und es scheint, als ob die Atmung fast aufhört, wenn der Patient einschläft. Es kann ein scharfer Schmerz in der linken Brust zu spüren sein, verbunden mit einem einengenden Gefühl.

Samuel Lilienthal, M. D. – Frontaler Kopfschmerz, wenig Absonderung aus den Nasenlöchern; Halsentzündung, besonders bei Berührung; sobald sich das reichliche Sekret aus Kopf und Hals löst, spüren die Patienten Erleichterung.

E.B. Nash, M. D. – *Husten während des Schlafs,* ohne dass der Patient dadurch aufwacht und ohne dass er es merkt.

Lycopodium (Lyc)

Schlüsselmerkmale: Die Symptome sind hauptsächlich rechtsseitig und bewegen sich von rechts nach links. Besorgt, melancholisch, Angst vor dem Alleinsein. Starke Blähungen und aufgeblähter Bauch. **Schlimmer:** bei kalter Luft, kaltem Essen und Getränken; in einer heißen, stickigen Umgebung, in einem *warmen Raum*, bei heißer Luft, Bettwärme, warmen Anwendungen, mit Ausnahme des Rachens und des Bauches, hier tritt bei warmen Getränken eine Besserung ein; bei Berührung, Druck, Druck durch die Kleider oder die Bettdecke; Überanstrengung; beim ersten Erwachen am Morgen, *von 4.00 bis 8.00 Uhr abends.* **Besser:** durch mäßige Wärme; heißes Essen oder Flüssigkeiten; Lockern der Kleidungsstücke, Aufdecken, kalte Anwendungen; Bewegung; im Freien; nach Mitternacht.

Douglas Gibson, F. F. Hom. – Der Patient fröstelt richtig … obwohl er es lieber angenehm warm haben will, fühlt er sich durch zu viel Kleidung oder in einer heißen, stickigen Umgebung eingeengt. Die Symptome treten eher auf der rechten Seite auf, oder sie beginnen auf der rechten Seite und wandern dann nach links und breiten sich entweder horizontal oder von oben nach unten aus. Starke Kopfschmerzen in den Schläfen, als ob der Schädel in einem Schraubstock zerdrückt werden würde. Diese Schmerzen werden verschlimmert durch Hitze, Bettwärme, wenn es dem Patienten warm wird, und beim Hinlegen. Besserung tritt ein durch kühle Luft, Abdecken des Kopfes, im Freien und bei sanfter Bewegung.

Die Nase ist nachts verstopft, der Patient ist gezwungen, durch den Mund zu atmen. Katarrh … aus gelben oder grünen Krusten, und viel dicke, zähe Absonderungen im hinteren Nasenbereich. Die Nase schwillt an und wird wund. Halsentzündung … beginnt auf der rechten Seite, wird schlimmer beim Schlucken von kalten Flüssigkeiten und besser durch warme Getränke.

Gefühl, als ob die Brust durch eine zu enge Weste [Kleidungsstück] eingeschnürt wäre; ein plötzlicher, heftiger Husten durch ein Kitzeln, als ob eine Feder oder ein Krümel am Kehlkopf hängen würde; ein Husten, der starke Kopfschmerzen auslöst, wird schlimmer durch tiefes Einatmen und leeres Schlucken. Starke Atemnot und Keuchen; hartnäckige Bronchitis mit rasselnder Atmung; Brennen und Wundheit im Bereich des Brustbeins.

Dieses Mittel ist häufig angezeigt, wenn auch die Leber betroffen ist, mit Empfindlichkeit in der rechten Oberbachregion, und möglicherweise deutlichen Anzeichen von Gelbsucht.

Samuel Lilienthal, M. D. – Die Auswürfe sind zitronenfarbig; Leber- und Magenstörungen, mit gallenartigem Urin und Verstopfung; anhaltende Schmerzen auf der rechten Seite unter den Rippen und in der Magenregion; Katarrh in den Stirnhöhlen, Schnupfen, mit dunkelgelber Absonderung und Auswurf in der gleichen Farbe, rasselnde Atmung und lockerer Husten.

Robin Murphy, N. D. – Sehnt sich nach Luft, fängt aber dann an zu frösteln. Kitzelnder Husten. Kurze, rasselnde Atmung, schlimmer in Rückenlage. Der Husten ist tief, hohl. Die Auswürfe sind grau, dick, blutig, eitrig, *salzig,* grünlich-gelb, klumpig oder sie stinken. Nächtlicher Husten, Kitzeln wie von Schwefeldämpfen. Frösteln zwischen 3.00 und 4.00 Uhr nachmittags, gefolgt von Schwitzen. Eisige Kälte. Der Patient hat das Gefühl, er läge auf Eis. Ein Kältegefühl folgt dem anderen. Der Körper fängt während des Hustens an zu frieren. Stinkender, klebriger Schweiß, unter den Achseln oder an den Füßen, riecht wie Zwiebeln. Das Fieber ist anhaltend, remittierend, intermittierend.

Trockener Rachen ohne Durst. Halsentzündung mit Stichen beim Schlucken, besser durch *warme Getränke.* Wunder Hals, schlimmer durch kalte Getränke. Als ob ein Kloß nach oben kommen würde. Als ob ein harter Gegenstand in der Speiseröhre stecken würde. Schwindel beim Betrachten eines sich drehenden Gegenstands. Schwindel am Morgen beim Aufstehen.

Die Schlüsselmerkmale von Lycopodium zeigen sich sehr deutlich: (1) schlimmer zwischen 4.00 und 8.00 Uhr abends. Die Zeiten stimmen vielleicht nicht ganz, trotzdem ist Lyc. das Mittel, das um 4.00 Uhr nachmittags oder von 4.00 bis 6.00 Uhr nachmittags Verschlimmerung zeigt. Der Zustand kann bis in die Nacht hinein anhalten, ohne die Linderung um 8.00 Uhr abends. (2) Das zweite Schlüsselmerkmal ist die Richtung von rechts nach links. Jede Erkrankung, die auf der rechten Seite beginnt und sich nach links ausbreitet, deutet wahrscheinlich auf Lyc. hin, egal ob es sich dabei um Kopfschmerzen, Halsentzündung, Erkrankungen der Brust oder des Bauches oder um Schmerzen in den Eierstöcken handelt. Wenn die Erkrankung auf der rechten Seite beginnt und sich nach links ausbreitet, muss an Lyc. gedacht werden.

Diese beiden Eigenschaften sind vielleicht die wertvollsten Schlüsselmerkmale in der Materia Medica. In der Wichtigkeit an nächster Stelle, und vielleicht kaum weniger wichtig, folgen dann die anderen. (3) Besser beim Aufdecken. Dies ist ein allgemeines Merkmal, trifft aber insbesondere auf Leiden am Kopf zu. Wenn ein Patient über Kopfschmerzen klagt, egal von welchem Typ, und wenn die Kopfschmerzen deutlich besser werden, wenn der Patient den Hut oder eine andere Kopfbedeckung abnimmt, dann ist Lyc. wahrscheinlich das richtige Mittel.

(4) Das nächste Kennzeichen ist eher etwas gegensätzlich: besser durch warme Getränke, schlechter bei kaltem Essen und kalten Getränken. Dies bezieht sich nicht nur auf Magenbeschwerden, sondern auch auf Kopfschmerzen, Halsentzündung und sonstige Zustände.

(5) Fächerartige Bewegung der Nasenflügel, wie sie bei zerebralen, pulmonalen und abdominalen Beschwerden vorkommen. Die Bewegungen sind gewöhnlich rasch, nie langsam und nicht synchron mit der Atmung. Gleichzeitig treten spasmodische Bewegungen der Gesichtsmuskeln auf: Die Mundwinkel werden abwechselnd nach oben gezogen und wieder entspannt, und auch an der Zunge sind diese spasmodischen Bewegungen zu erkennen.

Mercurius (Merc)

Schlüsselmerkmale: Der Mund ist feucht mit übermäßiger *Speichelproduktion*. Der Mundgeruch ist *sehr widerlich*. Reichlich Schweiß, ohne Linderung. **Schlimmer:** bei allen extremen Temperaturen, wenn der Patient *erhitzt* ist, in einem warmen Raum oder warmen Bett: beim geringsten Luftzug; am Abend und *in der Nacht*; beim Liegen auf der rechten Seite; bei Berührung und Druck; Essen; *Schwitzen*. **Besser:** bei gemäßigten Temperaturen; in Ruhe.

Margery Blackie, M. D. – Nachts tritt Verschlimmerung ein. Die Patienten sind schweißgebadet, wodurch sie sich noch viel schlechter fühlen und die Schmerzen zunehmen. Es besteht ein großer Durst nach kalten Getränken, schon frühzeitig bildet sich Eiter, ein fettiger, schleimiger Speichel und der Mund ist richtig widerlich. Die Patienten sind verwirrt und reden ganz langsam, sie wissen nicht, was sie erzählen und sind misstrauisch gegenüber dem, was Sie da tun. Wenn Sie den Patienten bitten, seine Zunge herauszustrecken, so ist diese ganz zittrig.

Douglas M. Borland, F. F. Hom. – Das Erscheinungsbild der typischen Mercurius-Grippe ist ziemlich ähnlich wie bei Pyrogenium, obwohl die Patienten hier etwas stärker aufgedunsen sind. An einzelnen Stellen können hektische Rötungen auftreten, aber gewöhnlich zeigt sich die Rötung bei Mercurius am ganzen Körper, häufig ist dabei das Gesicht leuchtend rot. Außerdem tritt feuchter Schweiß auf – mit einem eigenartig öligen Aussehen, so dass der Patient richtig fettig aussieht.

Im Gegensatz zu der Redseligkeit von Pyrogenium neigen Mercurius-Patienten eher zur Eile; ihre Sprache ist hastig und sie stolpern richtig über ihre Worte. Angst und Ruhelosigkeit sind ausgeprägter. Auch wenn sie sehr krank sind, sind Pyrogenium-Patienten eigenartigerweise ziemlich sorglos über ihre Krankheit. Mercurius-Patienten sind dagegen im Allgemeinen äußerst beunruhigt, ruhelos und ängstlich. Sehr häufig zeigen sie sich richtig niedergeschlagen, wie es für Pulsatilla typisch ist – sie weinen, wenn man nett zu ihnen ist. In Verbindung mit dem hastigen Erscheinungsbild, zeigt sich eine Neigung zu Ungeduld und Reizbarkeit.

Ihr allgemeines Temperaturempfinden ist ein weiteres Unterscheidungsmerkmal. Bei Mercurius fühlen sich die Patienten genauso heiß wie bei Pyrogenium, es bildet sich der gleiche heiße Schweiß und sie fühlen sich unwohl, wenn sie zu warm zugedeckt werden, und frösteln, wenn sie sich aufdecken; aber die Empfindlichkeit gegenüber Kälte ist nie so stark wie bei Pyrogenium – vielmehr wechselt hier das Empfinden hin und her zwischen zu heiß und zu kalt. Wenn sich ein Mercurius-Patient in einer ruhigen Umgebung mit gemäßigten Temperaturen befindet, dann geht es ihm recht gut.

Im Mundbereich zeigt sich bei Mercurius immer eine geschwollene, schlaffe, blasse, belegte Zunge, die sich ekelhaft und fettig anfühlt, und es bildet sich immer reichlich störender, klebriger Speichel. Der Mercurius-Rachen ist stark entzündet, und schon frühzeitig fällt eine Vergrößerung der Unterkieferdrüsen auf. Der Rachen selbst ist stark geschwollen, schwärzlich, dunkelrot, sehr empfindlich; er fühlt sich heiß an und brennt; jede Bewegung bereitet Schmerzen; Schlucken ist sehr schwierig und kann stechende Schmerzen bis in die Ohren hinein auslösen.

Das gleiche schmerzhafte und brennende Gefühl verbreitet sich den Rachen hinunter, bis in den Kehlkopf, die Luftröhre und die Bronchien aus. Jeder Husten ist äußerst schmerzhaft; der ganze mittlere Bereich der Brust fühlt sich wund an, als ob die Schleimhäute abgelöst worden wären. Die starke Entzündung ruft Heiserkeit und sehr häufig einen kompletten Stimmverlust hervor.

Patienten mit Mercurius-Grippe leiden häufig an einer starken Konjunktivitis mit reichlich Absonderung von heißen, brennenden Tränen, die offensichtlich die Wangen wund machen. Es zeigt sich eine extreme Lichtscheu und die Patienten sind eigenartigerweise empfindlich gegenüber Strahlungswärme – die Hitze eines Feuers –, wodurch ihre Augen zu schmerzen und zu brennen beginnen.

Bei diesen Patienten bildet sich reichlich Nasensekret, das scharf und wässrig ist und die Oberlippe wund macht. Dazu kommen ein intensives Brennen in der Nase und sehr heftige Niesanfälle. Diese Anfälle werden entweder ausgelöst, wenn der Patient ins Freie geht oder wenn er in einen warmen Raum kommt – Hitze, wie auch Kälte lösen Niesen aus – und jeder Luftzug kann einen heftigen Niesanfall verursachen. Die wässrige Absonderung neigt dazu, dicker und in der Farbe grünlich zu werden.

Durch diesen stark entzündeten Hals besteht bei einer Mercurius-Grippe die Gefahr, dass auch das Mittelohr in Mitleidenschaft gezogen wird. Es beginnt gewöhnlich mit einem Gefühl, als ob die Ohren versperrt und verstopft wären; und es kann auch Ohrensausen auftreten. Bald danach beginnt das Ohr zu schmerzen. Es scheint eine erhöhte Spannung im Ohr zu sein und es beginnt zu pochen.

Bei der Mercurius-Grippe verlieren die Patienten vollständig ihren Appetit. Aufgrund der akuten Halsentzündung können sie kaum schlucken. Außerdem sammelt sich viel widerlicher Speichel an, und das Schlucken dieses Speichels ist schmerzhaft und kann zudem starke Übelkeit auslösen.

Diese Patienten leiden an Muskelschmerzen am ganzen Körper. Der Rücken und das Genick, Arme und Beine sind steif; und alle Bewegungen bereiten Schmerzen. Nicht nur die Zunge, der ganze Patient fängt bei einer Mercurius-Grippe an zu zittern. Die Hände fangen an zu beben und alle Feinbewegungen sind zittrig.

Miranda Castro, F. S. Hom. – Mercurius solubilis eignet sich, wenn Fieber mit reichlich, äußerst widerlichem Schweiß auftritt, und die Patienten sich dadurch noch schlechter fühlen oder zumindest keine Linderung verspüren (was bei fieberhaftem Schweiß normalerweise nicht der Fall ist). Ihr Atem riecht übel, der Speichelfluss ist erhöht und sie haben einen übermäßigen Durst.

John H. Clarke, M. D.– Nach Belladonna oder wenn Vereiterung auftritt.

Douglas Gibson, F. F. Hom. – Intensiver und übermäßiger Durst, obwohl die Zunge feucht ist. Es handelt sich um einen brennenden Durst nach kalten Getränken, besonders nach Milch oder Bier. Ein Merkmal von Mercurius ist die schnelle Erschöpfung schon nach der geringsten Anstrengung. Vor allem wenn der Patient aus dem Bett oder aus dem Sitzen aufsteht, tritt Schwindel auf, mit Taumeln oder Schwanken.

Starke Kopfschmerzen; der ganze Kopf reagiert empfindlich auf Berührung, fühlt sich an, als ob er in einem Schraubstock zusammengepresst würde oder als ob er immer größer werden würde oder von oben her zusammengedrückt würde. Bohrende Schmerzen im Kopf, insbesondere in der linken Schläfe oder im Hinterkopf. Die Kopfschmerzen verschlimmern sich in der Nacht und beim Erwachen, werden aber besser, wenn der Patient aufgestanden ist und herumläuft. Starke Lichtscheu und getrübte Sicht, mit einem Nebel oder schwarzen Flecken vor den Augen.

Häufiges Niesen ist möglich, auch wenn kein richtiger Schnupfen vorhanden ist. Die damit verbundenen Absonderungen sind scharf, häufig gelblich-grün, und die Nasenlöcher sind rau und wund. Der Patient neigt zu Nasenbluten, wobei das Blut leicht gerinnt und möglicherweise einzelne Klümpchen aus dem Nasenloch heraus hängen können.

Der Rachen ist sehr trocken und das Schlucken bereitet Schmerzen, aber aufgrund der übermäßigen Speichelproduktion lässt sich häufiges Schlucken nicht vermeiden. Der Husten verschlimmert sich in der Nacht, und es treten Erstickungsanfälle auf, die bis zum Erbrechen führen können. Es bildet sich viel schleimig-eitriges Sputum. Der Husten verschlimmert sich im Liegen auf der rechten Seite. Stechende Schmerzen in der Brust, vor allem in der Pektoralisgegend. Wenn der rechte untere Lungenlappen betroffen ist, kommt ein scharfer schießender Schmerz hinzu, der bis zum Rücken durchdringt. Bluthusten kann vorkommen.

Häufig sind die Lymphknoten betroffen, vor allem am Hals und in der Leistengegend. Schmerzhafte Schwellung der Speicheldrüsen kommt auch vor. Ein fauliger Mund in Verbindung mit viel seifenartigem, schleimigem oder klebrigem Speichel. Die Zunge ist feucht und schlaff. Der Patient hat einen unangenehmen Geschmack im Mund, metallisch, salzig oder wie von faulen Eiern.

Ein wässriger Durchfall kann vorkommen, der die Umgebung wund macht, vor allem gegen Abend, mit hellgelben, grünen oder dunkelbraunen Stühlen; und nach der Darmentleerung stellt sich eine große Erschöpfung ein.

Es kann sich eine richtige Dysenterie entwickeln, mit schleimigen, blutgestreiften Stühlen, einem heftigen, schmerzhaften Stuhlzwang und dem Gefühl, ‚man ist nie fertig'. Die Stühle stinken.

Samuel Lilienthal, M. D. – Rheumatische Schmerzen an Kopf, Gesicht, Ohren, Zähnen und Extremitäten, mit Halsentzündung; Stiche im Rippenfell, mit einem trockenen, heftigen, anstrengenden, unaufhörlichen Husten, wodurch es dem Patienten unmöglich wird, auch nur ein einziges Wort herauszubringen; trockener oder Fließschnupfen; häufiges Nasenbluten; Verstopfung oder ein schleimiger, gallenartiger Durchfall; Frösteln oder Hitze, mit reichlich Schweiß, der keine Linderung bringt.

Roger Morrison, M. D. – Für Borland eines der bevorzugten Grippemittel, besonders dann, wenn sich die Krankheit zu einer eitrigen Nebenhöhlenentzündung oder Bronchitis ausweitet. Rachenentzündung mit widerwärtigem Atem, übermäßiger Speichelproduktion und schmutziger Zunge.

E.B. Nash, M. D. – Die Fiebersymptome von Mercurius sind beachtenswert, besonders in Bezug auf das Schwitzen. Auch das Frösteln ist von einer besonderen Art. Es handelt sich nicht um einen Schüttelfrost, sondern eher um ein *schleichendes Frösteln*. Häufig wird dieses Frösteln als eines der ersten Symptome bei einer Erkältung wahrgenommen, und wenn man es nicht weiter beachtet, kann sich daraus Schnupfen, Halsentzündung, Bronchitis oder sogar eine Lungenentzündung entwickeln; wenn aber frühzeitig eine Dosis Mercurius eingenommen wird, so können alle dieses Beschwerden verhindert werden. Das Frösteln tritt vor allem am Abend auf und wird im Laufe der Nacht noch schlimmer, wenn es nicht durch Quecksilber beseitigt werden kann. Manchmal tritt es auch im Wechsel mit Hitzewallungen auf; zuerst friert der Patient, dann wird es ihm heiß, dann friert er wieder, usw., wie bei Arsenicum.

Bei Mercurius findet man das Hauptmerkmal im Mund. Der ganze Mund ist feucht, und es wird ein seifenartiger oder klebriger Speichel produziert, der Mundgeruch ist *sehr widerwärtig*, man kann ihn im ganzen Raum riechen. Bei keinem anderen Mittel ist dieser Zustand des Mundes so ausgeprägt wie bei Quecksilber.

Und jetzt zum Schweiß. *Reichlich Schweiß, ohne dass die Beschwerden dadurch gelindert werden.* Der Schweiß ist reichlich, bringt aber keine Linderung, wie es bei Infektionskrankheiten normalerweise der Fall ist, im Gegenteil, die Beschwerden werden *durch den Schweiß noch schlimmer.* Bei jeder Krankheit, bei der so reichlich und so beständig Schweiß produziert wird, der keine Erleichterung mit sich bringt, ist Mercurius das erste Mittel, an das man denken sollte.

Schlimmer in der Nacht, und vor allem bei Bettwärme, ist ein weiteres wichtiges Kriterium von Mercurius. Bei sehr vielen Mitteln tritt in der Nacht eine Verschlimmerung ein, jedoch nur bei wenigen werden die Symptome durch Bettwärme verschlimmert.

Mercurius biiodatus cum Kali iodatum (Merc-k-i)

Schlüsselmerkmale: Reichlich wässriger Schleim aus der Nase; Niesen, Husten und Tränen der Augen. Katarrhalfieber. Gesichtslähmung. Polypen in der Nase.

John Henry Clarke, M. D. – Heftiger Anfall von Katarrhalfieber; dumpfe, heftige Schmerzen in der Stirn, die durch Bewegung nicht beeinflusst werden; der Patient fühlt sich benommen; wund machendes Wasser läuft aus den Augen; ein wässriges Sekret löst sich in der Nase; die Zunge ist weiß belegt; der ganze Rachen ist purpurfarben; Schlucken bereitet Schmerzen. Hals und Mund sind mit Schleim gefüllt; klebriger Geschmack im Mund; Schmerzhaftigkeit der Muskeln am ganzen Körper. Der Puls liegt bei 90. Die Haut ist heiß und trocken. Anfallsartiger heiserer Husten, der den Patienten zum Aufsitzen zwingt. Reichlich gelbliches, schaumiges Sputum, das aber nur wenig Erleichterung bringt. Um die Krankheit zu heilen, nimmt man Merc-k-i. 6, ca. 75 mg, aufgelöst in einem halben Glas Wasser, davon alle zwei Stunden einen Teelöffel. Viele Grippefälle mit Symptomen wie die hier beschriebenen konnten damit geheilt werden. Haynes meint, wenn Merc-k-i. die Symptome nicht sofort lindert und die Krankheit vollständig heilt, dann hat es keinen Sinn, die Einnahme zu wiederholen.

Natrum sulphuricum (Nat-s)

Schlüsselmerkmale: Reagiert empfindlich auf jeden Wechsel von einer trockenen in eine nasse Umgebung. Kopfschmerzen im Hinterhaupt oder an der rechten Schläfe. Schnupfen mit dicker, gelber Absonderung. Husten mit grünlichem Auswurf, der Patient muss während des Hustens die Brust mit den Händen festhalten. **Schlimmer:** *bei feuchtem Wetter, Feuchtigkeit,* Einfluss von Luft in der Nacht, Wind; beim Liegen auf der linken Seite oder zu lange in der gleichen Position; bei Licht, auch bei gedämpftem Licht; kaltem Essen und kalten Getränken; spät am Abend. **Besser:** im Freien bei warmer und trockener Luft, bei Wechsel der Position, in Rückenlage; durch Druck; nach dem Frühstück.

John Henry Clarke, M. D. – Natrum Sulphuricum ist für Schüssler das spezifische Heilmittel bei der epidemischen Grippe. Nächtliches Erwachen mit Frösteln, Zittern und Zähneklappern, mit Angst und Durst. Zittern vor Kälte, besonders am Abend oder in der Nacht, manchmal unter Qualen, mit Beben und Zähneklappern, im Allgemeinen ohne Durst. Die Zitteranfälle sind begleitet von einem Hitzegefühl an der Stirn und an den Händen.

Einengungsgefühl in der Brust. Druck auf der Brust wie von einer schweren Last. Leeres, schwaches Gefühl in der Brust, als ob alle Energie weg wäre, der Patient muss die Brust beim Husten mit beiden Händen unterstützen. Wenn er im Stehen husten muss, spürt er einen scharfen Stich in der linken Brustseite, mit Kurzatmigkeit. Trockener Husten, ausgelöst durch ein Kitzeln, mit einem rauen Gefühl in der Luftröhre und Wundheit in der Brust.

Anima Chakravarty, M. D. – Katarrhaler Zustand der Schleimhäute mit grünlichen Absonderungen sind ein hervorstechendes Merkmal dieses Mittels. Der Symptome verschlimmern sich gewöhnlich am Morgen vor dem Frühstück sowie auch in der Nacht, gewöhnlich vor Mitternacht. Feuchtes, nasses Wetter wirkt sich auf den Patienten schädlich aus. Es tritt eine Lichtscheu auf, die Beschwerden im Kopfbereich auslöst, wenn der Patient ins Licht schaut, die Augen brennen am Morgen und am Abend. Er spürt einen Druck in den Augen, wenn er sie anstrengt. Manchmal jucken die Augen am Morgen und die Augenlider sind schwer.

Der Mund ist immer schleimig. Es sammelt sich viel Schleim im Mund und im Rachen, der von bitterem Geschmack ist. Abends besteht ein großer Durst auf kalte Getränke. Übelkeit tritt verstärkt vor dem Frühstück auf und es kann zum Erbrechen von sauren und bitteren Flüssigkeiten kommen. Die Verdauung ist stark beeinträchtigt und der Patient kann einen Großteil des Gegessenen gar nicht verdauen. Kleidung und Druck erzeugen Unbehagen in der Oberbauchregion.

Morgendlicher Durchfall bald nach dem Aufstehen und den ersten Bewegungen, mit starkem Rumoren in den Därmen und dem Abgang starker

Winde und Stuhlgang. Durchfall im Wechsel mit Verstopfung sowie starkem Jucken und einem kribbelnden Gefühl am Anus.

Es bildet sich viel dicker, zäher Schleim im Kehlkopf und der Luftröhre. Atemnot bei Anstrengung und beim Laufen, mit einem scharfen Schmerz in der linken Brustseite. Bei feuchter Luft am Abend und morgens beim Erwachen fühlt sich die Brust wie eingeengt an. Schmerzhaftigkeit in der Brust beim Husten, besser, wenn die Brust mit den Händen gehalten wird. Der Husten ist locker mit Wundheit und Schmerzen in der linken Brustseite.

Der Patient hat eine traurige und schwermütige Gemütsverfassung, die am Morgen noch schlimmer wird. Vor allem morgens wird eine extreme Reizbarkeit beobachtet, er will nicht sprechen und nicht angesprochen werden.

Robin Murphy, N. D. – Schmerzen breiten sich durch die untere linke Brustseite aus. *Der Patient muss die Brust beim Husten festhalten.* Husten mit reichlich dickem, fadenziehendem, grünlichem Auswurf. Ständiger Wunsch, tief und lange einzuatmen. Der Patient springt im Bett auf, weil der Husten so weh tut, und hält sich die schmerzhafte Seite. *Brauner, bitterer Belag auf der Zunge.* Schmieriger, dicker, zäher, weißer Schleim. Bitterer Geschmack. Die Zunge ist schmutzig braun oder grünlich-gelb, dick und teigig, vor allem an der Zungenbasis. Das Zahnfleisch brennt wie Feuer. Speichelfluss während der Kopfschmerzen. Bläschen am Gaumen. Brennen im Mund, wie von Pfeffer.

Nasenkatarrh mit *dicker, gelber* Absonderung und salzigem Schleim. Fröstelt, kann nicht warm bekommen, nicht einmal im Bett. Hitze, will sich aber nicht aufdecken. Stinkender Achselschweiß. Frösteln, Zittern und Zähneklappern mit Schmerzen und Durst. Schwitzt am Morgen. Reichlich Nachtschweiß. Schüttelfrost und Fieber, biliöses Fieber, Grippe. Schwindel, wird gelindert durch Schweiß am Kopf.

Nux vomica (Nux-v)

Schlüsselmerkmale: Schmerzen und Beschwerden am ganzen Körper. Aufgrund der Krankheit wird der Patient merklich *gereizt, kritisch* und launisch. Die Patienten frösteln stark und wollen sich aufdecken. Während des Fiebers fangen sie sofort an zu frösteln, wenn sie sich nur leicht aufdecken, und schon jede kleine Bewegung unter der Bettdecke löst Kältegefühle aus. Die Nase läuft den ganzen Tag und verstopft dann in der Nacht. **Schlimmer:** *früh am Morgen, beim Aufdecken, bei Kälte, im Freien,* bei Luftzug, *Kaffee;* Anregungsmittel; geistiger Anstrengung; gestörtem Schlaf; Ärger, Lärm, Gerüchen, Berührung, Licht, *Druck* durch die Kleidung. **Besser:** beim *Lösen der Absonderungen*, durch einen kurzen Schlaf, Einhüllen des Kopfes, heißen Getränken, Milch, feuchter Luft, starkem Druck, feuchtem, nassem Wetter.

Miranda Castro, F. S. Hom. – Nux vomica eignet sich für Magengrippen mit Erbrechen und Durchfall. Es treten vielerlei Schmerzen an den Gliedmaßen und im Rücken auf. Die Nase läuft während des Tages und ist in der Nacht verstopft. Das Fieber ist begleitet von Frösteln und Zittern, besonders nach dem Trinken. Die Patienten frieren stark, können kaum warm bekommen und sind empfindlich gegenüber dem geringsten Luftzug oder wenn irgendein Körperteil aufgedeckt ist. Sie sind äußerst ungeduldig und reizbar.

Tomas Kruzel, N. D. – Der Patient hat kalt, zittert, wenn er sich bewegt; wenn die Bettdecke bewegt wird, tritt Schüttelfrost auf; es handelt sich um einen unangenehmen Patienten, der schlecht gelaunt und aggressiv ist und alleine gelassen werden will; alle Gliedmaßen tun ihm weh; *reizbar, empfindlich gegenüber Lärm und Gerüchen;* will nicht berührt werden; *kann nach 3.00 Uhr nachts bis gegen Morgen nicht schlafen, besser nach einem Mittagsschlaf;* Kopf – empfindliche Kopfhaut; Kopfschmerzen oberhalb der Augen, möchte gerne mit etwas fest dagegen drücken; Augen – Lichtscheu, schlimmer in den Morgen- und Vormittagsstunden; Orbitalneuralgie mit Tränen der Augen; trockenes Gefühl im inneren Augenwinkel; Zucken der Augen; Nase – *verstopft, vor allem in der Nacht;* ... schlimmer in einem warmen Raum; Fließschnupfen während des Tages; die Nasenlöcher sind abwechselnd verstopft; scharfe Absonderung und die Nase fühlt sich weiterhin verstopft an; Rachen – *raues, aufgekratztes Gefühl; kitzelnde Empfindung* in den Morgen- und Vormittagsstunden; eingeengter Rachen, geschwollene Uvula; Enge und Gefühl von Anspannung; stechende Schmerzen zum Ohr; Atmung – Heiserkeit durch den Katarrh mit *Kratzen im Hals;* ... *der Husten löst berstende Kopfschmerzen aus,* fühlt sich an, als ob in der Brust etwas losgerissen wäre; unterdrückte Atmung; trockener Husten, kann mit blutigen Auswürfen verbunden sein; Extremitäten – Arme und Hände schlafen ein; Gefühl eines plötzlichen Kräfteverlusts in den Morgen- und Vormittagsstunden; *muss sich aufsetzen, um sich im Bett umzudrehen; der Körper ist glühend heiß, vor allem das Gesicht, trotzdem kann sich der Patient nicht bewegen oder aufdecken, ohne dass er zu frösteln anfängt; saure Ausdünstungen; lässt sich nicht zudecken, auch obwohl er friert, wenn er aufgedeckt ist; heftiges Erbrechen; fröstelnd.*

Samuel Lilienthal, M. D. – Rauer und hohler Husten mit Schleimrasseln und dickem Auswurf; heftige Kopfschmerzen, als ob das Gehirn verletzt wäre; der Kopf fühlt sich schwer an, Schwindel, Schmerzen im Lendenbereich, Verstopfung, Appetitverlust, Übelkeit und Wunsch, sich zu erbrechen; Schlaflosigkeit oder ruheloser Schlaf, mit angstvollen Träumen; Stiche und Schmerzen in der Brust, als ob sie wund wäre; Fließschnupfen während des Tages, aber trocken in der Nacht.

Roger Morrison, M. D. – Grippe mit deutlicher Empfindlichkeit gegenüber allen Reizen. Hohes Fieber mit plötzlichem Beginn – alles beginnt am ersten Tag. Das Gesicht brennt vor Hitze, muss aber bedeckt bleiben. Fürchterliches, extremes Kältegefühl und Schüttelfrost. Das Frösteln wird durch Aufdecken ausgelöst oder auch schon durch die geringste Luftbewegung unter der Bettdecke, wenn sich der Patient bewegt. Allgemeines Frösteln, Besserung durch Wärme. Empfindlich gegenüber Licht, Lärm, Gerüchen; sogar die Haut ist überempfindlich. Wünscht sich warmes Essen und warme Getränke. Übelkeit, wird nach dem Erbrechen deutlich besser. Die Schmerzen am Körper werden durch Wärme gelindert. Übererregt und überempfindlich. Kann ausgesprochen gereizt sein. Schlaflos und nicht in der Lage, die Sorge um seine Arbeit loszulassen.

Oscillococcinum (Oscill)

Schlüsselmerkmale: Alles Wesentliche aus der Gesamtheit der Grippesymptome.

Jacques Jouanny, M. D. – Verschreiben Sie *kurativ* jeden Morgen eine [Dosis] Oscillococcinum 200 über drei oder vier Tage, in Verbindung mit dem Mittel oder den Mitteln, deren Arzneimittelprüfung dem Reaktionsverhalten des Patienten während seiner Krankheit entspricht.

Fabienne Pugnetti-Boiron, R. Ph. – [Auszüge aus Referenzen, bereitgestellt vom homöopathischen Pharmazieunternehmen Boiron, Hersteller von Oscillococcinum.]

Oscillococcinum wurden 1919 von Dr. Joseph Roy, M. d. in Frankreich entdeckt, ein Heilmittel, das aus den Eingeweiden wilder Enten gewonnen wurde, und das 1984 in den Vereinigten Staaten vorgestellt wurde. Dieses Mittel ist in Frankreich der Spitzenreiter unter den frei verkäuflichen Medikamenten bei Grippesymptomen, und ist in weiteren 40 Ländern auf der ganzen Welt erhältlich.

Eine kürzliche plazebo-kontrollierte Doppelblindstudie von Rosemarie Rapp, Ph.D. und Kollegen an der Universität von Erlangen bei Nürnberg in Deutschland zeigt, dass mit diesem Mittel gewöhnliche Grippesymptome deutlich verringert werden können, wie Fieber, Husten, Halsentzündung, laufende Nase, Kopfschmerzen, Muskelschmerzen und Müdigkeit. Die Patienten, die Oscillococcinum nahmen, konnten schon 48 Stunden nach der Einnahme eine Besserung ihrer Symptome feststellen. Wie die meisten Mittel gegen Erkältungen und Grippe scheint es am besten zu wirken, wenn es mit dem ersten Auftreten der Symptome eingenommen wird.

Dana Ullmann, M. P. H. – Oscillococcinum (ausgesprochen o-sill-o-cock-Si-num) ist eine Medikament, das unter Homöopathen als äußerst wirksam bei der Behandlung der Grippe gilt. Sein Hersteller, die Laboratorien der Firma Boiron in Lyon, Frankreich, haben festgestellt, dass dieses Mittel zu 80-90 Prozent erfolgreich in der Behandlung der Grippe ist, wenn es innerhalb vierundvierzig Stunden nach Ausbruch der Symptome eingenommen wird. Sein Heilerfolg ist in Frankreich allgemein anerkannt, so dass es dort die am weitesten verbreitete Behandlungsmethode bei Grippe ist. Interessanterweise wird Oscillococcinum in minimaler Dosis aus dem Herzen und der Leber von Enten entnommen. Ben Hole, M. D., ein praktizierender Homöopath in Orinda, Kalifornien, berichtet: ‚Oscillococcinum hat einen beachtenswerten Erfolg'.

Anmerkung des Autors: Es ist äußerst bemerkenswert, dass dieses Mittel aus den potenzierten Eingeweiden wilder Enten gewonnen wird und dass gerade Wasservögel auf der ganzen Welt die hauptsächliche Infektions- und Verbreitungsquelle für das Grippevirus sind.

Phellandrium (Phel)

Schlüsselmerkmale: *Alles schmeckt süß.* Die Symptome sind rechtsseitig.
Schlimmer: durch Luft, Kälte, im Freien; bei Anstrengung der Augen.

John Henry Clarke, M. D. – Goullon weist auf den Nutzen von Phellandrium als Hustenmittel hin. Er betrachtet es als ein ‚umfassendes Hustenmittel'. Der Husten ist anhaltend und erstickend; die Auswürfe sind eitrig und schrecklich widerwärtig. Auch Aufstoßen ist widerlich, mit einem Geruch von Bettwanzen. Bläschen auf der Zunge verursachen ein brennendes Gefühl. Der Wunsch nach Saurem ist eines der wichtigsten Merkmale. Die meisten Symptome treten dann auf, wenn der Patient ruhig dasitzt, steht oder liegt; sie verschlimmern sich bei Bewegung im Freien. Große Niedergeschlagenheit und Abgeschlagenheit.

Samuel Lilienthal, M. D. – Heiserkeit mit Rauheit im Rachen; trockener Husten, mit Kurzatmigkeit, Stiche in der Brust und Einengung; großer Durst, Appetitverlust, Schlaflosigkeit aufgrund des Hustens; kleine schwarze Flecken wie Petechie die wieder verschwinden, ohne sich abzuschuppen; Drang zu Urinieren, mit wenig Harnabsonderung und heftigem Brennen nach der Blasenentleerung; der Urin ist blass und wässrig, fast grünlich.

Robin Murphy, N. D. – Am wichtigsten sind die Atemwegssymptome, sie wurden mehrfach klinisch untersucht. Phellandrium wirkt auf die Lunge und die Nerven. Die Auswürfe sind ekelhaft (wie Bettwanzen), locker, reichlich, schmierig und lösen Atemnot aus. Der Husten hält morgens stundenlang an und ist verbunden mit Atemnot und Entkräftung. Der Husten zwingt den Patienten aufzusitzen. Grobe Rasselgeräusche zwingen den Patienten in einer sitzenden Haltung zu bleiben. Stechende Schmerzen ziehen vom linken Rand der rechten Brust bis zwischen die Schulterblätter. Die Schmerzen wandern durch die Brust nach hinten. Beim Luftaufstoßen riecht es nach Bettwanzen. Alles schmeckt süß. Wunsch nach Saurem. Abneigung gegenüber Wasser.

Phosphorus (Phos)

Schlüsselmerkmale: *Plötzlicher Beginn. Plötzliche Entkräftung.* Intensives Verlangen *nach eiskalten Getränken*, diese werden jedoch häufig wieder erbrochen, sobald sie im Magen warm geworden sind. Der Patient braucht viel *Mitgefühl* und Aufmerksamkeit. **Schlimmer:** bei seelischer Belastung, körperlicher oder geistiger Anstrengung, Berührung; Wetterwechsel, Wind, Kälte, Gewitter; warmem Essen oder warmen Getränken, Salz, Flüssigkeitsverlust; bei Licht, in der Dämmerung, am Abend; beim Liegen auf der linken oder der schmerzhaften Seite, auf dem Rücken. **Besser:** im Dunkeln, durch kalte Nahrung, beim Essen; Kälte, Waschen mit kaltem Wasser, Schlaf, Liegen auf der rechten Seite; im Freien; durch Abreibung oder Massage.

Margery Blackie, M. D. – Phosphorus ist eines der großartigsten Brustmittel. Man muss es frühzeitig einnehmen, innerhalb der ersten zwölf Stunden. Wenn der Patient erkrankt ist, wird die Einatmung kurz und stockend und ist mit starken Schmerzen verbunden. Die Haut ist hell und etwas errötet, trocken und heiß und gelegentlich verschwitzt. Auch wenn sie krank sind, sehen die Patienten immer noch aus, wie es für Phosphorus typisch ist, wach und vernünftig, und gewöhnlich beantworten sie Ihre Fragen, egal wie schlecht es ihnen auch geht. Sie sind ganz steif vor Angst – sie glauben, dass sie sterben werden und sind Ihnen dankbar, wenn Sie ein paar Minuten bei ihnen bleiben und ihnen vielleicht die Hand halten, einfach um sie zu beruhigen, dass sie nicht sterben werden. Ihre Angst ist nicht ganz so akut wie bei Arsenicum, aber ziemlich ähnlich. Sie müssen in der Dämmerung ein Licht eingeschaltet haben.

Ihre Zunge ist gewöhnlich trocken, mit einem leichten Belag, und die Patienten klagen über trockene Lippen. Sie bekommen einen trockenen, kurzen abgehackten Husten, der schmerzhaft klingt, aber das Problem ist nicht so sehr der Schmerz, sondern eher ein Gefühl von einer Last auf der Brust, das sehr unangenehm ist und sich bei jedem Husten verschlimmert. In der Regel ist ein Phosphorus-Patient wieder einer jener Patienten, die im Bett gerne etwas unterstützt werden wollen. In der typischen Position ist der Kopf erhöht und lehnt sich etwas nach hinten gegen das Kissen, und wenn die Brust betroffen ist, nehmen die Patienten fast immer diese Position ein. Gelegentlich kommt noch eine Rippenfellentzündung hinzu.

W. A. Dewey, M. D. – Phosphorus kann vor allem angezeigt sein, wenn die Beschwerden Richtung Brust ziehen. Es ist ein sehr nützliches Mittel für den Schwächezustand, der auf die Grippe folgt, und der beim nervösen Typ häufig zu beobachten ist. Phosphorus ist ein großartiges ‚Stärkungsmittel' nach der Grippe.

Samuel Lilienthal, M. D. – Hochgradige Erkrankung der Bronchien und des Kehlkopfs, mit Beeinträchtigung der Stimme, das Sprechen wird fast unmöglich; trockener, kitzelnder Husten, mit Enge über der Brust; schlimmer am Abend und vor Mitternacht; der Schnupfen ist abwechselnd flüssig oder trocken, mit häufigem Niesen; Schwächegefühl und Mattigkeit im Bereich des Magens; schmerzloser Durchfall.

Phytolacca (Phyt)

Schlüsselmerkmale: Schlimmer: *bei feuchtem, kaltem Wetter,* beim Schlucken, und beim Schlucken von heißen Getränken, Bewegung, Berührung, auf der rechten Seite. *Geschwollene Drüsen.* Die *Halssymptome* fallen am meisten auf. **Besser:** bei Wärme, trockenem Wetter, in Ruhe; im Liegen auf der linken Seite und in Bauchlage.

Margery Blackie, M. D. – Der Patient fühlt sich vollkommen erledigt, und es ist ihm auch völlig gleichgültig, was um ihn herum geschieht. Viele Drüsen sind geschwollen und die Patienten berichten, dass sie fast nicht schlucken können. Die Zunge ist wund und sieht aus wie verbrüht. Sie zeigt deutlich einen gelben Belag und durch die Mitte zieht sich ein gelber Streifen, mit viel klebrigem Speichel im Mund.

Der Patient ist erschöpft und ruhelos und hat Schmerzen in allen Knochen und Gelenken, häufig auch heftige Rückenschmerzen. Wenn diese speziellen Symptome vorliegen, dann ist dies das richtige Grippemittel. Die Patienten haben das Gefühl, sie können sich nicht richtig erholen und nicht gut schlafen – sie müssen herumlaufen, obwohl das nichts nutzt. Die Halssymptome gehören bei Phytolacca möglicherweise zu den schlimmsten überhaupt. Die Patienten klagen über Hitzewellen und wünschten, sie könnten ihnen entkommen. Die Schmerzen zeigen sich möglicherweise zuerst in der Brust und breiten sich dann bis in den Rachen aus. Manchmal ist dieses Mittel ganz nützlich, wenn man nicht mehr weiter kommt und glaubt, dass der Patient ein Pulsatilla-Fall sein müsste, er aber auf Pulsatilla überhaupt nicht anspricht.

John H. Clarke, M. D. – Bei einer Halsentzündung mit Herpes oder einer 'diptherischen' Form. Große Schmerzen an der Zungenwurzel beim Schlucken; die Schmerzen schießen beim Schlucken vom Rachen in die Ohren; heißes Gefühl, als ob eine heiße rote Kugel im Rachen stecken würde; das Brennen verschlimmert sich durch heiße Getränke; der Rachen ist dunkelrot. Dunkelrote, geschwollene Schleimhäute und Tonsillen, Schmerzen beim Schlucken, Ausbruch von Herpes, weißliche oder graue Flecken im Rachen, Schwellung und Empfindlichkeit der Drüsen, die äußerlich an den Seiten des Kiefers zu tasten sind. Zusammen mit diesen Symptomen treten im Allgemeinen Kopfschmerzen auf, Rückenschmerzen, wandernde rheumatische Schmerzen und Fieber. Ich habe hunderte solcher Fälle mit Phyt. 30 erfolgreich behandelt. Nicht selten hat sich die epidemische Grippe auf diese Art und Weise geäußert, und immer dann war Phytolacca mein erfolgreichstes Heilmittel.

W. A. Dewey, M. D. – Dieses Mittel ist das richtige, wenn der Rachen entzündet und gefleckt ist und die Drüsen stark verhärtet und empfindlich sind.

Samuel Lilienthal, M. D. – Grippe mit Verdauungsstörungen; dünne, wässrige Absonderung aus der Nase, die immer schlimmer wird, bis die Nase verstopft ist; der Patient kann nicht durch die Nasenlöcher atmen, Schwierigkeiten beim Schlucken; trockener, abgehackter Husten, mit Räuspern, ausgelöst durch ein Kitzeln im Kehlkopf und Trockenheit im Rachen; die Herztätigkeit ist schwach. Wenn der Hals entzündet und fleckig ist, und eine deutliche Verhärtung und Empfindlichkeit der Drüsen vorliegt, dann ist dieses Mittel angezeigt.

Robin Murphy, N. D. – Phytolacca ist in erster Linie ein Mittel für die Drüsen. *Schwellung der Drüsen* mit Hitze und Entzündung. Die Halsentzündung konzentriert sich mehr auf die rechte Seite, sie wird gelindert durch kalte Getränke, schlimmer durch warme Getränke und durch leeres Schlucken. Vergrößerte und schmerzhafte Halsdrüsen, in Verbindung mit einem entzündeten, wunden Hals.

Die Schmerzen kommen und gehen plötzlich und wechseln die Stelle. Schmerzen, Wundheit, Ruhelosigkeit, Entkräftung sind allgemeine Symptome, die auf Phyt. hindeuten. Schmerzen am ganzen Körper, plötzliche Schmerzen in den Augäpfeln, am Hals, in den Schultern, im Rücken, in den Unterarmen, den Beinen unterhalb der Knie. Wundheit, *starke Schmerzen,* Ruhelosigkeit und Entkräftung sind die wichtigsten Symptome. Bläulichrote Stellen an den Halsdrüsen. Die Schmerzen breiten sich aus.

Augen – Gefühl, als ob Sand unter den Lidern wäre. Reichlich *heißer Tränenfluss. Schmerzen.* Schwindel beim Aufstehen. Schwaches Gefühl beim Aufstehen aus dem Bett.

Starke Schmerzen an der Zungenwurzel, der weiche Gaumen und die Tonsillen sind geschwollen. Gefühl, als ob ein Kloß im Hals stecken würde. *Der Rachen fühlt sich wund, eng, heiß an,* besonders auf der rechten Seite. *Beim Schlucken schießende Schmerzen bis in die Ohren hinein.* Kann nichts Heißes schlucken. Der Rachen fühlt sich sehr heiß an, Schmerzen an der Zungenwurzel, die bis zum Ohr ziehen.

Psorinum (Psor)

Schlüsselmerkmale: Ein sehr kalter Zustand. Der Patient ist *äußerst empfindlich gegenüber Kälte* und will es warm haben, auch auf dem Kopf. Es graut ihm schon vor der geringste Kälte und dem geringsten Luftzug. **Schlimmer:** durch *Kälte* und im Freien, trotzdem werden die Symptome bei Bettwärme schlimmer; durch *Unterdrückung* von Grippesymptomen; beim Liegen auf der rechten Seite; am Abend, in der Nacht, kurz vor Mitternacht sowie am Morgen beim Erwachen. **Besser:** beim Hinlegen.

Margery Blackie, M. D. – Die Patienten sind ängstlich und melancholisch und haben große Angst, dass sie sterben werden. Kinder werden gegen Abend mürrisch und reizbar und können nachts die erste Zeit nicht einschlafen… Es bildet sich etwas Speichel, jedoch nicht sehr viel, und er ist zäh und widerlich. Wie alle Psorinum-Patienten sind sie empfindlich gegenüber Kälte, die Symptome verschlimmern sich bei Kälte, und fast immer sind die Symptome im Rachen mit Schmerzen am ganzen Körper verbunden. Wenn die Temperatur erhöht ist, ist die Haut deutlich irritiert und möglicherweise tritt ein Ausschlag auf.

Anima Chakravarty, M. D. – Der wichtigste Faktor, der bei Psorinum berücksichtigt werden sollte – Psorinum ist im Allgemeinen durch eine Verschlimmerung im Freien gekennzeichnet. Der Patient wird müde, wenn er eine gewisse Zeit im Freien herumläuft; er kann im Freien nicht atmen, so dass er zurück ins Haus und sich etwas hinlegen muss, damit sich die Atembeschwerden bessern können. Bei anderen Mitteln will der Patient aufsitzen und die frische Luft genießen, weil die Atemnot dadurch besser wird. Der Psorinum-Patient will sich jedoch lieber an einem warmen Ort hinlegen und alleine gelassen werden. Der allgemeine Psorinum-Zustand beinhaltet also eine große Abneigung gegenüber kalter Luft. Der Patient ist empfindlich gegenüber kalter Luft oder Temperaturwechsel. Er fröstelt sehr stark.

Dazu kommt die allgemeine Widerwärtigkeit von Psorinum. Alles an diesem Patienten ist widerlich und stinkt; Atem, Schweiß, Stuhlgang – alles hat einen widerwärtigen Geruch, der an Aas erinnert. Der Stuhl ist so widerlich, dass sein Geruch das ganze Haus durchdringt. Der ganze Körper riecht unsauber, und auch Waschen und Baden nützen nichts.

Kopfschmerzen mit Hunger ist ein typisches Merkmal. Solange die Kopfschmerzen bestehen, ist auch ein Hungergefühl vorhanden. Manchmal werden die Kopfschmerzen nach dem Essen besser, und der Patient muss in der Nacht aufstehen und sich etwas zum Essen holen. Kopfschmerzen und Husten wechseln sich ab. Starke Lichtscheu – der Patient kann die Augen nicht öffnen und gräbt sein Gesicht in das Kissen ein.

Brennende, schneidende, reißende Schmerzen, die beim Schlucken in die Ohren schießen. Der Patient räuspert kleine, käseartige Klümpchen herauf, die wie Aas riechen.

Pulsatilla (Puls)

Schlüsselmerkmale: Die Symptome beginnen wie eine Erkältung am Kopf. Der Schleim ist dick, gelblich und weich. Der Patient fühlt sich besser in einer Umgebung, wo frische Luft frei zirkulieren kann. Solange der Patient im Haus ist, ist die Nase völlig verstopft, wenn er jedoch nach draußen geht, läuft das Sekret ab. Die Patienten, besonders Kinder, zeigen das typische Erscheinungsbild von Pulsatilla. Sie sehen ziemlich mitleiderregend aus, brauchen ständig Aufmerksamkeit und werden eventuell „weinerlich" und „anhänglich". **Schlimmer:** in einer *warmen Umgebung*, in einem stickigen, abgeschlossenen Raum ohne Frischluft, bei heißem Essen; am Abend, besonders *in der Dämmerung*, und in der Nacht. **Besser:** bei *kühler*, frei zirkulierender oder frischer Luft im Freien, bei kalten Anwendungen, kaltem Essen und kalten Getränken, durch Aufdecken; bei kontinuierlicher, behutsamer Bewegung; durch Abreibung oder Massage und durch Zusprechen von Trost.

Anima Chakravarty, M. D. – Der Kopf ist heiß und die Lippen sind trocken. Der Patient leckt ständig die Lippen ab, um sie zu befeuchten, er hat aber kein Bedürfnis zu trinken. Das intermittierende Fieber und der Durst treten zwischen 2.00 und 3.00 Uhr nachmittags auf; darauf folgt Frösteln ohne Durst sowie Angst und Beklemmung in der Brust aufgrund venöser Stauung. Der Patient ist schläfrig, kann aber nicht schlafen. Möglicherweise stöhnt er während der Hitzephasen. Am Ende der heißen Phase, kann am ganzen Körper oder stellenweise Schweiß auftreten. Der Schlaf ist ruhelos, der Patient wacht häufig auf und wird von Träumen geplagt. Beim Erwachen fühlt er sich matt und lustlos.

Tomas Kruzel, M. D. – Grippe nach Einfluss von Nässe, durch nasse Füße; das Frösteln zieht den Rücken hinauf und hinunter, und die Temperatur ist erhöht; Gefühl, als ob kaltes Wasser über den Rücken laufen würde; starker Katarrh mit Verstopfung im hinteren Teil der Nase und im Rachen; kein Durst vorhanden.

Samuel Lilienthal, M. D. – Fließschnupfen oder trockener Schnupfen, Geschmacks- und Geruchsverlust; Nasenlöcher und Nasenflügel sind wund; später bildet sich ein gelbgrünes Sekret; Husten bei Tag und Nacht, besonders im Liegen, mit Darmstörungen und schleimigem Durchfall. Wird häufig ausgelöst, wenn die Füße nass geworden sind; nasse Füße; das Frösteln zieht am Rücken hinauf und hinunter, bei erhöhter Temperatur; Gefühl, als ob kaltes Wasser den Rücken hinunter laufen würde; starker Katarrh mit Verstopfung im hinteren Teil der Nase und des Rachens, kein Durst vorhanden.

E. B. Nash, M. D. – Das grundlegende Kennzeichen dieses großartigen Heilmittels wird durch die Beschreibung 'Besser bei kalter Luft und durch kalte Anwendungen' ausgedrückt. Auch bei anderen Mitteln kann bei Wärme eine Verschlimmerung ausgelöst werden, aber Pulsatilla ist hier der Spitzenreiter. Die Linderung, die hier durch kalte und kühle frische Luft erreicht wird, ist genauso positiv zu bewerten wie die Wirkung von Wärme und Hitze bei Arsenicum.

Pyrogenium (Pyrog)

Schlüsselmerkmale: Dieses Mittel sollte immer dann in Betracht gezogen werden, wenn sich sekundäre bakterielle Komplikationen einstellen. **Schlimmer:** wenn es kalt und feucht ist; bei Bewegung. **Besser:** durch Wärme; heiße Bäder; Druck; Bewegung.

Douglas M. Borland, F. F. Hom. – Bei Grippepatienten vom Typ Pyrogenium steigt die Temperatur gewöhnlich ziemlich stark an. Typischerweise sind die Patienten errötet, heiß, verschwitzt und sehen irgendwie gestaut aus. Häufig klagen sie über ein Gefühl von brennender Hitze, was eine starke Beklemmung auslöst.

Die meisten Grippepatienten vom Typ Pyrogenium, die mir begegnet sind, waren geistig überaktiv. Sie sind im Allgemeinen sehr gesprächig and plappern munter drauflos, am Abend werden sie richtig aufgeregt und ihr Zustand kann sich sogar zu einem Delirium entwickeln. Sie werden häufig von Schlaflosigkeit geplagt, was ebenfalls auf die gesteigerte geistige Aktivität zurückzuführen ist; wenn sie toxisch werden, können sie den Zustand eines leichten Delirium erreichen, wobei sie unsicher sind, wo sie sich gerade befinden. Sehr häufig wachen sie in aller Frühe auf und erzählen von unangenehmen Träumen, dass sie versuchen mussten, einzelne Teile von sich selbst überall im Bett wieder einzusammeln – aber das ist eher im Schlaf der Fall, als wenn sie wach sind.

Ein Hinweis auf Pyrogenium ist immer dann gegeben, wenn die Patienten empfindlich auf Zugluft reagieren, obwohl es ihnen sehr heiß ist und sie sich ausgesprochen unwohl fühlen. Sie fangen dann sofort an zu frösteln – sehr ähnlich wie bei Mercurius – und sehr häufig bekommen sie einen leichten Schüttelfrost, fast schon eine leichte Starre, und diese Zustände vermischen sich mit einem Gefühl extremer Hitze. Sehr oft fröstelt der Patient einen Moment lang, fängt leicht an zu zittern, wird dann schrecklich heiß und schließlich bricht ihm richtig der Schweiß aus. In der Regel ist der Schweiß bei Pyrogenium äußerst widerwärtig.

Auch beklagen sich diese Grippe-Patienten über heftige Schmerzen am ganzen Körper; alles tut weh, von Kopf bis Fuß, und die Patienten fühlen sich ausgesprochen unwohl; sie reagieren empfindlich auf Druck, und häufig laufen sie ruhelos herum, damit der Schmerz nachlässt.

Diese Patienten leiden oft unter starken Niesanfällen, die schon durch kalte Zugluft ausgelöst werden. Schon alleine, wenn man sie aufdeckt, um sie zu untersuchen, fangen sie an zu niesen; manchmal niesen sie auch schon, wenn sie eine Hand aus dem Bett heraus nehmen – es ist die Kälte, die immer wieder dieses Niesen auslöst. In der Regel ist das Nasensekret bei Pyrogenium dick und klebrig und nur schwer loszuwerden. Die Patienten klagen, dass zuerst die eine Seite der Nase verstopft ist, und dann die andere; sie haben große Mühe, die Nase frei zu bekommen.

Bei einer Pryogenium-Grippe ist sehr wahrscheinlich auch der Kehlkopf betroffen, dieser Bereich fühlt sich extrem wund an und brennt, und es sammelt sich auch hier viel glänzender, klebriger Schleim, der nur schwer loszuwerden ist. Der Husten ist sehr beschwerlich und es ist viel Schleim vorhanden, der entfernt werden sollte; der Patient hustet klebrigen, gelblichen Schleim herauf.

Auch leiden Pyrogenium-Patienten häufig unter heftigen Verdauungsstörungen – dabei tritt eher eine Darmentzündung als eine Magenschleimhautentzündung auf. Die Bauchschmerzen sind ziemlich heftig, begleitet von sehr starkem Durchfall, immer tritt ein sehr widerwärtiger und ziemlich üppiger, wässriger Stuhl auf. Hilfreich für die Diagnose ist, dass dieser stinkende, üppige Durchfall nicht mit einem starken Drang verbunden ist; schmerzhafter Stuhlzwang kommt nicht unbedingt vor. Es treten jedoch heftige Bauchschmerzen auf, häufig im Blinddarmbereich, auf der rechten Bauchseite, und die Schmerzen verschlimmern sich deutlich bei Bewegung. Der Bauch ist empfindlich gegenüber Berührung und der Patient fühlt sich viel wohler, wenn er auf der rechten Seite liegt.

Es gibt noch zwei weitere Indikationen für Pyrogenium, die hier erwähnt werden sollten. Erstens, bevor die Patienten überhaupt Anzeichen einer Erkältung zeigen, empfinden sie außergewöhnliche Schmerzen, die sich zunächst in den Beinen bemerkbar machen und sich dann allmählich nach oben ausbreiten. Zweitens ist immer eine deutliche Unstimmigkeit zwischen der Pulsfrequenz und der Körpertemperatur von Pyrogenium-Patienten festzustellen. Dieser Widerspruch kann sich auf zweierlei Arten äußern: Schneller Puls und vergleichsweise niedrige Temperatur oder hohe Temperatur mit verhältnismäßig langsamem Puls.

Der typische Pyrogenium-Fall ist zwar ziemlich schwerwiegend, doch reagieren die Patienten erstaunlich schnell auf das Mittel.

Miranda Castro, F. S. Hom. – Pyrogenium ist ein weiteres Mittel, das bei schwerer Grippe mit starken Schmerzen im Rücken und in den Gliedmaßen sowie schrecklichen, berstenden Kopfschmerzen eingesetzt werden kann. Die Patienten fühlen sich am ganzen Körper geschlagen und verletzt (und das Bett fühlt sich hart an). Sie sind sehr ruhelos, aber im Gegensatz zu Rhus toxicodendron, geht es ihnen besser, sobald sie sich bewegen. Das Frösteln äußerst sich im Rücken und den Gliedmaßen und ist mit Herzklopfen verbunden. Es tritt hohes Fieber in Zusammenhang mit einem niedrigen Puls auf. Der Urin ist klar wie Wasser.

John H. Clarke, M. D. – Frösteln im Rücken, der Puls ist sehr schnell, das Bett fühlt sich hart an, alle Absonderungen sind widerlich.

Donald Foubister, F. F. Hom. – Die Temperatur steigt schnell, starke Hitze, der Patient will nicht aufgedeckt werden, Fieber mit Frösteln, das Frösteln beginnt zwischen den Schulterblättern. Übermäßiges Schwitzen ohne Linderung. Kälte und Frösteln, kein Feuer kann den Patienten wärmen, allgemeine Kälte in den Knochen und Extremitäten... das Gesicht und die Ohren sind rot, als ob das Blut herausgedrückt würde. Manchmal muss Pyrogenium von Belladonna oder anderen Mitteln abgegrenzt werden, wenn eine heiße, trocken Haut vorliegt und der Untersuchende die Wärme noch einige Zeit an seinen Händen spürt. Bei folgenden Mitteln ist dieses Symptom vorhanden – Belladonna, Ferum Phos., Veratrum Viride, Baptisia, Stramonium, Pulsatilla, Sulphur, Psorinum und Lycopodium. Bei Pyrogenium findet man es nicht sehr häufig, obwohl es gelegentlich vorkommt.

Swan fügte ergänzend hinzu, dass Pyrogenium in allen Fällen angezeigt ist, wenn mit Beginn des Fiebers auch Schmerzen in den Gliedmaßen auftreten. Auch der Drang zu urinieren in dem Moment, wenn das Fieber einsetzt, ist ein Hinweis auf Pyrogenium. Auch ein Delirium, bei dem der Patient das Gefühl hat, er würde von vielen Armen und Beinen umgeben sein, ist nicht ungewöhnlich; oder es kann eine Desorientierung bezüglich der Körperhaltung vorliegen, wie bei Baptisia, von welchem es nur schwer abzugrenzen ist. Wenn in einem solchen Fall eine starke Temperaturerhöhung hinzukommt, dann geht man davon aus, dass Pyrogenium das richtige Mittel ist. Herzklopfen ist ein Merkmal von Pyrogenium und daher nicht selten ein Anzeichen für dieses Mittel. Wie es frühere Verfasser formuliert haben: ‚Wahrnehmung der Herztätigkeit.‘ Pochen der Blutgefäße am Hals.

Ruhelosigkeit ist ein bekanntes Symptom bei Pyrogenium und sollte bei jedem Fieber als Anhaltspunkt genommen werden. Bei Rhus tox. besteht der Zwang, sich zu bewegen; bei Beginn der Bewegung tritt dann zunächst eine Verschlimmerung ein, bei fortgesetzter Bewegung werden die Symptome aber besser. Bei Pyrogenium muss sich der Patient immer bewegen. Dr. Tyler beschrieb eine epidemische Grippe, bei der Pyrogenium das primäre Mittel war. Sie formulierte das wie folgt: ‚Man erinnert sich an den ruhelosen Kampf und die völlige Unmöglichkeit, nur einen Moment in der gleichen Position zu bleiben, der Patient versucht die Symptome zu lindern, indem er sich auf einem Stuhl hin und her dreht und herumzappelt, sich schließlich auf dem Boden herumwälzt und dann wieder von vorne beginnt.' … Pyrogenium hat sich bei der Behandlung der Grippe als ein wertvolles Mittel erwiesen, besonders in den späteren Phasen, wenn ein relativ schneller Herzschlag zu beobachten war.

Tomas Kruzel N. D. – Ähnlich wie Eupatorium; der Patient muss sich bewegen, auch wenn es weh tut; das Bett ist unbequem und hart; er schwitzt stark, das Bett ist durchnässt; Delirium; der Patient glaubt, sein Körper bestehe aus zu vielen Einzelteilen; *Sepsis,* der Puls ist verlangsamt und die Temperatur ist erhöht oder umgekehrt; der Puls ist ungewöhnlich schnell und steht in *keinem Verhältnis zur Temperatur*, das Frösteln beginnt im Rücken; *kein Rückgang der Temperatur durch Schwitzen;* die Zunge ist rot und trocken; der Atem stinkt; *die Absonderungen sind sehr widerwärtig;* schmerzloses Pochen im Kopf; Angst; redselig, *ruhelos,* unsicher, als ob er träumen würde; Pochen in den Blutgefäßen am Hals; Taubheit von Händen, Armen, Füßen; reichlich heißer Schweiß; *fühlt sich wie verletzt; wund, fröstelt.*

Roger Morrison, M. D.– Grippe mit hohem Fieber (über 39,4°C) und mit Schmerzen. *Hohes Fieber, das sich in seiner Form schnell verändert.* Das Frösteln beginnt zwischen den Schulterblättern. Der Patient spürt es tief im Innern oder in den Knochen. *Schmerzhaftigkeit; sogar das Bett fühlt sich zu hart an.* Deutliche Ruhelosigkeit während des Fiebers. *Missverhältnis zwischen der Pulsfrequenz und der Temperatur;* z. B. liegt der Puls bei 140 und der Patient hat nur leichtes Fieber oder umgekehrt. Widerlicher

Schweiß oder ekelhafte Absonderungen. Muskelschmerzen, besser durch Bewegung. Übersteigerte Wahrnehmung des Herzens. Geistig: Der Patient hat das Gefühl, sein Körper ist überall verteilt oder doppelt vorhanden.

Rhus toxicodendron (Rhus-t)

Schlüsselmerkmale: *Ruhelosigkeit* ist das Schlüsselmerkmal, wobei es sich eher um eine *körperliche Ruhelosigkeit* handelt, im Gegensatz zu der geistigen Ruhelosigkeit von Arsenicum. Man erkennt das deutlich an dem Unvermögen des Patienten, für längere Zeit an einem Ort oder in einer Position zu bleiben. Das sind die Patienten, die sich im Bett ständig hin und her wälzen, so dass die ganze Bettdecke durcheinander gewühlt und zerknüllt ist und es aussieht, als ob jemand schwer in diesem Bett gekämpft hätte. Oder die Patienten laufen ständig hin und her, vom Bett auf einen Stuhl, dann auf das Sofa oder von einem Raum in einen anderen. Der Grund für diese nervöse Ruhelosigkeit liegt darin, dass der Patient ständig auf der Suche nach einer *bequemen Lage* ist. Wenn er eine Zeitlang ruhig ist, machen sich Schmerzen, Unbehagen und *Steifigkeit* bemerkbar, die ihn zwingen, sich zu bewegen oder die Position zu ändern, obwohl ihm die Bewegung Schmerzen bereitet. Darauf folgt dann eine vorübergehende Erleichterung. „Ah! In der neuen Position fühle ich mich besser." Aber nur für eine kurze Zeit, dann muss er sich wieder bewegen, und das Ganze geht von vorne los. „Schmerzen bei der ersten Bewegung, werden besser bei fortgesetzter Bewegung." Da der Patient kaum längere Zeit in der gleichen Position bleiben kann, ist auch sein Schlaf sehr gestört. **Schlimmer:** während des Schlafs; bei kaltem, nassem Wetter, nach Regen; in der Nacht; in Ruhe. **Besser:** durch ständiges Schlucken; Wärme, trockene Wärme; Bewegung, *Wechsel der Position;* Reiben; Dehnen, warme Getränke.

Douglas M. Borland, F. F. Hom. – Gewöhnlich beginnt eine Grippe vom Typ Rhus tox. allmählich und ohne starke Temperaturerhöhung;

das Fieber steigt langsam und ist begleitet von heftigen Schmerzen am ganzen Körper. Die Schmerzen bei Rhus tox. sind wirklich ganz typisch. Die Patienten sind äußerst ruhelos; nur durch ständige Bewegungen, einen ständigen Wechsel der Position können die Schmerzen etwas gelindert werden. Wenn sie eine Weile ruhig daliegen, werden die Muskeln steif und beginnen zu schmerzen, daher drehen und wenden sie sich und versuchen, auf diese Art etwas Erleichterung zu bekommen. Die ständige Ruhelosigkeit ist das Merkmal, das bei Rhux tox. auf den ersten Blick am meisten auffällt.

Die Patienten frösteln stark und sind sehr empfindlich gegenüber Kälte. Jeder kalte Luftzug verschlimmert ihren Zustand und reicht schon aus, um den Schnupfen zu verschlimmern und Niesen auszulösen; allein schon, wenn ein Arm unter der Bettdecke hervor genommen wird, setzen die Schmerzen usw. ein.

Verständlicherweise sind Rhus tox.-Patienten äußerst ängstlich; sie kommen nie zur Ruhe und sind psychisch besorgt, beunruhigt und in höchstem Maße niedergeschlagen. Die Niedergeschlagenheit unterscheidet sich nicht so sehr von der bei Pulsatilla; die Patienten brechen zusammen und weinen. Aufgrund dieser ganzen Ruhelosigkeit und Sorgen kommen sie in einen Zustand starker Erschöpfung und, wenn man berücksichtigt, dass die Temperatur gar nicht so hoch ansteigt, sind wie wirklich ungewöhnlich stark ermüdet, fast schon entkräftet.

Rhus tox.-Patienten werden fast immer von sehr schlechten Nächten geplagt. Sie können nur schwer einschlafen, weil sie sich einfach nie wohl fühlen; wenn sie dann doch schlafen, ist der Schlaf aufgrund unangenehmer Träume stark gestört – entweder träumen sie, dass sie wieder bei der Arbeit sind oder dass sie sich körperlich extrem anstrengen, um etwas zu erreichen. Sie schwitzen stark, und der Schweiß hat einen eigenartigen, säuerlichen Geruch.

Diese Patienten leider immer unter einem extrem trockenen Mund und trockenen Lippen, und schon früh während ihrer Erkrankung bricht Herpes aus, der sich zuerst auf der Unterlippe bemerkbar macht – empfindliche, kleine Bläschen, die sich zu den Mundwinkeln ausbreiten. Sie bilden sich gewöhnlich in den ersten zwölf Stunden der Krankheit.

Die Zunge ist bei Rhus tox. ganz charakteristisch. Sie hat eine hellrote Spitze und die Zungenwurzel ist belegt, wobei der Belag weiß bis dunkelbraun sein kann. Statt der typischen dreieckigen roten Spitze ist bei manchen Patienten die ganze Zunge trocken und rot, sie reißt leicht ein und ist glühend heiß und sehr schmerzhaft. Neben dieser Empfindlichkeit von Lippen und Zunge neigen diese Grippe-Patienten zu sehr starken dentalen Neuralgien; ihre Zähne werden äußerst empfindlich und reagieren bei Berührung mit Schmerzen.

Sie bekommen starke Halsentzündungen – trocken und brennend. Bei der Untersuchung zeigen sich Ödeme im Rachen. Die Patienten reagieren sehr empfindlich beim Schlucken, besonders beim leeren Schlucken; und es fällt ihnen leichter, feste Nahrung zu sich zu nehmen als Flüssigkeiten. Rhus tox.-Patienten werden von heftigen Niesanfällen ergriffen. Wie sie berichten, sind diese gewöhnlich in der Nacht beschwerlicher und so heftig, dass ihnen alles, von Kopf bis Fuß, weh tut. In der Regel sieht das Nasensekret etwas grünlich aus.

Hinter dem oberen Teil des Brustbeins spüren die Patienten ein äußerst lästiges kitzelndes Gefühl, das einen hartnäckigen und sehr quälenden Husten auslöst, und gleichzeitig äußert sich ein wundes, brennendes Gefühl im Kehlkopf, das sich häufig zu einer richtigen Heiserkeit entwickelt. Diese Heiserkeit ist sehr typisch für Rhus tox.; die Patienten klagen über ein Gefühl, als ob der Kehlkopf voller Schleim wäre. Sie merken, dass sie die Stimme nicht freiräuspern können, bevor sie den Schleim nicht hoch gehustet haben, und doch ist das Husten so anstrengend, und es fühlt sich an, als würde der Kehlkopf auseinander gerissen oder verbrüht. Die Patienten haben gewöhnlich keinen starken Durst, trinken aber gerne kleine Schlückchen Wasser, um ihre sehr trockenen Lippen und den Hals zu befeuchten.

In der Regel zeigt sich eine deutliche Stauung um die Augen – der ganze Bereich ist gestaut, mit ausgeprägter Lichtscheu und erhöhtem Tränenfluss. Die Patienten leiden an ziemlich starken Schmerzen im Hinterkopf, mit einem steifen Genick, und sehr häufig kommt Schwindel hinzu, wenn sie sich aufsetzen oder sich bewegen. Häufig klagen sie, dass der Kopf sehr schwer ist und sie große Mühe haben, ihn aufrechtzuhalten.

Rhus tox.-Patienten empfinden häufig eine starke Hitze im Körper, trotzdem fühlt sich ihre Hautoberfläche kalt an. Sie schwitzen stark und jeder Luftzug scheint sie abzukühlen – sie spüren die Kälte an der Oberfläche – sind aber von innen heraus glühend heiß.

Bei dieser Grippeform leiden die Patienten häufig an knotenförmiger Urtikaria, die über den ganzen Körper verteilt ist, die Haut ist extrem gereizt. Ich habe schon Fälle behandelt, bei denen sich die Rhus tox.-Grippe zu einer richtigen Darmentzündung mit heftigen Bauchschmerzen ausgeweitet hat; Schmerzen im unteren rechten Bauchbereich, in der Blinddarmgegend, mit extremer Ruhelosigkeit, Empfindlichkeit und stark stinkendem Durchfall.

Miranda Castro, F. S. Hom. – Rhus toxicodendron eignet sich für Grippefälle, die bei kaltem, feuchtem Wetter auftreten. Es kommt zu Schmerzen und Steifigkeit in den Gelenken, die sich zwar bei der ersten Bewegung verschlimmern, bei fortgesetzter Bewegung dann aber wieder besser werden, die Patienten werden aber schnell müde und müssen sich ausruhen ... wobei sie dann schnell wieder steif werden und sich wieder bewegen müssen – und der Zyklus der Ruhelosigkeit beginnt vor vorne. Die Schmerzen werden bei Wärme besser. Die Patienten können ängstlich und weinerlich sein (und sie wissen gar nicht, warum sie weinen).

W. A. Dewey, M. D. – Grippe mit starken Schmerzen in allen Knochen, Niesen und Husten. Der Husten ist am Abend schlimmer und wird durch ein Kitzeln hinter dem oberen Brustbeinbereich ausgelöst. Das Mittel ist besonders wirkungsvoll in den Fällen, die durch Einfluss von Feuchtigkeit ausgelöst wurden. Der Patient ist stark entkräftet und niedergeschlagen, und es können Symptome auftreten, die den Verdacht auf Typhus aufkommen lassen, wie zum Beispiel eine brennende Zunge, Stupor und Delirium. Anhaltende Schmerzen, nächtliche Ruhelosigkeit sind Schlüsselmerkmale.

E.A. Farrington, M. D. – Dieses Mittel ist vor allem dann angezeigt, wenn die Beschwerden durch Einfluss von Feuchtigkeit hervorgerufen werden, mit starken Schmerzen in allen Knochen, Niesen und einem trockenen Husten, der am Abend bis Mitternacht schlimmer ist, und auch wenn der Körper aufgedeckt wird. Husten ausgelöst durch ein Kitzeln hinter dem oberen Brustbeinbereich.

Jacques Jouanny, M. D. – Dieses Mittel ist bei adynamischen Fieberzuständen mit Entkräftung angezeigt sowie bei Ruhelosigkeit aufgrund von Schmerzen durch *Steifigkeit in den Gelenken, die durch Bewegung gebessert werden kann.* Der Patient schwitzt unter seiner Decke, zittert aber trotzdem, wenn er nur leicht aufgedeckt wird. Er hat den Eindruck, als ob einzelne Körperteile mit eiskaltem Wasser übergossen würden; starker Durst auf kaltes Wasser und kalte Milch. Manchmal bildet sich *Herpes im Wangenbereich.*

Tomas Kruzel, N. D. – Nach Einfluss von Nässe, Feuchtigkeit; Schmerzen in allen Gliedmaßen, schlimmer wenn der Patient anfängt sich zu bewegen; *sehr ruhelos, muss sich ständig bewegen;* getrübtes Bewusstsein; die Zunge ist belegt, die Zungenspitze ist rot und die Ränder sind trocken und rot; Kopf – Schwindel beim Aufstehen, *Schweregefühl,* Gefühl, als ob sich das Gehirn losgelöst hätte; Schmerzen im Hinterkopf, wandern von der Stirn zum Hinterkopf, schmerzhaft bei Berührung, empfindliche

Kopfhaut; Augen – geschwollen, rot; Lichtscheu; Schmerzen beim Drehen und bei Druck; lokalisierte Entzündung der Hornhaut; Nase – Niesen, die Nasenspitze ist rot; Schwellung; wund; Gesicht – Gesichtsneuralgie mit Frösteln, schlimmer am Abend; *geschwollenes Gesicht,* Gesichtsrose; die Wangenknochen sind empfindlich bei Berührung; Rachen – *geschwollene Drüsen,* wund; stechende Schmerzen beim Schlucken; Atemwege – trockenes, kitzelndes Gefühl hinter dem Brustbein; Husten von Mitternacht bis zum Morgen; *während des Fröstelns oder wenn die Hände unter der Bettdecke hervor genommen werden;* fröstelt, als ob ihn jemand mit kaltem Wasser übergießen würde; gefolgt von Hitze; *kann kalte, frische Luft nicht ertragen, die Haut fängt dabei an zu schmerzen; steife Gliedmaßen,* schmerzhafte Gelenke, will die Gliedmaßen ausstrecken; Schmerzen in allen Knochen (Eup-per.); reißende Schmerzen; Träume über große Anstrengungen, schlaflos vor Mitternacht; *durstig, fröstelt.*

Samuel Lilienthal, M. D. – Starker Schnupfen mit *Rötung und Ödem im Rachen,* Niesen und Husten; Glottisödem; aufgeschwollene, durchscheinende Uvula; der Rachen und der Kehlkopf fühlen sich unerträglich wund und rau an; voller Bläschen; trockener Husten, schlimmer von Abend bis Mitternacht, und beim Aufdecken des Körpers; starke Schmerzen in allen Knochen; reißende Schmerzen an den Oberschenkeln entlang während der Darmentleerung; allgemeine Schwäche.

Robert Morrison, M. D. – Grippe mit Qualen, Schmerzen und Ruhelosigkeit. Mäßiges bis hohes Fieber, häufig durch Unterkühlung verursacht. Deutliches Frösteln, besonders beim Aufdecken und bei Zugluft. Der Patient hat das Gefühl, als ob er mit kaltem Wasser übergossen worden wäre. Schmerzen am ganzen Körper. Der Patient fühlt sich ausgesprochen steif und will sich strecken. *Bei annähernd gleichbleibenden Bewegungen werden die Schmerzen gelindert.* Fröstelt. Große Erleichterung durch warme Bäder, warme Anwendungen oder warme Getränke. Durst auf kleine Schlückchen warmer oder selten auch kalter Getränke. Rotes Dreieck an der Zungenspitze. Herpes-Wunden an den Lippen bei Fieber. Schmerzen in Muskeln und Gelenken, schlimmer bei Kälte, besser bei Wärme. Geistig: Angst und Ruhelosigkeit während der Grippe.

E. B. Nash, M. D. – Selbstverständlich ist die typische *Ruhelosigkeit* von Rhus zu finden, und der Patient wirft sich von einer Seite auf die andere, auch ohne dass ihm das überhaupt bewusst ist, er nimmt auch gar nicht wahr, was um ihn herum geschieht. Er will Fragen beantworten und gibt vielleicht auch die richtigen Antworten, hinterher weiß er aber manchmal tage- oder wochenlang nicht mehr, was passiert ist, während er krank war.

Rumex (Rumx)

Schlüsselmerkmale: Der Husten wird durch Einatmen kalter Luft ausgelöst. **Schlimmer:** durch Aufdecken, tiefes Atmen oder auch Einatmen; *Einatmen von kalter Luft,* im Freien, Wechsel von warmer in kalte Luft oder umgekehrt; beim Reden, bei Druck auf die Luftröhre; nach dem Essen; Bewegung, Liegen auf der linken Seite; am Abend und in der Nacht, beim Erwachen am Morgen; speziell: 3.30 Uhr nachmittags, 11.00 Uhr abends, 2.00 bis 5.00 Uhr morgens. **Besser:** durch Bedecken des Mundes und Einhüllen von Kopf und Hals; beim Ausstoßen von Winden aus dem Verdauungstrakt; Liegen auf der rechten Seite.

Anima Chakravarty, M. D. – Die Empfindlichkeit der Schleimhäute von Kehlkopf und Luftröhre ist so stark erhöht wie bei keinem anderen Mittel. Heftiger, unaufhörlicher, trockener, ermüdender Husten mit wenig oder gar keinem Auswurf, wird schlimmer bei Druck, Sprechen und besonders beim Hinlegen. Schon geringfügiges Einatmen von kalter Luft löst den Husten aus. Der Husten wird durch ein Kitzeln in der Halsgrube ausgelöst. Auch wenn es in der Homöopathie keine ganz speziellen Mittel für bestimmte Symptome gibt, so hat sich Rumex crispus doch einen Namen als ein spezielles Hustenmittel gemacht.

Ein weiteres Kennzeichen ist der morgendliche Durchfall zwischen 5.00 und 10.00 Uhr; der Stuhl ist braun gefärbt, ohne Schmerzen, reichlich, widerwärtig mit plötzlichem Stuhldrang, der den Patienten manchmal schon um 4.00 Uhr morgens aus dem Bett treibt.

John Henry Clarke, M. D. – Der typische Durchfall bei Rumex tritt am frühen Morgen auf und treibt den Patienten aus dem Bett; er folgt auf einen Katarrh und ist häufig mit dem typischen Husten dieses Mittels verbunden. Der Rumex-Husten löst die Abgabe von Urin aus; und er kann bei schwangeren Frauen auch den Abgang des Fötus verursachen.

Grippe mit heftigem Katarrh, gefolgt von Bronchitis. Husten, der durch *Ungleichmäßigkeiten in der Atmung* ausgelöst wird oder dadurch schlimmer werden kann, wenn der Patient zum Beispiel tiefer oder auch schneller einatmet als gewöhnlich. Husten beim Essen.

Robin Murphy, N. D. – Ein Schlüsselmerkmal in vielen Rumex-Fällen ist die Empfindlichkeit gegenüber kalter Luft. Husten und Hautsymptome werden schlimmer, wenn der Patient aufgedeckt wird oder direkt der Luft ausgesetzt ist. Guernsey beschreibt den Rumex-Husten daher wie folgt: ,Der Husten verursacht ein unaufhörliches Kitzeln in der Halsgrube, das Kitzeln verläuft abwärts zur Luftröhrengabelung; eine Berührung des Halses löst den Husten aus; wenn der ganze Körper zugedeckt und auch der Kopf eingehüllt wird, dann tritt kein Husten auf.'

E. B. Nash, M. D. – Es gibt wahrscheinlich kein Mittel, bei dem die Empfindlichkeit der Schleimhäute von Kehlkopf und Luftröhre höher sind als bei diesem. Der Patient muss seinen Kopf im Bett einhüllen, um die Schleimhäute vor Berührung mit der Luft zu schützen, was sofort der den Husten auslösen würde. Auch bei vielen anderen Mitteln, wie Phosphorus und Spongia verschlimmert sich der Husten beim Einatmen von kalter Luft, jedoch nicht so deutlich wie bei Rumex. Beim Wechsel von einem warmen Raum in eine kalte Umgebung und umgekehrt. Das Kitzeln, welches den Husten erzeugt, kann in der Halsgrube zu finden sein, der Suprasternalregion, oder auch weiter unten, hinter dem Sternum bis hinunter zum Magen, wobei dann häufig noch ein schmerzhaftes und wundes Gefühl hinzukommt. Auch hat sich das Mittel als wirksam bei Husten mit stechenden Schmerzen durch die *linke Lunge, genau unterhalb der linken Brustwarze, erwiesen.*

Sabadilla (Sabad)

Schlüsselmerkmale: Wirkt deutlich auf die Schleimhäute der Nase und auf die Tränendrüsen und ruft Symptome hervor, die an einen schweren Heuschnupfen erinnern. **Schlimmer:** durch kalte Luft und kalte Getränke. **Besser:** durch Wärme, Einwickeln, warmes Essen und warme Getränke.

John Henry Clarke, M. D. – Sabadilla ist ein Mittel, das mit Frösteln in Verbindung steht, im Allgemeinen verschlimmern sich die Symptome, besonders der Schnupfen, im Freien. Die katarrhalen Symptome sind besonders schlimm. Fließschnupfen mit wechselnden Symptomen und Verwirrung.

W. E. Dewey, M. D. – Niesen ist das herausragende Schlüsselmerkmal dieses Mittels. Niesen und Tränenfluss, sobald der Patient nach draußen geht. Der Rachen ist geschwollen und die Schmerzen verschlimmern sich beim leeren Schlucken; übermäßiges Niesen, das den ganzen Körper erschüttert. Schaudern und Frösteln mit Gänsehaut, das langsam nach oben zieht, sind ebenfalls auffallende Symptome. Als weitere Symptome treten auf: Schmerzen in der Stirn, Trockenheit im Mund, ohne Durst und ohne Husten, schlimmer beim Hinlegen. Das Mittel passt zu vielen Fällen der katarrhalischen Grippeform; andere Mittel, bei denen das Niesen auch im Mittelpunkt steht, sind Cyclamen und Euphorbia.

E. A. Farrington, M. D. – Es ist wirksam bei Grippe mit heftigem, anfallsartigem Niesen und Tränenfluss, wenn der Betreffende ins Freie geht.

Samuel Lilienthal, M. D. – *Heftiges, anfallsartiges Niesen und Tränen-fluss, wenn der Betreffende ins Freie geht,* Fließschnupfen, Mattigkeit des Kopfes, graue, schmutzige Hautfarbe; dumpfer Husten, mit Erbrechen und Blutspucken; vor allem beim Hinlegen; Schwellung der Tonsillen, die sich von der linken zur rechten Seite verlagert, schlimmer beim leeren Schlucken; der Hals fühlt sich an, als ob er durch einen Strick zusammen-geschnürt wäre; schlimmer bei kalten Wetter, gegen Mittag und am Abend; rote Flecken im Gesicht und auf der Brust.

Robin Murphy, N. D. – Keuchende Atmung. Der Atmung ist behindert, als ob ein Stein in der Brust liegen würde. Kurze, schwierige Atmung. Hef-tige Hustenanfälle. Heraufräuspern von hellrotem Blut, das aus der Nase kommt. Der Husten ist trocken, begleitet von Schwitzen und Wasser in den Augen. Der Patient fängt sofort nach dem Hinlegen an zu husten.

Jucken des weichen Gaumens. Süßlicher Geschmack. Kann nichts Heißes oder Kaltes im Mund vertragen. Kann aufgrund des entzündeten Halses die Zunge nicht herausstrecken. Die Lippen fühlen sich an wie verbrüht. Die Zunge fühlt sich an, als ob sie verbrannt wäre, als ob sie voller Bläschen wäre. Kribbeln, Wundheit an der Zungenspitze. Trockenheit im Mund ohne Durst. Reichlich Ansammlung von süßlichem Speichel im Mund. Geleeartiger Speichel.

Nase – Grippe. *Krampfartiges Niesen bei laufender Nase.* Reichlich, wäss-rige Absonderung aus der Nase. Fließschnupfen, schlimmer beim *Geruch von Blumen,* schon der Gedanke an Blumen verstärkt die Absonderungen. *Überempfindlich auf Gerüche.* Schnupfen mit starken Schmerzen im Stirnbereich, geröteten Augen und Tränenfluss. Trocken. *Jucken,* Kitzeln in der Nase, der Patient reibt oder zupft daran herum. Das Kitzeln in der Nase breitet sich über den ganzen Körper aus, dann tritt Atemnot auf. Ein Nasenloch ist immer verstopft. Der Patient räuspert hellrotes Blut aus dem Nasenrachenraum hervor.

Das Fröstelt zieht von unten nach oben. Kopf und Gesicht sind heiß, Hände und Füße sind dagegen eiskalt und frieren. Als Begleitsymptom kommt Zittern hinzu. Kein Durst. Durst tritt nur nach dem Frösteln auf. Tränenfluss mit Frösteln.

Die Halsentzündung, verlagert sich von **links nach rechts**, schlimmer beim leeren Schlucken, besser durch heiße Getränke. Viel zäher Schleim. Gefühl, als ob ein Stück Haut lose im Rachen hängen würde, das heruntergeschluckt werden muss. Warmes Essen und warme Getränke bringen Linderung. Am schmerzhaftesten ist leeres Schlucken. Trockene Luftröhre und trockener Rachen. Gefühl, als ob ein Kloß im Hals stecken würde, der ständig zum Schlucken zwingt.

Schwindel mit dem Gefühl, als ob sich alles drehen würde. Schwindel in Verbindung mit Schwarzwerden vor den Augen und Ohnmachtsgefühl. Schwindel tritt plötzlich beim Erwachen in der Nacht oder beim Aufrichten nach dem Bücken auf, wird besser, wenn der Kopf auf dem Tisch aufgestützt wird.

Sanguinaria (Sang)

Schlüsselmerkmale: Lockerer Husten mit stinkendem Auswurf. Atem und Auswurf riechen entsetzlich, auch für den Patienten selbst. Die Symptome konzentrieren sich auf die rechte Seite. **Schlimmer:** auf der rechten Seite, bei Bewegung, Berührung, beim nach oben Blicken und beim Hochheben der Arme; bei Gerüchen, um 3.00 Uhr morgens. **Besser:** im Liegen auf dem linken Seite; durch Saures.

John H. Clarke, M. D. – Ich habe festgestellt, dass dieses Mittel einen größeren Teil der trachealen und bronchialen Hustenarten bei einer epidemischen Grippe abdeckt, als jedes andere Mittel. Die wichtigsten Merkmale sind: Heftiger, trockener Husten; keuchend, pfeifend, metallisch; die

Auswürfe sind nur unter großen Schwierigkeiten heraufzubekommen. Es sind mir mehrere solcher Fälle begegnet, wobei Patienten, die unmittelbar vor dem Tod standen, mit Sanguinaria gerettet werden konnten. Husten, mit blutgestreiftem Auswurf, der nur schwer zu lösen ist, der Patient bekommt keine Luft; die Schmerzen sind auf der rechten Seite schlimmer.

W. A. Dewey, M. D. – Sanguinaria-Nitrat hilft vor allem dann, wenn die Luftröhre und der Kehlkopf betroffen sind.

Samuel Lilienthal, M. D. – Starke Reizung der Nasenschleimhaut; Geruch in der Nase, wie von gerösteten Zwiebeln; Fließschnupfen, mit häufigem Niesen; wunder Hals; Schmerzen in der Brust; keuchender, pfeifender Husten und schließlich *Durchfall, der eine Linderung des Hustens herbeiführt.*

Robin Murphy, N. D. – Wirkt vor allem auf die Schleimhäute, besonders im Respirationstrakt. Grippehusten. Plötzlich hört der Katarrh der Atemwege auf und der Durchfall setzt ein. *Eine Medizin für die rechte Seite,* sie wirkt vor allem auf die rechte Lunge und passt zu pulmonalen Störungen mit Leberbeteiligung.

Brennende Wundheit in der rechten Brust und weiter bis zur rechten Schulter. Brennen in der Brust, wie durch heißen Dampf, das sich bis in den Bauchraum ausbreitet, begleitet von Husten. Ein Kitzeln hinter dem Brustbein löst einen ständigen abgehackten Husten aus, schlimmer beim Hinlegen in der Nacht.

Akute Konjunktivitis. Brennende Trockenheit der Augen, gefolgt von reichlich Tränenfluss. Gelbe Lederhaut in den Augen, Gelbsucht. Schwellung über den Augenbrauen. Tränenfluss mit Schnupfen, heiße Tränen. Gerötete Augen am Morgen. Dunst oder Trübung vor den Augen. Die Augäpfel schmerzen, wenn sie bewegt werden.

Der Auswurf ist zäh, rostfarben, eitrig und verschlimmert sich weiter. Der Katarrh der Atemwege hört plötzlich auf und es kommt zu Durchfall. Frösteln und Zittern im Rücken. Schüttelfrost. Frösteln mit Übelkeit, Kopfschmerzen. Fieberhitze und Delirium. Reichlich Schweiß, kalter Schweiß.

Der Schwindel verschlimmert sich beim Blick nach oben und bei schnellen Kopfbewegungen. Der Schwindel ist besonders schlimm, wenn der Patient nach oben blickt, begleitet von Übelkeit, Schwächegefühl und Kopfschmerzen. Abgeschlagenheit, der Patient ist nicht in der Lage, sich zu bewegen oder sich geistig anzustrengen. Vor dem Erbrechen tritt Angst und Beklemmung auf.

Sarcolacticum acidum (Sarcol-ac)

Schlüsselmerkmale: Diese Mittel sollte in Betracht gezogen werden, wenn der Fall zwar wie Arsenicum aussieht, sich aber nicht so verhält. *Extreme Entkräftung und heftiges Erbrechen.* **Schlimmer:** bei Bewegung, beim aufrechten Stehen; in der Nacht.

William Boericke, M. D. – Wird anscheinend während des Stadiums der muskulären Erschöpfung im Muskelgewebe gebildet. Unterscheidet sich von der gewöhnlichen Milchsäure durch ihr Verhalten im polarisierten Licht.

Im Vergleich zur normalen Säure stellt sie ein wesentlich breiter und tiefer wirkendes Mittel dar und differiert deutlich in ihrer Arzneimittelprüfung. Dieses Mittel wurde von Dr. Wm. B. Griggs geprüft und er hat herausgefunden, dass dieses Mittel von großem Nutzen ist bei der heftigsten Form *der epidemischen Grippe, besonders mit heftigem Erbrechen und Würgen und größter Entkräftung,* wenn Arsenic versagt hat. Spinale Neurasthenie, Muskelschwäche, Atemnot mit Schwäche des Herzmuskels. Übelkeit. Unkontrollierbares Erbrechen, sogar von reinem Wasser, danach große Schwäche.

Robin Murphy, N. D. – Extreme Müdigkeit, Angst, Entkräftung. *Grippe mit Rhinitis.* Krampfartige Muskelschmerzen, schlimmer bei Bewegung. Schwäche, Niedergeschlagenheit, Reizbarkeit, regt sich über jede Kleinigkeit auf.

Kopfschmerzen und Erbrechen, die Schmerzen sitzen in der Stirn und oberhalb der Augen, sie werden gelindert nach der Darmentleerung. Allgemeines Frösteln mit kalten Gliedmaßen. Extremes Frösteln im Bett. Die rechte Hand wird durch Wärme von außen nicht warm.

Senega (Seneg)

Schlüsselmerkmale: Atemwegssymptome in Verbindung mit Augensymptomen sind die Hauptkennzeichen bei Grippe. **Schlimmer:** durch Einatmen kalter Luft, bei kalter Luft und Wind im Freien, auch bei warmer Luft in einem warmen Raum; Berührung, Druck, durch Abreibung, Bücken, nach vorne Beugen; am Morgen und in der Nacht. **Besser:** durch Schwitzen und beim nach *Rückwärtsbeugen des Kopfes.*

Constantine Hering, M. D. – Heiter, aber reizbar. Angst mit beschleunigter Atmung. Schießende Stiche in der Brust, schlimmer beim Einatmen, bei Ruhe. Bestimmte Bewegungen verursachen Schmerzen, als ob die Brust zu eng wäre; der Patient will die Brust weiten, wodurch Wundheit entsteht. Dumpfe Stiche und brennende Schmerzen in der linken Brust beim Liegen auf der rechten Seite. Die Brustwände reagieren auf Berührung empfindlich oder schmerzhaft oder auch beim Niesen. Schleimanhäufung im Kehlkopf, in der Luftröhre und der Brust. Atemnot, als ob die

Luft in den Lungen ins Stocken geraten wäre; ebenso beim Erwachen und während des Fröstelns.

Der Husten endet häufig in Niesen. Der Husten erschüttert den Patienten, wie bei einem Keuchhusten, ausgelöst durch ein Brennen und Kitzeln im Kehlkopf am Morgen, mit reichlich, wenn auch weißem schleimigem Sputum, sieht aus wie Eiweiß. Wundheit der Brust, trockener Husten, der Rachen ist trocken, Heiserkeit; später bildet sich viel Schleim in den Bronchien und der Luftröhre. Der Husten verschlimmert sich am Abend, in der Nacht, in Ruhe, im Sitzen, im Liegen auf der linken Seite und in einem warmen Raum.

Samuel Lilienthal, M. D. – Ständiges Kitzeln und Brennen im Kehlkopf und im Rachen mit Erstickungsgefahr beim Hinlegen; die Brustwände reagieren bei Berührung und beim Niesen empfindlich oder schmerzhaft; reichlich Auswurf von zähem Schleim; Linderung durch körperliche Betätigung im Freien, schnelles Laufen verschlimmert jedoch die Symptome.

Robin Murphy, N. D. – Druck auf der Brust, als ob die Lunge nach hinten zur Wirbelsäule gepresst würde. Wundheit durch Husten, Druck, Niesen oder Bewegen der Arme. Brennen in der Brust vor oder nach dem Husten. Berstender Schmerz im Rücken beim Husten. Abgehackter Husten. Der Husten endet häufig in Niesen. Rasseln in der Brust (Ant-t.). Die Nase ist trocken. Schnupfen, viel wässriger Schleim und Niesen. Der Patient niest so häufig und so heftig, dass sein Kopf schwindlig und schwer wird. Die Nasenlöcher fühlen sich an, als ob sie mit Pfeffer in Berührung gekommen wären.

Tränenfluss. Flimmern, muss häufig die Augen abwischen. Die Augäpfel fühlen sich vergrößert oder wie Eiskugeln an. Trockenheit mit dem Gefühl, *als ob die Augen für die Augenhöhlen zu groß wären*. Gegenstände wirken verdunkelt. Tränenfluss, Ptosis und Doppeltsehen, besser beim Rückwärtsbeugen des Kopfes. Lidentzündung, die Lider sind trocken und verkrustet.

Doppeltsehen, wird nur besser, wenn der Kopf nach hinten gebeugt wird. Der Patient hat das Gefühl, er zittert, ohne dass das Zittern erkennbar ist.

Spigelia (Spig)

Schlüsselmerkmale: Ein Mittel, an das man denken sollte, wenn die Grippe von einer Gesichtsneuralgie begleitet ist. Sehr häufig ist der fünfte Hirnnerv (Trigeminus) betroffen.

John H. Clarke, M. D. – Scharfe Schmerzen am Herzen, mit Herzklopfen und Schwäche, der Patient kann nicht auf der linken Seite liegen.

Constantine Hering, M. D. – Einschnürung in der Brust, mit Beklemmung und erschwerter Atmung. Stiche in der Brust, schlimmer bei der kleinsten Bewegung oder beim Atmen. Reißendes Gefühl in der Brust. Kann nicht auf der rechten Seite liegen, wenn der Kopf erhöht liegt. Kurzatmig, schlimmer beim Reden, mit roten Wangen und Lippen. Atemnot und Erstickungsanfälle bei Bewegungen im Bett oder auch beim Heben der Arme; muss auf der rechten Seite liegen oder mit erhöhtem Kopf. Husten in der Nacht mit Katarrh, trocken und hart; mit Atemnot, die beim Vorwärtsbeugen schlimmer wird. Schmerzhaftes Zusammenziehen der Brustmuskeln.

Gesicht – Prosopalgie (Gesichtsneuralgie), hauptsächlich linksseitig, mit reißenden, schießenden, brennenden Schmerzen in den Augen, Wangenknochen und Zähnen; periodisch auftretend; vom Morgen bis zum Sonnenuntergang, schlimmer um die Mittagszeit, schlimmer bei Bewegung oder Lärm; mit Tränenfluss, Ziliarneuralgie, Herzklopfen; die Wangen sind dunkelrot. Die Lippen sind trocken, blass, eingerissen. Die Neuralgie strahlt in die Nase, das Gesicht, die Schläfen und den Nacken aus.

Samuel Lilienthal, M. D. – Grippe in Verbindung mit Gesichtsneuralgie; Fließschnupfen, mit trockener Hitze und ohne Durst; Kopfschmerzen, mit Heiserkeit und Sorgen um das Herz; trockener, harter Husten in der Nacht, mit Atemnot, schlimmer beim nach vorne Beugen.

Spongia (Spong)

Schlüsselmerkmale: *Trockener Husten;* klingt, wie wenn eine Säge ein Brett durchsägen würde. *Trockenheit der Schleimhäute* ist das wichtigste Merkmal bei Grippe. Sehr typisch ist der Klang des Hustens. **Schlimmer:** bei Trockenheit, Kälte und Wind; bei Anstrengung, Bewegung, beim Bücken, Reden, Treppensteigen, Liegen auf der rechten Seite; Hochheben der Arme, nach dem Schlaf; in einem warmen Raum; in der Nacht und vor Mitternacht. **Besser:** beim Liegen mit tiefer liegendem Kopf; warmem Essen und warmen Getränken, nach dem Essen und Trinken.

Anima Chakravarty, M. D. – Es greift den Kehlkopf an, und breitet sich von da in die Luftröhre, die Bronchien und schließlich in die Luftbläschen in der Lunge selbst aus. Der heisere, bellende Husten tritt vor Mitternacht auf, manchmal jedoch auch erst nach Mitternacht. Spongia sehnt sich nach Kälte, genau wie Iodine, und wird in einem warmen Raum und bei Hitze schlimmer. Rasseln in der Brust ist bei Spongia eher eine Gegenindikation. Je mehr Rasseln vorhanden ist, umso weniger ist Spongia angezeigt. Es muss jedoch beachtet werden, dass der Husten bei Spongia durch warme Getränke und warmes Essen gelindert wird, obwohl die Spongia-Symptome im Allgemeinen bei Hitze und Wärme schlimmer werden.

Kehlkopfbeschwerden treten bei Spongia ganz deutlich hervor. Große Heiserkeit– eine plötzliche, akute Heiserkeit und Stimmverlust, große Trockenheit des Kehlkopfs, mit Schnupfen und Niesen, es sammelt sich jedoch nur wenig Schleim an, solange sich kein Eiter bildet; dann kann jedoch reichlich Auswurf vorhanden sein. In den frühen Stadien ist die Nase trocken, die Stimme klingt zischend und kruppartig. Der Kehlkopf reagiert empfindlich bei Berührung, genau wie bei Phosphorus. Kaltes Essen und kalte Getränke sowie ein warmer Raum und Hitze verschlimmern den Husten. Der Husten wird ausgelöst durch tiefes Atmen oder durch Reden oder bei trockenen, kalten Winden, selten durch feuchtes Wetter; er kann aber auch bei jeder kleinen Aufregung beginnen und hat einen harten, klingelnden, metallischen Charakter. Zeitweilig kann er durch Essen und Trinken gelindert werden, besonders durch warmes Essen und warme Getränke. Im psychischen Bereich zeigt sich eine deutliche Ängstlichkeit, Ruhelosigkeit und Angst vor dem Tod, begleitet von einem Erstickungsgefühl mit Herzklopfen; Sorge um den Herzbereich.

Elizabeth Wright Hubbard, M. D. – Hier ist der Husten mit vollständiger Verzweiflung verbunden, der Patient bellt und würgt und will drei oder vier Kissen haben, er sehnt sich nach heißen Getränken, und man hört dieses Geräusch, als ob eine Säge ein Brett durchsägen würde. Spongia bringt [durch diesen Husten] häufig Ruhe ins Haus. Das ist meiner Meinung nach wieder eines jener ‚verdammt‘ guten Mittel.

Robin Murphy, N. D. – Eines der Schlüsselmerkmale von Spongia ist die *Trockenheit der Schleimhäute* von Zunge, Rachen, Kehlkopf, Luftröhre. Der Husten wird durch Trockenheit ausgelöst. Diese trockenen Husten sind stark abgehackt, kruppartig, ‚knochentrocken‘, oder klingen, wie wenn eine Säge ein Stück Kiefernholz durchsägen würde.

Angst und erschwerte Atmung. Der Patient wacht im Allgemeinen nach Mitternacht auf aus *Angst vor Erstickung und vor dem Tod.* Das Sputum kann nicht nach oben befördert werden, es muss geschluckt werden, Schlucken bringt Erleichterung. Jede Aufregung verschlimmert den Husten. Die Brust ist schwach, der Patient kann kaum reden, er leidet beim Einschlafen unter Erstickungsanfällen.

Ängstliche, keuchende Atmung. Der Patient hat das Gefühl, er würde durch einen trockenen Schwamm atmen. Geräuschvolle pfeifende Atmung beim Einschlafen. Der *Husten lässt nach dem Essen oder Trinken nach*, besonders nach warmen Getränken.

E. B. Nash, M. D. – Bei diesem Mittel muss in erster Linie die Wirkung auf die Atmungsorgane in Betracht gezogen werden. Zuerst greift es den Kehlkopf an, breitet sich von da auf die Luftröhre, die Bronchien und schließlich auf die Luftbläschen in den Lungen selbst aus. Der Husten ist trocken und zischend oder klingt, wie wenn eine *Säge ein Stück Kiefernholz durchsägen würde*, jedes einzelne Husten entspricht einer Bewegung der Säge. Der Patient erwacht aus dem Schlaf mit einem Erstickungsgefühl, mit heftigem, lautem Husten, großer Beunruhigung, Aufregung, Beklemmung und erschwerter Atmung. Er leidet unter starker Heiserkeit, etwas Wundheit und Brennen, und der Husten verschlimmert sich beim Reden, Vorlesen, Singen oder Schlucken.

Stannum (Stann)

Schlüsselmerkmale: Große Schwäche in der Brust – der Patient ist so schwach, dass er nicht sprechen kann. Die Symptome nehmen allmählich zu, bis sie ihre schlimmste Phase erreicht haben, und nehmen dann allmählich wieder ab.

Anima Chakravarty, M. D. – Das wichtigste Kennzeichen von Stannum ist die große Schwäche in der Brust, in Verbindung mit einer ausgeprägten allgemeinen Schwäche. Im Magen und in der Brust spürt der Patient ein Gefühl von Leere, ein schwaches, flaues Gefühl. Der Stannum-Patient ist zu schwach zum Reden. Beim morgendlichen Ankleiden muss er sich mehrmals auf den Stuhl fallen lassen.

Die große Schwäche drückt sich in der Stimme aus, durch Heiserkeit und sogar Stimmverlust; und es zeigt sich eine lähmende Schwäche und die Stimmbänder reagieren nicht. Das Sprechen schwächt den Patienten in der Brust, und es tritt Heiserkeit, Schwäche und ein leeres Gefühl in der Brust auf, wenn er anfängt [zu reden], so dass er gezwungen ist, mit dem Sprechen aufzuhören und tief einzuatmen. Dieses Schwächegefühl in der Brust ist eines der charakteristischen Symptome von Stannum met. Wundheit in der Luftröhre und eine schmerzhafte Empfindung bis ganz unten, Reizung der Luftröhre, infolge der Schleimanhäufung – alle diese Merkmale deuten auf eine große Schwäche des Atmungssystems hin.

Der Husten wird ausgelöst durch Sprechen, Singen, Lachen, Liegen auf der Seite und Trinken von etwas Warmem, und das Sputum ist gewöhnlich eitrig, gelb, grün oder es sieht aus wie Eiweiß, sehr süß im Geschmack und in Ausnahmefällen auch salzig.

Auch die Verdauung ist bei Stannum-Patienten schwach. Manchmal tritt am Morgen Übelkeit mit Erbrechen auf, und auch der Geruch beim Kochen von Essen kann Übelkeit auslösen. Auch das Rektum befindet sich in einem Lähmungszustand, so dass große Anstrengung erforderlich ist, um auch nur etwas Stuhl auszuscheiden. Auch wenn ein starker Drang vorhanden ist, hat der Patient doch große Probleme, den Stuhl herauszubekommen, der hart, trocken und knotig ist, und sogar wenn er weich ist, kann manchmal nur eine kleine Menge ausgeschieden werden.

Auf der psychischen Ebene zeigen sich Hoffnungslosigkeit und eine hypochondrische Stimmung. Der Patient lehnt jede Gesellschaft von anderen Menschen ab, er will mit niemandem reden. Außerdem ist er häufig mürrisch, reizbar und ruhelos, und kann sich daher nicht lange auf eine Sache konzentrieren.

Sticta (Stict)

Schlüsselmerkmale: Gefühl von Fülle und Schwere mit Schmerzen und Druck in der Stirn und an der Nasenwurzel, die Symptome werden gelindert, wenn sich Absonderungen bilden. Der Patient muss sich ständig die Nase schnäuzen, die Sekrete sind aber vertrocknet und nur schwer zu lösen. Ein trockener Husten verschlimmert sich in der Nacht und macht es dem Patienten schwer, sich hinzulegen und einzuschlafen.

John Henry Clarke, M. D. – Es kann kein großer Zweifel daran bestehen, woher Sticta pulmonaria (Lungenkraut) die Bezeichnung Pulmonaria hat. Die Ähnlichkeit dieser Pflanze mit dem Lungengewebe ist offensichtlich. Zu der Zeit, als Hale dieses Mittel in der Homöopathie einführte, war es ein weit verbreitetes Mittel und hatte einem hervorragenden Ruf in der Behandlung von Katarrhen und Husten. Man stellte fest, dass es einen starken Schnupfen auslöst, mit heftigem Niesen, starken Kopfschmerzen und Konjunktivitis. Trockener Husten in der Nacht ist ein Schlüsselmerkmal: Husten, schlimmer am Abend und in der Nacht; kann weder schlafen noch sich hinlegen; muss sich aufsetzen.

Viele Symptome werden im Laufe des Tages schlimmer und bleiben den ganzen Tag bestehen. Der Husten ist nachts schlimmer (der Patient leidet tagsüber verhältnismäßig wenig unter dem Husten). Das Husten selbst macht den Husten immer schlimmer (je mehr er hustet, umso mehr muss er husten). Spasmodischer Husten, der nicht gestoppt werden kann. Trockener Husten, der Schmerzen im oberen Teil des Brustbeins auslöst. Die Grippe bessert sich im Freien.

W. A. Dewey, M. D. – Nasenkatarrh; Kopfschmerzen, Durst, nächtlicher Auswurf, die Augen tränen stark, laufende Nase, heisere Stimme, frontale Kopfschmerzen und allgemeine Niedergeschlagenheit. Grippeerkrankungen bei Tuberkulosepatienten. ‚Es gibt kein besseres Mittel,‘ meint Dr.

Fornias, ‚für den ununterbrochenen, entkräftenden, anstrengenden Husten bei dieser Gruppe von Patienten.'

Samuel Lilienthal, M. D. – Übermäßige Trockenheit der Nasenschleimhaut, schmerzhaft, die Atmung durch die Nase ist erschwert, schlimmer am Nachmittag und besser an der frischen Luft, in den Morgenstunden ist der Patient fast beschwerdefrei; dumpfer, schwerer Druck an der Stirn und an der Nasenwurzel; der weiche Gaumen fühlt sich an wie getrocknetes Leder, das Schlucken ist erschwert; unaufhörlicher Husten während der ganzen Nacht, trockener, abgehackter Husten durch ein Kitzeln im Kehlkopf, mit Beklemmung in der Brust; unaufhörliches Niesen, mit einem Gefühl von Fülle auf der rechten Stirnseite bis hinunter zur Nasenwurzel, mit einem Kribbeln im rechten Nasenloch; der Patient muss sich ständig die Nase schnäuzen, es bilden sich aber keine Absonderungen.

E. B. Nash, M. D. – Bei Sticta tritt nie ein wässriger oder flüssiger Schnupfen auf. Diese Fälle neigen eher zu vertrockneten Nasensekreten, die schwer zu lösen sind, die Reizung ist jedoch so stark, dass der Patient ständig die Nase putzen muss, jedoch ohne großen Erfolg. Sticta ist auch eines unserer Hustenmittel, und eine der besten Indikationen für dieses Mittel, besonders bei heftigem Husten, ist der oben erwähnt Nasenkatarrh, der häufig zusammen mit dem Husten auftritt. Auch bei Sticta verschlimmert sich der Husten in der Nacht, wenn sich der Patient hinlegt, und er hält ihn wach, obwohl ich nicht glaube, dass diese Schlaflosigkeit ausschließlich auf den Husten zurückzuführen ist, auch der nervöse Zustand, der sich im Laufe der Behandlung mit Sticta einstellt, kann dazu beitragen.

Sulphur (Sulph)

Schlüsselmerkmale: Brennen und Schmerzen, sowohl innerlich als auch auf der Körperoberfläche sowie auf allen Schleimhäuten. Stinkende Absonderungen von scharfer Beschaffenheit, die Rötung, Brennen, Rauheit und Wundheit der umliegenden Hautoberflächen hervorrufen. **Schlimmer:** durch *Bettwärme*, Waschen, Baden, am Morgen, um 11.00 Uhr vormittags, in der Nacht; bei kaltem, nassem Wetter und extremer Kälte. **Besser:** bei trockenem, warmem Wetter, im Liegen auf der rechten Seite.

John Henry Clarke, M. D. – Pleuritische Schmerzen, schlimmer beim Husten, Husten erzeugt Kopfschmerzen; reißender Husten, Hitze im Kopf, Nachtschweiß, Durchfall am frühen Morgen.

Douglas Gibson, F. F. Hom. – Schnupfen, starkes Brennen und Jucken in der Nase, mit widerwärtiger, schleimiger Absonderung, eventuell blutgestreift. Der Schnupfen ist im Freien schlimmer; im Haus neigt die Nase zu Verstopfung. Die Nasenspitze kann rot und glänzend werden. Häufig klagen die Patienten über anhaltende Wundheit und Trockenheit des Rachens, in Verbindung mit viel Räuspern und einem Gefühl, als ob ein Kloß im Rachen stecken würde, der nicht bewegt und nicht geschluckt werden kann. Bei der Untersuchung zeigt sich, dass der Rachen ein purpurfarbiges Aussehen hat.

Atemnot stellt sich ein, mit einem Gefühl von Enge und Einschnürung der Brust. In der Nacht können richtige Erstickungsanfälle auftreten, in Verbindung mit starkem Herzschlag und dem eindringlichen Wunsch, dass Tür und Fenster geöffnet werden sollen. Die Ursache dafür ist eine Überlastung der rechten Herzseite, auch Bluthusten kann als Begleitsymptom auftreten. Auch hier kann eine Bronchitis vorliegen, in Verbindung mit einem starken Hunger nach Luft, sowie viel weißem, schaumigem, eventuell blutgestreiftem Sputum. Das Mittel kann angezeigt sein, wenn eine Lungenentzündung noch nicht ausgeheilt ist oder wenn ein Pleuraerguss vorliegt.

Otto Leeser, M. D., Ph. D. – Kopfschmerzen – Typisch für Sulphur ist *das Hitzegefühl auf dem Scheitel.* Der zerebrale Stau zeigt sich durch Blutstrom und Blutandrang zum Kopf. Manchmal kommen noch Übelkeit und Erbrechen hinzu. Diese unangenehmen Stauungssymptome äußern sich gegen Morgen, beim Aufstehen nach einem langen Schlaf. Das matte Gefühl im Kopf und der Schwindel werden im Freien schlimmer, während im gestauten Stadium der Wunsch nach Kühlung besteht.

Im Allgemeinen sind die Absonderungen bei Sulphur widerwärtig, scharf und sie machen die Umgebung wund. Alle Absonderungen verbrennen die Bereiche, über die sie fließen.' Daher sind alle Körperöffnungen, der Anus, die Scheide, der Harnröhrenausgang, die Nasenöffnung, die Lippen, die Ränder der Lippen deutlich gerötet, unter Umständen sogar entzündet. Auch der Atem ist widerlich, der Stuhl stinkt. Trotzdem ist der Sulphur-Patient empfindlich gegenüber allen unangenehmen Gerüchen, auch gegenüber denen aus seinem eigenen Körper.

Neben dem Jucken ist die hervorstechendste dieser krankhaften Empfindungen das Brennen, ein Brennen an den Körperöffnungen. Das Brennen an Fußsohlen und Handflächen verschlimmert sich bei Bettwärme, dadurch ist der Patient gezwungen, die Füße unter der Bettdecke hervor zu nehmen; Brennen tritt aber auch an der Zunge auf, an der Harnröhre, der Blase und in anderen Organen. Hitzewellen und Brennen auf der Haut breiten sich über den ganzen Körper aus. Das Blut scheint ungleichmäßig verteilt zu sein; der Kopf ist heiß, die Füße kalt. Im Darm und beim Durchfall tritt deutlich ein brennendes, wundes Gefühl auf; vor allem der Anus brennt nach der Darmentleerung und wird wund und rot. Das Krankheitsbild von Sulphur äußert sich durch Katarrhe an allen Schleimhäuten schon beim geringsten Auslöser, aber vor allem beim Frösteln.

Roger Morrison, M. D. – Nach einer mehrtägigen Grippe erkrankt der Patient an einer sekundäre Infektion, Bronchitis, usw. Er fröstelt, aber trotzdem tritt bei Hitze häufig Verschlimmerung ein; schon leichte Hitze löst Schweiß aus. Klebriges, ungepflegtes, fettiges Haar.

Veratrum album (Verat)

Schlüsselmerkmale: Kollaps mit allgemeinem *Kältegefühl* und kaltem Schweiß, besonders im Gesicht und an der Stirn. Redseliges Delirium mit religiöser Manie.

Anima Chakravarty, M. D. – *Veratrum album bei reichlich Absonderungen mit deutlicher Kälte am ganzen Körper.* Auffallende Kälte mit Erschöpfung, Entkräftung, Erschlaffung und reichlich Absonderungen sind die Merkmale von Veratrum album. Die Lippen sind kalt und blau; die Gesichtszüge sind zusammengekniffen und eingefallen, der Patient empfindet ein Kältegefühl am ganzen Körper, und der Körper ist wirklich überall kalt, mit kaltem Schweiß auf der Stirn. Die Lebenskräfte sinken rasch. Durst nach kaltem Wasser, eiskalten und sauren Getränken und Erfrischungen ist ebenfalls ein unveränderliches Kennzeichen.

Die Schmerzen verschlimmern sich bei nassem, feuchtem Wetter und treiben den Patienten nachts aus dem Bett. Er muss herumlaufen, um Linderung zu bekommen. Das ausgeprägte Kältegefühl steht in Zusammenhang mit den Verschlimmerungen aufgrund der Hitze, und nicht aufgrund der Linderung, wie man es eigentlich erwarten würde.

Veratrum album ist ein großartiges Mittel bei akuten Wahnideen. Große Gewalttätigkeit und Zerstörungswut sind hervorstechende psychische Symptome. Der Patient will sich beschäftigen, indem er alles, was ihm begegnet zerreißt und zerstört. In diesem Zustand wird der Patient von Melancholie ergriffen, er lässt den Kopf hängen und brütet stillschweigend vor sich hin.

E. B. Nash, M. D. – Wenn wir den allgemeinen Zustand, für den dieses Mittel am besten geeignet ist, so treffend wie möglich in einem einzigen Wort beschreiben sollten, so wäre dies ein *Kollaps*. Egal, wo dieser Zustand auftritt, und egal mit welcher Krankheit er in Zusammenhang steht, immer wenn ein Kollaps auftritt und vor allem wenn das Schlüsselmerkmal ‚kalter Schweiß im Gesicht und an der Stirn' lautet, können wir dem Patienten dieses Mittel geben, und voll darauf vertrauen, dass es alles, was möglich ist, tun wird.

Noel Pratt, M. D. – In sehr ernsten Fällen, mit Delirium, reichlich Schweiß, Kollaps und der seltenen ‚heliotropischen' Blausucht.

Komplikationen bei Grippe

Das Stadium der Lungenentzündung

Es versteht sich von selbst, dass Grippefälle, die sich zu einer Lungenentzündung entwickeln, etwas mehr als nur „häusliche Gesundheitspflege" erfordern, und es sollte eine umgehende *kompetente*, medizinische Betreuung sichergestellt werden. Wenn kein homöopathischer Arzt verfügbar ist, so kann das angezeigte Mittel (oder auch mehrere Mittel, wenn die Krankheit weiter fortschreitet) trotzdem von *großem* Nutzen sein, auch dann, wenn sich der Patient einer schulmedizinischen Behandlung unterzieht.

Douglas Borland gibt in seinem großartigen Buch *Borland's Pneumonias* die folgenden Anhaltspunkte zur homöopathischen Behandlung der Lungenentzündung.

„In der Regel unterscheidet man bei der Lungenentzündung drei Stadien. Im ersten Stadium weiß man noch nicht so richtig, ob man es überhaupt mit einer Lungenentzündung zu tun hat. Dann folgt das Stadium, wo sich der Verdacht bestätigt, die Temperatur steigt deutlich an und es treten eindeutige Symptome im Brustbereich auf. Darauf folgt das Stadium, in dem sich die Symptome zurückbilden und der Zustand des Patienten sich allmählich wieder bessert. Wenn man diese drei Stadien aus klinischer Sicht betrachtet, so stellt jede Phase ein eigenes Krankheitsbild dar, und daher sollte sich auch die Wahl des entsprechenden Medikaments nach jeder Phase richten, man unterteilt also in der Homöopathie unterschiedliche Stadien und verordnet jeweils das passende Mittel. Als erstes nimmt man die Gruppe von Medikamenten zu Hilfe, die bei Beginn einer Lungenentzündung angezeigt sind. An zweiter Stelle greift man dann auf jene Medikamente zurück, die bei einer voll entwickelten Lungenentzündung bei sonst starken und gesunden Personen wirksam sind. An dritter Stelle geht es um eine eher septische Variante oder um eine gewöhnliche Lungenentzündung bei einem bereits geschwächten Patienten, sei es durch Alkoholmissbrauch oder weil man hier eine schleichende Form der Lungenentzündung oder auch eine Bronchopneumonie vor sich hat. Die vierte Gruppe von Medikamenten passt zum Stadium der Rückbildung oder wenn eine Lungenentzündung einfach nicht richtig ausheilen will. Sehen Sie sich also das klinische Krankheitsbild genau an und entscheiden dann über das entsprechende Mittel."

Borland unterteilt die folgenden Heilmittel nach den fünf Stadien einer Lungenentzündung:

Beginnendes Stadium
Aconit, Belladonna, Ferrum phos. und Ipecac.

Stadium der voll entwickelten Lungenentzündung
Bryonia, Phosphorus, Veratrum viride und Chelidonium

Stadium einer Lungenentzündung mit Komplikationen
Baptisia, Mercurius, Rhus-tox., Pyrogen, Hepar und Lachesis.

Schleichende Form der Lungenentzündung
oder eindeutige Bronchopneumonie bei einem Erwachsenen

Pulsatilla, Natrum sulph., Senega und Lobelia.

Spätes Stadium der Lungenentzündung

Antimonium tart., Carbo veg., Kali-carb., Arsenicum, Lycopodium und Sulphur.

Im Folgenden finden Sie Heilmittel-Empfehlungen weiterer Homöopathen, die auf deren Erfahrungen in der Behandlung von Lungenentzündung beruhen:

Aconitum napellus: Aconit ist im ersten Stadium einer Lungenentzündung angezeigt, bei plötzlichem Beginn, großen Schmerzen in der Brust, von schießender, reißender, brennender Art, vor allem in der oberen Hälfte der linken Lunge; der Patient kann nur auf dem Rücken liegen; es tritt ein harter, trockener Husten in Verbindung mit einem kirschroten Sputum auf. **Besser:** im Freien, durch Schlaf und nach reichlich Schwitzen. (D. Gibson)

Ammonium carbonicum: Asthenische Pneumonie. Langsame, angestrengte, röchelnde Atmung, blasiges Geräusch. Lungenödem. (Wm. Boericke)

Bei Lungenentzündung mit großer Schwäche, mit Symptomen, die auf ein Blutgerinnsel im Herzen hindeuten. (E.A. Farrington)

Hin und wieder kann dieses Mittel den Patienten sogar noch heilen, wenn er sich bereits im Stadium großer Entkräftung mit Herzversagen am Ende einer Lungenentzündung befindet. (J. T. Kent)

Ammonium muriaticum: Katarrhale Lungenentzündung mit viel Rasseln, Auswurf aus fadenziehendem, zähem Schleim, der nur schwer nach oben kommt; errötetes Gesicht; Husten mit reichlich Speichelfluss; und immer ist der Patient stark entkräftet. Schwere und Beklemmung in der Brust, wenn die Hände nach oben und unten bewegt werden. Brennen an kleinen Stellen in der Brust. Druckschmerz in der Mitte der Brust am Nachmittag. Schmerzen in den Schulterblättern während des Atmens. (G. Vithoulkas)

Antimonium tartaricum: Dieses Mittel ist wirksam bei Lungenentzündung in Verbindung mit Leberstauung und Gelbsucht, Meteorismus, Übelkeit und Erbrechen. (D. Gibson)

Antimonium tartaricum ist eines der besten Mittel bei Hepatisation der Lunge nach einer Lungenentzündung. Beim Abklopfen ist ein dumpfes Geräusch zu hören und die Atemgeräusche sind nur schwach oder gar nicht wahrnehmbar, Kurzatmigkeit, der Patient ist weiterhin blass, schwach und schläfrig. (E. B. Nash)

Bei Lungenentzündung, wenn die Ränder der Augenlider mit Schleim bedeckt sind; auch bei entzündeten, starrenden, trüben, halb geöffneten Augen oder wenn ein Auge geschlossen ist. Der Patient sieht alles wie durch einen dicken Schleier. (M. T. Tyler)

Besonders wirksam ist es im fortgeschrittenen Stadium von Bronchitis, bei Bronchopneumonie oder Pneumonie. (G. Vithoulkas)

Arsenicum album: Dieses Mittel ist ein Juwel, ich konnte damit einige Patienten mit hartnäckigen Lungenbeschwerden heilen. Im letzten Stadium einer Lungenentzündung bei älteren Menschen, mit gangrenösem Auswurf; wenn auch die anderen Symptome dazu passen, konnte dieses Mittel schon vielen das Leben retten. Auch hier tritt häufig ein Brennen auf. Bei Pleuraergüssen ist Arsenicum ebenfalls eines unserer besten Mittel. (E. B. Nash)

Arsencium iodatum: Starke pleuritische Absonderungen tuberkulöser Art. Neigung zu Ptosis und Beschwerden bei tuberkulöser Diathesis. Gewöhnliche Erkältungen oder Grippen entwickeln sich zu einer Bronchitis oder Lungenentzündung. (G. Vithoulkas)

Bronchopneumonie nach einer Grippe (R. Murphy)

Bryonia: Wenn der [Bryonia-] Patient an einer Lungenentzündung erkrankt, dann handelt es sich hier um die typische Bryonia-Lungenentzündung, mit heftigen stechenden Schmerzen in der Brust, einem akuten Gefühl von Beklemmung, heftigen Schmerzen beim Husten, Schmerzen in der Brust beim Bewegen, mit dem Wunsch, sich möglichst wenig zu bewegen. (D. Borland)

Bei Befall der Lunge und des Rippenfells kann es zu Lungenentzündung oder Rippenfellentzündung kommen, mit oder ohne Erguss. Wenn die Lunge oder das Rippenfell betroffen sind, liegt der Patient am liebsten auf der betroffenen Seite. Es kann ein Druckgefühl auf der Brust vorhanden sein, wodurch die Atmung erschwert wird und der Patient häufig den Wunsch hat, tief einzuatmen, um dadurch Linderung zu erfahren. Stiche in der Brust beim Atmen oder Husten. (D. Gibson)

Camphora: Lungenentzündung oder Bronchitis mit Kollaps. Inneres Kältegefühl. (R. Morrison)

Carbo vegetabilis: Dieses Mittel hilft vor allem Patienten, die schwer an einer Bronchopneumonie erkrankt sind. Bei einem schwerwiegenden Kollaps wird empfohlen, eine C30- oder D200-Potenz zu verschreiben. (D. Gibson)

Es hat sich in hoffnungslosen Fällen von Lungenentzündung als ein sehr wirksames Mittel herausgestellt, und es sollte im Anschluss an Tartar emetic verabreicht werden, wenn dieses Mittel dem Patienten nicht helfen konnte, die großen Mengen an gelöstem Schleim aus den Lungen zu entfernen, wenn der Patient so schwach ist, dass bereits Blausucht und Lähmung drohen. Die Auswürfe riechen dann gewöhnlich übel, es bildet sich kalter Schweiß und auch der Atem ist kalt, und der Patient erreicht diesen typischen Zustand, in dem er angefächert werden will. (E. B. Nash)

Lungenentzündung, drittes Stadium; stinkende Auswürfe, kalter Atem, kalter Schweiß, Wunsch angefächert zu werden. Gefahr einer Lähmung der Lunge. (M. L. Tyler)

Chelidonium majus: Rechtsseitige Lungenentzündung. Lungenentzündung, gewöhnlich an der rechten Basis mit Beteiligung des Rippenfells; muss sich im Bett aufsetzen, nach vorne beugen und vollkommen bewegungslos bleiben; hohes Fieber, quälender Husten, reichlich Sputum, das jedoch nur schwer heraufzubekommen ist. (D. Gibson)

Chelidonium ist eines der wichtigsten Mittel bei Lungenentzündung mit Komplikationen im Leberbereich. Bei hartnäckigem Husten mit starken Schmerzen in der rechten Brustseite und in die Schulter hinein, ist Chelidonium manchmal genau das richtige Mittel, um den Patienten vor einer drohenden Schwindsucht zu retten. (E.B. Nash)

Ferrum phosphoricum: Lungenentzündung mit Auswurf aus reinem Blut. Erstes Stadium einer Lungenentzündung; der Patient hustet reines Blut, dazu kommt Nasenbluten. Erstaunliche Heilung von Lungenentzündungen, wenn keine deutlichen Symptome vorliegen, die auf Aconit, Bryonia oder Phosphorus schließen lassen. (M. L. Tyler)

Hepar sulphuris: Eitrige Pneumonitis in Verbindung mit leichtem Auswurf von widerwärtigem Sputum und einem krampfartigen Husten, vor allem, wenn sich der Patient abends gerade zum Schlafen hingelegt hat. (D. Gibson)

Iodium: Bei Lungenentzündung und tuberkulösen Beschwerden mit tuberkulöser Verhärtung der Lunge ist dieses Mittel von großem Nutzen. Die wichtigsten Indikationen sind: Atemnot, Husten mit blutgestreiftem Auswurf, Kitzeln in der ganzen Brust, Schwäche und Abmagerung, die Symptome verschlimmern sich in einem warmen Raum. Rechtsseitige Lungenentzündung mit hohem Fieber. (R. Murphy)

Kali carbonicum: Dieses Mittel konzentriert sich in erster Linie auf den rechten unteren Brustbereich. Scharfe, stechende Schmerzen ziehen von dort bis in den Rücken hinein. Wenn es sich um Pneumonie oder Pleuropneumonie handelt und Bryonia versagt hat, obwohl Sie dieses Mittel für das richtige gehalten haben, und wenn weitere Untersuchungen zeigen, dass die stechenden Schmerzen unabhängig von den Atembewegungen auftreten, dann hilft häufig Kali carbonicum und eignet sich hervorragend im Anschluss an Bryonia. Häufig ist es so, dass Kali carbonicum von Anfang an das richtige Mittel war und als erstes hätte gegeben werden sollen. Nun sind diese stechenden Schmerzen von Kali carbonicum keineswegs auf die rechte Brustseite beschränkt, sie treten auch auf der linken Seite auf, besonders bei einer Pleuropneumonie. (E.B. Nash)

Lycopodum: Dieses Mittel eignet sich für eine Lungenentzündung, die schwer zu überwinden ist und die in Zusammenhang mit flatternden Nasenflügeln und starkem Stirnrunzeln auftritt. (Douglas Gibson)

Lycopodum (ein ,pathologisches' Mittel bei einer noch nicht überwundenen Lungenentzündung) hat schon häufig vernachlässigte, falsch behandelte oder unvollständig geheilte Fälle von Lungenentzündung vor der Schwindsucht bewahrt. Es kann auch in einem späteren Stadium noch während der akuten Krankheit eingesetzt werden, und hier konzentriert sich die Krankheit gewöhnlich auf die rechte Lunge, vor allem dann, wenn Komplikationen im Leberbereich auftreten. Die Krankheit hat das erste Stadium, das Stadium der Stauung, und im Allgemeinen das Stadium der Hepatisation überschritten oder befindet sich im letzten Abschnitte dieses Stadiums und ist nun dabei, in das Stadium der Besserung überzugehen, oder in das dritte Stadium, das Stadium der Krankheitsrückbildung. Dies ist der Zeitpunkt, zu dem viele Patienten der Krankheit erliegen, die Auswürfe können nicht ausgeschieden werden und der Körper wird mit der Krankheit nicht fertig. Der Patient leidet unter großer Atemnot, der Husten hört sich an, als ob das ganze Lungengewebe aufgeweicht wäre; auch wenn ein ganzer Mundvoll Schleim herauf befördert werden kann, tritt trotzdem keine Besserung ein; der Atem ist kurz und die Nasenflügel blähen sich fächerartig bis zum Äußersten auf. Jetzt ist der Zeitpunkt für Lycopodum, das hier ein Wunder vollbringen kann. Wieder ist Lycopodum unentbehrlich, auch wenn dieses Stadium noch nicht ganz überschritten ist und der Patient immer noch hustet und eine große Menge an dickem, gelbem, eitrigem oder gräulich-gelbem, eitrigem (manchmal stinkendem) Auswurf von salzigem Geschmack herausbefördert und ein starkes Rasseln in der Brust zu hören ist. (E.B. Nash)

Natrum sulphuricum: Verzögerte Rückbildung der Lungenentzündung. Der Patient springt im Bett auf, weil der Husten so weh tut, hält sich die schmerzhafte Seite. Reichlich Auswurf von grünlicher Farbe. (R. Murphy)

Phosphorus: Dieses Mittel ist bei Lungenentzündung eines unserer besten, es wirkt vorrangig auf die untere Hälfte der rechten Lunge. Je nach Symptomen kann es zu Beginn des Hepatisationsstadiums angezeigt sein, wenn es das weitere Fortschreiten der Krankheit unterbrechen kann Häufiger wird es jedoch eingesetzt, wenn das Stadium der Hepatisation vorüber ist und wir die Krankheit stoppen und den Prozess der Auflösung oder der Rückbildung der Krankheit unterstützen wollen. Kein anderes Mittel kommt hier an Phosphorus heran, davon bin ich aufgrund reichlicher Erfahrungen vollkommen überzeugt. (E. B. Nash)

Phosphorus ist eines der großartigsten Mittel bei Lungenentzündung. Der Patient will nicht auf der betroffenen Seite liegen, sondern zieht es vor, sich hinzusetzen, gegen das Kissen zu lehnen und den Kopf dabei etwas nach hinten zu lehnen. Die Patienten erkranken häufig an einer sehr starken

Lungenentzündung mit einer gespannten Brust und es wird noch schlimmer, wenn es im Raum kalt wird oder die Fenster geöffnet werden. (M. Blackie)

Pyrogen: Wenn sich eine sekundäre bakterielle Infektion entwickelt. (N. Pratt)

Sanguinaria: Husten mit brennenden Schmerzen in der Brust, schlimmer auf der rechten Seite. *Lungenentzündung,* katarrhalisch, auf der rechten Seite, besser in Rückenlage. Das Sputum ist zäh, *rostfarben,* widerlich, fast unmöglich heraufzubekommen. Spasmodischer Husten im Anschluss an die Grippe. Jedes Mal, wenn der Patient mit kalter, frischer Luft in Berührung kommt, fängt er wieder an zu husten. *Schwere Atemnot* und Einengung der Brust. (R. Murphy)

Heilmittel bei Komplikationen der Grippe

Genesung und verzögerte Genesung

Während der großen Spanischen Grippepandemie von 1918-1919 hatte man den Zeitraum der Genesung sorgfältig überwacht, und wenn man das nicht sorgfältig genug machte, traten schwerwiegender Komplikation bis hin zum Tod auf. Auch in unserer modernen Zeit kann eine schwerwiegende Erkrankung nach einer Woche vergehen, sie kann aber eine Erschöpfung nach sich ziehen, die noch über viele Wochen und sogar Monate anhält. In unserer modernen, hektischen Gesellschaft trauen sich viele nicht, mehr als sechs Tage von der Arbeit fern zu bleiben, weil sie Lohnkürzungen oder den Verlust des Arbeitsplatzes befürchten, sie schleppen sich daher tapfer zur Arbeit zurück, obwohl sie sich immer noch so schlaff wie ein Waschlappen fühlen. So traurig es klingt, aufgrund dieser Einstellung kehren auch junge Leute sofort wieder in die Schule zurück, bevor sie sich richtig von der Grippe erholt haben. Die Strafe für das Versäumen zu vieler Schultage ist für die Jugendlichen ein starker Ansporn, sich zu einer baldigen Rückkehr in die Schule zu zwingen, auch wenn sie noch nicht richtig gesund sind.

Louis Klein, RS Hom. weist deutlich darauf hin, wie wichtig es ist, noch bestehende Symptome nach einer überstandenen Grippe nicht einfach zu ignorieren:

„Auch schon vor der Einführung von Antibiotika und anderer moderner Medikamente, die die Krankheit einfach stoppen, erkannten die Homöopathen, dass sich bei empfindlichen Personen im Anschluss an die Grippe eine chronische Folgeerkrankung einstellen kann. In unseren älteren Materia Medicas und Repertorien wurde viel zu diesem Thema geschrieben. Hier können wir wichtige homöopathische Informationen bekommen, um Folgeerkrankungen bei Grippepatienten entsprechend zu behandeln."

„Krankheitssymptome gehören zu einem größeren Kontinuum und jedes Heilmittel, das irgendwie Hilfe verspricht, kann zur Behandlung von Folgesyndromen einer Grippe eingesetzt werden. Um jedoch das richtige Mittel verschreiben zu können, muss man wissen, ob die Grippe im jeweiligen Fall der wichtigste und primäre Verursacher ist. Oder anders ausgedrückt, der Homöopath muss untersuchen, ob die Grippe (oder eine andere akute Erkrankung) ein neues Arzneimittelbild auf den Patienten übertragen hat oder ob die durch die Grippe verursachten Symptome und die Müdigkeit immer noch im Wirkungsbereich jenes Mittels liegen, das der Patient schon vorher benötigt hat."

„Es kann auch eine Situation eintreten, in der wir zu wenig Informationen vorliegen haben, um daraus das richtige Mittel bestimmen zu können, es sei denn, es liegt ein ‚chronisches Müdigkeitssyndrom' vor und der Patient hat als Folge der Grippe wirklich einfach unter chronischer Müdigkeit und ein paar weiteren Symptomen gelitten. In solchen Fällen wird die Grippe zum wichtigsten Faktor für die Analyse des Falles."

Es muss daher genau bestimmt werden, ob die Symptome, unter denen der Patient leidet, „die ganze Zeit während der Grippe" bestanden haben oder ob sich der Patient „seit der Grippe nie mehr wohl gefühlt hat", bevor nach dem richtigen Mittel zum Einsatz nach der Grippe gesucht werden kann. Wenn diese Situation dann geklärt ist, kann eines der folgenden Mittel in Betracht gezogen werden. Denken Sie auch immer daran, dass es nicht darum geht, ein Mittel aus diesem Angebot herauszugreifen und es einfach „auszuprobieren". Es werden im Folgenden nur minimale Indikationen angegeben. Es ist also die Aufgabe des Praktikers, den betreffenden Fall genau zu analysieren und das zu den Symptomen passende Mittel oder die passenden Mittel durch eingehende Untersuchungen auf den Fall abzustimmen.

Ammonium carbonicum: Husten nach der Grippe. (R. Murphy)

Arsenicum sulphuratum rubrum: Ich konnte feststellen, dass dieses Mittel in vielen Fällen bei Grippe und ihren Folgeerkrankungen geholfen hat, besonders bei Ischiasschmerzen. (J. H. Clarke)

Asarum europaeum: Mit einer einzigen Dosis Asar. 200 konnte ich eine subakute Entzündung der Augen und der Lider heilen, die noch mehrere Monate nach der Grippe bestanden hat, die Symptome besserten sich im Freien und beim Waschen mit kaltem Wasser. (J. H. Clarke)

Asclepias tuberosa: Grippe mit deutlicher Schwäche beim Laufen. Kurzatmigkeit beim Laufen. Schießende pleuritische Schmerzen während der Grippe, die auch nach der Grippe weiter bestehen. Schlimmer: im Liegen, besonders auf der linken Seite. Beim Bewegen der Arme. Besser: beim Vorwärtsbeugen. (R. Morrison)

Avena sativa: Dieses Mittel hat eine stimulierende Wirkung sowohl auf den ganzen Organismus als auch auf den Appetit. Es ist daher besonders bei einem postinfektiösen Kräfteverlust mit Appetitlosigkeit angezeigt. Es sollte in niedrigen Potenzen zusammen mit **Alfalfa** verordnet werden. (J. Jouanny)

Anmerkung des Verfassers: Ich konnte feststellen, dass diese beiden Mittel am besten wirken, wenn sie in einer Tinktur verabreicht werden; **Alfalfa** vor dem Essen und **Avena-s.** nach den Mahlzeiten und beim Zubettgehen.

Baptisia: Schwäche nach der Grippe. (J. H. Clarke)
Mastoiditis nach der Grippe. (R. Morrison)

Calcarea carbonica: Es kommt schnell zu einem Rückfall, der Genesungsprozess gerät ins Stocken. Große Schwäche. Großer Kräfteverlust beim Laufen, besonders in den Gliedmaßen, mit erschöpfendem Schweiß. (M. L. Tyler)

Carbo vegetabilis: Das Mittel ist wertvoll bei starkem Nachlassen der Lebenskräfte nach einer schwächenden Erkrankung, bei anhaltendem schlechtem Gesundheitszustand infolge einer Krankheit, die vielleicht schon länger zurückliegt. (D. Gibson)

China – Kali phosphoricum: Die meisten der Patienten, die während der Grippe homöopathisch behandelt wurden, bleiben von diesem schwerwiegenden Kräfteverlust als Folgeerkrankung verschont. Bei schulmedizinischer Behandlung wird dieses Symptom jedoch häufig beobachtet. Sie zeigen ganz einfach den normalen physiologischen Kräfteverlust, den der Organismus durchmacht, nachdem er eine infektiöse Krankheit bekämpfen musste. Dieser Zustand kann ganz schnell mit den folgenden Mitteln in Ordnung gebracht werden. **China:** Dieses Mittel passt zu **körperlicher Kraftlosigkeit** mit Blässe und niedrigem Blutdruck, Symptome, die sich nach reichlichem Schwitzen oder dem Verlust organischer Flüssigkeiten (Erbrechen, Durchfall, Blutungen) einstellen können. **Kali phosphoricum:** Dieses Mittel ist bei **geistiger Kraftlosigkeit** angezeigt, wenn der Wille fehlt, um zu arbeiten, da die geringste geistige Anstrengung große Müdigkeit hervorruft. Falls erforderlich können Sie die beiden Mittel kombinieren. (J. Jouanny)

Curare – Stramonium: Meiner Meinung nach ist Stramonium zusammen mit Curare eine wichtige Medizin bei Folgeerkrankungen nach einer Virusinfektion. [Stram.], besonders wenn in der Krankheitsgeschichte Missbrauch, Angst oder großer Ärger vorkommen. (L. Klein)

Cypripedium: Dieses Mittel eignet sich für nervöse Störungen, von geistiger Übererregung oder Reizung der Nervenreflexe; bis zu nervöser Schwäche nach einer Grippeerkrankung. (J. H. Clarke)

Eriodictyon glutinosum: ‚Yerba Santa' ist ein beliebtes schleimlösendes Mittel in Mexiko und Kalifornien. J. Perry Seward verordnete es mit großem Erfolg in zwei Fällen, als der Husten nach der Grippe weiterhin bestehen blieb. (J. H. Clarke)

Eucalyptus: Dieses Mittel ist bei einer akuten Nierenentzündung als Komplikation einer akuten infektiösen Krankheit angezeigt, wie zum Beispiel nach Masern, Scharlach, Diphtherie und Grippe, wenn der Fall auf einen septischen Zustand hindeutet. (E. P. Anshutz)

Atemwegserkrankungen nach der Grippe (R. Morrison)

Gymnocladus canadensis: Das eigenartigste Symptom bei der Arzneimittelprüfung von Gymnocl. war ein bläulich-weißer Belag auf der Zunge. An dieses Symptom dachte C. T. Bingham, als er einen Mann behandelte, der nach einer Grippe an Kopfschmerzen litt – ‚ein ständiger starker Schmerz im vorderen Kopfbereich, besonders unter den Augenbrauen und im oberen Nasenbereich.' Er hielt zwei Wochen an, ließ nie nach und war zeitweise unerträglich. Die Knochen der Augenhöhlen reagierten schmerzhaft auf Berührung. Die Zunge war überall mit einem bläulich-weißen Belag überzogen; der Patient kann das Essen nicht genießen; er ist sehr schwach. Gymn. D2 konnte den Fall heilen. (J. H. Clarke)

Iberis: Grippe-Herz. Proctor hat über seine eigenen Erfahrungen mit diesem Mittel berichtet. Nach einer mittelschweren Grippeerkrankung im Jahre 1890 litt er über zwei Jahre lang an Herzschwäche. Immer wenn er wach war, traten die Herzprobleme auf. Bei der geringsten Anstrengung entwickelte sich dieses Schwächegefühl zu einem unregelmäßigen Herzklopfen, das von großer Angst bekleidet war. ‚Wahrnehmung der Herztätigkeit' könnte ein Schlüsselmerkmal für den Gebrauch dieses Mittels sein. (J. H. Clarke)

Influenzinum: Routinemäßig wird nach einer Grippe häufig erfolgreich Influenzinum in einer C200-Potenz verschrieben. Davon sollte der Patient eine Dosis einnehmen, im Anschluss daran dann Ferrum phos. (D. Foubister)

Influenzinum kann einen Husten beseitigen, der noch lange nach einer Grippe bestehen geblieben ist. (E.W. Hubbard) Für Patienten, deren chronische Beschwerden sich auf eine Grippe zurückführen lassen; nach der Grippe stellt sich langsam eine zunehmende Schwerhörigkeit ein. (T. Kruzel)

Iris versicolor: Ich konnte mit diesem Mittel einen linksseitigen Ischias als Folgeerkrankung einer Grippe heilen. Die Symptome treten im Allgemeinen auf der rechten Seite auf. Die Schmerzen wandern, schießen von einer Seite auf die andere. (J. H. Clarke)

Kali phosphoricum – China – Gelsemium: Meine bevorzugten homöopathischen Mittel bei Schwäche nach einer Grippe sind Kali phosphoricum, China und Gelsemium. Diese Mittel sind nicht die einzigen, die bei Schwäche als Folge auf eine Viruserkrankung eingesetzt werden, sie können jedoch vielen Patienten helfen, deren Lebenskräfte und Gesundheit noch nicht vollkommen wiederhergestellt sind. **Kali phosphoricum** eignet sich für die Patienten, die an allgemeiner Erschöpfung leiden und die nach der Grippe unerklärlicherweise niedergeschlagen sind. **China** wird dann verabreicht, wenn die Patienten nach der Grippe stark geschwächt sind, vor allem, wenn sie eine große Menge Flüssigkeit durch Schwitzen und/oder Erbrechen verloren haben. Sie frieren, sind blass und bleich, haben dunkle Ringe unter den Augen und sind sehr empfindlich und reizbar. Die Gliedmaßen fühlen sich müde an und die Patienten haben ständig das Bedürfnis, sich zu strecken und die Position zu wechseln. Diese beiden Mittel sollten in einer niedrigen Potenz eingenommen werden (z. B. D6, C6 oder D12), zwei- bis viermal täglich, bis zu einer Woche. **Gelsemium** eignet sich für Patienten, die sich weiterhin matt und teilnahmslos, schwerfällig und zittrig fühlen, auch wenn die akuten Grippesymptome bereits abgeklungen sind. Das Fieber bleibt weiterhin bei etwa 37,2° (Celsius), und auch wenn sich die Patienten nicht mehr sehr krank fühlen, so fühlen sie sich doch noch nicht richtig wohl. Ihr Zustand ist sehr ernst, denn er kann eine chronische Erschöpfung nach sich ziehen. Das Mittel sollte daher in einer höheren Potenz eingenommen werden (C12 oder C30), zweimal täglich bis zu drei Tage lang. (M. Castro)

Magnesium phosphoricum: W. T. Ord heilte mit Hilfe von Magnesium Phosphoricum D3 [einen Fall von] Rückenschmerzen, die sich nach einer Grippe einstellten und sich am rechten Ischiasnerv entlang nach unten und an der Wirbelsäule nach oben ausbreiteten. Die betroffenen Bereiche reagierten druckempfindlich und taub. Die Schmerzen äußerten sich manchmal krampfartig und ließen den Patienten aufschreien. Angst; geschwächte Lebenskraft. (J. H. Clarke)

Natrium salicylicum: Eine Patientin, die gerade eine Grippe hinter sich hatte und noch unter Schwindelgefühlen und einem Rauschen im Kopf litt, erfuhr durch dieses Mittel eine so deutliche Besserung ihres Schwächezustands und ihrer Depression, dass sie es als ihr ‚Stärkungsmittel' bezeichnete. (J. H. Clarke)

Eines der besten Mittel für die schwächenden Folgen der Grippe. Mattigkeit, Schläfrigkeit, Teilnahmslosigkeit, Zittern. (Wm. Boericke)

Phosphorus: Phosphorus ist sehr wirksam gegen den Schwächezustand nach einer Grippe, wie er gewöhnlich beim nervösen Typ zu finden ist. Dieses Mittel ist das große ‚Stärkungsmittel' nach Überwindung der Grippe. (W. A. Dewey)

Psorinum: Psorinum hilft bei Schwäche und Entkräftung während der Genesung von einer ernsten, akuten Krankheit. Der Patient schwitzt stark, wenn er sich nur leicht anstrengt (E. B. Nash)

Schwäche nach der Grippe. (J. H. Clarke)

Quercus: Ich habe dieses Mittel mit großem Erfolg bei einer jungen Frau eingesetzt, die an einem extremen Drehschwindel gelitten hat, eine Folgeerkrankung der Grippe. (J. H. Clarke)

Salizylsäure: Dieses Mittel hat einen engeren Bezug zu den Folgeerkrankungen der Grippe als zur ursprünglichen Krankheit selbst. Große Schwäche nach der Grippe. Nach einer schweren Grippe bleibt ein Tinnitus zurück. Starke Rachenentzündung während der Grippe. Netzhautentzündung im Anschluss an die Grippe. (R. Morrison)

Sanguinaria: Kinder bekommen nach einer Grippe häufig einen Husten, der sich kaum von einem Keuchhusten unterscheidet. Ich habe festgestellt, dass Sanguinaria in so einem Fall das wichtigste Mittel ist. (H. J. Clarke)

Spasmodischer Husten nach der Grippe und nach einem Keuchhusten. Mit jeder neuen Erkältung kehrt der Husten zurück. (R. Murphy)

Scutellaria: Nervöse Schwäche nach der Grippe. (Wm. Boericke)

Für Burnett war es das wichtigste Mittel bei nervöser Schwäche nach einer Grippe. (J. H. Clarke)

Dieses Arzneimittelbild zeigt die besondere Bedeutung des Mittels bei Syndromen, die sich im Anschluss an eine Grippe entwickeln. Die Arzneimittelerprobung erbrachte als Hinweise: ‚Unmöglichkeit, zu lernen, Stupor, Verwirrung beim Lernen.' in Verbindung mit einem dumpfen Kopfschmerz. (L. Klein)

Sticta: Sticta heilt häufig einen Husten, der nach Masern, Keuchhusten und Grippe zurückgeblieben ist. (J. H. Clarke)

Husten nach Grippe, nach Keuchhusten. Der Husten ist bellend, schlimmer in der Nacht und am Morgen. (R. Murphy)

Strychninum: Ich habe festgestellt, dass der Vorschlag von Cooper, viele Fälle von Dauerhusten im Anschluss an eine Grippe mit Strychninum zu behandeln, richtig ist. Der Grippehusten beinhaltet einen starken spasmodischen und asthmatischen Faktor, er kann trocken sein oder auch nicht, und das scheint einen Hinweis zu geben. (J. H. Clarke)

Tuberculinum: Chronische Krankheit aufgrund der Grippe. Ich habe festgestellt, dass Tub. in der 30., 100. und 1000. Potenz das beste allgemeine Gegenmittel bei einer chronischen Folgeerkrankung durch die ‚Giftwirkung' der Grippe ist. (J. H. Clarke)

Teil III

Die Vogelgrippe

Die Entwicklung der Vogelgrippe über die Jahre

Seit dem Erscheinen der sogenannten Vogelgrippe in Hongkong im Jahre 1997, als diese Krankheit achtzehn Menschen befallen und sechs davon getötet hatte, hat sich das befürchtete Eintreffen einer globalen Grippepandemie nicht bewahrheitet. Auch wenn dieses tödliche Virus auf Geflügelfarmen in ganz Asien gewütet und Millionen Hühner und Enten getötet hat, scheint es doch irgendwann wieder untergetaucht zu sein. Das außerordentlich seltene Überspringen eines H5N1-Virus von Geflügel direkt auf den Menschen scheint möglicherweise ein einmaliger Zufall gewesen zu sein. Trotzdem konnte das offensichtliche Verschwinden dieses Virus die Grippevirologen auf der ganzen Welt nicht einen Moment lang hinters Licht führen. Ihnen ist wohl bekannt, dass dieses raffinierte Virus im Geheimen sein Aussehen veränderte, sich vermehrte und seinen Wirkungsbereich in aller Ruhe ausweitete. Die Frage war daher nicht, ob, sondern wann und wo es wieder auftauchen würde.

Im letzten Jahrhundert haben sich drei große Grippepandemien ereignet; die Hongkong-Grippe von 1968, die 750.000 Menschen auf der ganzen Welt das Leben gekostet hat, die Asiatische Grippe von 1957, mit einer weltweiten Todesziffer von einer Million, sowie die berühmteste, und bei weitem schlimmste Grippe, die Spanische Grippe von 1918, an der auf der ganzen Welt schätzungsweise 50 bis 100 Millionen Menschen gestorben sind. Dieser berüchtigte Virenstamm war die letzten 88 Jahre Gegenstand zahlreicher Forschungen und Spekulationen gewesen, und man nimmt an, dass es sich, wie auch beim gegenwärtigen H5N1-Stamm, um eine tödliche Variante eines mutierten Vogelvirus handelt, der direkt von Vögeln auf Menschen übergesprungen ist.

Es ist allgemein bekannt, dass sich Viren ständig verändern. Das Erschreckende daran ist die eindeutig vorhandene Möglichkeit, dass es diesem tödlichen Vogelvirus möglicherweise während der fast sechs Jahre seit seinem ersten Erscheinen gelungen ist, genetisches Material von an der Grippe erkrankten Säugetieren zu erwerben, wodurch es auch unter Menschen einfacher übertragbar wird. Wie geschieht so etwas? Wenn zwei verschiedene Grippeviren gleichzeitig ein Tier oder einen Menschen infizieren, so können sie genetisches Material austauschen und es kann ein ganz neues Virus entstehen – ein Virus, gegen das dann niemand immun ist oder zumindest nur sehr eingeschränkt. Man nimmt an, dass genau das bei den drei großen Grippepandemien des 20. Jahrhunderts passiert ist.

Im Falle der Vogelgrippe handelt es sich um ein Virus, von dem man vor 1997 annahm, dass es nur Geflügel, Hühner, Enten, Gänse usw. anstecken konnte. Bestimmte Säugetiere, wie zum Beispiel Schweine, können ebenfalls von Vogelviren infiziert werden. Diese beiden Stämme – von Vögeln und von Säugetieren – können nun genug genetisches Material austauschen, um daraus einen Virenstamm entstehen zu lassen, der in der Lage ist, Menschen zu infizieren – normalerweise erfolgt zunächst der Zwischenschritt vom Vogel auf das Schwein, bevor das Virus den Menschen als Wirt benutzen kann. Im Jahre 1997 geschah jedoch eine sehr seltene und bis dahin völlig unbekannte Übertragung eines tödlichen Vogelvirus direkt auf den Menschen. Offensichtlich wurde der Zwischenschritt über das Schwein übersprungen. 18 Menschen wurden so direkt infiziert, und sechs von ihnen mussten sterben. „Diese Ereignisse haben gezeigt, dass Vogelgrippeviren tatsächlich Menschen infizieren können, ohne dabei den Weg über einen Zwischenwirt zu nehmen und ohne Einverleibung von Gensegmenten aus menschlichen Grippeviren," meinen die Experten in der Virusforschung.

Seit 1997 sind weitere Fälle von H5N1-Viren beim Menschen bekannt geworden. 1999 starben in Hongkong zwei Kinder an der Krankheit. Zwischen 2001 und 2005 fielen fast sechzig Personen in ganz Asien diesem mutierten Virus zum Opfer, das direkt von infizierten Vögeln auf den Menschen übertragen worden war. Man hatte den Verdacht, dass in einzelnen Fällen auch eine Übertragung von Mensch zu Mensch vorgekommen sein könnte, bisher kamen die Forschungen hier aber nicht weiter. Allmählich beginnt man sich zu sorgen, dass die nächste tödliche Grippepande-mie eventuell dadurch ausgelöst werden könnte, dass sich jemand zufällig gleichzeitig mit dem H5N1-Vogelvirenstamm und einem gewöhnlichen, menschlichen Virenstamm infizieren könnte. Dieser mutierte Stamm hät-te das Potential, genug genetische Veränderungen zu speichern, so dass er in der Lage wäre, schnell und einfach von einem Menschen auf einen anderen überzuspringen, statt von einem Vogel auf den Menschen. Dar-aus könnte ein Supervirus entstehen, das alle bisherigen in den Schatten stellen würde, eine gefährliche virale Hybride, die die Tödlichkeit des Vo-gelstammes und die hohe Ansteckungsfähigkeit eines menschliches Stam-mes vereinen könnte. Darüber hinaus besitzt kein Mensch eine Immunität gegenüber so einem Virus, und herkömmliche Grippeimpfungen bie-ten offenbar keinerlei Schutz gegenüber diesem Erreger. Wissenschaftler schätzen, dass eine solche globale Pandemie innerhalb der ersten Monate nach ihrem Ausbruch über sieben Millionen Menschen töten könnte. Die Wissenschaftler arbeiten zwar rund um die Uhr an der Entwicklung eines Impfstoffes gegen dieses Virus, trotzdem meint Dr. Julie Gerberding von der Seuchenkontrollbehörde: „Wir halten alle den Atem an."

Die folgenden Aufzeichnungen zeigen, wie sich die H5N1-Vogelgrippe über die Jahre hinweg entwickelt hat, angefangen mit ihrem Entstehen des Virus im Jahre 1997, dem erstmaligen Wiedererscheinen 1999, bis zum Jahr 2005. Um die vorhergesagten möglichen Auswirkungen dieses Virus in der Zukunft wirklich begreifen zu können, empfehle ich dem Leser, vor dem Weiterlesen noch einmal die Seiten 121 bis 150 im Teil I dieses Buches aufzuschlagen.

1999
In Hongkong führte man den Tod zweier Kinder durch die H5N1-Grippe auf eine mögliche Übertragung von Mensch zu Mensch zurück.

2002
Im September 2002 berichtete die Weltgesundheitsorganisation WHO, dass auf der Insel Madagaskar im Indischen Ozean mehr als 700 Menschen

an zwei tödlichen, höchst virulenten Stämmen sowohl vom Grippetyp A als auch vom Typ B gestorben sind. Gesundheitsbeamte erklärten, dass in nur wenigen Wochen über 22.000 Menschen an dieser Grippe erkrankten, die von den Einheimischen als „rapo-rapo" bezeichnet wurde, 95 Prozent davon stammten aus verarmten, ländlichen Gemeinden.

2003

Der Grippe vom Typ A (H5N1) fielen in Südkorea Tausende von Hühnern zum Opfer. Die Grippe brach im Dezember 2003 aus und zog ein Massenschlachten von einer Million Hühner und Enten nach sich, ein verzweifelter Versuch, die Krankheit auf diese Weise in Schach zu halten. Japan berichtete über 6000 Hühner, die an der Vogelgrippe gestorben sein sollen, und versprach vorsichtshalber weitere Tausende zu vernichten. Aus Hongkong sind zwei Fälle bekannt geworden, und aus den Niederlanden berichteten Mitarbeiter von Geflügelbetrieben, deren Familien und ein Tierarzt von einzelnen Fällen, darunter ein Todesfall. Insgesamt hörte man aus Asien im Jahre 2003 von 86 Fällen, darunter zwei tödlichen.

2004

Im Januar 2004 wurde von Beamten in Vietnam zugegeben, dass möglicherweise fast 900.000 Hühner, die dem tödlichen Vogelgrippevirus ausgesetzt waren, an die Öffentlichkeit verkauft worden waren. Berichten von Beamten des Gesundheitsministeriums von Vietnam zufolge, liegen Bestätigungen vor, dass fünf Personen in Vietnam an dem virulenten Virus gestorben sind, und in neun weiteren Todesfällen von Kindern in Hanoi wurden Tests durchgeführt, um festzustellen, ob auch hier ein Zusammenhang mit dieser Krankheit bestand.

Aufgrund der Befürchtung, dass sich die Krankheit auf Thailand, eines der wichtigsten Exportländer für Geflügel, ausgebreitet haben könnte, beschloss die Regierung, Tausende unter Verdacht stehender Vögel zu schlachten. Drei Menschen in diesem Land mussten auf das Vogelvirus untersucht werden. Thailand hatte immer wieder betont, dass es in diesem Land keine Vogelgrippe gab, dass das, was man dort Land beobachtet hatte, nur die „Vogelcholera" war, aber trotzdem berichtete die Weltgesundheitsorganisation über den ersten bestätigten Fall, den Todesfall eines sechsjährigen Jungen aus Thailand, der am Sonntagabend, 25. Januar 2004 an der Krankheit gestorben war. Schließlich gestand der oberste Regierungssprecher von Thailand ein, dass seiner Regierung schon seit einigen Wochen bekannt war, dass die Hühner dieses Landes an der Vogelgrippe starben und dass man das der Bevölkerung aus Angst vor Panik jedoch verschwiegen hatte. Dadurch war es Thailands politisch mächtiger Geflügelindustrie, einer der bedeutendsten der Welt, ermöglicht worden, weiterhin Geflügel zu exportieren, bis die Tatsache nicht mehr länger bestritten werden konnte. Geflügel steht für die 1,3 Milliarden Menschen in China an zweiter Stelle der bevorzugten Fleischsorten, gleich nach Schweinefleisch, und Japan kauft fast die Hälfte des von Thailand exportierten Geflügels, ein Drittel davon geht an die Europäische Union.

Das chinesische Festland, das eine seiner Grenzen mit Vietnam teilt, stritt ebenfalls ab, dass die Vogelgrippe in diesem Land aufgetreten war, und versprach eine erhöhte Wachsamkeit, um seine Grenzen zu schützen. Trotz dieser Aussage stoppten internationale Gesundheitsexperten und aufgeregte Regierungsbeamte, auch aus Hongkong, Thailand, Südkorea, Taiwan, Japan und Kambodscha – obwohl sie mit Grippeausbrüchen unter ihrer eigenen Geflügelpopulation zu tun hatten –, konsequent jeglichen Geflügelimport aus anderen Ländern, in denen es schon Anzeichen dieser Krankheit gab.

Schließlich warteten neun Länder, darunter auch Pakistan, im Januar 2004 auf Testergebnisse, um den tödlichsten Ausbruch dieser Krankheit seit ihrem erstmaligen Auftreten in Hongkong im Jahre 1997 zu bestätigen. Nachdem sich das Virus während nahezu sieben Jahren relativ ruhig verhalten hatte, erschien es nun wieder unter der asiatischen Vogelpopulation und verbreitete sich innerhalb weniger Wochen wie ein trockenes Buschfeuer und traf ein Land nach dem anderen, wie in einem Dominospiel. Das besorgniserregende Auftauchen dieses Virus veranlasste Peter Cordingley, den Sprecher der Weltgesundheitsorganisation von Manila, Philippinen, zu der Aussage: „Dieses Virus verbreitet sich jetzt zu schnell, als dass es noch von irgendjemandem verleugnet werden könnte."

Trotz aller Bemühungen um eine präventive Ausrottung sieht es so aus, dass das H5N1-Vogelvirus nicht verschwindet. Zu diesen Bemühungen gehörten auch immer wieder zeitweilige Einfuhrstopps für jede Art von Geflügel, Eier und Hausvögeln aus Ländern, die von der Vogelgrippe betroffen waren. Im Februar 2004 fand eine Notsitzung der siebenköpfigen South Asian Association for Regional Cooperation (SAARC) statt, daraufhin wurden verstärkte Bemühungen unternommen, diese gefährdeten Länder, darunter Indien, Pakistan, Bangladesch, Nepal, Sri Lanka, Bhutan und die Malediven, zu schützen

Zu diesem Zeitpunkt kämpften zehn asiatische Länder gegen diese Krankheit ihrer Geflügelpopulation und hatten nach den Vorgaben der Welternährungsorganisation der Vereinten Nationen mehr als 80 Millionen Vögel von Indochina bis China vernichtet, in dem Bestreben, dieses Virus in Schach zu halten. Diese Aktion bedeutete Verluste in Milliardenhöhe für die Wirtschaft dieser Region und veranlasste viele Menschen dazu, ihre Ernährung radikal zu ändern. Beamte in Vietnam warnten davor, dass ein grundlegender Wechsel in den Ernährungsgewohnheiten von Geflügel zu Seefisch die Ökologie der Küste bedrohen könnte. Viele Kambodschaner hatten bereits Geflügel aus ihrer Ernährung gestrichen und füllten ihre Teller mit der traditionellen Delikatesse von Rattenfleisch. Hongkong startete eine Aktion zum Schlachten von Krähen, da man diese Aasfresser als mögliche Auslöser für die Ausbreitung der Krankheit betrachtete, aufgrund der Tatsache, dass sie infizierte tote Vögel fressen.

Nach dem Tod zweier Kinder aufgrund des H5N1-Virus im Februar 2004 stieg die Todesziffer auf 15. Unter den Todesfällen war auch ein 16-jähriges

Mädchen aus Vietnam und ein sechsjähriger Junge aus Thailand. Wie die Behörden feststellten, waren unter den Opfern der Vogelgrippe viele Kinder.

Einen Monat später, im März 2004, als Thailand erklärte, es gäbe keine Vogelgrippe mehr in diesem Land, trat ein neuer Fall in Erscheinung – ein Fabrikarbeiter war das 23. Todesopfer der Vogelgrippe. Nachdem man in Japan mehr als 100 tote Hühner vorgefunden hatte, verdoppelte das Land seine Bemühungen, um weitere Ausbrüche der Krankheit zu unterdrücken. Bauern, die neue Fälle nicht meldeten, wurden schwer bestraft. Japanische Beamte untersuchten eine Geflügelfarm in Fukuoka im Süden des Landes, wo über Nacht 126 Hühner tot umgefallen waren. Offensichtlich bemühte man sich, einer Panik zuvorzukommen, indem man in einem Zeitungsbericht einen nicht namentlich erwähnten Beamten zitierte, der erklärt haben soll, dass die Vögel möglicherweise an einem Hitzschlag gestorben seien!

Während des Monats April 2004 berichtete die Welternährungsorganisation der Vereinten Nationen, dass der Kampf Asiens gegen das tödliche Vogelvirus noch lange nicht gewonnen war, trotz des Abschlachtens von über 100 Millionen Vögeln. Beamte in British Columbia ordneten die Vernichtung von 19 Millionen kanadischen Hühnen, Truthähnen und Enten an, um so die Verbreitung der Vogelgrippe zum Stillstand zu bringen, nachdem die Krankheit in achtzehn Geflügelfarmen in der Nähe von Vancouver festgestellt worden war. Diese Maßnahme wurde ergriffen, obwohl bereits 400.000 Vögel zum Schlachten ausgesondert waren. Die eilige angesetzte Aussonderung in Fraser Valley, von der etwa 80 Prozent der Geflügelzüchter der Provinz betroffen waren, wurde angeordnet, nachdem man festgestellt hatte, dass sich die Vogelgrippe über ein sieben Meilen langes Kontrollgebiet hinaus ausgebreitet hatte, das man um die zuerst betroffenen Farmen abgesteckt hatte.

Etwa einen Monat später, im Mai 2004, wurde berichtet, dass sich die Vogelgrippe nun, nach ihrem ersten Auftreten, weiter über Westkanada ausbreiten würde, trotz der Aussonderung von 19 Millionen Vögeln und der Durchsetzung äußerst strenger Quarantänemaßnahmen. Diese Nachricht verbreitet sich zur gleichen Zeit, als Beamte in Thailand gerade – zum dritten Mal – der ganzen Welt ankündigten, dass der Kampf des Landes gegen die Vogelgrippe ein Ende hatte. Dann wurde noch ein weiterer Fall in der nordthailändischen Provinz Uttaradit bekannt, auf einer Farm in der Nähe der Chiang Mai Universität. Daraufhin wurde sofort erneut das Abschlachten von 1000 Hühnern, Gänsen, Truthähnen und Enten angeordnet.

Das Vogelgrippevirus schlich sich dann erst im Juli 2004 noch einmal in China ein. Nur vier Monate nachdem man den Sieg über die Krankheit verkündet hatte, wurden neue Fälle auf Geflügelfarmen in Anhui, einer Provinz im Osten, bestätigt. Es wurde festgestellt, dass die Hühner, die man tot aufgefunden hatte, an der Vogelgrippe gestorben waren. Im Juli brach die Krankheit erneut in Bangkok sowie im Mekong Delta von Vietnam aus, worauf die Beamten davor warnten, dass das Virus „vor kurzem zu einer Form mutiert war, die für den Menschen und andere Säugetiere noch viel tödlicher war."

Dann kamen Mitte August weitere schlechte Nachrichten aus Vietnam. Es wurde von vier neuen Todesfällen berichtet, die ersten Todesfälle aufgrund der Vogelgrippe seit Anfang des Jahres. Zunächst stellten sich ein paar Fragen, zum Beispiel, ob die Todesfälle in erster Linie auf das Vogelvirus oder auf das Schwere Akute Atemwegssyndrom (SARS) zurückzuführen waren, da in allen vier Fällen schwere Atemwegsentzündungen vorlagen. Bei drei der Toten, die zwischen dem 30. Juli und 3. August 2004 gestorben waren, war der Test auf den H5N1-Virenstamm jedoch positiv. Zwei der Opfer waren Kinder im Alter von vier Jahren und einem Jahr, aus der Provinz Ha Tay westlich von Hanoi. Ein weiteres Opfer stammte aus der Provinz Hau Giang, etwa 100 Meilen südlich von Ho Chi Minh Stadt. Da sowohl in den Ländern des Nordens wie auch des Südens Todesfälle aufgetreten waren, rief die Weltgesundheitsorganisation zu gemeinsamen Vorsichtsmaßnahmen und zur Zusammenarbeit auf.

Auch Afrika hatte Probleme mit dem Vogelvirus. Nachdem der Virus auf zwei Farmen in der Ostkap-Provinz entdeckt worden war, begannen im August Regierungsgruppen mit der Aussonderung Tausender von Straußen. Seit die Krankheit im Juli zum ersten Mal festgestellt worden war, waren bereits über 6000 Vögel an dem Virus gestorben. Die Europäische Union und auch Beamte in anderen Ländern verhängten ein Verbot auf alle Arten von Geflügel aus diesem gesamten Gebiet, das so lange gelten sollte, bis die Krankheit komplett ausgerottet war.

Im September 2004 trat ein neuer Fall in Erscheinung, als aufgrund von Tests bestätigt wurde, dass der Tod eines achtzehnjährigen Mannes aus Thailand durch das H5N1-Virus verursacht worden war. Es scheint, als ob das unbekannte Opfer „die Gewohnheit hatte, Blut und andere Flüssigkeiten aus dem Mund seiner Hähne zu saugen, wenn diese beim Hahnenkampf verletzt worden waren, eine gebräuchliche Praxis in diesem Sport", wie es der Sprecher des öffentlichen Gesundheitsministeriums ausdrückte.

In den ersten Tagen des Oktobers 2004 verkündeten die thailändischen Behörden, dass das tödliche Vogelvirus auf die Geflügelpopulation in vier weiteren Provinzen des Landes übergegriffen hatte. Dieser beunruhigende Bericht bedeutete, dass die Krankheit zu diesem Zeitpunkt, seit ihrem Wiedererscheinen im Juli, schon 35 der 76 Provinzen des Landes infiziert hatte. Die thailändische Regierung verschärfte daraufhin ihre Bemühungen, um die Verbreitung des Virus unter Kontrolle zu bekommen. Es wurden Tausende von Freiwilligen gesucht, die unter der Leitung örtlicher Beamte ganze Dörfer auf der Suche nach toten Vögeln durchstreifen und alle, die sie fanden, vernichten sollten. Diese Aktion wurde gestartet nachdem der Fall einer 26-jährigen Frau bekannt geworden war, die sich von ihrer elfjährigen Tochter angesteckt hatte, welche sie die ganze Nacht in ihren Armen hielt, während das Mädchen Blut erbrach. Die Mutter starb innerhalb eines Monats. Auch wenn man vorher schon vermutete, dass eine Übertragung von Mensch zu Mensch möglich war, so war dies doch der erste dokumentierte Fall, der untersucht werden sollte.

Während der Monate Oktober und November 2004 wurden zwei weitere H5N1-Fälle beim Menschen bekannt ein neunjähriges Mädchen aus Thailand und ein 14-jähriges Mädchen aus der nördlichen Provinz Sukhothai waren die neuesten Opfer der Krankheit. Ab diesem Datum wurde das Virus in vielen Teilen Südostasiens gefunden, und es wurden auch eingeschleppte infizierte Vögel in Teilen von Europa abgefangen. Auf dem Flughafen in Brüssel fand man im Gepäck eines Mannes aus Thailand zwei asiatische Haubenadler. Diese Vögel waren mit dem H5N1-Vogelvirenstamm infiziert, woraufhin die Zollbeamten mit einem entsprechenden Antivirenmittel behandelt werden mussten. Auf der indonesischen Insel Java starben Tausende Vögel an dieser Vogelgrippe. Die Beamten warnten, dass noch viele tausend weiterer Fälle in ganz Asien ausgelöst werden könnten, wenn die Bevölkerung weiterhin die infizierten Vogelleichen einfach in die Flüsse warf. In Pakistan war man in großer Angst und das Land bereitete sich auf einen erneuten Ausbruch der Vogelgrippe vor. Wie bereits im Winter 2003 befürchtete man die erneute Verbreitung des Virus über Zugvögel.

Die erneuten Ausbrüche der Krankheit im Sommer und Herbst des Jahres 2004, ausgelöst durch den gleichen tödlichen H5N1-Stamm, zeigten, dass das Virus „in der Region endemisch geworden war." Beamte der Weltgesundheitsorganisation mussten zugeben: „Das Virus ist viel weiter verbreitet, als man zunächst angenommen hatte, und es wird daher schwieriger werden, es zu zerstören." Guan Yi, ein Mikrobiologe der Universität von Hongkong erklärte, dass das Virus sehr schnell mutiert ist und dass die Veränderungen so groß sind, dass es möglicherweise von Mensch zu Mensch übertragen werden könnte. „Es ist uns bereits bekannt, dass es Menschen töten kann."

Falls und wenn eine solche Übertragung von Mensch zu Mensch tatsächlich geschieht, „dann würde daraus eine Pandemie entstehen".

Am Ende des Jahres 2004 waren 200 Millionen Vögel vernichtet worden und man sprach von 42 bestätigten H5N1-Fällen beim Menschen, darunter 30 Todesfällen, hauptsächlich in Vietnam und Thailand. Experten auf dem Gebiet von Tierkrankheiten der Weltgesundheitsorganisation warnen, dass es wahrscheinlich „über viele Jahre hinweg nicht möglich sein wird, dieses Virus zu beseitigen."

2005

Das Jahr 2005 begann mit der Ankündigung des fünften unter Verdacht stehenden H5N1-Todesfalles in Vietnam. Die Ankündigung kam in dem Moment, als die Weltgesundheits-behörde bekannt gab, dass sie die Überwachung der Vogelgrippe und des SARS sowie anderer tödlicher Krankheiten in ganz Südostasien erheblich verschärfen würde. Die Gebiete, die am 26. Dezember 2004 vom Tsunami heimgesucht worden waren, würden besondere Aufmerksamkeit erhalten.

Insgesamt vierzehn Wissenschaftler der Seuchenkontrollbehörde in Atlanta und der Weltgesundheitsorganisation in Vietnam – alles Experten auf dem Gebiet der Epidemiologie trafen sich im Januar/Februar 2005 in Vietnam, um zu besprechen, wie man das Virus am besten bekämpfen könnte, das inzwischen in ganz Asien Fuß gefasst hatte und offenbar sehr hartnäckig war und das sich über die ganze Welt zu verbreiten drohte. Zu diesem Zeitpunkt war Vietnam das einzige Land, in dem Fälle von Vogelgrippe beim Menschen bestätigt worden waren. Die Weltgesundheitsorganisation hatte eindeutig den H5N1-Virenstamm bei fünf Menschen bestätigt – alle fünf verliefen tödlich. Was diese Experten erforschen mussten, war die entscheidende Frage, wie es dem H5N1-Stamm gelungen war, von Vögeln auf den Menschen überzuspringen.

Bis zu diesem Datum gab es keine *offiziell* bestätigten Fälle, in denen es erwiesen war, dass eine Übertragung von Mensch zu Mensch stattgefunden hat. Alle Gesundheitsbeamte, die an diesen Untersuchungen beteiligt waren, warnten jedoch davor, dass, wenn sich dieser Vogelgrippestamm mit einem gewöhnlichen menschlichen Stamm kombinieren sollte, als Ergebnis eine Mutation entstehen und dadurch eine Krankheit verursacht werden könnte, die sogar das SARS in den Schatten stellen würde – die Krankheit, die im Jahre 2003 weltweit 800 Menschen getötet hatte. Dr. Samuel Jutzi von der Welternährungsorganisation meinte zu einer Vogelgrippeepidemie, die außer Kontrolle geraten könnte: „Die Bedrohung ist real und die Gefahr ist sehr groß. Je länger das Virus im Geflügelproduktionssystem im Umlauf ist, desto größer die Wahrscheinlichkeit, dass es mit Menschen in Berührung kommt." Der Konsens unter den teilnehmenden Experten lautete: Sollte die zunehmende Bedrohung durch das H5N1-Virus nicht in Schach gehalten werden können, so wäre eine bevorstehende globale Pandemie unvermeidbar.

Man hatte gerade die Notwendigkeit eines schnellen und entschiedenen Handelns unterstrichen, als am letzten Tag der Konferenz von Beamten aus Vietnam bestätigt wurde, dass ein 21-jähriger Mann aus der nördlichen Provinz Thi Binh mit hohem Fieber, erschwerter Atmung, einer schweren Lungeninfektion und Leberversagen ins Bach Mai Krankenhaus in Hanoi eingeliefert worden war. Er reagierte positiv auf den gefürchteten H5N1-Virenstamm. Auch seine 14-jährige Schwester wurde auf das Virus getestet.

Im März 2005 gestand Nordkorea den ersten Ausbruch der Vogelgrippe und verkündete, dass Tausende Hühner geschlachtet worden seien, um eine weitere Verbreitung der Krankheit zu verhindern. Es wurde jedoch entschieden bestritten, dass die Krankheit in irgendeinem Fall auf den Menschen übergegriffen hatte. Im Laufe des Monats bestätigten Kambodscha und Vietnam jeweils einen neuen Todesfall aufgrund der nun in diese Länder neu eingedrungenen Krankheit.

In Erwartung der nächsten Grippesaison äußerte im April Nguyen Tan Dung, Vietnams stellvertretender Ministerpräsident gegenüber Beamten, die zu Besuch waren, dass kaum Hoffnung bestehen würde, dass die sich weiter über Südostasien ausbreitende Vogelgrippe vor 2007 unter Kontrolle gebracht werden könnte, wenn überhaupt. Vietnam war bis dahin am meisten betroffen, mit fast vierzig Todesfällen allein in den letzten eineinhalb Jahren – und fast wöchentlich wurde von neuen Fällen berichtet. Trotz einer noch nie da gewesene Massenvernichtung von Millionen Hühnern, Truthähnen und Gänsen in ganz Asien ist es nicht gelungen, die immer größer werdende Welle dieser Krankheit einzudämmen.

Im Mai 2005 versicherte China ganz schnell gegenüber Beamten der Weltgesundheitsorganisation, dass es dem Land in nahezu einem Jahr seit den ersten bestätigten Fällen gelungen war, den ersten Ausbruch der Vogelgrippe einzudämmen. Das Land drängte dann bald darauf, über drei Millionen Vögel in der westlichen Provinz Quinghai zu impfen, nachdem 1000 mit dem H5N1-Virus infizierte Zugvögel entdeckt worden waren. Unter den toten Vögeln waren Streifengänse, Lachmöwen und Kormorane. Der Zutritt zum Naturreservat des Lake Oinghai war verboten, weil dort die meisten Vögel gefunden worden waren. Der besorgniserregende Aspekt dieses Vorfalls ist die Tatsache, dass genau diese Vögel vorher relativ widerstandsfähig gegen das Virus waren, ein Hinweis für die Beamten, dass der H5N1-Vogelvirenstamm in seiner Virulenz zunahm und sehr bald „für immer mehr Spezies höchst pathogen sein würde". Shigeru Omu, der regionale Leiter der Weltgesundheitsorganisation im westlichen Pazifik äußerte sich weiter zu dieser Situation und meinte: „Alles ist möglich. Nach dem zu urteilen, wie sich das Virus bisher verhalten hat, kann es uns neue und unangenehme Überraschungen bereiten. Unsere Arbeit bleibt weiterhin vordringlich."

Indonesien war das siebte asiatische Land, das über einen Ausbruch der Krankheit unter der Vogelpopulation berichtete, und am 20. Juli 2005 wurden die ersten drei Todesfälle bei Menschen gemeldet. Der indonesische Gesundheitsminister, Siti Fadilah Supari, bestätigte, dass ein Vater und seine zwei jungen Töchter aus Jakarta infolge einer Infektion mit dem H5N1-Virus gestorben seien. Ebenfalls im Juli 2005 kam ein Bericht aus Moskau über den Tod Tausender Vögel in Sibirien aufgrund des gleichen Vogelgrippestammes. Während Beamte der russischen Regierung schon bald verkündeten, dass bisher noch über keine Ansteckung bei einem Menschen berichtet worden sei, so gaben sie dennoch zu, dass die Verbreitung des Virus bis nach Europa nahezu unvermeidbar schien. Viktor Maleyev, stellvertretender Leiter des Instituts für Epidemiologie des russischen Gesundheitsministeriums, meinte dazu: „Es ist sehr wahrscheinlich, dass die Vogelgrippe langsam westwärts ziehen wird. Was kann noch alles geschehen? Die Wucht der Infektion nimmt ständig zu."

Die wichtigsten Geflügelfarmen des Landes an der Westseite des Uralgebirges, das als Trennlinie zwischen dem asiatischen Russland und Europa gilt, wurden vorsichtshalber in Alarmbereitschaft gegenüber infizierten Zugvögeln gesetzt. Die Interfax-Nachrichtenagentur berichtete, dass Ende August 2005 bereits 60 Hühner in Oktyabrskoye, einem Dorf im Ural, gestorben seien. Die russischen Behörden sind beunruhigt, dass mit der Wanderung der Wasservögel, die normalerweise im September/Oktober beginnt, die Wahrscheinlichkeit, dass sich das Virus verbreitet, stark zunehmen wird. Das ist die Zeit, wenn die Vögel in Sibirien ihre Reise in wärmere Klimaregionen antreten, am Vogal-Fluss entlang und zum Schwarzen Meer und von da weiter nach Südeuropa. Wie hilflos und verzweifelt die Geflügelzüchter waren, zeigt der Bericht einer Geflügelfirma in der westsibirischen Provinz Orenburg, in dem erklärt wurde, dass man darauf vorbereitet war, jeden Zugvogel, der am Himmel auftauchte, einfach abzuschießen.

Die Vogelgrippe in den Vereinigten Staaten

Die Geflügelindustrie war schon immer mit der ständigen Bedrohung durch die Vogelgrippe sowie auch bakterieller Erkrankungen unter den heimischen Vogelschwärmen konfrontiert. Das ist auch der Grund, warum die Verabreichung von Antibiotika an diese Vögel so weit verbreitet ist. Außerhalb der Lebendgeflügelindustrie ist nur wenig darüber bekannt, dass mehrere Staaten im Osten, darunter Pennsylvania, Virginia und New Jersey in den letzten Jahren Ausbrüche der Vogelgrippe verzeichnen mussten, die sehr hohe Kosten verursacht haben. Sowohl Pennsylvania als auch New Jersey verloren während der Grippeausbrüche in den 80iger Jahren Millionen Hühner. Mehrere Staaten im Osten waren in den Jahren 2001 und 2002 gezwungen, mehr als 4,7 Millionen Hühner während einer Epidemie in Virginia und 170.000 Hühner während einer Epidemie in Pennsylvania zu vernichten. Aber auch wenn der Ausbruch einer Vogelgrippe eine ganze Geflügelschar dezimieren kann, so wurden doch bisher außerhalb Asiens keine Stämme gefunden, die dem tödlichen H5N1-Vogelgrippevirus ähnlich waren, welcher gezeigt hat, dass er in der Lage ist, sowohl Menschen als auch andere Vögel zu infizieren.

Im Februar 2004 bestätigte das Landwirtschaftsministerium von Pennsylvania den Ausbruch der Vogelgrippe auf einer Hühnerfarm im Bezirk Lancaster. Der Landwirtschaftsminister Dennis Wolff versicherte jedoch schnellstens, dass es sich hier um den H2N2-Stamm und nicht um den H2N1-Stamm handeln würde. Eine andere Variante des H7N2-Stammes fand man auf zwei Hühnerfarmen in Delaware sowie auch auf Lebendgeflügelmärkten in New Jersey. Auch wenn es sich bei diesen Stämmen nicht um das gefürchtete H5N1-Virus handelte, welches gezeigt hatte, dass es in der Lage ist, auf Menschen überzuspringen, so bedeuten diese Ausbrüche der Vogelgrippe doch eine direkte Bedrohung für die gesamte Geflügelindustrie, und sie zeigen auch, wie leicht und wie schnell der tödlichere H5N1-Stamm über viele Hühnerfarmen hinwegfegen könnte. Michael Scuse, der Landwirtschaftsminister von Delaware, meinte dazu: „Wir haben es hier mit einer sehr, sehr ernsten Angelegenheit zu tun. Es steht eine Milliarden-Dollar-Industrie auf dem Spiel."

Obwohl die Beamten schnell reagierten und Quarantäne-maßnahmen für 80 Hühnerfarmen in einem Umkreis von sechs Meilen um die beiden infizierten Farmen in Delaware einleiteten, verhängten sofort sieben Nationen, darunter einige der größten Exportkunden Amerikas, ein Verbot auf die Einfuhr von Geflügel aus den USA. Der jährliche Geflügelexport der Vereinigten Staaten beläuft sich auf über 107 Milliarden Dollar, wobei Russland, China und Japan die größten Abnehmer sind. Auch die Russen, die im Jahr 2003 fast ein Viertel aller Geflügelexporte aus den USA abgenommen hatten, verhängten ein vorübergehendes Verbot auf Geflügel aus Texas, nachdem ein Labor in Ames, Iowa den Vogelvirenstamm H5N2 in einer Geflügelzuchtanlage mit 7000 Tieren in Gonzales, Texas identifiziert hatte. So wurde Texas innerhalb von zwei Wochen zum vierten US-Staat, in dem im Winter 2004 Fälle von Vogelgrippe bestätigt worden waren. Da die Vogelgrippe unter Geflügel so hoch ansteckend ist, mussten alle 7000 Vögel geschlachtet werden, um die Verbreitung des Virus zu stoppen. Darüber hinaus wurde die betroffene Farm im Gonzales County abgeriegelt, und alle Züchter in der Region wurden gewarnt, „aufmerksam zu sein und ihre Reifen und Schuhe zu desinfizieren sowie alle unnötigen Fahrten zu und von ihren Farmen zu vermeiden.“

Gegen Ende Mai 2004 ordnete ein anderer großer Geflügelbetrieb, der Pilgrim's Pride in Pittsburgh, der zweitgrößte Geflügelzüchter in den Vereinigten Staaten und Mexiko, die Vernichtung von 24.000 Hühnern an, nachdem das Virus auf einer Geflügelfarm im Osten von Texas entdeckt worden war, einer Farm, die normalerweise die großen Geflügelbetriebe beliefert.

Eine solche konsequente Wachsamkeit ist notwendig, obwohl diese in den USA aufgetretenen Vogelviren nicht direkt mit dem tödlichen H5N1-Virus in Asien verwandt sind, auch wenn sie zugegebenermaßen ein „höchst pathogener“ Stamm für Vögel sind, und nun zum ersten Mal innerhalb von 20 Jahren ein tödlicher Stamm der Vogelgrippe in den Vereinigten Staaten aufgetreten ist. Nicht nur die Märkte in Asien, auf denen *lebendes* Geflügel verkauft wird, stellen eine Gefahr für Verseuchung und Ansteckung dar. Tatsächlich züchtet die Farm in Gonzales, Texas, genau wie viele andere Geflügelfarmen in den USA, Hühner für die Märkte in Houston und anderen amerikanischen Städten, auf denen lebendes Geflügel verkauft wird. Die Beamten glaubten, dass der verseuchte Zuchtbetrieb möglicherweise das Virus auf einem dieser Märkte eingefangen hat, wo auch lebende Enten verkauft werden, die gewöhnlich Träger des Vogelgrippevirus sind. Diese Situation ist sehr besorgniserregend wegen der großen Wahrscheinlichkeit, dass eines dieser Viren, genau wie das H5N1, wenn es nicht unter Kontrolle gehalten wird, zu einer tödlicheren Variante mutieren könnte, die dann auch auf den Menschen überspringen könnte.

Wie weit kann dieses Virus springen?

So zerstörerisch dieses Virus für die Hühner- und Entenpopulation überall auf der Welt auch war, viel größer ist die Angst vor den immer deutlicher werdenden Anzeichen, dass dieses Grippevirus die bemerkenswerte Fähigkeit hat, auf andere Vogel- und Tierarten und im Besonderen auf Säugetiere überzuspringen. Nachdem ein Land nach dem anderen große Verwüstungen ihrer Geflügelscharen hinnehmen mussten, hat dieses tödliche Virus heimlich auch andere Spezies in den ursprünglich betroffenen Gebieten befallen. In den ersten Monaten des Jahres 2005 starben Reiher in Kambodscha, Kraniche in Thailand, Fasane in Taiwan, alle fielen der H5N1-Vogelgrippe zum Opfer. China berichtete von einem rätselhaften Vorfall. Finken fielen einfach tot vom Himmel. Und Dorfbewohner auf der Insel Bali versuchten, die Bedrohung durch die Viren abzuwehren, indem sie Tausende von Vögeln mit ‚Weihwasser' besprühten und sie dann anzündeten.

Der thailändische Minister für natürliche Ressourcen und Umwelt, Rrapat Panyachatraksa. gab am Freitag, 15. Februar 2004 bekannt, dass durch

Tests nachgewiesen worden war, dass am 27. Januar im Khao Khiew Zoo in der Provinz Chonburi, 45 Meilen südlcih von Bangkok, ein Nebelparder an der Vogelgrippe gestorben sei. Aus Angst vor einer Verbreitung der Vogelgrippe erachtete es ein Zoo im Norden von Thailand als notwendig, zwei Pandabären von den Hühnern zu isolieren, die normalerweise frei in der Nähe des Pandageheges herumlaufen durften. Ein Zoo in Kambodscha schloss hastig den kompletten Vogelbereich, nachdem 56 wilde Vögel und über 400 Papageien auf geheimnisvolle Weise einfach tot umgefallen waren. Im darauf folgenden Oktober starben 23 Tiger an der Vogelgrippe, woraufhin die Zooangestellten die Aussonderung weiterer 40 kranker Tiger veranlassten, um die Verbreitung des Virus aufzuhalten. Man nimmt an, dass die Tiger gestorben sind, weil man sie mit rohen Hühnerknochen gefüttert hatte.

Berichten von holländischen Forschern zufolge können gewöhnliche Hauskatzen nicht nur selbst an der tödlichen Vogelgrippe erkranken, sondern diese auch „ganz leicht" auf andere Katzenarten übertragen. Das hat für ziemliche Aufregung gesorgt, da man lange angenommen hatte, dass Hauskatzen resistent gegenüber der Grippe vom Virustyp A seien. Diese Feststellung lässt weitere wichtige Fragen in Bezug auf Haustiere im Falle einer Pandemie aufkommen. Bisher wurden Katzen nicht mit der Verbreitung der Vogelgrippe auf Menschen in Verbindung gebracht. Die Weltgesundheitsorganisation hat trotzdem auf eine wissenschaftliche Untersuchung von Hauskatzen und anderen Säugetieren, einschließlich Hunden, gedrängt, um festzustellen, ob sie Träger des Virus sein könnten. Diese Forschung an Katzen hat große Besorgnis ausgelöst, weil hier deutlich wird, dass das Vogelvirus die Fähigkeit hat, sich an andere Säugetiere anzupassen. „Die Chance nimmt zu, dass Menschen infiziert werden könnten, und zwar von Säugetieren," meint Dr. Nancy Cox von der Seuchenkontrollbehörde. Im Winter 2003 meldeten thailändische Tierärzte den Tod von drei Hauskatzen aufgrund des H5N1-Virus.

Eine weitere Katzenart wurde zum Opfer der Vogelgrippe, als drei Zibet-katzen, die in einem Nationalpark in Vietnam in Gefangenschaft geboren wurden, im Juni 2005 am H5N1-Grippevirus starben. Auch wenn diese Katzenart nur entfernt mit der gewöhnlichen Hauskatze verwandt ist, be-merkten Angestellte des Zoos: „Das ist ein weiteres Beispiel dafür, wie ge-fährlich dieses Ding ist." Peter Horby, der Epidemiologe der Weltgesund-heitsorganisation in Hanoi, meinte: „Das Interessante ist, dass es eine neue Spezies ist. Es sorgt immer wieder für Überraschungen."

Die größten Sorgen im Zusammenhang mit der möglichen Übertragung von Vogelviren auf Säugetiere macht man sich bei Schweinen. Es war lan-ge bekannt, dass Schweine als eine Art Kanal oder „Mischkammer" für neue Grippestämme agieren können. Das heißt, zunächst werden die neuen Stämme vor allem durch Wasservögel verbreitet, die daraufhin von Schweinen aufgenommen werden. Schweine können gleichzeitig sowohl mit menschlichen Stämmen als auch mit Vogelgrippestämmen infiziert werden. Die daraus entstehenden Viren mischen sich dann im Schwein, wodurch ein vollkommen neuer Virenstamm entstehen kann, gegenüber dem die Menschen wenig oder gar keine Immunität besitzen. Im Sommer 2004 berichtete die Weltgesundheitsorganisation, dass auf mehreren Far-men in China ein tödlicher Grippevirenstamm unter Schweinen entdeckt worden war. Obwohl sie es früher bestritten hatten, gaben die Chinesen schließlich zu, dass es tatsächlich schon 2002, und noch einmal in den Jah-ren 2003 und 2004, ein paar wenige Fälle der tödlichen H5N1-Vogelgrippe unter der chinesischen Schweinepopulation gegeben hat! Diese Entde-ckung lässt die Besorgnis aufkommen, dass das Virus dadurch noch einen Schritt weitergehen könnte in Richtung auf eine mögliche tödliche Ge-fahr für die Menschheit. Jedes Jahr steigen die Anzeichen, dass die Anste-ckungsgefahr für die Vogelgrippe beim Menschen zunimmt, und Forscher glauben, dass es nur eine Frage der Zeit ist, bis wann sich das Virus soweit angepasst haben wird, dass es in der Lage ist, sich ganz einfach unter den Menschen zu verbreiten.

Ein Forschungsteam berichtete in der Zeitschrift *Proceedings of the National Academy of Sciences*, Ausgabe Juni 2006: „Unsere Ergebnisse zeigen, dass die H5N1-Viren, während sie sich unter domestizierten Enten verbreiteten, allmählich jene Eigenschaften entwickelten, die sie auch für Mäuse tödlich werden ließ."

Mögliche Ursache der H5N1-Vogelgrippe

Obwohl es mehrere Stämme der Vogelgrippe gibt, die von Zeit zu Zeit überall auf der Erde wieder auftauchen, ist das H5N1 die wirkliche „Typhus-Mary" aller Vogelgrippearten. Dieses Virus löst unter den Virologen auf der ganzen Welt die größte Angst aus. Es wird von der Seuchenkontrollbehörde und der Weltgesundheitsorganisation ständig überwacht. Dieses Virus ist das einzige, dem man es zutraut, dass es eine weltweite Pandemie auslösen könnte, die an die berüchtigte Spanische Grippe von 1918 herankommen würde. Von diesem Virus dachte man, dass es nur bei Vögeln vorkommt – das heißt, bis 1997, als ein Junge in Hongkong an einem höchst pathogenen Stamm des H5N1-Virus starb. Man nahm an, dass er direkt von einer infizierten Ente angesteckt worden war. Aufgrund dieses alarmierenden Ereignisses wurde sofort das Abschlachten der gesamten Geflügelpopulation Hongkongs angeordnet.

Auch wenn diese extreme Handlungsweise erfolgreich war, insofern, dass eine gefährliche Kettenreaktion unterbrochen werden konnte, so konnte das Virus trotzdem nicht ein für alle Mal ausgerottet werden. Seit diesem bedeutsamen Fall im Jahre 1997 startete ein Land nach dem anderen in Asien den Kampf gegen die inzwischen berüchtigt gewordene H5N1-Vogelgrippe. Im Februar 2005 berichteten vietnamesische Beamte, dass der letzte Ausbruch der Vogelgrippe nun am Abklingen war – nachdem nun der neunte Todesfall durch die Vogelgrippe innerhalb zwei Monaten bekannt geworden war. Trotz verstärkter Bemühungen in ganz Asien und der Vernichtung von über

100 Millionen Hühner, Enten und Gänse warnte der Vertreter der Welternährungsorganisation, Anton Rychener, davor, dass das Virus wahrscheinlich nicht so leicht auszurotten sei. „Was in diesem Jahr (2005) geschieht, ist nicht ein Ausbruch der Krankheit," warnte er. „Es ist das epidemische Wiedererscheinen einer Krankheit, die wir nicht loswerden." Die logischste Frage lautet also: Was hat diese erschreckende Situation in erster Linie ausgelöst? Welche Veränderung in der Ökologie Asiens ist möglicherweise dafür verantwortlich, dass dieses bis dahin für unmöglich gehaltene Überspringen eines Virus von Vögeln direkt auf Menschen möglich geworden ist, wodurch diese entsetzliche virale Bedrohung ausgelöst worden ist.

Eine beunruhigende Bekanntgabe im Sommer 2005 könnte einen Hinweis auf diese Ursache geben. Am 20. Juni 2005 bat die Weltgesundheitsorganisation (WHO) China formell „um Erklärung eines neueren Berichts, in dem ausgesagt wird, dass die Behörden den wahllosen Einsatz antiviraler Medikamente bei Geflügel gefördert haben sollen, die *möglicherweise* zu einer Resistenz gegenüber dem H5N1- Vogelgrippestamm geführt haben könnten." Offensichtlich haben chinesische Bauern seit den späten 90iger Jahren ihrem Geflügel überall mit dem Trinkwasser das antivirale Medikament Amantadin verabreicht, um so einen Ausbruch der Vogelgrippe zu unterdrücken. Roy Wadia, Sprecher der WHO warnte: „Jeder Missbrauch von Medikamenten, und in erster Linie von antiviralen Medikamenten, die wichtigsten Mittel im Kampf gegen Pandemien, wäre in der Tat eine unbefriedigende Handlungsweise." Später im selben Monat warnte die Welternährungsorganisation der Vereinten Nationen (FAO) China mit aller Deutlichkeit, dass mit ernsthaften Konsequenzen für alle asiatischen Ländern zu rechnen ist, wenn sie den Missbrauch dieses als wirksam erachteten Medikaments gegen die Vogelgrippe, das nur für den Einsatz beim Menschen gedacht ist, nicht einstellen. Der Vertreter der Welternährungsorganisation in China, Noureddin Mona, meinte dazu: „Wenn Geflügelbauern weiterhin mit Amantadin versorgt werden und das Virus in Vögeln resistent wird, so wird dieses Medikament in Zukunft beim Menschen keine Wirkung gegen die Vogelgrippe mehr zeigen."

Aufgrund dieser verwunderlichen und verwerflichen ungeprüften Handlungsweise asiatischer Bauern scheint diese Situation leider schon Realität geworden zu sein. Laboratorien in den Vereinigten Staaten, Hongkong und England führten eifrig Tests durch, um über die Empfindlichkeit des H5N1-Stammes gegenüber verschiedenen antiviralen Medikamenten Aufschluss zu bekommen, und bisher sind die Ergebnisse nicht sehr ermutigend. Erste genetische Tests zeigen, dass die Antigrippemittel, nämlich Amantadin (Symmetrel) und Rimantadin (Flumadiine) auf eine Resistenz bei H5N1 hindeuten. Und das zu einem Zeitpunkt, als Vietnam gerade verkündete, dass Hühner im Süden des Landes mit dem Grippestamm infiziert worden waren, und als Indonesien den ersten Fall von H5N1-Vogelgrippe beim Menschen bestätigt hatte.

Es ist kein Geheimnis, dass Geflügelzüchter auf der ganzen Welt routinemäßig dem Futter Antibiotika beigemischt haben, um auf diese Weise bakterielle Erkrankungen bei ihren Tieren unter Kontrolle zu halten. Auch werden die Vögel routinemäßig gegen verschiedene Vogelviren geimpft, und das, obwohl erfahrene Virologen davor warnen, dass „solche Impfungen – die durchgeführt werden, in der Hoffnung, damit die Existenzgrundlage der Züchter zu sichern – zumindest theoretisch die Gefahr von Mutationen erhöhen könnten, die dann zu erwarten sind, wenn es dem Virus gelingen sollte, gegen den Impfstoff resistent zu werden." Sollte der Einsatz der relativ neuen Antivirenmedikamente durch asiatische Züchter, in Kombination mit Antibiotika und Impfstoffen sich schließlich als „Ground Zero" der tödlichen H5N1-Vogelgrippe herausstellen, so wird die ganze Welt in der Tat vor einem großen medizinischen Problem stehen. Es kann sich jeder vorstellen, welche möglichen Konsequenzen durch die fortgesetzte „medizinische Manscherei" mit der bakteriellen und viralen Umgebung der Vogel- und Säugetierspezies zu erwarten sind.

Nur zwei Monate vor Herausgabe obigen Berichts verkündete ein Artikel in der Washington Post, dass Muster eines sehr gefährlichen Vogelvirenstammes, des Stammes, der die Asiatische Grippepandemie von 1957 ausgelöst hatte, versehentlich an Tausende Laboratorien in den Vereinigten Staaten und auf der ganzen Welt verschickt worden waren. Zwischen 1957 und 1958 hatte dieses Virus (ein H2N2-Stamm) weltweit zwischen vier und fünf Millionen Menschen getötet, darunter 70.000 alleine in den Vereinigten Staaten. Da dieser besondere Stamm nicht in den Grippeimpfungen, die seit jener Pandemie durchgeführt wurden, eingeschlossen war, hatte jeder, der nach diesem Zeitpunkt geboren wurde, nur ganz wenig oder gar keine Immunität gegenüber diesem Stamm. Aus diesem Grund, und auch weil dieses Virus leicht von Mensch zu Mensch übertragen wird, besteht durchaus die Möglichkeit, dass sich ein Mitarbeiter eines Labors anstecken und eine erneute tödliche Pandemie *dieses Virus* in Gang setzen könnte, ganz zu schweigen von der jetzt gegebenen Möglichkeit, tödliche Grippeviren als biologische Waffen einzusetzen. Die Behörden waren äußerst verblüfft darüber, wie man einen solchen gefährlichen Stamm zu Testzwecken einsetzen konnte.

Dieser grobe Patzer ereignete sich, als eine private Einrichtung, die Meridian Bioscience Inc. in Cincinnati, Ohio, eine Auswahl an Virenmuster an fast 5000 Labors auf der ganzen Welt schickte, um deren Kenntnisse zu testen. Einige Sätze wurden sogar an die Praxen ausgewählter Ärzte verschickt, alles zum Zweck der Qualitätskontrolle, die routinemäßig vom College of American Pathologists durchgeführt wird. Zusätzlich zu den 2750 Labors in den Vereinigten Staaten, die diese Muster erhielten, gingen ebenfalls Sendungen an Labors in Kanada, Brasilien, Frankreich, Deutschland, Japan, Belgien, Bermudas, Chile, Hongkong, Israel, Italien, Libanon, Mexiko, Südkorea, Saudi Arabien, Singapur und Taiwan. Obwohl die Angestellten der Seuchenkontrollbehörde, der Weltgesundheitsorganisation und des Gesundheitsministeriums sofort reagierten und die Labors aufforderten, sämtliche Muster dieser potentiellen Killerviren sofort zu vernichten, mussten sie dennoch zugeben, dass sie nicht sicher waren, mit wie vielen Muster sie es hier tatsächlich zu tun hatten, sie waren aber „relativ zuversichtlich", dass die meisten Muster im Endeffekt zerstört werden würden.

Ein sehr beunruhigender Aspekt dieses ganzen Debakels ist die Tatsache, dass es viele Monate dauerte, bis den Beamten klar wurde, dass diese Mustersätze über die ganze Welt verschickt worden waren. Aufgrund dieser Tatsache war es umso schwieriger, alle Muster ausfindig zu machen. Außerdem erklärten die Labors im Libanon und in Mexiko, nachdem sie benachrichtigt worden waren, dass sie „die Muster nie erhalten hätten", und das, obwohl sie auf der offiziellen Verteilerliste standen.

Anzeichen und Symptome

Am 11. Januar 2005 besuchte Nguyen Thanh Hung, zusammen mit anderen Familienmitgliedern, die Beerdigung seines Bruders in seiner Heimat Thai Binh, etwa 60 Meilen von der Hauptstadt Hanoi, Vietnam entfernt. Hungs Bruder war in ein Koma gefallen und vor ein paar Tagen nachweislich an der Vogelgrippe gestorben. Innerhalb zwei Tagen stellte sich bei Hung ebenfalls leichtes Fieber ein, und da sich sein Zustand rasch verschlechterte, nahm er medizinische Hilfe in Anspruch, und erhielt die Bestätigung, dass sowohl er selbst als auch sein Bruder mit dem tödlichen H5N1-Vogelvirenstamm infiziert worden waren. Dieses Virus hatte bereits neun Menschen in Vietnam innerhalb weniger Wochen getötet.

Da man keine wirksame Behandlung oder Impfung zur Verfügung hatte, und da etwa 70 Prozent der Betroffenen der Krankheit erliegen, konnten die Ärzte nur hilflos zusehen, wie das Fieber bei Hung in die Höhe schoss und ganze drei Tage lang zwischen ca. 39 und 41° C lag. Dabei litt er unter einem unstillbaren Durst, und auch wenn er fast 10 l Wasser pro Tag zu sich nahm, ging das Fieber nicht zurück. „Arme und Beine taten ihm weh, und die Schmerzen schossen durch seine Gelenke und Muskeln. Sein Herz schlug immer schneller und sein Sehvermögen wurde verschwommen, der Raum um ihn schien abwechselnd kleiner und größer zu werden." Wie eine Röntgenaufnahme seiner rechten Lunge zeigte, verbreitete sich das

Virus äußerst schnell. Mühselig kämpfte er um Luft, musste aber merkwürdigerweise nie husten.

Man nimmt an, dass sich beide Brüder das Virus bei einem Familientreffen eingefangen hatten, wo sie rohe Entenblutwurst verspeist hatten, eine Delikatesse in ihrem Heimatland. Nguyen Thanh wurde schließlich wieder gesund – sein Bruder jedoch nicht.

Inkubationszeit und erste Anzeichen

Die Inkubationszeit bei Vogelgrippe scheint irgendwo zwischen einem und fünf Tagen nach dem Kontakt mit dem Virus zu liegen. Die ersten Anzeichen sind häufig leichtes Fieber und/oder eine leichte Augenentzündung – Konjunktivitis, häufig auch einfach „rote Augen" genannt. Während einer Grippesaison sollten diese Anzeichen nie auf die leichte Schulter genommen werden, und es sollte eine sofortige homöopathische und ernährungsmäßige Unterstützung angeordnet werden, z. B. sind Aconit, Ferrum phosphoricum und Belladonna im Anfangsstadium von fieberhaften Zuständen angezeigt – Ferr. phosphoricum vor allem dann, wenn außer Fieber keine weiteren Symptome vorliegen.

Bei einer gewöhnlichen Grippe ist eine Konjunktivitis eher selten zu finden, beim H5N1-Virus hingegen scheint dieses Symptom sehr ausgeprägt zu sein, es sollte daher sehr ernst genommen werden, wenn es zu Beginn einer Grippe beobachtet wird. *Die schnellen Schlüsselmerkmale* unter *Augensymptome sind vorherrschend* können in solchen Fällen ein große Hilfe sein.

Wenn diese beiden frühen Symptome während einer neuen Grippesaison und vor allem während einer Grippepandemie auftreten, dann ist höchster Alarm angesagt, viel häufiger können aber auch die gewöhnlicheren

Symptome einer herkömmlichen Grippe die einzigen *ersten* Anzeichen der Vogelgrippe sein.

Als gewöhnliche Grippesymptome können auftreten

Unwohlsein

Halsentzündung

Muskelschmerzen

Husten

Schnupfen

Niesen

Kopfschmerzen

Fieber

Schüttelfrost

Durchfall

Ernsthafte Symptome, auf die man bei Kleinkindern achten sollte

Ablehnung von Nahrung und/oder Wasser

Dehydration (das Kind hat nicht mindestens zweimal innerhalb 24 Stunden Wasser gelassen)

Schwerfällige – nicht notwendigerweise schnelle – Atmung (die Rippen werden beim Einatmen nach innen gezogen oder die Nasenlöcher blähen sich auf)

Fortschreitende ernsthafte Symptome

Anhaltende extreme Erschöpfung
Benommenheit oder Schwindel
Anhaltendes *hohes* Fieber
Extremer, unstillbarer Durst
Erschwerte Atmung
Schneller Herzschlag
Erbrechen von Blut

Laborbefunde

In allen ernsten Fällen gehörten zu den auffallenden Befunden der Labors Leukozytopenie, Lymphopenie und Thrombozytopenie.

Bestätigung der Ergebnisse aufgrund von Virenkulturen oder der RNA-abhängigen DNS-Polymerase-Kettenreaktion mit für H5- und N1- spezifischen Primern.

Temperatur – 38,5° bis 40.0°C (101,3° bis 104,0°F)

Ungewöhnliche hohe Serumkonzentrationen von Chemokinen (z. B. Interferoninduziertes Protein 10 [IP-10] und Monokine, induziert durch Interferon-Gamma [MIG].

Pneumonitis und Versagen mehrerer Organe.

Komplikationen

Allein in den Vereinigten Staaten kann die durchschnittliche Sterberate pro Jahr aufgrund der Grippe 50.000 erreichen. Die Opfer sterben jedoch selten am Grippevirus selbst. Das Grippevirus schwächt zunächst das Immunsystem so sehr, dass der Körper irgendwann für andere tödliche virale oder bakterielle Infektionen empfänglich wird – normalerweise für die böse Stiefschwester der Grippe, die Lungenentzündung. In der Tat vertreten Experten auf dem Gebiet infektiöser Krankheiten die Ansicht, dass die Grippe selbst „bei sonst gesunden Menschen keine verhängnisvolle Krankheit mehr" sein sollte. Ausschlaggebend ist in diesem Satz die Aussage „bei sonst gesunden Menschen". Traurige Tatsache ist, dass nach über 25 Jahren rücksichtslosem und unverantwortlichem Einsatz von Antibiotika im Gesundheitswesen, wie auch in der Nahrungskette, das Immunsystem der gesamten Weltbevölkerung nicht mehr das ist, was es einmal war. Das zeigt sich zweifellos darin, dass sich die Krankenhauseinweisungen aufgrund der Grippe in den letzten beiden Jahrzehnten fast vervierfacht haben – auf 200.000 pro Jahr.

Schnelles und effektives Handeln ist zwingend notwendig, um lebensbedrohliche Komplikationen, besonders in Zusammenhang mit dieser Grippe zu vermeiden, wie zum Beispiel eine virale Lungenentzündung oder ein akutes Atemnotsyndrom. Ein solcher Zustand stellt sich ein, wenn sich die Lungenalveolen statt mit Luft mit Flüssigkeit füllen, wodurch die Atmung mühsam und extrem erschwert wird. Wenn sich ein solcher Zustand entwickelt, dann sollten sie sofort die Informationen im Abschnitt über die Komplikationen bei Grippe und die empfohlenen medizinischen Möglichkeiten zu Rate ziehen.

Vorbeugung

Eine der wirksamsten Vorbeugemaßnahmen bei Grippe oder Atemwegsentzündungen jeglicher Art und doch gleichzeitig eine der am meisten vernachlässigten ist ganz einfach Händewaschen. Damit ist nicht gemeint, einfach nur die Hände über die Seife zu streichen und sie schnell unter dem Wasser abzuspülen. Es heißt eher, ‚stellen Sie sich vor, sie reiben die Hände und führen damit eine Operation aus.' Oder anders ausgedrückt, stellen Sie sicher, dass das Virus hinuntergespült wird und sich nicht in Ihrer oder der Nase eines Mitmenschen einnisten kann! Bringen Sie Kindern bei, dass sie sich die Hände so lange waschen sollen, bis sie das Lied ‚ABC' gesungen haben. Da jedoch die meisten Menschen ihre Hände einfach nicht gründlich genug waschen – sie in der Tat häufig überhaupt nicht waschen – ist die zweitwichtigste Maßnahme, das Händeschütteln während der gefährlichen Zeit zu vermeiden. Einige Virologen (und diese sollten es sicher wissen) weigern sich grundsätzlich, während der kalten Jahreszeit und in der Grippesaison anderen Menschen die Hand zu geben. Während einer Vogelgrippeepidemie sollten Sie nicht warten, bis solche Maßnahmen gesetzlich angeordnet werden, wie es während der Spanischen Grippe von 1918-1919 der Fall war. Wenn es einmal nicht möglich ist, sich sofort die Hände zu waschen, so können Sie auch auf Desinfektionsmittel für die Hände auf Alkoholbasis zurückgreifen.

Man sollte wissen, dass die meisten Grippeviren von einem infizierten Körper verteilt werden, sobald sich das allererste Krankheitsanzeichen bemerkbar macht – häufig sogar bevor überhaupt irgendwelche Anzeichen zu erkennen sind – das kann ein allgemeines Unwohlsein, leichtes Fieber oder ein trockener, kratzender Hals sein. Und wenn Ihr Arbeitskollege – der fest entschlossen ist durchzuhalten – mit roten, wässrigen Augen anfängt, in Ihre Richtung zu husten oder zu niesen, dann entfernen Sie sich, bleiben Sie nicht einmal auf *Sprech*-Abstand, da Tröpfchen, die mit Viren gesättigt sind, sich über viel größere Distanzen durch die Luft bewegen können, als Sie es ahnen würden. Haben Sie schon einmal in einem Film oder einer Fernsehsendung beobachten können, wie weit sich der Atemnebel der Schauspieler in der winterlichen Luft ausbreitet? Und dabei reden die Betreffenden hier einfach nur!

Das Grippevirus kann, egal auf welcher Oberfläche, stundenlang überleben – auf Türklinken, Tastaturen, Telefonen, Papiertaschentüchern und natürlich an den Händen. Man sollte daher vermeiden, in die Hände zu husten oder zu niesen. Verwenden Sie ein Papiertaschentuch und werfen Sie es dann sofort weg (diese Tücher sind wirklich billig, man braucht nicht daran zu sparen) oder niesen/husten Sie in Ihren Ärmel oder die Armbeuge. Fassen Sie sich nicht an die Augen, die Nase oder den Mund und teilen Sie keine Trinkflaschen oder Handtücher mit anderen Personen.

In einer Pressemitteilung vom 21. Juli 2005 wurde berichtet, dass man das Vogelgrippevirus in gefrorenem, verarbeitetem Entenfleisch gefunden hatte, das zur Konsumierung durch Menschen im Jahre 2003 von China nach Japan versandt worden war. Die Weltgesundheitsbehörde gab zu, dass dies nicht das erste Mal war, dass das Virus in verarbeitetem Geflügelfleisch gefunden wurde. 2001 wurde infiziertes Entenfleisch von Südkorea nach China importiert. Wie der Fachbereich zur Krankheitsbekämpfung der Hokkaido Universität in Sapporo, Japan, bekannt gab, konnten häufig H9N2-Grippeviren aus Hähnchenfleisch und Knochenmark isoliert werden, das von China nach Japan importiert worden war. Die Weltgesundheitsorganisation erklärte dazu, dies würde die Stärke und Hartnäckigkeit des Virus im gesamten Geflügelbestand Asiens zeigen. Bob Dietz, ein Sprecher der Weltgesundheitsorganisation im Westpazifikraum, äußerte sich zu diesen Erkenntnissen: „Dies ist ein Hinweis dafür, dass H5N1-Viren in vielerlei Geflügelarten über ganz Asien verbreitet sind. Wir wissen, dass dieses Virus so hartnäckig und aggressiv ist, dass es überall leicht überleben kann." Man sollte daher vorsichtig sein und importierte gefrorene Enten oder anderes Geflügel sowie auch Nahrungsmittel, die rohe oder nicht durchgegarte Eier enthalten, vermeiden. Dazu gehören (lesen Sie den Aufdruck) Mayonnaise, Sauce Hollandaise, Dressing für Caesar Salad und hausgemachtes Eis.

Besonders vorsichtig sollten Sie bei der Zubereitung von Geflügel sein, da dieses ebenfalls Träger von schädlichen Bakterien, wie zum Beispiel Salmonellen, sein kann. Daher sollten Sie, nachdem Sie das Geflügel vorbereitet haben, nicht nur Ihre Hände waschen, sondern auch alle Gegenstände, die mit dem Geflügel in Berührung gekommen sind, wie Schneidbretter, Arbeitsfläche und Küchengeräte, mit Seife und heißem Wasser reinigen. Hitze zerstört das Virus, erhitzen Sie also Geflügel immer auf eine Innentemperatur von 82°C und so lange, bis es durchgegart ist.

Unterstützung des Immunsystems

Die Grippe, besonders die bösartige Variante vom Typ A, bezeichnet man als „die Sturmtruppen einer Krankheit". Würde man eine Infektion mit der Kraft von Benzin vergleichen, so wäre eine gewöhnliche Erkältung mit Normalbenzin gleichzusetzen, die Grippe entspräche dem Superbenzin", wie es Virenspezialisten formulieren. Es wäre wirklich töricht zu glauben, dass man diesen gefährlichen, furchterregenden Feind mit einem schwachen und kümmerlichen Immunsystem besiegen könnte. Was geschieht, wenn Ihr Immunsystem nicht ganz in Ordnung ist? Dann werden Sie beim ersten Angriff eines Erregers ins Wanken geraten. Und seien Sie vorgewarnt, beim H5N1-Vogelgrippevirus handelt es sich nicht einfach um irgendeine Infektion.

Ihr Immunsystem ist die einzige „Armee", die Ihnen zur Verfügung steht, um Infektionen zu bekämpfen. Werfen Sie einmal einen Blick darauf. Es ist wahrhaft eine Armee – gebildet aus Organen, Zellen und eigenen, hoch entwickelten Sturmtruppen. Diese Armee erteilt den T- und B-Lymphozyten den Befehl ‚suche und zerstöre', und diese ermitteln dann die Fremdkörper und „fressen sie" buchstäblich auf. Was können Sie tun, um Ihr Immunsystem zu unterstützen? Der allgemein empfohlene Ratschlag, „ernähren Sie sich gesund" ist so unbestimmt, dass er von den meisten vollkommen ignoriert wird, weil „gesunde Ernährung" für jeden etwas anderes beinhaltet. Wenn wir uns also darauf konzentrieren, was man nicht tun sollte, dann ist das, was übrig bleibt, im Allgemeinen gesund.

Zunächst sollten Sie alle verarbeiteten Produkte weglassen, besonders wenn Zucker oder Rohrzucker auf dem Etikett an erster Stelle stehen. Verzichten Sie komplett auf „Fast Food" (oder schränken es stark ein). Vermeiden Sie auch gebratene Speisen.

Schränken Sie Ihren Konsum an alkoholischen Getränken ein. Rauchen Sie nicht. Haben wir dann noch Freude am Leben? Es klingt einfach hart, wenn Sie all diese üblen Dinge über Jahre zu sich genommen haben. Was *sollen* wir also tun? Forschungen haben eindeutig gezeigt, dass mäßiges Training positive Veränderungen im Immunsystem herbeiführt. Ebenso hat ausreichend Schlaf in der Nacht eine positive Wirkung auf das Immunsystem. Kinder in der Grundschule benötigen zehn bis elf Stunden Schlaf pro Nacht. Jugendliche sollten mindestens neun Stunden schlafen und Erwachsene sollten sich sieben bis acht Stunden Schlaf pro Nacht gönnen. Versuchen Sie, die empfohlene Tagesration von fünf Portionen *frischer* Früchte und Gemüse einzuhalten, und investieren Sie in die billigste Versicherung, die es gibt – die regelmäßige Einnahme der *qualitativ besten* Vitamin-Mineral-Kräuter-Präparate, die Sie finden können.

Wie steht es mit der Unterstützung des Immunsystems durch eine jährliche Grippeimpfung? Die Grippeimpfung ist sicherlich nicht die einzige Möglichkeit, um der Grippe vorzubeugen oder sie zu bekämpfen, aber die Menschen glauben heute, dass das so ist. Wie wirksam sind Grippeimpfungen wirklich und was für einen Schutz können wir erwarten, wenn wir es mit einer massiven Invasion eines unbekannten Virus zu tun haben sollten.

Grippeimpfungen

Über fünf Jahrzehnte lang haben Milliarden Menschen in fast jedem Land der Welt ihre Ärmel hochgekrempelt, um die Spritze mit dem neuesten Grippeimpstoff zu bekommen, obwohl Untersuchungen gezeigt haben, dass Grippe-impfungen im Allgemeinen nur in etwa 52 Prozent der Fälle wirksam sind. Die Herstellung von Grippeimpfstoffen ist allenfalls eine umstrittene und kompli-zierte Angelegenheit. Noch bevor die aktuelle Grippesaison zu Ende ist, ir-gendwann im Januar und bis in den Mai hinein, ist ein Beratungsausschuss der amerikanischen Arzneimittelzulassungsbehörde, in Zusammenarbeit mit der Seuchenkontrollbehörde, damit beschäftigt, drei Virenstämme zu bestimmen, von denen man annimmt, dass sie in der *kommenden* Grippesaison dominant sein werden. Die Seuchenkontrollbehörde liefert der Arzneimittelzulassungs-behörde dann diese drei neuen „Saat"-Viren, welche die Arzneimittelbehörde an die Hersteller von Impfstoffen verteilt.

Diese neuen Saat-Viren werden elf Tage alten befruchteten Hühnereiern injiziert, die anschließend ausgebrütet werden, wodurch sich die Viren im Eiweiß der Eier vermehren. Tausende und Abertausende dieser winzigen Brutapparate produzieren lebende Grippeviren, die dann auf chemischem Wege inaktiv gemacht werden. Im Juni und Juli führt die Arzneimittel-zulassungsstelle dann Tests an diesen neu gezüchteten Viren durch, um Reinheit, Wirksamkeit und Ertrag der Virenstämme zu bestimmen. Die drei erprobten Stämme werden vom Hersteller zu einem einzigen Impf-stoff gemischt, und die Arzneimittelzulassungsstelle gibt den Impfstoff anschließend zur Verteilung frei. Im Laufe des Monats August wird der Impfstoff in Flüssigampullen abgefüllt und in Kühlräumen gelagert, um die Wirksamkeit zu garantieren. Ab September werden die Ampullen dann an medizinische Einrichtungen auf der ganzen Welt verschickt, und die jährliche Grippeimpfstoffkampagne nimmt ihren Lauf.

Dieser ganze Ablauf kann sich über ein gutes Jahr hinziehen, und häufig kommt es vor, dass der wichtigste aktive Grippestamm komplett verges-sen wird und daher im Impfstoff des betreffenden Jahres fehlt. Weniger bekannt ist die Tatsache, dass gelegentlich ein als gefährlich eingeordneter Stamm während des Ausbrütungsprozesses einfach nicht wachsen will und dann einfach durch einen anderen, gefügigeren Stamm ersetzt wird.

Im besten Fall ist in einem normalen Jahr der Grippeimpfstoff nur zu 70 bis 90 Prozent wirksam.

Seit dem damaligen Fiasko im Jahre 2004-2005, als die Chiron Corporation in England, der Hauptlieferant der USA für Grippeimpfstoffe, 48 Millionen Spritzen übrig hatte, die sie aufgrund „nicht genau angegebener Herstellungsprobleme" nicht mehr verkaufen konnte, untersuchen Gesundheitsbeamte andere Technologien zur Herstellung von Grippeimpfstoffen.

Ein Gedanke findet dabei immer mehr Beachtung. Anstelle des „veralteten Systems, das zu starr und zeitaufwendig ist, um auf Pandemien oder Mangel an Impfstoffen reagieren zu können", wie es in der Grippesaison 2004-2005 der Fall war, forschen nun nationale und internationale biotechnologische Firmen, um auf „Zellen basierende" Grippeimpfstoffe zu entwickeln. Dabei bedienen sie sich verschiedener Prozesse, wobei Grippeimpfstoffe in Zellen gezüchtet werden, die aus Eierstöcken von Raupen, grünen Meerkatzen aus Afrika, Hunden und sogar aus der menschlichen Netzhaut von Föten gewonnen wurden. Laut Dr. Anthony Fauci, Direktor am National Institute of Allergy and Infectious Diseases und dem National Institute of Health, „liegt hierin wirklich die Zukunft". Als starker Befürworter dieser Alternativen hat er den Kongress um finanzielle Mittel als Starthilfe für die weitere Impfstofforschung an Zellkulturen gebeten.

Das Verfahren zur Herstellung von Impfstoffen aus Zellkulturen ist sicherlich nicht neu. Diese Methode wurde eine Zeitlang zur Herstellung von Polio-Impfstoffen aus Affennierenzellen angewandt, übrigens die gleiche Zelllinienquelle, die man verwendet hatte, um die Bestände an Pockenimpfstoffen in den Vereinigten Staaten aufzustocken, und die Methode, die man nun für zukünftige Grippeimpfstoffe praktizieren will. Diese Methode würde laut Samuel L. Katz, Mitglied des Impfstoff-Ausschusses der U.S. Food and Drug Administration (FDA), „die Impfstoffproduktion zu Beginn des 21. Jahrhunderts auf das Niveau des 20. Jahrhunderts bringen".

Eine ausführliche Erläuterung über dieses Zellkultur-Verfahren – besonders beim Einsatz von grünen Meerkatzen aus Afrika – finden Sie in Teil I dieses Buches – *Wie wurde der Sprung zwischen den Spezies möglich?*

Eine Pressemitteilung zu diesem Thema vom Februar 2006 berichtet, dass die ersten Dosen eines experimentellen Grippeimpfstoffes zur Durchführung von klinischen Versuchen an das National Institute for Allergy and Infectious Diseases geschickt wurden. „Antivirale Medikamente werden gehortet, und zwei Millionen Dosen von Impfstoffen werden in riesigen Mengen auf Lager gelegt, für eventuelle Notfälle und für Tests, um festzustellen, ob die Wirksamkeit noch gegeben ist." Die Baxter International Inc. in Deerfield, Illinois, hat in Tschechien eine Firma eingerichtet, die Zellkulturen herstellt und plant, ihren Grippeimpfstoff mit der Bezeichnung PrefluCel 2006 in Europa und hoffentlich 2008 in Amerika zu verkaufen. Das Privatunternehmen Protein Sciences hofft, im Jahre 2007 die Genehmigung der FDA für ihren Impfstoff FluBlok zu bekommen. Australische Wissenschaftler kündigten im Sommer 2004 an, dass „schon bald" ein brauchbarer Impfstoff zur Verfügung stehen würde. Berichten zufolge hat die Commonwealth Scientific and Industrial Research Organization in Australien einen Impfstoff entwickelt, der einen Teil des genetischen Material des Virus H5N1 beinhaltet.

Seit dem erstmaligen Erscheinen der Vogelgrippe im Jahre 1997 haben Virologen auf der ganzen Welt eifrig an der Entwicklung eines wirksamen Impfstoffes gearbeitet, um diesen rechtzeitig zur nächsten, mit Sicherheit zu erwartenden „großen Vogelgrippepandemie" zur Verfügung zu haben. Sie waren auch dankbar dafür, dass die jährlichen Grippeperioden, die auf das Jahr 1997 folgten, relativ mild verliefen, so wie das normalerweise auch der Fall ist. Die gefürchtete Vogelgrippe schien zu schlafen. Dann kam das Jahr 2004 und damit die Liste der asiatischen Länder, in denen über Grippeerkrankungen und Sterbefälle während des gefährlichsten Ausbruchs der Krankheit seit 1997 berichtet wurde. Diese Nachrichten, zusammen mit den Aussagen der Weltgesundheitsorganisation, die darüber informierte, dass die Suche nach einem Impfstoff einen Rückschlag erlitten hatte, riefen unter den Verantwortlichen große Betroffenheit hervor. Dies war auf die Tatsache zurückzuführen, dass das Vogelgrippevirus während der vorhergehenden sieben Jahre mutiert ist und nicht mehr als Schlüssel zur Entwicklung eines Impfstoffes verwendet werden konnte. Auch wenn ein Vogelgrippeimpfstoff nirgendwo zur Verfügung stand, so löste das offensichtlich neue Erscheinen des Virus doch sofort die härteste Kampagne für die Grippeimpfung seit dem berüchtigten „Schweinefiasko" von 1976 aus.

Der optimale Zeitpunkt für Impfungen ist in den Vereinigten Staaten der Monat Oktober, oder spätestens der November, bevor die Grippesaison im Dezember dann langsam ihren Höhepunkt erreicht. Schlagkräftige Fernsehspots sowie Ankündigungen in den Tageszeitungen der Nation forderten die Bevölkerung dazu auf, sich unbedingt die Grippeimpfung für die Saison 2004/2005 geben zu lassen. Die beunruhigende Nachricht über den Impfstoffmangel löste einen panischen Ansturm auf den Impfstoff aus. Personen, die die Impfung zuvor abgelehnt hatten, wollten sich nun plötzlich impfen lassen.

Die folgenden Auszüge stammen hauptsächlich aus Presseberichten vom Oktober 2004. Beachten Sie, wie die Intensität der Berichterstattung mit jedem Tag zunimmt. Die Schlagzeilen der Nachrichten sind jeweils fett gedruckt.

2. Oktober 2004 – Impfstoffplan richtet sich an die ganz Jungen – Neue nationale Richtlinien über die Grippeimpfung von Kleinkindern im Alter von 6 bis 23 Monaten sind in Kraft getreten. Laut Tammy Santibanez, einer Epidemiologin der Seuchenkontrollbehörde, gab es bis zu diesem Jahr keine offizielle nationale Empfehlung, Säuglinge und Kleinkinder gegen die Grippe zu impfen. „Personen, die Kontakt zu Säuglingen unter sechs Monaten haben, sollten ebenfalls geimpft werden, da Grippeimpfungen, laut Seuchenkontrollbehörde, an Kindern unter diesem Alter nicht zugelassen sind. Eine weitere neue Empfehlung besagt, dass schwangere Frauen gegen die Grippe geimpft werden sollten, egal in welchem Monat der Schwangerschaft sie sich befinden. Früher empfahl man, schwangere Frauen nur während der ersten drei Monate zu impfen."

6. Oktober 2004 – Grässliche Nachrichten über Grippeimpfungen – „Gerade als die ganze Nation wieder die Ärmel hochkrempelt, um die jährliche Spritze gegen die Grippe zu bekommen, hat der Hersteller, der etwa die Hälfte des für die Vereinigten Staaten vorgemerkten Impfstoffs produziert, angekündigt, dass er überhaupt keine Impfstoffe liefern kann." Sobald diese Situation öffentlich bekannt wurde, „klingelte das Telefon ununterbrochen", alle wollten sich impfen lassen.

9. Oktober 2004 – Hilfe in Sicht für Leute ohne hohes Risiko – „Der Hersteller von FluMist, einem relativ neuen nasalen Grippeimpfstoff, erklärte, er würde die Anzahl der hergestellten Dosen nahezu verdoppeln, um den Bedarf aufgrund des Mangels an Grippeimpfstoffen zu decken. FluMist muss von einem Gesundheitsspezialisten verabreicht werden und darf nur an gesunde Menschen im Alter von 5 bis 49 Jahren abgegeben werden. Der nasale Impfstoff wird aus einem abgeschwächten lebenden Virus hergestellt und ist für ältere Leute und Kleinkinder nicht zugelassen. Die FDA hat Altersbegrenzungen für FluMist festgelegt, weil die Sorge besteht, dass dieses Mittel das Risiko für einen Asthmaanfall bei kleinen Kindern erhöhen könnte, und weil es bei älteren Personen möglicherweise nicht so wirksam ist wie eine Spritze." Eine Dosis FluMist kostet $ 59,95.

11. Oktober 2004 – Anreize für Hersteller von Grippeimpfstoffen werden geschaffen – „Arzneimittelfirmen sind aus der Herstellung von Grippeimpfstoffen ausgestiegen, da diese, wie es Gesundheitsexperten ausdrückten, nicht sehr profitabel ist und ein finanzielles Risiko darstellt. Ein großes Problem besteht darin, dass die Nachfrage nach Grippeimpfungen von Jahr zu Jahr schwankt, da das Interesse der Öffentlichkeit zu- und abnehmen kann. In der letzten Saison war das Interesse an den Spritzen sehr groß, während im vorhergehenden Jahr kaum Interesse bestand. Wenn ein Grippeimpfstoff während der Saison nicht verwendet wird, muss er ausrangiert werden. Daher müssen die Firmen jedes Jahr Millionen Impfstoffdosen wegwerfen. Was könnte mehr Firmen dazu bewegen, Impfstoffe zu produzieren? Eine Strategie wäre, die Nachfrage zu erhöhen und zu festigen, indem auch gesündere Erwachsene dazu gebracht werden, sich regelmäßig impfen zu lassen."

13. Oktober 2004 – Patienten mit einem erhöhten Risiko bekommen die noch verbleibenden Grippeimpfstoffe als erstes – Dr. Julie Gerberding, Direktorin der Seuchenkontrollbehörde startete einen Aufruf nach „Helden", das heißt, gesunden Erwachsenen, die bereit waren, dieses Jahr auf die Grippeimpfung zu verzichten, damit Menschen mit erhöhtem Risiko die Spritze bekommen konnten. „Die Leute, die aber nun die Preise in die Höhe treiben, sollten sich schämen", erklärte sie; und sie gelobte, die Staatsbediensteten dabei zu unterstützen, diese Leute strafrechtlich zu verfolgen. „Seit der Mangel bekannt wurde, tauchten immer wieder Berichte über Wucherpreise auf." Einige pharmazeutische Händler verkauften den Impfstoff für $ 900,00 pro Ampulle. Der reguläre Preis pro Ampulle liegt bei $ 80,00 bis $ 85,00, und jede Ampulle enthält etwa zehn Dosen.

14. Oktober 2004 – Mangel an Grippeimpfstoff lässt die Preise in die Höhe steigen – „Überall im Land berichten Gesundheitsbeamte, dass manche Lieferanten versuchen, aus dem Impfstoffmangel Profit zu schlagen. In Colorado wurden den Krankenhäusern Impfstoffe zu etwa $ 100 pro Spritze angeboten. Aventis Pasteur, gegenwärtig die einzige Firma, die dieses Jahr Grippeimpfstoffe herstellt, nannte einem Krankenhaus im Süden von Florida einen Preis von $ 140 pro Spritze. Und das sind die Preise für die Krankenhäuser."

15. Oktober 2004 – Die Versorgung mit Grippeimpfstoffen muss dringend verbessert werden – „Der Gesundheitsminister Tommy Thompson erklärte am Donnerstag, dass die Bundesregierung von Jahr zu Jahr mehr

Grippeimpfstoffe kaufen sollte, um die Bevölkerung vor einer zukünftigen Grippepandemie zu schützen. Die Regierung hat nun die schwierige Aufgaben, die noch vorhandenen Grippeimpfstoffe – etwa 55 Millionen Dosen – an die Personengruppen mit erhöhten Risiko, wie Senioren und Kleinkinder, neu zu verteilen."

16. Oktober 2004 – Fieber durch Grippeimpfung – Ärzte und Krankenschwestern warnten davor, Personen mit geringem Risiko nicht zu impfen – Eine zweiseitige Veröffentlichung zeigt neben Bildern mit langen Warteschlangen und einem vollgestopften Verwaltungszentrum, wie Senioren und auch andere Bürger im ganzen Land geduldig warten, in der Hoffnung, eine der wenigen vorhandenen Spritzen gegen die Grippe zu bekommen. An einem Ort war „die 75-jährige Susie Lee die letzte von 1000 Senioren, die diese zu dieser Jahreszeit am meisten begehrte Ware bekam: eine Grippeimpfung. Hunderte von Menschen, die in der Schlange hinter Lee standen – manche waren auf Sauerstoffzufuhr angewiesen, andere stützten sich auf Gehhilfen oder Krücken oder wurden in Rollstühlen hereingeschoben, – wurden abgewiesen, nachdem sie schon stundenlang gewartet hatten. Eine 79-jährige Frau, die mehr als fünf Stunden in der Schlange auf die Impfung gewartet hatte, brach zusammen und starb anschließend. Da die Impfaktion erst um 9.00 Uhr morgens begann, stellten sich die alten Leute schon um 5.00 Uhr morgens an. Die Schlangenlinie zog sich zickzackartig durch das Gebäude und bis auf den Parkplatz hinaus. Bis zur Hälfte des Vormittags hatten die Notdienste bereits mehrere Menschen behandelt, denen es, während sie in der Warteschlange standen, schlecht geworden war. Die Nachricht über den drastischen Mangel an Grippeimpfstoffen hat Panik ausgelöst, besonders bei den älteren Menschen, die für die Krankheit anfälliger sind."

18. Oktober 2004 – Impfstoffkrise wird Realität nach jahrzehntelangen Warnungen – „Der Kongress, das Justizministerium und die Börsenaufsichtsbehörde leiteten Untersuchungen ein, um Aufschluss darüber zu bekommen, wie die Situation der Nation war, nachdem nun die Grippesaison unmittelbar bevorstand und nur die Hälfte des benötigten Impfstoffes zur Verfügung stand. Über den Impfstoffmangel waren viele Amerikaner überrascht, obwohl Gesundheitsexperten schon seit Jahren gewarnt hatten, dass die amerikanische Impfstoffversorgung zunehmend anfälliger wurde. Während der letzten Jahre gab es viele Unterbrechungen bei der Bereitstellung von Impfstoffen. Die Grippeimpfung kann ein richtiges Glücksspiel sein, weil die Nachfrage von Jahr zu Jahr schwankt, und die Firmen alles, was sie nicht verkaufen können, wegwerfen müssen. Außerdem muss jedes Jahr ein neuer Impfstoff hergestellt werden, weil sich die Virenstämme jedes Jahr verändern. Manche Firmen stiegen aus der Produktion aus, weil sie in Gerichtsverfahren verwickelt waren, andere beschlossen, dass es sich nicht lohnen würde, ihre Firmen aufzurüsten, um der herrschenden Norm zu entsprechen.“

19. Oktober 2004 – Lieferung von Grippeimpfstoffen geht zurück – Senioren wurden aufgefordert, die Impfung auszulassen – „Obwohl keine genauen Zahlen vorliegen, steigt die Zahl der Hunderttausende … die zur Gruppe der Personen mit hohem Risiko gehören und die nach Ansicht der Gesundheitsbeamte bevorrechtigt werden müssen. ‚Dieser Zustand grenzt schon an eine nationale Gesundheitskrise,‘ meinte Dr. Fernando Guerra, der zum National Vaccine Advisory Comitee der Seuchenkontrollbehörde gehört. Er bat gesunde Bürger – auch die über 65 Jährigen – dringend, angesichts des starken Engpasses, dieses Jahr auf die Grippeimpfung zu verzichten. Am Montag forderte der Gesundheitsminister Tommy Thompson die Senioren auf, sich nicht länger in die Schlangen für die Impfungen einzureihen. Er betonte, dass genug Impfstoff zur Verfügung stehen würde für die meisten, die ihn benötigten. Es sind immer noch etwa 20 Millionen Dosen für Senioren und 4 Millionen für Kinder vorhanden, laut Thompson werden zum gegenwärtigen Zeitpunkt etwa 3 Millionen pro Woche versandt.“

20. Oktober 2004 – Lieferung von Grippeimpfstoff für die Spritze in den Arm – „Im Januar werden 2,6 Millionen zusätzliche Dosen des Grippeimpfstoffes zur Verfügung stehen. Das war die Aussage der staatlichen Gesundheitsbeamten am Dienstag, als sie auf globaler Ebene nach weiteren Möglichkeiten suchten. Der Gesundheitsminister, Tommy Thompson sagte am Dienstag in einem erneuten Informationsgespräch, dass die zusätzlichen Dosen in den USA vom Impfstoffproduzenten Aventis Pasteur hergestellt würden. Er wiederholte auch eine Bitte der Leiterin der Seuchenkontrollbehörde, Juli Gerberding, dass chronisch kranke und ältere Personen sich nicht mehr in die langen Warteschlangen für die Impfung stellen sollten. ,Wir wollen die Öffentlichkeit darüber informieren, dass wir in der Lage sind, mit der kommenden Grippesaison fertig zu werden,' erklärte Thompson."

21. Oktober 2004 – Einwohner bestimmter Gegenden fangen an, um Impfungen zu betteln – „Die Zusicherung, dass weitere Impfstoffe unterwegs sind, war nur ein schwacher Trost für" Dutzende von Menschen, die verzweifelt auf die Spritze gewartet hatten, aber enttäuscht wieder gehen mussten, nachdem sie den ganzen Tag in langen Wartenschlagen vor einer der öffentlichen Kliniken gestanden hatten. „ ,Es ist wichtig, dass die Menschen wissen, dass sie auch morgen noch geimpft werden können und dass es nicht notwendig ist, so früh zu kommen – es ist genug da,' erklärte Linda Lopez. ,Die Menschen flippen aus. Viele Menschen haben die Vorstellung, dass ein großer Mangel herrschen würde,' sagte Karen Brajcki, eine Klinikmitarbeiterin. ,Wir wurden bereits darüber unterrichtet, dass Aventis innerhalb der nächsten Wochen die Staaten mit Nachschub versorgen wird. Wir bitten die Menschen, die gesund sind, einfach noch etwas abzuwarten, im November wird weiterer Impfstoff zur Verfügung stehen. Lasst uns erst mal die Schwachen versorgen.'"

23. Oktober 2004 – Kongress gewährt 3000 Grippeimpfungen – „Die neue Sendung an Impfstoffen, inmitten eines landesweiten Engpasses, war für den Arzt des Kapitols, John Eisold, eine Überraschung, wie ein Pressesprecher des Speakers Dennis Hastert bekannt gab. Der Impfstoff traf zu dem Zeitpunkt ein, als einige Politiker und Mitglieder der Öffentlichkeit sich darüber beklagten, dass Gesetzgeber sich nach vorne gedrängt hatten und die Grippeimpfung auch Personen ermöglicht hatten, die nicht zu der Gruppe mit erhöhtem Risiko gehörten. Etwa 2000 Personen, einschließlich einer nicht genau bestimmten Anzahl Gesetzgeber wurden diesen Monat im Kapitol geimpft."

26. Oktober 2004 – Ärzte und Krankenschwester fordern auf, sie zu überwinden – die Grippe und die Panik – „Es befinden sich immer noch über 61 Millionen Ampullen des Impfstoffes im Vorrat der Vereinigten Staaten. Das entspricht etwa der Menge, die im Jahre 2000 für die gesamte Nation bereitgestellt wurde. Bei entsprechender Verteilung dürfte das ausreichen, um die 42,8 Millionen Amerikaner zu schützen, die tatsächlich einen Antivirenschutz benötigen, meint John Treanor, der Seuchenspezialist an der Universität von Rochester."

Was können wir aus all dem lernen? Zunächst einmal, wenn Sie erreichen wollen, dass die Menschen lauthals nach etwas schreien, so lassen Sie sie glauben, dass sie es nicht haben können. Erinnern Sie sich daran, als der Fernsehstar Johnny Carson zum Spaß verkündete, dass Toilettenpapier schwer zu bekommen sei, und am nächsten Tag im ganzen Land ein panikartiger Sturm auf Toilettenpapier losbrach? Alle wollten genug kaufen und horten. Die Menschen entrissen den Geschäften das Toilettenpapier buchstäblich in einem einzigen Tag! Diese Art nationaler Hysterie scheint eine Art kollektive „Mangelmentalität" auszulösen, man beobachtet dies häufig bei bevorstehenden Hurricanes, wenn die Leute auf die Geschäfte einstürmen, um alles aufzukaufen, von Nägeln bis Zahnstochern. Wie es Doug McBride, Sprecher des Department of State Health Services von Texas, formuliert: „Es ist wie bei den Beanie Babies oder ähnlichen Dingen. Wenn sie nicht zu bekommen sind, wollen sie immer mehr Leute haben." Eine ähnliche Schlussfolgerung zieht Dr. Louis Manza, Psychologie-Professor am Lebanon Valley College in Pennsylvania: „ Immer wenn eine Ware knapp wird und es sich um einen gefragten Gegenstand handelt, *wird die Nachfrage steigen.*"

In einer normalen Grippesaison werden gewöhnlich nur etwa 85 Millionen Menschen geimpft, obwohl als nationales Ziel eine Zahl von nahezu 185 Millionen angestrebt wird. Immer wenn sich die Grippesaison nähert, ist es ein schwieriges Unterfangen, die Bevölkerung zur jährlichen Grippeimpfung zu überreden, und demzufolge müssen jedes Jahr wieder Millionen ungebrauchter Grippeimpfstoffe vernichtet werden. Ende September 2004 versicherten die staatlichen Gesundheitsbeamten, dass eine Rekordmenge von 100 Millionen Dosen Grippeimpfstoff für die Saison 2004-2005 zur Verfügung stehen würde. Dieses Versprechen bekam die Bevölkerung nur einen Monat, *nachdem* eine kleine Menge verdorbener Impfstoffdosen in einem Betrieb der Chiron Corporation in England, einem der Hauptlieferanten für die USA, entdeckt worden war. Als „Vorsichtsmaßnahme" erklärte die Firma, sie würde die Auslieferung von etwa 50 Millionen Spritzen zurückhalten. Die Beamten waren schon im August 2004 über diese Situation informiert gewesen.

Jedoch erst am 5. Oktober 2004 wurde anlässlich einer Tagung des National Vaccine Advisory Committees in Washington DC eine überwältigende Nachricht verkündet. Sobald die Sitzung eröffnet war, schockierte der Vorsitzende des 12-köpfigen Gremiums die anderen Teilnehmer mit der Nachricht, dass die USA nur etwa die Hälfte der versprochenen Grippeimpfstofflieferung für die kommende Saison erhalten würde. Sofort stellte sich die Frage, wie man sich in dieser Situation der Öffentlichkeit gegenüber verhalten sollte. Zunächst einmal wurde die wichtigste Initiative, die für die Zielgruppe der Minderheiten geplant war, sofort zurückgestellt. Bisher hatte man die gesamte Bevölkerung aufgerufen, sich impfen zu lassen, nun lautete der Vorschlag, nur Personen mit einem erhöhten Risiko sollten den Impfstoff bekommen. Die Website des Gesundheitsministeriums musste sofort umgestaltet werden, um diese neuen Empfehlungen bekannt zu geben. „Es schien ein Rennen auf der ganzen Linie zu werden, und wir mussten einen neuen Impfplan erstellen," erklärte ein Mitglied.

Aber nicht jeder Teilnehmer dieser Tagung war der Meinung, dass man während der bevorstehenden Zeit der Knappheit nur Personen impfen sollte, die einem erhöhten Risiko ausgesetzt waren. Dr. W. Paul Glezen vom Baylor College of Medicine Influenza Research Center meinte, die beste Methode, die Grippe während dieser Saison tatsächlich unter Kontrolle zu halten, bestände darin, so viele Menschen wie möglich so früh wie möglich zu impfen. „Mich beunruhigt es", erklärte er, „dass man, wie Sie sich vielleicht erinnern, vor drei Jahren (als ebenfalls ein Mangel vorlag) die Empfehlung herausgegeben hatte, Personen mit hohem Risiko im Oktober und gesunde Personen im November zu impfen. Sie wissen, was damals geschah. Wir hatten 15 Millionen Dosen Impfstoff zur Verfügung, die in jenem Jahr nicht verwendet wurden, und das obwohl ein ‚Mangel' herrschte.

Als die Nachricht über den landesweiten Mangel an Grippeimpfstoff Schlagzeilen machte, machte sich schon am nächsten Tag eine Panik im ganzen Land breit, wie sie noch nie da gewesen war. Jahrzehntelange hatte die Allgemeinheit allenfalls bescheiden bis mittelmäßig auf Immunisierungskampagnen gegen die Grippe reagiert. Nach der Grippesaison von 2003-2004 blieben 4 Millionen Dosen Impfstoff übrig, und das, obwohl frühzeitig ein gefährlicher Stamm aufgetreten war, dem mehrere Kinder zum Opfer gefallen waren. Jetzt wollte plötzlich jeder die Grippeimpfung bekommen. Private Arztpraxen wurden überrannt, die Patienten am Telefon waren außer sich, stürmten die Praxen, jeder wollte der erste sein, der die Impfung bekam. Millionen von Menschen, die sich bisher nicht für die Grippeimpfung interessiert hatten, hetzten nun in die Arztpraxen, Kliniken und Krankenhäuser, in der Hoffnung, dort geimpft zu werden. Viele Amerikaner überschritten in aller Eile die Grenze zu Mexiko und Kanada und hielten dort nach der Impfung Ausschau, wo Sie Wucherpreise von bis zu $ 1000 pro Impfung in einheimischer oder fremder Währung bezahlen mussten.

Trotz dieses Mangelzustands, auch wenn er Anlass zur Sorge gab, sollte der Schutz der amerikanischen Bürger von Anfang an in keiner Weise beeinträchtigt sein. Der andere wichtige Lieferant für die USA, Aventis Pasteur Inc. (jetzt Sanofi-Pasteur), schien in der Lage zu sein, den Bedarf der USA an Impfstoffen zu decken. Dies wurde durch die Tatsache belegt, dass *schon vor Ende Oktober* David William, Vorstandsvorsitzender von Aventis Pasteur mitteilte, dass die Erträge seiner Firma aufgrund der beiden Produktionslinien für den Impfstoff gegen den Grippestamm Typ A besser als erwartet waren und dass zusätzliche Dosen produziert würden. Außerdem teilte eine Sprecherin vom kanadischen Gesundheitsdienst mit, dass der größte Impfstoffhersteller von Kanada, ID Biomedical in Vancouver, weitere 1,5 Millionen Impfstoffe zur Verfügung hatte, die, wie entsprechende Tests zeigen werden, dem amerikanischen FDA-Standard entsprechen.

Wie sich dann herausgestellt hat, war die Grippesaison 2004-2005 doch ungewöhnlich harmlos. Laut der Seuchenkontrollbehörde berichteten bis Mitte Januar 2005 nur Delaware, New York, Vermont sowie etwa ein Dutzend weiterer Staaten an der Ostküste über regionale Grippeerkrankungen. Für das übrigen Land verlief die Grippesaison wieder einmal relativ ruhig. Ende Dezember, als offenkundig wurde, dass die Grippesaison ruhiger als gewöhnlich verlaufen war, und als das Geschrei nach Grippeimpfungen langsam abnahm, empfahl ein staatliches Beratungsgremium, dass die Staaten lieber die Einschränkungen bezüglich der Impfungen lockern sollten, „als Tausende von Impfstoffdosen zu verschwenden". Angesichts der Tatsache, dass es gewöhnlich zehn bis 14 Tage dauert, bis der Impfstoff wirkt, blieb nicht viel Zeit, um den Überschuss loszuwerden.

In einem Artikel der *Washington Post* vom 22. Januar 2005 mit dem Titel *Die USA hat nun doch Impfstoff im Überfluss. Einschränkungen können aufgehoben werden, obgleich aufgrund der milden Jahreszeit kaum noch Bedarf besteht* schrieb Rob Stein: „Der Mangel der Nation an Grippeimpfstoff hat sich nun in einen Überschuss umgekehrt, 5 Millionen Impfstoffdosen liegen im eilig beschafften Vorratslager der Bundesregierung herum, wie die Zuständigen am Freitag erklärten. Da der Bedarf sinkt, scheint es wahrscheinlich, dass der Impfstoff dieses Jahr nicht ausgehen wird, sondern die

Regierung letztendlich eher die nicht gebrauchten Impfstoffe entsorgen muss. " Zu diesem späten Zeitpunkt in der Grippesaison zogen die Beamten allmählich den Schluss, dass sogar Personen in der Gruppe mit erhöhtem Risiko, die sich bisher nicht impfen ließen, dies nun wahrscheinlich auch nicht mehr tun würden. Dr. Greg Poland, ein Grippespezialist der Mayo Klinik, meinte dazu: „Wir schwanken hin und her, einerseits gab es Zeiten, als jeder Angst hatte, dass nicht genug Impfstoff bereitstehen könnte, andererseits laufen wir Gefahr, dass wir nicht nutzen, was wir zur Verfügung haben."

So war also in der Grippesaison 2004-2005 zunächst die Aussage: „Wir müssen Sie darüber informieren, dass dieses Jahr ein großer Mangel an Grippeimpfstoffen herrscht, es besteht daher die Möglichkeit, dass Sie und Ihre Lieben eventuell keinen Schutz bekommen können. Wir bedauern das sehr!" Später hörte man dann: ‚Hallo, stellen Sie sich vor! Wir haben viel mehr Impfstoff auftreiben können, von dem wir nicht wussten, dass er verfügbar war. Kommen Sie also und lassen sich impfen – es ist noch genügend Zeit, um sich schützen zu lassen.' Wenn man auf diese Grippesaison zurückblickt, dann fragt man sich wirklich, was geschehen würde, wenn die Vogelgrippepandemie *tatsächlich* die Welt in ihren Griff bekommen würde.

Ein Jonglieren zwischen Knappheit und Überschuss ist nicht das einzige Problem, das sich in jeder Grippesaison erneut stellt, wenn es um die Grippeimpfung geht. Dr. Les Crawford von der Food and Drug Administration, die führende Gesellschaft, wenn es um die globale Suche nach neuen Impfstoffen geht, gestand: „Wenn man mit pharmazeutischen Produkten zu tun hat, stellt sich immer die Frage der Haftung." Das heißt, dass die Hersteller von Impfstoffen mit jeder Grippesaison ein sehr hohes Risiko eingehen (ganz zu schweigen von den Problemen, die bei Routineimpfungen von Kindern auftreten), und viele sind daher aus diesem Geschäft ausgestiegen.

So erschien zum Beispiel in der *San Antonio Express-News* am 2. April 2004 die Nachricht „Hunderttausende Kinder, die seit diesem Herbst die Grippeimpfung bekommen haben, sind womöglich mit einem quecksilberhaltigen Konservierungsmittel in Berührung gekommen, *das aus anderen Impfstoffen für Kinder nahezu eliminiert worden ist*. Der Kontakt mit dem Konservierungsmittel Thimerosal soll angeblich unschädlich sein, also haben die staatlichen Beamten bestätigt, dass sie den Ärzten nicht dazu raten, eine quecksilberfreie Variante zu wählen." Das ist erstaunlich! Will man damit sagen, dass es tatsächlich eine quecksilberfreie Variante *gibt*? Wäre es in Anbetracht der langjährigen Diskussionen über den Einsatz von Thimerosal in Impfstoffen für Kinder und der Tatsache, dass es „aus anderen Impfstoffen für Kinder schon nahezu eliminiert worden ist", nicht angebracht, auf Nummer sicher zu gehen und für Kinder eine „quecksilberfreie Variante" zu wählen?

Zweifellos wünscht sich Michelle Mouille, sie hätte auf einen quecksilberfreien Grippeimpfstoff für ihren 5-jährigen Sohn Maurice bestanden. Am 27. Oktober 2004, zu dem Zeitpunkt, als der verrückte Ansturm auf die wenigen, wie man glaubte, noch vorhandenen Impfstoffe in vollem Gange war, erhielt auch Maurice seine Impfung in einer WIC-Klinik in San Antonio, Texas. In einem Artikel vom 10. März 2005 erzählt eine Mitarbeiterin der Express-News die herzergreifende Geschichte.

Noch vor weniger als fünf Monaten war Maurice Lamkin ein gesunder 5-jähriger Junge, der zum Bus rannte, um in den Kindergarten zu fahren, der um seinen Schwarm in der Schule herumschwänzelte und seiner Mutter mit den kleineren Geschwistern behilflich war. Aber bald nachdem er gegen die Grippe geimpft worden war, lag der kleine Junge mit dem verschmitzten Grinsen und dem Kopf voller Locken auf der Intensivstation, wo er 40 Tage lang um sein Leben kämpfte, sein Gehirn schwoll immer mehr an, während die verwunderten Ärzte seinen Fall untersuchten. Heute ist Maurice wieder zu Hause und kann auch wieder laufen. Er kann nicht mehr sprechen und trägt wieder Windeln. Sein Essen muss püriert werden, wie für Babys.

Dieser merkwürdige Fall hat die Ärzte im ganzen Land aufmerksam gemacht, einige verdächtigen den Grippeimpfstoff, andere halten den Fall einfach für ein Zusammentreffen von Umständen. Aus den Unterlagen des Krankenhauses ist ersichtlich, dass der Neurologe der Meinung war, die Immunisierung sei ‚höchstwahrscheinlich Schuld' an dieser Erkrankung. Weitere Kommentare konnte man von diesem Arzt nicht bekommen.

Die Mutter von Maurice berichtete, dass er am Abend nach der Impfung leichtes Fieber bekommen hatte, zwei Tage später brachte ihn Mouille zum Arzt, der ihn mit einem Antibiotikum wieder nach Hause schickte und versprach, dass er ruhig an Halloween zum Süßigkeiten sammeln gehen könne. Kaum zwei Stunden später hatte er seinen ersten Anfall. Er wurde sofort ins North Central Baptist Hospital gebracht, wo eine Menge Tests an ihm durchgeführt wurden, Gehirnbiopsien und Flüssigkeitsentnahme aus dem Gehirn. Schließlich wurde er in ein Rehabilitationszentrum verlegt, bevor er an Neujahr wieder nach Hause durfte. Der Kinderneurologe, Dr. Kenneth Mack von der Mayo Klinik, der während des Krankenhausaufenthalts von Maurice hinzugezogen worden war, meinte, dass als Nebenwirkung bei einer Grippeimpfung eine Gehirnentzündung auftreten könnte.

Hatte die Grippeimpfung, die Maurice verabreicht wurde, Quecksilber enthalten? Im genanten Artikel steht weiter: „Es ist nicht bekannt, ob die Grippeimpfung, die Maurice bekommen hatte, Thimerosal enthielt, ein quecksilberhaltiges Konservierungsmittel, das in manchen Impfstoffen verwendet wird. Die American Academy of Pediatrics und auch verschiedene Impfstoffhersteller hatten 1999 beschlossen, dass dieses Konservierungsmittel aus Sicherheitsgründen in Impfstoffen reduziert oder eliminiert werden sollte. Der Hersteller des Impfstoffes, den Maurice bekommen hatte, erklärte, dass manche Dosen die Chemikalie enthalten würden, andere dagegen nicht." Du meine Güte! Wenn der Hersteller selbst zugibt, dass „manche Dosen die Chemikalie enthalten und andere nicht", wie kann man dann sicherstellen, dass alle Kinder die quecksilberfreie Variante bekommen?

Man geht davon aus, dass die Grippeimpfung vor allem Kleinkinder und ältere Menschen schützt. Wenn man einen Schutz erreichen will, warum geht man dann nicht einen Schritt weiter und besteht darauf, dass Kinder immer eine quecksilberfreie Variante bekommen? Und wie sieht es mit den älteren Personen aus? In einem Artikel in der *Los Angeles Times* vom 29. September 2003 mit dem Titel *Grippeimpfungen sicherer, aber weniger wirkungsvoll* zitierte der Autor einen Immunologen vom Trudeau Institute, der sich wie folgt äußerte: „Die Grippeimpfung ist besser als nichts, doch lässt ihre Wirksamkeit zu wünschen übrig," und tatsächlich ist die Wirkung bei älteren Personen um 60 Prozent verringert. Das ist darin begründet, dass sich die Hersteller im Laufe der Jahre bemüht haben, den Grippeimpfstoff sicherer zu machen, indem sie so viele Komponenten des gegenwärtigen Virus wie nur möglich weggelassen haben, und infolgedessen wurden die Impfstoffe immer schwächer in ihrer Wirksamkeit, besonders bei älteren Menschen. In einer Untersuchung, die in der Ausgabe vom 15. Februar 2005 der Zeitschrift *Archives of Internal Medicine* veröffentlicht wurde, hat man festgestellt, dass durch die Verabreichung von Grippeimpfungen an ältere Personen nicht ein *einziges* Leben gerettet werden konnte. Die Studie, die von Forschern des National Institute of Health durchgeführt wurde, beruht auf Daten aus den Vereinigten Staaten über die letzten drei Jahrzehnte und sie stellt die standardmäßigen Empfehlungen der Regierung zu Grippeimpfungen an älteren Personen in Frage. Der leitende Autor, Lone Simonsen, Epidemiologe am National Institute of Allergy and Infectious Diseases in Bethesda, Maryland, meint dazu: „Man hat das Gefühl, wir müssen alle sterben, wenn wir uns nicht gegen die Grippe impfen lassen. Das ist vielleicht etwas übertrieben." Dr. Walter Orenstein, ehemaliger Kopf der Impfstrategie in den Vereinigten Staaten, vertritt die Ansicht, dass wir aufgrund der Ergebnisse dieser Studie „nochmals über unsere gegenwärtige Strategie nachdenken sollten".

Wie steht es mit der „nadellosen" Grippeimpfung, wie zum Beispiel FluMist, dem ersten Impfstoff in Form eines Nasensprays? In einer ganzseitigen Werbeanzeige wurde von dieser Impfung durch ein Nasenspray abgeraten,

„es sollte auf keinen Fall verwendet werden, wenn man auf irgendeine Komponente des Impfstoffs allergisch ist, auch auf Eier; nicht von Kindern und Erwachsenen, die eine Aspirintherapie machen; Leuten, die schon einmal an einem Guillan-Barré-Syndrom erkrankt waren; und von Personen, von denen man weiß oder den Verdacht hat, dass sie Probleme mit dem Immunsystem haben. Schwangere Frauen und Personen, die unter bestimmten Erkrankungen leiden, wie zum Beispiel Asthma oder reaktiven Atemwegserkrankungen, sollten FluMist nicht bekommen." Die Patienteninformationen auf der Rückseite der Verpackung erwähnten ein paar mögliche Nebenwirkungen von FluMist, warnten aber auch, dass die Liste „nicht alle möglichen Nutzen und Risiken von FluMist auflisten würde".

Vom Hersteller wurden darüber hinaus die folgenden Informationen bereitgestellt:

Zu den typischen Grippesymptomen gehören:
- Fieber
- Starke Muskelschmerzen
- Müdigkeit
- Kopfschmerzen
- Husten
- Halsentzündung
- Laufende Nase

Welches sind die möglichen Nebenwirkungen von FluMist?
- Leichtes Fieber
- Muskelschmerzen
- Müdigkeit und Schwäche
- Kopfschmerzen
- Husten
- Halsentzündung
- Laufende Nase/verstopfte Nase
- Erregbarkeit

- Schüttelfrost
- Erbrechen
- Verminderte Aktivität

Man muss kein Wissenschaftler sein, um feststellen zu können, dass man vier zusätzliche Grippesymptome eher bekommt, wenn man das Nasenspray nimmt, als wenn man es nicht nimmt!

Wie sieht es mit antiviralen Grippemitteln aus?

Einige der ersten antiviralen Medikamente, zum Beispiel die, die man gegen Herpes eingesetzt hat, sind in den 60iger Jahren zum ersten Mal bekannt geworden und beruhten auf traditionellen Forschungsmethoden. In den 80iger Jahre hat sich jedoch mit einer neuen Methode, der Genomforschung, eine vollkommen neue Welt im Kampf gegen Viren aufgetan. Das ganze Erbgut eines Virus konnte von nun an innerhalb weniger Tage entschlüsselt werden. Auch wenn das Hauptaugenmerk in der Entwicklung antiviraler Medikamente auf den Kampf gegen HIV gerichtet war, erklärte der Generaldirektor der Human Genome Sciences, William Haseltine, im Jahre 2001: „Es ist mir nicht möglich, alle Gattungen antiviraler Mittel, die auf dem Markt und in der Forschung sind, zu beschreiben." Weiterhin erklärte Haseltine voller Stolz: „Wenn 1950 das goldene Zeitalter der Antibiotika war, dann befinden wir uns jetzt in den ersten Jahren des goldenen Zeitalters der Antivirenmittel," gibt jedoch auch gleichzeitig zu: „Das Tempo in der Forschung der Antivirenmedikamente ist einfach atemberaubend, gleichzeitig stehen die Arzneimittelhersteller aber auch vor einer harten Realität; es ist sehr wahrscheinlich, dass Viren eine Resistenz oder Unempfindlichkeit gegenüber vielen Medikamenten entwickeln werden. Vor allem, wenn die Mischungen über eine längere Zeit im Einsatz sind, wird eine solche Resistenz sehr wahrscheinlich."

„Die Resistenz", so erklärte er, „rührt daher, dass Viren die Tendenz haben, schnell zu mutieren. Wenn es einem Virenstamm aufgrund einer Mutation möglich wird, Hindernisse auf dem Weg der Reproduktion zu überwinden (wie zum Beispiel ein Medikament), so gedeiht dieser Stamm trotz des Hindernisses. Um nun diesen teuflischen Erreger, der eine Resistenz entwickelt hat, in Schach zu halten, bis ein wirksamer Impfstoff gefunden worden ist, müssen Arzneimittelbetriebe *neue Medikamente* entwickeln." Jetzt, wo der Durchbruch in der Genomforschung gelungen war und der Entschlüsselung des Erbguts von Viren alle Tore geöffnet waren, meinte Haseltine: „Ich erwarte, dass durch diese Entdeckungen noch mehr Antivirenmittel auf den Markt kommen werden. Die Erkenntnisse, die an menschlichen und viralen Genomen und aufgrund weiterführender Forschungsmethoden für Arzneimitteln gewonnen werden konnten, werden mit Sicherheit innerhalb der nächsten 10 bis 20 Jahren eine Flut an benötigten Antivirenmittel auslösen."

Man kann sich kaum vorstellen, was für eine Wirkung die Entwicklung zukünftiger Antivirenmittel in *Verbindung* mit dem ständig steigenden Angebot an Antibiotika auf den Menschen haben wird. Wie in der Computerausgabe der Zeitschrift *Nature Medicine* vom Juli 2004 berichtet wird, arbeiten Forscher an *Kombinationen* von antiviralen und antibakteriellen Mitteln (Antibiotika) für den Einsatz bei Lungenentzündungen. Laut Michael Kurilla vom National Institute of Allergy and Infecious Diseases hatten Mediziner lange den Verdacht, dass virale Infektionen der Entstehung von möglicherweise ernsthafteren bakteriellen Erkrankungen vorausgehen – wie es bei Lungenentzündung der Fall ist. „Wir glauben, dass in vielen Fällen durch den Schaden, den das Virus bei Grippe an den Lungen verursacht, die Bakterie in die Lage versetzt wird, ebenfalls Schaden anzurichten," so die Meinung von Michael Kurilla. Ob die Lebenskräfte durch eine ständige, gleichzeitige Verabreichung dieser beiden Typen von Arzneimitteln in Verbindung mit vielerlei Impfungen in Unordnung geraten werden – das wird die Zukunft zeigen.

Ist die Welt auf eine neue Grippepandemie vorbereitet?

Während sich die Welt auf die Grippesaison 2005-2006 vorbereitet, warnen die Behörden, „dass der Mangel an Impfstoffen und Behandlungsstrategien für unseren Planeten nichts Gutes verheißt." Dr. Klaus Stohr, Grippeexperte der Gesundheitsbehörde der Vereinten Nationen warnt: „Wir glauben, dass wir näher an der nächsten Pandemie sind, als wir es je waren. Wir haben jetzt ein Zeitfenster, um uns vorzubereiten." Seit die Vogelgrippe 1997 zum ersten Mal aufgetreten ist, haben sich Beamte und Wissenschaftler auf der ganzen Welt das „Worst-Case-Szenario" angesehen, um sich auf eine eventuelle Vogelgrippepandemie einzustellen. Staatliche Gesundheitsexperten auf der ganzen Welt bereiten sich verzweifelt auf etwas vor, das sie sich als eine zukünftige Grippepandemie vorstellen können, etwas ähnliches hat die Welt – trotz der Spanischen Grippe von 1918 – noch nicht gekannt. Seit dem erstmaligen Erscheinen des H5N1-Virus in Hongkong im Jahre 1957 ist es uns gelungen, durch die letzten sieben Grippesaisons zu kommen, ohne dass es zur vorhergesagten globalen Pandemie gekommen ist. Experten warnen jedoch davor, jetzt selbstgefällig zu werden. Auch wenn wir bisher davon gekommen sind, egal ob die Verwüstung „nächstes Jahr oder erst in zehn Jahren auf uns zukommt, wir dürfen uns keiner Täuschung hingeben lassen und müssen uns darüber klar sein, dass von allen ansteckenden Krankheiten, die jemals in der Geschichte der Menschheit aufgetreten sind, die Grippe der König der Löwen" ist.

Staatsbeamte der Vereinigten Staaten betonen, dass die einzelnen Staaten *jetzt* beginnen müssen, Beschlüsse zu fassen, wie in den Krankenhäusern freie Betten beschafft werden können und wie im Notfall vorzugehen ist. Darüber hinaus ist dringend zu klären, wie der knappe Impfstoff und die Grippemittel während der Krise zu verteilen und zu rationieren sind. Gegenwärtig gibt es keinen wirksamen Impfstoff gegen die Grippe vom Type H5N1. Für den Fall, dass ein solcher beschafft werden könnte, sollten dann Ärzte und staatliche Sicherheitsbeamte als erste geimpft werden? „Das ist ein sehr heikles Thema," meint Dr. William Schaffner von der Vanderbilt Universität, der die Bundesregierung in Sachen Grippeimpfstoff berät. „Soll es wie auf der Titanic sein – Frauen und Kinder zuerst – oder sollte es vielleicht heißen, Polizei und Feuerwehrmänner zuerst?" Sollten, wie 1918 während der Spanischen Grippepandemie, Schulen und bestimmte öffentliche Gebäude geschlossen werden müssen. Sicherlich muss der Reiseverkehr eingeschränkt werden. Unterbrechungen im Transportwesen und im Geschäftsverkehr wären eine Katastrophe. Auch die gewohnte öffentliche Sicherheit würde darunter leiden. Quarantänemaßnahmen für betroffene Familien und Häuser können verordnet werden, es kann den Betreffenden verboten werden, das Haus zu verlassen.

Es ist sehr schwer vorauszusagen, wie hoch die Todesziffer bei der nächsten Grippepandemie sein könnte, aber im schlimmsten Fall rechnet man mit über 207.000 Toten innerhalb der amerikanischen Bevölkerung, wie es im staatlichen pandemischen Notfallplan zu lesen ist. Andere Schätzungen sprechen von weltweit 360 Millionen Menschen, die der Grippe voraussichtlich zum Opfer fallen werden (im Vergleich dazu hat die Spanische Grippe 50 bis 100 Millionen Menschenleben gefordert). Den Beerdigungsinstituten würden in wenigen Tagen die Särge ausgehen, und in den Krematorien würden sich die Leichen stapeln.

Millionen kranker Menschen würden in die Arztpraxen und Krankenhäuser strömen, aber die Krankenhäuser wären für die meisten Grippeopfer überhaupt keine Hilfe, wie Beamten feststellen müssen: „Es fehlt unserer Welt an medizinischen Waffen, um die Krankheit wirksam bekämpfen zu können, und es werden auch in absehbarer Zeit keine zur Verfügung stehen. Sollte sich das Virus im nächsten Jahr auszubreiten beginnen, so hätte die Welt nur etwa eine Handvoll Dosen eines Impfstoffs zur Verfügung, der sich noch in der *Versuchsphase* befindet, um gegen eine Krankheit zu kämpfen, die, wie die Vergangenheit gezeigt hat, möglicherweise Millionen Menschen töten könnte." Auch wenn sich ein Impfstoff als brauchbar herausstellen sollte, und „jeder Hersteller von Impfstoffen auf der ganzen Welt beginnen würde, diesen zu produzieren, so wären die ersten Dosen nicht" rechtzeitig vorhanden, um etwas ausrichten zu können, und „bis dahin wäre der Erreger wahrscheinlich auf jedem Kontinent angekommen." Trotz des Vertrauens, welches das Volk in die Leistung der modernen Medizin hat, ist nur wenigen bewusst, wie wenig vorbereitet die Medizin angesichts einer Pandemie dieser Größenordnung ist. Obwohl staatliche Gesundheitsexperten schon fast sieben Jahre darüber diskutieren, wie die H5N1-Vogelgrippe unter Kontrolle gehalten werden könnte, bleibt die Welt weiterhin vollkommen unvorbereitet gegenüber einem Zustand, der als „unfassbare Katastrophe" beschrieben worden ist.

Ein Beispiel zeigt deutlich, wie verwundbar die Regierung der Vereinigten Staaten gegenüber dieser viralen Bedrohung ist. Es werden nun Maßnahmen ergriffen, um die Anzahl der Quarantänestationen auf den Flughäfen im ganzen Land mehr als zu verdreifachen. Eine große Anzahl Gesundheitsbeamter wurden eingestellt, um diese Stationen zu besetzen, und diese werden im Rahmen eines umfassenden Notfallplanes ausgebildet, um, wie man hofft, zu verhindern, dass die Krankheit in diesem Land Einzug hält.

Falls und wenn eine globale Grippepandemie droht, werden diese Zentren, die an den Flughäfen von 25 wichtigen Städten lokalisiert sein werden, eine wichtige Rolle als ‚Firewall' zum Schutz gegenüber der Krankheit einnehmen. Das heißt, wenn ein einreisender Passagier erkrankt, wird nach der Landung seines Flugzeugs ein staatlicher Gesundheitsbeamter, der darauf spezialisiert wurde, tödliche Krankheiten zu erkennen, das Flugzeug betreten. Der verdächtige Patient bzw. die verdächtigten Patienten werden dann in eine medizinische Isolierstation in einem dafür vorgesehenen Krankenhaus gebracht, und die übrigen Patienten werden voraussichtlich eine bestimmte Zeit unter Quarantäne gestellt, wenn der berechtigte Verdacht besteht, dass sie sich angesteckt haben könnten.

Homöopathie und Vogelgrippe

Zu dem Zeitpunkt als die zweite Ausgabe dieses Buches in Druck geht, ist es schwierig, zu entscheiden, welcher *Genius Epidemicus* oder welche kleine Gruppe homöopathischer Heilmitteln bei diesem Virus am deutlichsten angezeigt sind. Aber keine Angst, die Homöopathie wird im Umgang mit diesem Monster die gleiche Schlüsselrolle spielen, wie sie es schon bei den vergangenen drei Pandemien des 20. Jahrhunderts getan hat. Die Homöopathie hat sich auch als zusätzlicher Schutz and als Ergänzung zu Grippeimpfungen als wirksam herausgestellt, und bot auch eine Alternative für die Patienten, die sich entschlossen hatten, die jährliche Grippeimpfung nicht zu bekommen.

Da ich das Vogelgrippevirus nun seit seinem ersten Auftauchen im Jahre 1997 genauestens beobachtet habe, scheint es mir, dass wir uns der Beschäftigung mit einer solchen Pandemie nicht viel länger entziehen können. Was hat dieses Virus bisher daran gehindert, sich plötzlich zu einer ausgewachsenen Pandemie zu entwickeln? Obwohl es offensichtlich weiter mutiert, war es einfach bisher noch nicht in der Lage den entscheidenden Sprung auszuführen, der es ihm ermöglichen würde, sich blitzschnell von einem Menschen auf einen anderen zu übertragen. Die Medizin ist, wie sie selbst zugibt, traurigerweise immer noch nicht in der Lage, mit einer so gewaltigen Bedrohung umzugehen, obwohl sie fast neun Jahre Zeit gehabt hatte.

Es gibt zwei homöopathische Mittel, die bei jeder Grippesaison oder -epidemie als die 'erste Verteidigungslinie' angesehen werden. Das erste Mittel ist Influenzinum, das in diesem Buch auf den Seiten 193-195 und 464-465 beschrieben wird. An zweiter Stelle steht Oscillococcinum, das auf den Seiten 194 und 498-499 zu finden ist. Angesichts der bedeutsamen Beziehung zwischen Oscillococciunum und dem Vogelgrippevirus kann dieses Mittel in diesem speziellen Grippefall sogar noch eine größere Rolle spielen, als jemals zuvor.

Im Februar 2005 fand in Ho Chi Minh Stadt in Vietnam eine internationale Tagung zum Thema Grippe statt, wo langfristige Strategien diskutiert wurden, um die weltweite Ausbreitung der Vogelgrippe unter Kontrolle zu bekommen. Eines der Modelle, die bei dieser Konferenz vorgestellt wurden, bestand darin, einfach die Praxis, die bereits in Vietnam im Einsatz war, zu übernehmen und alles Geflügel und alle Wasservögel zu impfen. Es wurden verschiedenartige Impfstoffe eingesetzt, darunter auch Impfstoffe aus vollständigen, abgetöteten Viren sowie neu kombinierte Impfstoffe gegen Geflügelpocken. „So wird die Strategie sein – wir müssen die Virenbelastung bei Enten, Kampfhähnen usw. verringern, damit das Risiko einer Übertragung auf den Menschen gesenkt wird," äußerte sich einer der Teilnehmer. Bereits früher im gleichen Monat hatte Thailand ein Programm zur Impfung aller frei laufenden Hühner, Enten, Kampfhähne sowie tropischer Vögel genehmigt, mit dem Bestreben die Verbreitung der Vogelgrippe zu stoppen.

Es wurde jedoch bestätigt, dass ernsthafte Mängel in der Impfstrategie vorliegen. Man schätzt, dass allein in Vietnam 59 Millionen Enten, Gänse und andere Wasservögel frei von einem Teich zum nächsten ziehen und sich ungehindert zwischen den Geflügelfarmen im ganzen Land bewegen können. „Wie sollen die Menschen den Kontakt mit dem Virus vermeiden, wenn sie gar nicht wissen, welche Enten infiziert sind und welche nicht?" fragt Shigeru Omi, Direktor der Weltgesundheitsorganisation für den Bereich Westpazifik. Er fügte noch hinzu, dass Enten als Träger des tödlichen H5N1-Virus enorme Auswirkungen auf die öffentliche Gesundheit haben können. Die Regierung von Vietnam unterstrich die gefährliche Rolle, die Enten bei der Verbreitung dieses Virus spielen und erteilte ein Verbot auf die Aufzucht von Enten sowie die Anordnung zur Ausmerzung der Entenbestände bis zum Ende des Sommers 2005.

Warum die ganze Aufregung um die Enten und was hat das mit Homöopathie zu tun? Es ist schon lange bekannt, dass Wasserzugvögel, vor allem Enten, das Trojanische Pferd für Viren sind, sie sind in der Lage, die Infektion über die ganze Welt zu verbreiten. Sie galten schon immer als natürlicher Wirt für diese Krankheit, sie können die Krankheit auf alle Arten von Tieren übertragen, ohne selbst zu erkranken. Das heißt, das war so bis 2002, als ein mutierter Stamm eine große Anzahl dieser Wirtsenten tötete. Seit diesem Zeitpunkt ist das Virus jedoch weiter mutiert und hat sich in eine Form verwandelt, die für die Wirtsenten weniger tödlich ist, aber immer noch in der Lage ist, Millionen von Hühner, andere Vögel und, wie im August 2005 geschehen, 61 Menschen zu töten.

Eine Untersuchung, durchgeführt von einem Team vom St. Jude Children's Research Hospital in Memphis, Tennessee, erbrachte das äußerst beunruhigende Ergebnis, dass dieser H5N1-Stamm anscheinend „in erster Linie über den oberen Respirationstrakt [der Ente] übertragen wird und nicht über den Kot, wie es bei anderen Stämmen der Fall ist." Diese Erkenntnis könnte sich aus homöopathischer Sicht als bedeutsam herausstellen, insofern, als das seit langem anerkannte homöopathische Grippemittel Oscillococcinum aus *Herz und Leber* wilder Enten gewonnen wird. Ob diese Tatsache irgendeinen Einfluss auf die Wirksamkeit dieses sehr bedeutsamen Heilmittels haben wird, wird die Zukunft zeigen. Da dieses jedoch das einzige uns zur Verfügung stehende homöopathische Mittel ist, das aus Wildenten gewonnen wird, und es seit Jahren erfolgreich bei Grippe eingesetzt wird, kann es nur von Vorteil sein, Oscillococcinum zusammen mit dem indizierten Mittel, oder auch mehreren Mitteln, in die Behandlung mit einzubeziehen, wenn es im jeweiligen Fall angezeigt ist.

Es ist wichtig, immer daran zu denken, dass das H5N1-Vogelgrippevirus *sehr schnell* ein äußerst gravierendes und kritisches Stadium erreichen kann. Daher sollte in jeder Grippesaison bereits auf die *allerersten* Symptome unverzüglich reagiert werden. Lassen Sie es nicht zu, dass die Symptome weiter voranschreiten und ein ernsteres Stadium erreichen, ohne sofort fachkundige medizinische Hilfe in Anspruch zu nehmen. Vergessen Sie nicht, dass, wann immer ein medizinisches Eingreifen erforderlich war, die begleitende homöopathische Unterstützung der ausschlaggebende Faktor war, ob der Fall positiv oder negativ verlaufen ist.

Methode zum Gebrauch der schnellen Schlüsselmerkmale

In der ersten Ausgabe dieses Buches wird auf Seite 196 eine Methode beschrieben, wie man die *Schnellen Schlüsselmerkmale* anwendet, um das angezeigte Heilmittel in kürzester Zeit zu bestimmen. Bevor Sie jedoch die *Schnellen Schlüsselmerkmale* zu Rate ziehen, ist es hilfreich, erst einmal alle Symptome aufzuschreiben, die typischen Symptome in dem entsprechenden Fall, und auch alle Modalitäten (wodurch bessern sich die Symptome, wodurch verschlimmern sie sich). Im Folgenden wird an einem frei erfundenen Beispiel aufgezeigt, wie diese Methode Schritt für Schritt anzuwenden ist.

Der Fall

Bei diesem Grippefall handelt es sich um ein achtjähriges Mädchen. Die Symptome haben sich eher schrittweise entwickelt. Sie fühlte sich am Abend gegen 8.00 Uhr nicht ganz auf dem Damm, und als sie am nächsten Morgen erwachte, zeigten sich erste leichte Symptome, die im Laufe des Tages allmählich schlimmer wurden.

Sie klagte über einen schmerzhaften, sehr trockenen, kratzenden Hals und trank ein Glas Wasser nach dem anderen. Doch wenn sie gefragt wurde, ob sie durstig sei, so antwortete immer mit Nein. Deutliches Fieber, das immer am Nachmittag und spät am Abend ansteigt und gegen 8.00 bis 9.00 Uhr abends sowie noch einmal um Mitternacht seinen Höchstwert erreicht. Das Fieber scheint zu steigen, wenn sie das Bett verlässt und herumläuft oder wenn sie von irgendetwas viel isst. Sie klagt, dass ihr der Kopf weh tut und dass ihr schwindlig ist, vor allem dann, wenn das Fieber steigt oder wenn sie herumläuft, den Kopf schnell dreht oder hustet. Alle Muskeln schmerzen und sie ist sehr schwach und benötigt Hilfe beim Stehen und Gehen. Aber obwohl sie so schwach und erschöpft ist, macht sie sich Sorgen über ihre letzten Schulaufgaben. Sie will sie sofort erledigen und reagiert sehr gereizt, problematisch und aggressiv, wenn man ihr widerspricht.

Wählen Sie zuerst die markantesten und vorherrschenden Symptome aus

Das sind die Symptome, über die sich der Patient im jeweiligen Fall am meisten beklagt, die am meisten auffallen, den Patienten am meisten entkräften und am meisten einschränken; die Symptome, die der Patient am liebsten loswerden möchte. Es ist äußerst wichtig, dass der Patient die Symptome selbst beim Namen nennt, wenn er alt genug dazu ist. Wählen Sie nur die ersten 4 oder 5 wichtigsten Symptome aus. In unserem Beispiel lautet die Reihenfolge der 5 Symptome wie folgt:

Halsentzündung – Fieber – Kopfschmerzen – Muskelschmerzen – Reizbarkeit

Diese fünf Symptome sagen jedes für sich überhaupt nichts aus! Warum? Weil es sich bei allen fünf Symptomen um ganz gewöhnliche Grippesymptome handelt und möglicherweise zu 40 oder 50 verschiedenen homöopathischen Mitteln passen würden. Daraus nun das angezeigte Mittel zu finden, gleicht zu diesem Zeitpunkt der Suche nach einer Stecknadel im Heuhaufen. Bestimmen Sie also zunächst das Hauptsymptom. Das heißt, welches dieser fünf Symptome gilt in diesem Fall als das schlimmste. Sie können das herausfinden, indem Sie die Person einfach fragen: „Welches dieser fünf Symptome würdest du am liebsten abgeben?" Nehmen Sie immer das, welches der Patient nennt, auch wenn Sie selbst aufgrund Ihrer Beobachtung ein anderes ausgewählt hätten. Das Mädchen entschied sich für das Fieber und erklärte das so: „Wenn das Fieber steigt, dann tun mir meine Muskeln und mein Kopf mehr weh, und ich kann es nicht einmal ertragen, wenn jemand mit mir redet. Ich will einfach nur alleine sein!"

Dadurch ändert sich die Reihenfolge der Symptome wie folgt:

Fieber – Halsentzündung – Kopfschmerzen – Muskelschmerzen – Reizbarkeit

Als nächstes müssen sie die sogenannten „Kerngruppe" von Heilmitteln bestimmen, das heißt, Sie müssen aus einer Auswahl von Hunderten möglicher Mittel eine kleine Gruppe auswählen, die alle Symptome des jeweiligen Falles beinhaltet. Dabei müssen Sie bei jedem dieser Symptom auf die Merkmale und „Modalitäten" achten. Unter Modalitäten versteht man das, was ein Symptom besser und/oder schlimmer macht. Mit anderen Worten, was sind die *Merkmale* jedes dieser fünf Symptome und wodurch stechen sie besonders hervor? Wir wollen nun die Merkmale oder Modalitäten der wichtigsten Symptome in unserem Fall betrachten:

Fieber: Steigt am Nachmittag und am späten Abend. Wird schlimmer gegen 8.00 – 9.00 Uhr abends und/oder gegen Mitternacht. Jegliche Aktivität oder Bewegung lässt das Fieber steigen, auch nachdem der Patient etwas gegessen hat, wird das Fieber schlimmer. Aufgrund des Fiebers verschlimmern sich die Kopfschmerzen.

Schlagen Sie nun die Seite 199 im Kapitel über die *Schnellen Schlüsselmerkmale* auf. Lesen Sie, was dort zu jedem Mittel steht, und notieren Sie sich *nur* diejenigen Mittel, die zu den **Fieber**symptomen in unserem Fall *passen.* Sie werden die folgenden Mittel finden:

Aconit	**Bryonia**	**Phosphorus**
Arnica	**China**	**Rhus tox**
Arsenicum	**Lachesis**	
Baptisia	**Lycopodium**	
Belladonna	**Nux vomica**	

Sie haben nun die Suche nach dem angezeigten Mittel auf 12 aus 68 möglichen Mitteln aus der Liste der *Schnellen Schlüsselmerkmale* eingeschränkt.

Diese bilden nun die Kerngruppe und der Fall sieht ab jetzt wie folgt aus:

Fieber	Hals	Kopfschmerzen	Muskeln	Mental
Acon.				
Arn.				
Ars.				
Bapt.				
Bell.				
Bry.				
Chin.				
Lach.				
Lyc.				
Nux-v.				
Phos.				
Rhus-tox.				

Das nächste Symptom in unserem Fall ist:

Hals: Schmerzhaft und sehr trocken, so dass die Patientin nach viel Wasser verlangt und das ganze Glas auf einmal leer trinkt, wenn man sie jedoch fragt, ob sie Durst hat, so antwortet sie mit Nein.

Schlagen Sie nun die Seite 249 im Kapitel über die *Schnellen Schlüsselmerkmale* auf. Lesen Sie, was dort zu jedem Mittel der Kerngruppe steht, prüfen Sie, welche dieser Mittel *übereinstimmende* Merkmale mit den *Hals*symptomen in unserem Fall aufweisen.

Ihr Diagramm sieht nun wie folgt aus:

Fieber	Hals	Kopfschmerzen	Muskeln	Mental
Acon.				
Arn.	✓			
Ars.	✓			
Bapt.				
Bell.	✓			
Bry.	✓			
Chin.				
Lach.				
Lyc.	✓			
Nux-v.				
Phos.	✓			
Rhus-tox.				

Das nächste Symptom in unserem Fall ist:

Kopfschmerzen: Wird schlimmer, wenn das Fieber steigt. Schlimmer bei jeder körperlichen Bewegung oder Anstrengung, schon beim Drehen des Kopfes. Die Kopfschmerzen verursachen Benommenheit.

Schlagen Sie nun die Seite 306 im Kapitel über die *Schnellen Schlüsselmerk-male* auf. Lesen Sie, was dort zu jedem Mittel der Kerngruppe steht, prü-fen Sie, welche dieser Mittel *übereinstimmende* Merkmale mit den **Kopf-schmerz**symptomen in unserem Fall aufweisen.

Ihr Diagramm sieht nun wie folgt aus:

Fieber	Hals	Kopfschmerzen	Muskeln	Mental
Acon.				
Arn.	✓	✓		
Ars.	✓			
Bapt.		✓		
Bell.	✓	✓		
Bry.		✓		
Chin.		✓		
Lach.		✓		
Lyc.	✓	✓		
Nux-v.		✓		
Phos.	✓			
Rhus-tox.		✓		

Das nächste Symptom in unserem Fall ist:

Muskeln: Alle Muskeln tun weh und die Patientin ist sehr schwach und braucht Hilfe beim Stehen und Gehen.

Schlagen Sie nun die Seite 297 im Kapitel über die *Schnellen Schlüsselmerkmale* auf. Lesen Sie, was dort zu jedem Mittel der Kerngruppe steht, prüfen Sie, welche dieser Mittel *übereinstimmende* Merkmale mit den Muskelschmerzsymptomen in unserem Fall aufweisen.

Ihr Diagramm sieht nun wie folgt aus:

Fieber	Hals	Kopfschmerzen	Muskeln	Mental
Acon.				
Arn.	✓	✓	✓	
Ars.	✓		✓	
Bapt.			✓	
Bell.	✓	✓	✓	
Bry.	✓	✓	✓	
Chin.		✓		
Lach.		✓		
Lyc.	✓	✓	✓	
Nux-v.		✓	✓	
Phos.	✓	✓	✓	
Rhus-tox.		✓	✓	

Das nächste Symptom in unserem Fall ist:

Mental: Aber obwohl sie so schwach und erschöpft ist, macht sie sich Sorgen über ihre letzten Schulaufgaben. Sie will sie sofort erledigen und reagiert sehr gereizt, problematisch und aggressiv, wenn man ihr widerspricht.

Schlagen Sie nun die Seite 340 im Kapitel über die *Schnellen Schlüsselmerkmale* auf. Lesen Sie, was dort zu jedem Mittel der Kerngruppe steht, prüfen Sie, welche dieser Mittel *übereinstimmende* Merkmale mit den **mentalen/emotionalen** Symptomen in unserem Fall aufweisen.

Ihr Diagramm sieht nun wie folgt aus:

Fieber	Hals	Kopfschmerzen	Muskeln	Mental
Acon.				
Arn.	✓	✓	✓	
Ars.	✓		✓	
Bapt.			✓	
Bell.	✓	✓	✓	
Bry.	✓	✓	✓	✓
Chin.		✓		
Lach.		✓		
Lyc.	✓	✓	✓	
Nux-v.		✓	✓	✓
Phos.	✓	✓	✓	
Rhus-tox.		✓	✓	

Analyse: Vier der Mittel aus der Kerngruppe (Arnica, Belladonna, Lycopodium und Nux vomica) enthielten Merkmale, die zu vier Symptomen unseres Falles passten, aber nur Bryonia beinhaltete alle fünf. Trotzdem sollten Sie nun erst einmal davon auszugehen, dass Sie bisher nur die Auswahl auf fünf Mittel aus den möglichen zwölf eingeschränkt haben, statt automatisch jetzt darauf zu schließen, dass Bryonia das angezeigt Mittel für diesen Fall ist.

Die richtige Vorgehensweise wäre nun, das Kapitel über die *Unterscheidungsmerkmale* bei Grippe aufzuschlagen, das auf Seite 355 beginnt, um mehr über die fünf wichtigsten Mittel zu erfahren. Dabei wird Ihnen klar werden, dass Bryonia tatsächlich das Mittel ist, das am besten passt. In diesem ersten kurz beschriebenen Fall finden wir nämlich zwei deutliche Hinweise auf Bryonia. „Die Symptome haben sich eher schrittweise entwickelt. Sie fühlte sich am Abend gegen 8.00 Uhr nicht ganz auf dem Damm, und als sie am nächsten Morgen erwachte, zeigten sich erste leichte Symptome, die im Laufe des Tages allmählich schlimmer wurden." Auf Seite 138 wird Bryonia als eines der homöopathischen Mittel beschrieben, die bei einem „schrittweisen Beginn" der Symptome angezeigt sind.

Dieses Merkmal, zusammen mit dem Hinweis auf remittierendes Fieber, wie es in unserem Fall beschrieben ist (Seite 185) sowie die Sorge „um seine geschäftlichen Angelegenheiten" – in diesem Fall die Schulaufgaben – (Seite 345) zeigen, dass Bryonia perfekt zu diesem Fall passt.

Anmerkung: Es versteht sich von selbst, dass, sofern Zeit keine Rolle spielt, es immer empfehlenswert ist, nach der klassischen Methode vorzugehen und die Ergebnisse nochmals zu überprüfen.

Schlussfolgerung

Wir leben mit Sicherheit in schwierigen Zeiten, wir haben es schwer, egal wo wir uns auf diesem Planeten befinden. Wir können zwar nicht genau vorhersagen, ob und wann wir mit einer dieser entsetzlichen Krankheiten, wie einer Vogelgrippepandemie, SARS, West-Nil-Fieber, Ebola oder auch biologischen Waffen konfrontiert sein werden, aber eine einfache Tatsache zeigt uns, wie wertvoll es ist, Kenntnisse über die Homöopathie zu haben, nämlich dass *alle viralen wie auch bakteriellen Infektionen im Allgemeinen mit „grippeähnlichen" Symptomen beginnen.*

Genau aus diesem Grund waren die homöopathischen Ärzte und Krankenhäuser während der Spanischen Grippepandemie von 1918-1919 so erfolgreich. Die Menschen starben wie die Fliegen – sie waren am Morgen noch kerngesund und in der kommenden Nacht waren sie schon tot. Diese Krankheit war so tödlich, dass spätere Krankheiten, wie zum Beispiel SARS dagegen nur wie ein Wehwehchen wirkten. Weil aber diejenigen, die sich mit der Homöopathie auskannten, seien es Gesundheitsexperten oder Laien, schon bei den *ersten* Anzeichen von Symptomen reagierten, konnten sie in den meisten Fällen spätere Komplikationen vermeiden, welche für so viele Todesfälle verantwortlich waren.

Unzählige Leben konnten in dieser grausamen Zeit gerettet werden, als so viele Menschen krank waren und starben, so dass Krankenhäuser und Kliniken einfach nicht mehr in der Lage waren, mit dem massiven Zustrom von Patienten fertig zu werden, und viele starben, ohne dass sie jemals einen Arzt oder eine Krankenschwester gesehen hatten. Für ein solches Szenario habe ich dieses Buch geschrieben. Die gerade vorgestellte Methode kann also bei jeder viralen oder bakteriellen Infektion, von einer einfachen Erkältung bis hin zu den schwerwiegendsten Infektionen, eine *sofortige, erste Hilfe, erste Reaktion* ermöglichen.

Folgendes muss jedoch unbedingt erwähnt werden: Wenn das ausgewählte Mittel oder die Mittel nach einer entsprechenden Zeit kein Wirkung zeigen, dann darf, vor allem bei Kindern und/oder wenn möglicherweise eine ernste Infektion vorliegt, die Inanspruchnahme einer medizinischern Versorgung nicht versäumt und nicht hinausgezögert werden. Die Homöopathie kann verblüffend erfolgreich sein, aber nur wenn es einem gelingt, das richtige, angezeigte Mittel auszuwählen. Das richtige Mittel wird innerhalb kürzester Zeit Wirkung zeigen, und je ernsthafter der Fall, umso offensichtlicher wird die positive Reaktion sein.

Natürlich ist es bei einer Katastrophe oder in einer nationalen Krise immer ideal, wenn man sich auf die standardmäßige medizinische Versorgung verlassen kann – und Unterstützung durch die Homöopathie wie auch durch eine entsprechende Ernährung in der Klinik bekommen kann. Jedoch kann es im „Worst Case Scenario", und wenn man einmal an das Desaster der Spanischen Grippe zurückdenkt, möglich sein, dass man niemanden erreichen kann. 1918 waren die Menschen, die sich mit der Homöopathie auskannten, in der Lage, sich und ihren Angehörigen selbst zu helfen, um jene medizinische Katastrophe zu überleben. Sie verloren keine wertvolle Zeit damit, auf Hilfe zu warten, wenn keine Hilfe vorhanden war, sondern sie reagierten schnell und effektiv, indem sie sich das individuelle Symptombild anschauten und aufgrund dessen das wirkungsvollste Heilmittel bestimmten – wenn sich die Symptome veränderten, änderten sie auch das Mittel.

Obwohl zum Zeitpunkt als ich dieses Buch geschrieben haben, fast neun Jahre vergangen sind, seit das Vogelgrippevirus zum ersten Mal aufgetaucht ist, sollten wir nun nicht in Selbstzufriedenheit schwelgen. Wir können nicht wissen, ob wir in der nahen oder fernen Zukunft mit der Vogelgrippe oder einer noch virulenteren Krankheit konfrontiert sein werden. Falls das geschehen sollte, können sich schon elementare Kenntnisse der Homöopathie als lebensrettend erweisen.

Homöopatische Apotheken – Bezugsquellen für homöopathische Heilmittel

Arcana, Austernbrede 7-9
33330 Gütersloh, Deutschland

Ainsworths Homeopathic Pharmacy, London W1M 7LH36,
New Cavendish Street, Großbritannien

Homöopathische Arzneimittel Barthel & Barthel AG, Churer Str. 63
9485 Nendeln, Luxemburg

Biologische Heilmittel Heel GmbH, Dr.-Reckeweg-Str. 2-4,
76532 Baden-Baden, Deutschland

Boiron, 20 rue de la Libération
69110 Sainte-Foy-lès-Lyon, Frankreich

Ceres Arzneimittel, Schloss Türnich
50169 Kerpen-Türnich, Deutschland

DHU-Arzneimittel, Ottostr. 24
76227 Karlsruhe, Deutschland

Gudjons homöopathisches Labor, Höfatsweg 21
86391 Stadtbergen, Deutschland

Helios Homoeopathic Pharmacy, 97 Camden RoadTunbridge Wells Kent,
TN1 2QR UK. Großbritannien

Homeoden Heel, Booiebos 25
9031 Drongen, Belgien

Laboratoire homéopathique Schmidt-Nagel, Rue Pré Bouvier 27
1217 Meyrin/Genéve, Schweiz

Neckartor-Apotheke Dr. Zinsser, Haus Neckartor
72070 Tübingen, Deutschland

Remedia Homöopathie, Hauptstraße 4
7000 Eisenstadt, Österreich

Spagyros GmbH Deutschland, Karlstr. 2
66424 Homburg, Deutschland

Spagyros AG, Tannackerstr. 7
3073 Gümlingen, Schweiz

Spagyra KG, Marktplatz 5a
5082 Grödig, Österreich

STAUFEN-PHARMA G.m.b.H. & Co. KGBahnhofstr. 35,
73033 Göppingen, Deutschland

VSM Geneesmiddelen, Beverkoog 35
1822 BH Alkmaar, Niederlande

****

**Informationen über das Reye-Syndrom und den Zusammenhang
zwischen der Grippe und Aspirin erhalten Sie von:**

The National Reye's Syndrome Foundation
426 North Lewis Street, P.O. Box 829
Bryan, Ohio 43506-0829
(419) 636-2679 oder 1-800-233-7393
E-mail: reyessyn@mail.bright.net
http://www.bright.net/-reyessyn

Literaturangaben – Teil I

Armelagos, George J., The Viral Superhighway, *The Sciences*, The New York Academy of Sciences, S. 24-29, Januar-Februar 1997.

Atkins, J.N. Haponik, E.F., Reye's Syndrome in the Adult Patient, *The American Journal of Medicine*, Band 67, S. 672-78, Oktober 1979.

Baer, Ellen D., Letters to Miss Sanborn: St. Vincent's Hospital Nurses' Accounts of World War I, *Journal of Nursing History*, 2 (2): 25-9, April 1987.

Benjamin, P.Y., Levinsohn, M., Drotar, D., Hanson, E.E., Intellectual and Emotional Sequelae of Reye's Syndrome, *Critical Care Medicine*, 10(9): 583-87, September 1982.

Beveridge, W.I.B., Influenza: *The Last Great Plague – An Unfinished Story of Discovery*, Prodist Pub., New York, 1977.

Brown, P. Gajdusek, D. C., Morris, J. A., Virus of the 1918 Influenza Pandemic Era: New Evidence About Its Antigenic Character, *Science*, 166(90): 117-19, 3. Oktober 1969.

Brunner, R. L., O'Grady, D. J., Partin, J. C., Partin, J. S., Schubert, W. K., Neuropsychologic Consequences of Reye's Syndrome, *The Journal of Pediatrics*, 95(5), Teil I, S. 706-711, November 1979.

Bulletin, Isolation of Avian Influenza A (H5N1) Viruses From Humans: Hongkong, Mai-Dezember 1997, *Morbidity & Mortality Weekly Report, CDC*, 46(50): 1204-7, 19. Dezember 1997.

Bulletin, From the Centers of Disease Control and Preventive Isolation of Avian Influenza A (H5N1) Viruses From Humans, Hongkong, Mai-Dezember 1997, *Journal of the American Medical Association*, 279(4): 263-4, 28. Januar 1998.

Butler, D., Wadmann, M., Lehrman. S., Schiermeler, Q., Last Chance to Stop and Think on Risks of Xenotransplants, *Nature*, Band. 391, S. 320-328, Januar 1998.

Caveney, Scott, Molecular Integrity of Aspirin in Relation to Reye's Syndrome, *West Virginia Medical Journal*, Band 84, S. 186-190, Mai 1988.

Charles, S. D., The Influenza Pandemic of 1918-1919: Columbia and South Carolina's Response, *Journal of the South Carolina Medical Association*, 73(8): 367-70, August 1977.

Cohen, J., Here Come the Bugs: Cold and Flu Season's Back, Kids, Flu and Aspirin Don't Mix, *FDA Consumer*, S. 6-13, November 1988.

Cohen, J., The Flu Pandemic That Might Have Been, *Science*, 227(5332): S. 1600-01, 12. September 1997.

Collier, Richard, *The Plague Of The Spanish Lady – The Influenza Pandemic of 1918-1919*, Atheneum Pub., New York, 1974.

Crosby, Jr., Alfred W., *Epidemic And Peace, 1918*, Greenwood Press, Westport, Connecticut, 1976.

Daniel T. M., Gerstner, P. A., The 1918-1919 Influenza Pandemic, *The Journal of Laboratory and Clinical Medicine*, S. 259-260, März 1991.

DeLacy, M., The Conceptualization of Influenza in Eighteenth-Century Britain: Specificity and Contagion, *Bulletin of the History of Medicine*, 67(1): 74-118. Frühjahr 1993.

Douglas R. G. Jr., Influenza: The Disease and Its Complications, *Hospital Practice*, 11(12); 43-50, Dezember 1976.

Edwards V., Pestilence From Abroad? The 1918 Influenza Epidemic, *New Zealand Medicine Journal*, 99(812): 809-12, 22. Oktober 1986.

Emerson, G.M., The "Spanish Lady" in Alabama, *Alabama Journal of Medical Sciences*, 23 (2): 217-21, April 1986.

Finley, Don, Versatile Fungi Inventing New Ways to Sow Disease, *San Antonio Express / News*, 6. Juli 1997.

Grist, N. R., Pandemic Influenza 1918, British Medical Journal, 2 (6205): 1632-3, 22.-29. Dezember 1979.

Heagerty, J.J., Influenza and Vaccination, *Canadian Medical Association Journal*, 145(5): 481-82. 1. September 1991.

Henley, C., The Toxic Second Period of the 1918-1919 Influenza in Hungary, *Medical Journal of Australia*, 1(18): 570-71, 3. Mai 1975.

Hewer, Langton C., 1918 Influenza Epidemic – A Letter, *British Medical Journal*, Nr. 6157. S. 199, 20. Januar 1979.

Hukin, J., Junker, A. K., Thomas, E. E., Farrell, K., Reye's Syndrome Associated with Subclinical Varicella Zoster Virus and Influenza A Infection, *Pediatric Neurology*, 9(2); 134-136. 1992.

Johnson, David P., Reye's Syndrome [Leitartikel], *Connecticut Medicine*, 53(1): 53-4, Januar 1989.

Katz, R. S., Influenza 1918-1919: A Study in Mortality, *Bulletin of the History of Medicine*, 48(3): 416-22, Herbst 1974.

Katzenellenbogen, J. M., The 1918 Influenza Epidemic in Mamre, *South African Medical Journal*, 74 (7): 362-4, 1. Oktober 1998.

Korrespondenz: Leserbriefe: The Story of a "New" Disease; A New Type of Influenza; Influenza; Influenza and Preventive Inoculation, *The Lancet*, S. 602, 2. November 1918.

Larson, Erik, *The Flu Hunters*, Time, S. 54-56, 23. Februar 1998.

Leitartikel: Our Present Knowledge of Epidemic Catarrh, *The Lancet*, S. 559-560, 26. Oktober 1918.

McCord, Carey P., The Purple Death: Some Things Remembered About The Influenza Epidemic of 1918 at One Army Camp, *Journal of Occupational Medicine*, 8(11): 593-98, November 1966.

McQueen, Humphrey, "Spanish Flu" – 1919: Political, Medical and Social Aspects, *The Medical Journal of Australia*, 1: 565-71, 3. Mai 1975.

Maheady Donna C., Reye's Syndrome: Review and Update, *Journal of Pediatric Health Care*, 3(5): 246-49, September-Oktober 1989.

Marwick, C., Could Virulent Virus be Harbinger of 'New Flu'?, *Journal of The American Medical Association*, 279(4): 259-60, 28. Januar 1998.

Morton, Gladys, The Pandemic Influenza of 1918, *Canadian Nurse*, 69(12): 25-7, Dezember 1973.

Nuzum, J. W., Pilot, I., Stangl, F. H., Bonar, B. E., 1918 Pandemic Influenza and Pneumonia in a Large Civil Hospital, *Illinois Medical Journal*, 150(6): 612-16, Dezember 1976.

Osborn, June E., *History, Science, And Politics: Influenza In America 1918-1919*, Prodist Pub., New York, 1977.

Palmer E., Rice, G. W., A. Japanese Physician's Response to Pandemic Influenza: Ijiro Gomibuchi and the "Spanish Flu" in Yaita-Cho, 1918-1919, *Bulletin of the History of Medicine*, 66(4): 560-77, Winter 1992.

Pankhurst R., A Historical Note on Influenza in Ethiopia, *Medical History*, 9(4): 385-89, Oktober 1965.

Patterson, K. D., Pyle, G. F., The Geography and Mortality of the 1918 Influenza Pandemic, *Bulletin of the History of Medicine*, 65(1): 4-21, Frühjahr 1991.

Pennisi, Elizabeth, First Genes Isolated From The Deadly 1918 Flu Virus, *Science*, Virology, Band 275, S. 1739. März 1997.

Peters, L. Wiener, G. J., Gilliam. J., Van Noord, G., Geisinger, K. R., Roach, E. S., Reye's Syndrome in Adults: A Case Report and Review of the Literature, *Archives of Internal Medicine*, Band 146, SS. 2401-03, Dezember 1986.

Pisano, Marina, San Antonio 1918: Chopin and Death in the Time of Flu, *San Antonio Express-News*, 11. November 1996.

Pool, D. I., The Effects of the 1918 Pandemic of Influenza on the Maori Population of New Zealand, *Bulletin of the History of Medicine*, 47(3): 273-81, Mai-Juni 1973.

Pyle, Gerald F., *The Diffusion of Influenza – Patterns and Paradigms,* Rowman & Littlefield, Pub., New Jersey, 1986.

Reid, A. H., Fanning, T. G., Hultin, J. V., Taubenberger, J. K. Origin and volution of the 1918 "Spanish" Influenza Virus Hemagglutinin Gene, *Proceedings of the National Academy of Sciences*, Band 96, S. 1651-56, Microbiology, Februar 1999.

Reye, R. D. K., Morgan, G., Baral, J., Encephalopathy and Fatty Degeneration of the Viscera: A Disease Entity in Childhood, *The Lancet*, 12. Oktober 1963, S. 749-52.

Robinson, Bryan, Infection Control: All Fall Down, *Nursing Times*, 93(45): 65-6. 5.-11. November 1997.

Robinson, Karen R., The Role of Nursing in the Influenza Epidemic of 19-18-1919, *Nursing Forum*, 25(2): 19-26, 1990.

Sage, Mary W., Pittsburgh Plague – 1918: An Oral History, *Home Healthcare Nurse*, 13(1): 49-54, 1955.

Shepherd, Dorothy, *The Magic of the Minimum Dose*, Health Science, Press, Bradford, Holsworthy, North Devon, England, 1964.

Silverstein, Arthur M., *Pure Politics and Impure Science – The Swine Flu Affair*, The Johns Hopkins University Press, Baltimore und London, 1981.

Starr, I., Influenza in 1918: Recollections of the Epidemic in Philadelphia, *Annals of Internal Medicine*, 85(4): 516-18, Oktober 1976.

Stevens, K. M., The Pathophysiology of Influenza Pneumonia in 1918, *Perspectives in Biology & Medicine*, 25(1): 115-25. Herbst 1981.

Subbarao, K., Klimov, A., Katz, J., Regnery, H., Lim, W., Hall, H., Perdue, M., Swayne, D., Bender, C., Huang, J., Hemphill, M., Rowe, T., Shaw, M., Xu, X., Fukuda, K., Cox, N., Characterization of an Avian Influenza A (H5N1) Virus Isolated From a Child With a Fatal Respiratory Illness, *Science*, Band 279, 16. Januar 1998.

Taubenberger, J. K., Reid, A. H., Krafft, A. E., Bijwaard, K. E., Fanning, T. G., Initial Genetic Characterization of the 1918 "Spanish" Influence Virus, *Science*, Bad 275, S. 1793-95, 21.März 1997.

Vane, J. R., Flower, R. J., Botting, R. M., History of Aspirin and Its Mechanism of Action, *Stroke – Supplement IV*, 21(12):12-14, Dezember 1990.

Varma, R. R., Riedel, D. R., Komorowski, R. A., Harrington, G. J., Norwak, T. V., Reye's Syndrome in Nonpediatric Age Groups, *Journal of the American Medical Association*, 242(13); 1373-75, 28. September 1979.

Vaughan, Victor C., An Explosive Epidemic of Influenza Disease at Fort Oglethorpe, *The Journal of Laboratory and Clinical Medicine*, 3(9): 560-64, Juni 1918.

Vogel, G., Sequence Offers Clues to Deadly Flu, *Science*, 279(5349): S. 393-6, 16. Januar 1998.

Waldmann, R. J., Hall, W. N., McGee, H., Van Amburg, G., Aspirin as a Risk Factor in Reye's Syndrome, *Journal of the American Medical Association*, 247(22): 3089-94, 11. Juni 1982.

Walters, John H., Influenza 1918: The Comtemporary Perspective, *Bulletin of the New York Academy of Medicine*, 54(9): 855-64, Oktober 1978.

Webster, R. G., Influenza virus: Transmission Between Species and Relevance to Emergency of the Next Human Pandemic, *Archives of Virology – Supplementum*, 13:105-13, 1997.

Webster, R .G., Sharp, G. B. Claas, E. C. J., Interspecies Transmission of Influenza Viruses, *American Journal of Respiratory and Critical Care Medicine*, 152, S. 525-30, 1995.

Wetmore, F. H., Treatment of Influenza, 1919, *Canadian Medical Association Journal*, 145(5): 482-85, 1. September 1991.

Winston, Julian, *The Faces of Homeophathy: an illustrated history of the first 200 years*, Great Auk Publishing, Tawa, Neuseeland, 1999.

Literaturangaben – Teil II

Allen, T. F., *The Encyclopedia of Pure Materia Medica*, B. Jain Pub. Neu Delhi, Indien, 1985.

Allen, H. C., *Leitsymptome und Nosoden*, Narayana Verlag Kandern, 2007.

Anshutz, Edward P., *Neue, alte und vergessene Mittel*, Von Schlick Aachen, 2007.

Berkow, R., Beers, M., Fletcher, A., *The Merck Manual of Medical Information*, Merck Research Laboratories, Whitehouse Station, N. J., 1997.

Berkow, Robert, Tallbott, John. H., *The Merck Manual of Diagnosis and Therapy, Thirteenth Edition*, Merck Sharp & Dohme Research Laboratories, Merck & Co., Inc. Rahway, N. J., 1977.

Blackie Margery, *Classical Homeopathy*, Beaconsfield Publishing Ltd., Beaconfield, Bucks, England, 1986.

Boericke, Wm., *Handbuch der homöopathischen Arzneimittel*, Narayana Verlag Kandern, 2007.

Boni, Giovanni, *Cold & Flu by the Numbers – A Homeopathic Guide*, Santa Monica, Kalifornien, 1991.

Borland, Douglas M., *Influenzas*, B. Jain Pub., Neu Delhi, Indien 1995.

Borland, Douglas M., *Pneumonias*, B. Jain Pub., Neu Delhi, Indien 1997.

Boyle, Wade, Saine, André, *Lectures in Naturopathic Hydrotherapy*, Buckeye Naturopathic Press, East Palestine, Ohio, 1988.

Burnett, J. Compton, *Fieber und Blutvergiftung*, Müller-Steinicke 2000.

Castro, Miranda, "The Dreaded Flu," *Homeopathy Today*, April 1998: S. 3-5.

Chakravarty, Anima: *Homeopathic Drug Personalities with Therapeutic Hints*, B. Jain, Pub., Neu Delhi, Indien, 1992.

Chevallier, Andrew, *The Encyclopedia of Medicinal Plants*, Dorling Kindersley Limited, London, 1996.

Clarke, J. H., *Der Neue Clarke, Eine Enzyklopädie für den homöopathischen Praktiker*, 4 Bände, Hahnemann Institut 2006.

Clarke, J. H., *Die homöopathische Verschreibung*, Müller-Steinicke.

Cowperthwaite, A. C., *Charakteristika homöopathischer Arzneimittel*, Haug Verlag 2002.

Cummings, Stephen, Ullmann, Dana, *Everybody's Guide to Homeopathic Medicines*, 1. Ausg., Jeremy P. Tarcher, Inc., Los Angeles, Kalifornien, 1984.

Dewey, W. A., *Homöopathie in Frage und Antwort - Teil 1 und 2*, Barthel & Barthel 1994.

Dewey, W. A., *Homöopathie in der täglichen Praxis*, Barthel & Barthel 1992.

Douglas, Jr., R. Gordon, *Influenza: The Disease and Its Complications*, Hospital Practice, Dezember 1976: S. 43-48.

Farrington, E. A., *Therapeutic Pointers to Some Common Diseases*, B. Jain Pub., Neu Delhi, Indien, 1993.

Fisher, Kathleen, *Herbal Remedies*, Rodale Press, Inc. Emmaus Pennsylvania, 1999.

Foubister, Donald, *Tutorials on Homeopathy*, Beaconsfield Publishers, LTD., Beaconsfield, Bucks, England, 1989.

Gibson, Douglas, *Studies of Homeopathic Remedies*, Beaconsfield Publishers, LTD., Beaconsfield, Bucks, England, 1987.

Grieve, M., *A Modern Herbal*, Band I & II, Dover Publications, Inc. New York, 1971.

Hering, C., Farrington, E. A., *Kurzgefasste homöopathische Arzneimittellehre*, Burgdorf.

Hubbard, Elizabeth Wright, *Homeopathy As Art and Science*, Beaconsfield Publishers, LTD., Beaconsfield, Bucks, England, 1990.

Harrar, Sari, O'Donnel, Sara Altshul, *The Woman's Book of Healing Herbs*, Rodale Press, Inc. Emmaus Pennsylvania, 1999.

Jouanny, Jacques, *The Essentials of Homeopathic Therapeutics*, übersetzt von D. Clauson, Ed. Boiron.

Kent, J. T., *Gesamte homöopathische Arzneimittellehre*, Narayana Verlag Kandern, 2007.

Kent, J. T., *Repertorium der homöopathischen Arzneimittel*, Narayana Verlag Kandern, 2007.

Kessler, David, *The Doctor's Complete Guide to Healing Herbs*, Berkley Publishing Group, New York, 1996.

Klein, Louis, "Post-Influenzal Chronic Fatigue Syndrome," *Simillimum*, Band XI, Nr. 3, Herbst 1998, S. 65-86.

Kloss, Jethro, *Back To Eden*, Woodbridge Press Publishing Co., Santa Barbara, Kalifornien, 1975.

Kruzel, Thomas A., *Homöopathische Akutbehandlung*, Haug Verlag 2006.

Leeser, Otto, *Lehrbuch der Homöopathie, Arzneimittellehre*, Haug Verlag.

Lilienthal, Samuel, *Homöopathische Therapeutika*, Simillimum Verlag 1993.

Lippe, A. D., *Handbuch homöopathischer Charakteristika*, Haug Verlag 2003.

Margolis, S., *The Johns Hopkins Medical Handbook*, Rebus, Inc. New York, 1995.

Mathur, Kailash Narayan, *Prinzipien der homöopathischen Verschreibung*, Sonntag Verlag 2003.

Morrison, Roger, *Handbuch der homöopathischen Leitsymptome und Bestätigungssymptome*, Kai Kröger Verlag 1997.

Morrison, Roger, *Handbuch der Pathologie zur homöopathischen Differentialdiagnose*, Kai Kröger Verlag 2000.

Murphy, Robin, *Klinisches Repertorium der Homöopathie* , Narayana Verlag Kandern 2007.

Murphy, Robin, *Klinische Materia Medica* , Narayana Verlag Kandern 2008.

Nash, E. B. *Leitsymptome in der homöopathischen Therapie*, Haug Verlag 2004.

Nash, E. B. *Leaders in Respiratory Organs*, B. Jain Pub. Neu Delhi, Indien, 1988.

Neatby, E. A., Stonham, T. G., *A Manual of Homoeo-Therapeutics*, Foxlee-Vaughan Publishers, London, England, 1987.

Pratt, Noel, *Homeopathic Prescribing*, Keats Publishing, Inc. New Canaan, Connecticut, 1980.

Schroyens, Frederik, *Synthesis – Repertorium Homeopathic Syntheticum*, Hahnemann Institut 2005.

Smith, Trevor, *An Encylocpaedia of Homeopathy*, Insight Editions, Worthing, Sussex, England, 1983.

Thomas, Clayton L., *Tabers Cyclopedic Medical Dictionary*, 12. Ausg., F. A. Davis Company, Philadelphia, Pennsylvania, 1973.

Tyler, Margaret L., *Homöopathische Arzneimittelbilder*, Elsevier Verlag 2007.

Ullmann, Dana, *Discovering Homeopathy*, North Atlantic Books, Berkeley, Kalifornien, 1988.

Vithoulkas, George, *Materia Medica Viva*, Elsevier Verlag.

Weiner, Michael, *The Complete Book of Homeopathy*, Avery Publishing Group, Inc. Garden City Park, New York, 1989.

Literaturangaben – Teil III

Altmann, L. K., Bradsher, K., Thai bird flu admission raises fears of epidemic. *New York Times*. 24. Januar 2004.

Altmann, L. K., Bird flu resists 1st vaccine attempt. World labs are trying to prepare for an epidemic if it comes. *New York Times*. 25. Januar 2004.

Verschiedenen Pressemitteilungen zu diesem Thema in *San Antonio Express & New:* 10. Jan. 2004; 14. Jan. 2004; 17. Jan. 2004; 21. Jan. 2004, 22. Jan. 2004; 27. Jan. 2004; 28. Jan. 2004; 30. Jan. 2004; 5. Feb. 2004; 7. Feb. 2004; 11. Feb. 2004, 15. Feb. 2004, 16. Feb. 2004, 17. Feb. 2004. 25. Feb. 2004, 12. März 2004; 17. März 2004; 29. Mai 2004; 29. Juni 2004; 10. Juli 2004; 12. Juli 2004; 13. Aug. 2004; 26. Aug. 2004; 3. Sept. 2004; 24. Sept. 2004; 30. Sept. 2004; 4. Okt. 2004; 11. Okt. 2004; 13. Okt. 2004; 14. Okt. 2004; 21. Okt. 2004; 23. Okt. 2004; 26. Okt. 2004; 1. Nov. 2004; 25. Nov. 2004; 13. Dez. 2004; 18. Dez. 2004: 28. Jan. 2005; 15. Feb. 2005; 24. Feb. 2005; 25. Feb. 2005; 26. Feb. 2005; 13. Apr. 2005; 14. Apr. 2005; 16. Apr. 2005; 11. Juni 2005; 21. Juni 2005; 19. Juli 2005; 4. Aug. 2005; 28. Aug. 2005.

Baker, K., Parent should watch for flu warning signs. *Cox News Service*. 16. Jan. 2005.

Bradsher, K., Chinese find avian flu in pigs. It could mean that the deadly virus is mutating enough to infect humans directly. *New York Times*. 21. Aug. 2004.

Bradsher, K., Bird flu continues its march across Thailand. U.S. scientists make progress in decoding diseases's genetics. *New York Times*. 2. Okt. 2004.

Brown, D., Scientists say world isn't ready for a pandemic. They warn that shortage of vaccines and treatment strategies bode ill for planet. *Washington Post*. 31. Juli 2005.

Campitelli, L., Mogavero, E., De Marco, M .A., Delogu, M., Puzelli, S., Frezza, F., Facchini, M., Chiapponi, C., Foni, E., Cordioli, P., Webby, R., Barigazzi, G., Webster, R. G., Donatelli, I., Interspecies transmission of a H7N3 influenza virus from wild birds to intensively reared domestic poultry in Italy. *Virology*. 323(1): 24-36, 20. Mai 2004.

Capua, I., Alexander, D. J., Human health implications of avian influenza viruses and paramyxoviruses. *European Journal of Clinical Microbiology & Infectious Diseases*. 23(1): 1-6. Jan. 2004.

Capua, I., Alexander, D.J., Avian influenza and human health. *Acta Tropica*. 83(1): 1-6, Juli 2002.

Center for Disease Control and Prevention (CDC). Outbreaks of avian influenza A (H5N1) in Asia and interim recommendations for evaluation and reporting of suspected cases – USA, 2004. *MMWR. Morbidity & Mortality Weekly Report.* 53 (5): 97-100. 13. Feb. 2004.

Dorsett, A., Flu-shot fever raging in S.A. Many have to go away empty-handed; another 1,000 inoculations set today at Senior Lifestyle Show. *San Antonio Express & News.* 16. Okt. 2004.

Dorsett, A., Boy's illness a mystery. A 5-year old San Antonio's puzzling malady has some physicians wondering about possible links to flu vaccine. *San Antonio Express & News.* 10. Mai 2005.

Earls, S., Coping with flu season minus a vaccination. *Albany Times Union.* 26. Dez. 2004.

Finley, D., High-risk patients still can fin influenza doses. Healthy people continue to be urged to let those who need it most get injections. *San Antonio Express & News.* 20. Okt. 2004.

Finley, D., S. A. is on front lines in ongoing war against flu. The nation's flu shot factory. *San Antonio Express & News.* 24. Okt. 2004.

Fouchier, R. A., Schneeberger, P. M., Rozendaal, F. W., Broekman, J. M., Kemink, S. A., Munster, V., Kuiken, T., Rimmelzwaan, G. F., Schutten, M., Van Doornum, G. J., Koch, G., Bosman, A., Koopmans, M., Osterhause, A. D., Avian influenza A virus (H7N7) associated with human conjunctivitis and a fatal case of acute respiratory distress syndrome. *Proceedings of the National Academy of Sciences of the United States of America.* 101(5): 1356-61, 3. Feb. 2004.

Fox, A. Flu shot restrictions lifted. Texas health officials say anyone wanting injection can get one. *San Antonio Express & News.* 26. Jan. 2004.

Fox, N. Flu shot shortage a shock to system. It has resulted in random procedures for allocating vaccine. *San Antonio Express & News.* 25. Okt. 2005.

Gillis, J., Disease prevention plan includes tripling airport quarantine areas. *Washington Post.* 28. Aug. 2005.

Grady, D., Flu vaccine crisis follows decades of warnings. Experts cite dwindling suppliers, lack of agency ensuring adequate stocks. *New York Times.* 18. Okt. 2004.

Grose, C., Chokephaibulkit, K., Avian influenza virus infection of Children in Vietnam and Thailand. *Pediatric Infectious Disease Journal.* 23(8): 793-4. Aug. 2004

Haseltine, William A., Beyond Chicken Soup, The antiviral era is upon us, with an array of virus-fighting drugs on the market and in development. Research into viral genomes is fueling much of this progress. *Scientific American*, S. 56-63. November 2001.

Hatta, M., Kawaoka, Y., The continued pandemic threat posed by avian influenza viruses in Hongkong. *Trends in Microbiology.* 10(7): 340-4. Juli 2002.

Hopkin, Karen, Egg Beaters, flu vaccine makers look beyond the chicken egg. *Scientific American*, S. 16-18, März 2004.

Horimoto, T., Kawaoka, Y. Pandemic threat posed by avian influenza A viruses. *Clinical Microbiology Reviews.* 14(1): 129-49. Jan. 2001.

Kishida, N., Sakoda, Y., Eto, M., Sunaga, Y., Kida, H., Co-infection of Staphylococcus aureus or Haemophilus paragallinarum exacerbates H9N2 influenza A virus infection in chickens. *Archives of Virology.* 149(11): 2095-104, Nov. 2004.

Koopmans, M., Wilbrink, B., Conyn, M., Natrop, G., van der Nat. H., Vennema, H., Meijer, A., van Steenbergen, J., Fouchier, R., Osterhaus, A., Bosman, A., Transmission of H7N7 avian influenza A virus to human beings during a large outbreak in commercial poultry farms in the Netherlands. *Lancet.* 363(9409): 587-93, 21. Feb. 2004.

Liu, J. H., Okazaki, K., Bai, G. R., Shi, W. M., Mweene, A., Kida, H., Interregional transmission of the internal proteine genes of H2 influenza virus in migratory ducks from North America to Eurasia. *Virus Genes.* 29(1): 81-6, Aug. 2004.

MacCormack, Z., Area residents go begging for vaccinations. State's AG set to sue distributors who've jacked up price. *San Antonio Express & News.* 21. Okt. 2004.

Murphy, K., Russians say bird flu will fly into Europe. There's little they can do to prevent migration. *Los Angeles Times.* 5. Aug. 2005.

Nesmith, J., Chilling portrait painted of bird flu doomsday. Devastation on a global scale seen lurking in the disease. *Cox News Service.* 17. Juni 2005.

Newmann, Steve, Earthweek. A Diary of The Planet, Universal Press Syndicate,

San Antonio Express & News, 2. Sep. 2002; 16. Feb. 2004; 23. Feb. 2004; 1. Apr. 2004; 12. Apr. 2004; 4. Mai 2004; 31. Mai 2004; 12. Juli 2004; 2. Aug. 2004; 16. Aug. 2004; 23. Aug. 2004; 30. Aug. 2004; 25. Okt. 2004; 1. Nov. 2004; 17. Jan. 2005; 24. Jan. 2005; 31. Jan. 2005; 14. Feb. 2005; 25. Apr. 2005; 6. Juni 2005; 27. Juni 2005; 8. Aug. 2005; 22. Aug. 2005.

Peiris, J. S., Yu, W. C., Leung, C. W., Cheung, C. Y., Ng, W. F., Nicholls, J. M., Ng, T. K., Chan, K. H., Lai, S. T., Lim, W. L., Yuen, K. Y., Guan, Y., Reemergence of fatal human influenza A subtype H5N1 disease. *Lancet.* 363(9409): 617-9, 21. Feb 2004.

Rosenfeld, I., A reality check on avian flu. *Parade.* 5. Dez. 2004.

Rosenwald, M. S., Future flu shot could be cell-based. Vaccine crisis prompts biotech firm to skip chicken-egg method. *Washington Post.* 28. Nov. 2004.

Spackman, E., Senne, D. A., Davison, S., Suarez, D. L., Sequence analysis of recent H7 avian influenza viruses associated with three different outbreaks in commercial poultry in the United States. *Journal of Virology.* 77(24): 13399-402, Dez. 2003.

Stegeman, A., Bouma, A., Elbers, A. R., de Jong, M. C., Nodelijk, G., de Klerk, F., Koch, G., van Boven, M., Avian influenza A virus (H7N7) epidemic in The Netherlands in 2003; course of the epidemic and effectiveness of control measures, *Journal of Infectious Diseases.* 190(12): 2088-95, 15. Dez. 2004.

Stien, R., U.S. turns out to have flu shots galore. Restrictions may end as mild season makes for scant demand. *Washington Post.* 22. Jan. 2005.

Sturm-Ramirez, K. M., Ellis, T., Bousfield, B., Bissett, L., Dyrting, K., Rehg, J. E., Poon, L., Guan, Y., Peiris, M., Webster, R. G., Reemerging H5N1 influenza in Hong Kong in 2002 are highly pathogenic to ducks, *Journal of Virology.* 78(9): 4892-901, Mai 2004.

Suarez, D. L., Evolution of avian influenza viruses. *Veterinary Microbiology.* 74(1-2): 15-27, 22. Mai 2000.

Suarez, D. L., Schultz-Cherry, S., Immunology of avian influenza virus: a review. *Development & Comparative Immunology.* 24(2-3): 269-83, März-Apr. 2000.

Subbarao, K., Shaw, M. W. Molecular aspects of avian influenza (H5N1) viruses isolated from humans. *Reviews in Medical Virology.* 10(5): 337-48, Sep-Okt. 2000.

Tam, J. S., Influenza A (H5N1) in Hong Kong: an overview. *Vaccine.* 20 Erg. 2: S77-81, 15. Mai 2002.

Taubenberger, J., Reid, A. H., Fanning, T. G., Capturing a Killer Flu Virus. *Scientific American*, S. 62-71, Jan. 2005.

Tumpey, T. M., Suarez, D. L., Perkins, L .E., Senne, D. A., Lee, J. G., Lee, Y. J., Mo, I. P., Sung, H. W., Swayne, D. E., Characterization of a highly pathogenic H5N1 avian influenza A virus isolated from duck meat. *Journal of Virology.* 76 (12): 6344-55, Juni 2002.

Trampuz, A., Prahbu, R. M., Smith, T. F., Baddour, L. M., Avian influenza: a new pandemic threat? *Mayo Clinic Proceedings*, 79(4): 523-30; quiz 530, Apr. 2004.

Tran, T. H., Nguyen, T. L., Nguyen, T. D., Luong, T. S., Pham, P. M., Ngyen, V. C., Pham, T. S., Vo, C. D., Le, T. Q., Ngo, T. T., Dao, B. K., Le, P. P., Nguyen, T. T., Hoang, T. L., Cao, V. T., Le, T. G., Nguyen, D. T., Le, H. N., Nguyen, K. T., Le, H. S., Le, V. T., Christiane, D., Tran, T. T., Menno, de J., Schultsz, C., Cheng, P., Lim, W., Horby, P., Farrar, J., Internationale Weltgesundheitsorganisation, Forschungsteam der Vogelgrippe, Avian influenza A (H5N1) in 10 patients in Vietnam, *New England Journal of Medicine.* 350(12): 1179-88, 18. März 2004.

Zarazua, J., Bird flu strikes Gonzales flock. But mild strain hitting 7,000 chicken poses no risk to people. *San Antonio Express & News.* 21. Feb. 2004.

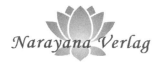

Narayana Verlag

Blumenplatz 2, D-79400 Kandern
Tel: +49 7626-974970-0, Fax: +49 7626-974970-9
info@narayana-verlag.de
Online Buchhandlung: www.narayana-verlag.de
Alle deutschen Homöopathiebücher und ein breites Sortiment an englischen
Originalausgaben sind über unsere Versandbuchhandlung lieferbar.
Ein Gesamtverzeichnis ist kostenlos erhältlich.

Beim Narayana Verlag erschienene Titel

- Henry Allen: Leitsymptome und Nosoden, 600 S., geb., € 35.-
- W. Boericke: Handbuch der homöop. Arzneimittellehre, 712 S. € 35.-
- C. v. Bönninghausen: Therapeutisches Taschenb., 576 S., geb., € 35.-
- Luc de Schepper: Der Weg zum Simillimum, 432S., geb., € 65.-
- Luc de Schepper: Hahnemann im Brennpunkt, 704 S., geb., € 79.-
- S. Hahnemann: Organon der Heilkunst, 6. Auflage, 344 S., geb., € 8,90
- Hahnemanns Arzneimittellehre, 3 Bd., 2664 S., geb., € 128.-
- James Tyler Kent: Gesamte homöop. Arzneimittellehre, 1200 S, € 98.-
- James Tyler Kent: Repertorium der homöop. Arzneimittel, 1504 S., € 85.-
- Louis Klein: Klinischer Fokus, 292 S., geb., € 39.-
- Frans Kusse: Kindertypen, 280 S.,€ 39.-
- Massimo Mangialavori: Cactaceae, 140 S., geb., € 19.-
- Massimo Mangialavori: Die Meeresmittel, 280 S., geb. € 48.-
- Massimo Mangialavori: Die Säuren, 296 S., geb. € 38.-
- Massimo Mangialavori: Solanaceae, 408 S., geb., € 55.-
- Massimo Mangialavori: Die Praxis, 2 Bände, 512 S, € 110.-
- Farokh Master: Klinische Homöopathie in der Kinderheilkunde, 820 S. € 79.-
- Farokh Master: Milchmittel in der Homöopathie, 192 S., geb., € 29.-
- Robin Murphy: Klinische Materia Medica, 2300 S., geb., € 138.-
- Robin Murphy: Klinisches Repertorium der Homöopathie, 2304 S, € 125.-
- Sandra Perko: Die homöopathische Behandlung der Grippe, 500 S., € 45.-
- Reichenberg-Ullmann: Das verschlossene Kind, 320 S., kart., € 24.-
- Patricia Le Roux: Die Energie des Wasserstoffs, 208 S, € 35.-
- Jan Scholten: Geheime Lanthanide, 560 S., geb., € 75.-
- Tinus Smits: Das Impfschadensyndrom, 88 S., kart., € 9,80
- Ulrich Welte: Farben in der Homöopathie, 68 S., dt./engl., € 58.-
- Ulrich Welte: Erweiterte Farbtabelle, 20 S., dt./engl., € 45.-
- Ulrich Welte: Handschrift und Homöopathie, 344 S., geb., € 38.-

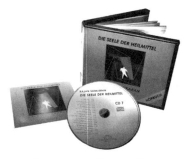

Rajan Sankaran
Die Seele der Heilmittel

7 CDs. Gesamtspieldauer 537 Minuten, € 85.-

Eine der beliebtesten Arzneimittellehren, in der Rajan Sankaran 100 wichtige Arzneimittel klar und konzentriert darstellt. Dabei wird vor allem der innere Zustand des Patienten und die Essenz des dazu passenden Arzneimittels herausgearbeitet. Sankaran verliert sich nicht in detaillierten Symptomen-beschreibungen ohne erkennbaren Zusammenhang. Er versucht umkehrt den Kern oder "die Seele" des Heilmittels mit deren zentraler Verkennung der Lage zu verstehen. Davon ausgehend beschreibt er bildhaft und situativ die verschiedenen bekannten Facetten des Mittelbilds. So werden Symptome, die bisher oft nur als Fragmente auftauchten, verständlicher und lernbarer. Man versteht plötzlich das Mittel und behält es so auch lebhafter im Gedächtnis. Nun ist diese wertvolle und äußerst beliebte Arzneimittellehre erstmals auch als Hörbuch erhältlich. In dieser modernen Form lernen inzwischen viele die Homöopathie gerne zuhause, und auch das Autofahren kann damit sogar im Stau zum Genuß werden! Das Hörbuch besteht aus 7 CDs mit 100 Arzneimittelbildern. Insgesamt ergeben sich damit ca. neun Stunden Hördauer.

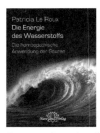

Patricia Le Roux
Die Energie des Wasserstoffs
Die homöopathische Anwendung der Säuren

200 Seiten, geb., € 35.-

Die bisher umfangreichste moderne Darstellung der homöopathischen Anwendung der Säuren. Ausgehend vom Wasserstoff, dem eigentlich säurewirksamen Bestandteil aller Säuren, beschreibt die homöopathische Pionierin 27 verschiedene Säuren. Es werden auch weniger bekannte Säuren wie Ribonukleinsäure, Hippursäure oder Milchsäure mit Fallschilderungen aus ihrer Praxis beschrieben. Zum Beispiel das neue Verständnis einer so unbekannten wie hochwirksamen Säure wie Acidum nitromuriaticum, des Königswassers, zeigt die einfache Tiefe und Praxisbezogenheit der Autorin und wird das Herz jedes „ächten Heilkünstlers" erfreuen. Ein kompaktes, alphabetisch gegliedertes Nachschlagewerk, eine didaktisch und praxisnah gestaltete Arzneimittellehre mit Fallbeispielen - einfach gut.

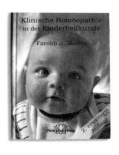

Farokh J. Master
Klinische Homöopathie in der Kinderheilkunde

2. erweiterte Auflage, 820 Seiten, geb., € 79.-

Das Herzstück des Buches ist seine Arzneimittellehre, die mit über 78 ausführlichen Arzneimitteldarstellungen umfassender ist als sämtliche vergleichbaren Werke der Kinderheilkunde. Jedes Mittel wird zuerst kurz charakterisiert, bevor es im Kopf-Fuß-Schema detailliert beschrieben wird. Diese vorangestellten Schlüsselsymptome sind grau unterlegt. Damit wird ein rasches Nachschlagen in der Praxis erleichtert. Auch kann man so die Essenzen der Mittel leichter lernen. Die große pädiatrische Erfahrung des Autors schlägt sich in der Darstellung der Mittel nieder, denn er schildert sie so, wie er sie selbst klinisch beobachtet hat. Der theoretische Teil des Werks schildert die Stadien der kindlichen Entwicklung und stellt viele wichtige Details für die Behandlung von Kindern dar. Den abschließenden Teil bildet ein klinisches Repertorium, das die Auffindung der Mittel erleichtert. Das Buch ist damit ein abgerundetes Werk und in seiner Art einzigartig.

„Das umfassendste homöopathische Buch der Kinderheilkunde, das ich kenne." M. Norland

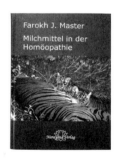

Farokh J. Master

Milchmittel in der Homöopathie

192 Seiten, geb., € 29.-

Der bekannte indische Arzt präsentiert hier das rundeste und klinisch fundierteste Werk über die Milchmittel. Mit 13 Mittelbeschreibungen ist es eine umfassende Sammlung dieser Familie. Die deutsche Ausgabe wurde gegenüber der englischen um vier neue Mittel ergänzt. So werden hier erstmals Fälle von Seehund-, Schweine- und Eselsmilch publiziert. Alle dargestellten Mittel werden durch klinische Erfahrungen bereichert. Es werden nicht nur Prüfungssymptome aufgelistet, sondern auch der Sinn der Symptome gezeigt und differentialdiagnostische Hinweise gegeben. Neben den allgemeinen Themen der Milchmittel folgt eine Beschreibung der Arzneimittelbilder von Lac humanum, Lac equinum, Lac delphinum, Lac caprinum, Lac leoninum, Lac caninum, Lac felinum, Lac vaccinum defloratum, Lac ovinum, Lac suinum, Lac lupinum, Lac asinum und Lac phoca vitulina. Die Essenzen sind gut herausgearbeitet, gefolgt von vielen Fallbeispielen. Mit Farbfotos der einzelnen Mittel.

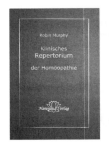

Robin Murphy
Klinisches Repertorium

2.304 Seiten, geb., mit Goldprägung, € 125,-

Deutsche Erstausgabe des "Homeopathic Clinical Repertory", das in den USA bereits große andere Repertorien überholt hat.

Ein Vorteil ist seine einfache alphabetische Struktur, die die Handhabung erleichtert und selbst Anfängern einen schnellen Zugang ermöglicht. Viele Homöopathen bestätigten uns, dass das Werk handlich und praktisch ist, und dass sie nur noch mit dem Murphy arbeiten, seit sie ihn kennengelernt haben. Vom Umfang steht es anderen großen Repertorien nicht nach (über 2.300 Arzneimittel).

Einzigartig bei diesem Repertorium ist ein klinischer Teil, der Krankheitsbilder und Diagnosen zusammenfasst, die in anderen Repertorien über die Rubriken verstreut sind. Außerdem gibt es Kapitel über Impfungen, Konstitution und Vergiftungen mit verschiedenen Substanzen und einen Wortindex, wie man es in anderen Repertorien so nicht findet. Enthält neue klinische Rubriken wie Ebola, ADHS, Chronic Fatigue und Multiple Sklerose.

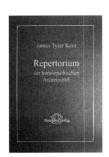

James Tyler Kent
Repertorium der homöopathischen Arzneimittel

1.504 Seiten, geb., mit Goldprägung und gestanztem Daumenregister, € 85,-

Eine Neuübersetzung des bewährten Klassikers in schöner stabiler Ausgabe. Die Mittelbezeichnungen wurden aktualisiert. Ein Daumenregister erleichtert das Nachschlagen.

Das Kent'sche Repertorium war das Hauptwerkzeug von Generationen klassischer Homöopathen und ist wegen seiner klaren Gliederung zum Strukturgeber der gängigsten neueren Repertorien geworden. Als Basis für solide Repertorisation ist es unverändert gut geeignet, und wer später auf neue teure Repertorien umsteigen will, kennt sich in deren Struktur sofort aus und braucht nicht umzulernen.

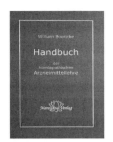

William Boericke
Handbuch der homöopathischen Arzneimittellehre

712 S., geb. mit Goldprägung, € 35,-

Die preislich günstigste und gleichzeitig umfassendste Boericke-Ausgabe. Neuübersetzung des beliebten Klassikers, wobei sämtliche kleinen Mittel, die Boericke sonst nur als Querverweise nannte, alphabetisch integriert sind. Damit umfasst der Boericke mehr als 1.200 Mittel. Die pflanzlichen Mittel wurden außerdem mit ihrer botanischer Familienzugehörigkeit versehen.

Über 50 neue wichtige Arzneimittel wurden aufgenommen. Bei diesen Mitteln wurden auch Entdeckungen von Rajan Sankaran, Jan Scholten, Massimo Mangialavori und Louis Klein berücksichtigt. Auch werden anhand von Beispielen eine übergeordnete Sichtweise von Pflanzenfamilien, Mineralien und Tiermitteln dargestellt. Ferner wird bei fast 800 Mitteln die neue Information der Farbvorliebe angegeben, die es so bisher nirgends gab. Allein schon dadurch ist das Werk einzigartig. Ein ideales Nachschlagewerk mit Pfiff!

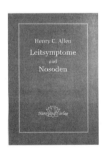

Henry C. Allen
Leitsymptome und Nosoden

600 Seiten, geb., mit Goldprägung, € 35,-

„Der Allen" vermittelt ein solides Basiswissen der Leitsymptome, eine ideale Erweiterung zum „Nash". Enthält viele differentialdiagnostische Hinweise. Viele klassische Homöopathen, vor allem die bekannte indische Schule von Calcutta, praktizieren nach diesem Werk. 215 Arzneimittel, darunter auch „kleine" Mittel wie Collinsonia canadensis, Ratanhia oder Terebinthiniae werden beschrieben. Am Ende des Buches folgt eine Darstellung der wichtigsten Darmnosoden.

Neuübersetzte überarbeitete Auflage, wobei die Leitsymptome nach dem bewährten Kopf-zu-Fuß-Schema gegliedert wurden. Dies ist die derzeit günstigste deutsche Ausgabe des Klassikers, gebunden und mit Goldprägung.

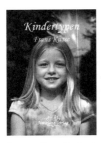

Frans Kusse

Kindertypen

57 homöopathische Konstitutionsmittel

280 Seiten, geb., € 39.-

Der liebenswürdige holländische Arzt Dr. Frans Kusse hat hier ein wunderbares neues Werk über die Typologie von 56 wichtigen homöopathischen Mitteln bei Kindern geschaffen. Mit einfachen, wohl abgewogenen Worten fasst er auf geniale Weise die Charakterzüge dieser Mittel. Man denkt, man kennt viele dieser Mittel schon - und ist jedesmal überrascht, wie neu und klar sie hervortreten. Dabei schildert er auch neue Mittel wie Beryll, Lithium, Mangan, Helium, Hydrogen oder Saccharum officinale, die bei Kindern sehr oft angezeigt sind und doch bisher nur in Werken über die Behandlung Erwachsener oder einzeln verstreut in Fachzeitschriften zu finden waren. Viele Mittelbeschreibungen sind durch Fotos von geheilten Kindern bereichert.

Möge dieses zauberhafte Buch auch allen Eltern, Lehrern und Psychologen eine Hilfe sein, die angezeigten Mittel bei den Kindern besser zu erkennen!

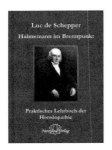

Luc de Schepper

Hahnemann im Brennpunkt

Praktisches Lehrbuch der klassischen Homöopathie

704 S., geb., € 79,-

Luc de Schepper, Autor des Bestsellers "Der Weg zum Simillimum", gibt in diesem Werk eine klare und detaillierte Einführung in die Homöopathie. Es ist eines der umfassendsten Lehrbücher der klassischen Homöopathie und wird bereits weltweit von vielen Schulen als Grundlagenwerk empfohlen.

Das Buch gliedert sich in drei Teile: Die Grundlagen, der Heilungsprozess und die chronischen Miasmen. Es besteht aus 25 Kapiteln mit 44 Darstellungen. Alle Aspekte der Homöopathie werden beleuchtet, u.a. die Lebenskraft, die Potenzwahl, ein sehr ausführlicher Teil über LM Potenzen, die Fallaufnahme, Konstitution, Fall-Management, Heilungshindernisse, Nosoden, Miasmen und Krebsbehandlung. Die Inhalte werden anhand zahlreicher Fallbeispiele verdeutlicht.

Allein der Umfang und die Detailliertheit machen dieses Buch zu einem der besten modernen Lehrbücher, die auf diesem Gebiet erhältlich sind. Wenn ein Student sich dieses Buch, eine Arzneimittellehre und ein gutes Repertorium zulegt, sollte für ihn nichts im Wege stehen, ein ausgezeichneter Homöopath zu werden. Peter Morrell (Simillimum)

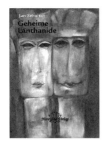

Jan Scholten
Geheime Lanthanide

560 Seiten, geb., € 75,-

Jan Scholten hat hier ein Jahrhundertwerk der Homöopathie geschrieben, das unsere Medizin ebenso nachhaltig beeinflussen wird wie das Organon. Er schenkt uns hier nicht nur den lange verborgenen Schlüssel zur therapeutischen Anwendung der Seltenen Erden, sondern präsentiert uns gleichzeitig eine abgerundete Methodik zur Mittelfindung aller anderen Elemente des Periodensystems.

Die Lanthanide werden für die homöopathische Medizin bald ebenso unersetzlich sein, wie sie es seit Jahrzehnten für die moderne Technik geworden sind. Ein Hauptthema dieser Elemente ist die Selbstbestimmung und das innere Bedürfnis nach Unabhängigkeit, was auch ein Hauptthema unserer Zeit widerspiegelt.

In 79 Fallbeispielen wird gezeigt, dass viele schwer therapierbare Krankheiten unserer Zeit nun durch diese Mittel bessere Erfolgschancen haben: Autoimmunkrankheiten, Migräne, Legasthenie, zahlreiche Augenkrankheiten, chronische rheumatische Erkrankungen, Morbus Crohn und Colitis ulcerosa sind nur einige Indikationen. Ein Meisterwerk!

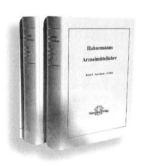

Samuel Hahnemann
Hahnemanns Arzneimittellehre

3 Bände, insgesamt 2.664 Seiten, geb., € 128,-

Bislang waren die von Hahnemann geprüften Arzneimittel in zwei verschiedenen Werken, der Reinen Arzneimittellehre und den Chronischen Krankheiten, beschrieben worden. Immer wieder wurde der Wunsch geäußert, diese hervorragende Arzneimittelsammlung des Altmeisters in einem Werk herauszugeben. Eine solche Zusammenfassung in nur drei Bänden wird hiermit zum ersten Mal verfügbar gemacht. Man kann dieses Werk durchaus als „Mutter aller Arzneimittellehren" bezeichnen.

Um dieses Werk möglichst praxisnah zu gestalten, wurden die Mittel alphabetisch geordnet und deren Symptome nach dem Kopf-Fuß-Schema gegliedert. Die Rechtschreibung wurde modernisiert. Außerdem wurden weitere Originalquellen wie z. B. aus Stapfs Archiv hinzugezogen.

Wer den wahren Wert der Originalquellen erkannt hat, erhält mit diesem Werk zum ersten Mal ein wirklich praktikables Werkzeug zur Ausübung der Homöopathie, wie sie Hahnemann praktizierte.

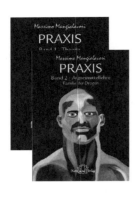

Massimo Mangialavori

Praxis

Band 1, Theorie: Der tiefere Zusammenhang der Symptome
Band 2, Arzneimittellehre: Familie der Drogen

512 Seiten, geb., € 110,-

„Die Praxis hat für meine Arbeit einen höheren Stellenwert als die Theorie der Arzneimittelprüfung. Das theoretische Studium dynamisierter Substanzen ist gewissermaßen der Funke, der das Feuer klinischer Wirkung und Erfahrung auslöst."

Der begnadete italienische Homöopath hat in diesen zwei Bänden zum ersten Mal seine theoretischen Grundlagen selbst niedergelegt. Seine Klassifizierung ordnet die Symptome in allgemeine und spezielle Zusammenhänge. Man erkennt damit auch übergreifende Themen ganzer Mittelgruppen. Am Beispiel der ‚Drogenmittel' schildert Mangialavori im zweiten Band, wie man aus dem Verständnis allgemeiner Themen zuerst auf eine ganze Gruppe ähnlicher Mittel stoßen kann, aus der man dann durch individuelle Differenzierung in der Anamnese das Simillimum herausfiltert. Was solche Mittel bewirken können, das zeigen die hochklassigen Fälle. Homöopathie auf höchstem Niveau.

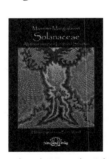

Massimo Mangialavori

Solanaceae

Alptraum zwischen Licht und Schatten

Seminarmitschrift v. Betty Wood. 360 S., geb., € 55,-

„Gewalterfahrung ist keine unbedingte Voraussetzung bei der Ätiologie eines Belladonna-ähnlichen Zustands. Es gibt viele Arten der Gewalt. Ich verwende lieber die Idee des gewaltsamen Liebesentzugs: Jemand hat das Gefühl, etwas nicht bekommen zu haben, was ihm als Kind oder als Mensch wirklich zustand. Bei den Solanaceae wurde ein Grundbedürfnis verweigert. Was ich brauche, ist verboten. Es kann ein gewaltiger Eifersuchtsdruck entstehen, wenn diese Person sieht, dass ein anderer das bekommt, was ihr vorenthalten wurde. So entstehen infantile Tötungsimpulse. Dieser verdrängte Triebdruck ist so explosiv, dass er unter allen Umständen zurückgehalten werden muss. Diese dunkle Schattenseite muss unbedingt unter Verschluss gehalten werden und darf nicht ans Licht kommen."

Diese allgemeine Thematik der Belladonna-ähnlichen Mittel wird mit hochklassigen Falldarstellungen plastisch dargestellt. Die Mitglieder dieser Familie und verwandte Mittel werden so genau differenziert, dass ihre Verschreibung leicht wird. Doch hier wird noch mehr gezeigt als eine einzelne Mittelgruppe: ein begnadeter Homöopath gibt Einblick in seine ganze Denk- und Arbeitsweise. Ein Highlight der modernen Homöopathie!